ANATOMIE DES RÉGIONS

DANS SES RAPPORTS AVEC

LA MÉDECINE ET LA CHIRURGIE

PAR

George McCLELLAN, D.M.

CHARGÉ DU COURS D'ANATOMIE DESCRIPTIVE ET TOPOGRAPHIQUE A L'ÉCOLE D'ANATOMIE DE PENNSYLVANIE,
PROFESSEUR D'ANATOMIE A L'ACADÉMIE DES BEAUX-ARTS DE PENNSYLVANIE,
MEMBRE DE L'ASSOCIATION DES ANATOMISTES AMÉRICAINS,
DE L'ACADÉMIE DES SCIENCES NATURELLES, DE L'ACADÉMIE DE CHIRURGIE,
DU COLLÈGE DES MÉDECINS, ETC., DE PHILADELPHIE.

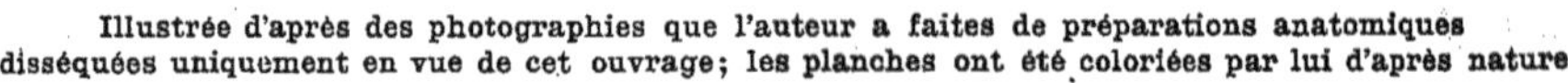

Illustrée d'après des photographies que l'auteur a faites de préparations anatomiques disséquées uniquement en vue de cet ouvrage; les planches ont été coloriées par lui d'après nature

« *L'Anatomie n'est pas telle qu'on l'enseigne dans les Écoles.* »

BICHAT.

EN DEUX VOLUMES

VOLUME I

TRADUITE SUR L'ÉDITION ANGLAISE

PAR

Le Docteur Louis TOLLEMER

ANCIEN INTERNE DES HÔPITAUX DE PARIS

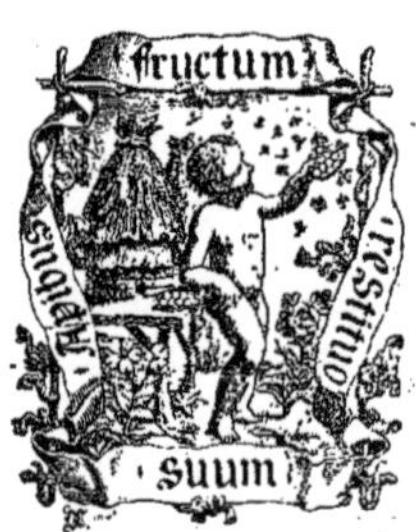

PARIS
SOCIÉTÉ D'ÉDITIONS SCIENTIFIQUES
PLACE DE L'ÉCOLE DE MÉDECINE
4, rue Antoine-Dubois, 4

1898

TOUS DROITS RÉSERVÉS.

ANATOMIE DES RÉGIONS

DANS SES RAPPORTS AVEC

LA MÉDECINE ET LA CHIRURGIE

R.F. BIBLIOTHÈQUE NATIONALE

Te 38
53

Achevé d'imprimer

le huit février mil huit cent quatre-vingt dix-huit

PAR LE BIGOT FRÈRES

A LILLE

POUR LE COMPTE DE LA

SOCIÉTÉ D'ÉDITIONS SCIENTIFIQUES

LE Dr H. LABONNE ÉTANT DIRECTEUR

ANATOMIE DES RÉGIONS

DANS SES RAPPORTS AVEC
LA MÉDECINE ET LA CHIRURGIE

PAR

George McCLELLAN, D.M.

CHARGÉ DU COURS D'ANATOMIE DESCRIPTIVE ET TOPOGRAPHIQUE A L'ÉCOLE D'ANATOMIE DE PENNSYLVANIE,
PROFESSEUR D'ANATOMIE A L'ACADÉMIE DES BEAUX-ARTS DE PENNSYLVANIE,
MEMBRE DE L'ASSOCIATION DES ANATOMISTES AMÉRICAINS,
DE L'ACADÉMIE DES SCIENCES NATURELLES, DE L'ACADÉMIE DE CHIRURGIE,
DU COLLÈGE DES MÉDECINS, ETC., DE PHILADELPHIE.

Illustrée d'après des photographies que l'auteur a faites de préparations anatomiques disséquées uniquement en vue de cet ouvrage; les planches ont été coloriées par lui d'après nature

« *L'Anatomie n'est pas telle qu'on l'enseigne dans les Écoles.* »
BICHAT.

EN DEUX VOLUMES

VOLUME I

TRADUITE SUR L'ÉDITION ANGLAISE

PAR

Le Docteur Louis TOLLEMER

ANCIEN INTERNE DES HÔPITAUX DE PARIS

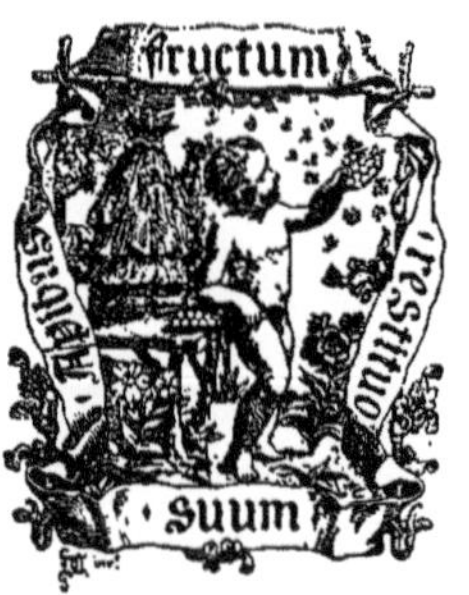

PARIS
SOCIÉTÉ D'ÉDITIONS SCIENTIFIQUES
PLACE DE L'ÉCOLE DE MÉDECINE
4, rue Antoine-Dubois, 4

1898

TOUS DROITS RÉSERVÉS.

A LA MÉMOIRE

DE MON PÈRE

JOHN H.-B. McCLELLAN, D.M.

ET DE MON GRAND-PÈRE

GEORGE McCLELLAN, D.M.

MATIÈRES CONTENUES DANS LE 1ER VOLUME

LISTE DES PLANCHES DU PREMIER VOLUME

PLANCHE I.

Les points de repère du squelette des régions de la tête, de la face et du cou, du côté droit, et leurs rapports avec les téguments.

PLANCHE II.

FIGURE I.

Crâne montrant une vue topographique des rapports des sutures et des éminences avec les principales scissures du cerveau et la ligne qui indique le niveau auquel se trouve la base du cerveau.

FIGURE 2.

Le côté gauche du crâne dont l'os pariétal est enlevé, montrant les circonvolutions sous-jacentes de l'hémisphère cérébral gauche (dépouillées de leurs méninges) avec une vue topographique de l'aire motrice de la région operculaire ainsi mise à découvert.

PLANCHE III.

FIGURE I.

Vue de l'intérieur de la base du crâne, montrant les trous de sortie des nerfs crâniens. La dure-mère tapissant les fosses du crâne a été conservée ; elle entoure les nerfs qui ont été laissés *in situ* après l'enlèvement du cerveau et elle leur fournit des gaînes à tous. (D'après une tête de femme, âgée de 21 ans).

FIGURE 2.

La distribution des branches du trifacial (ou cinquième nerf crânien) et leurs rapports avec les branches de l'artère maxillaire interne.

FIGURE 3.

Le crâne d'un européen adulte vu par derrière (le *norma occipitalis*) montrant de remarquables os Wormiens (ou *ossa triquetra*) Nos. 4 et 13.

FIGURE 4.

Le côté droit du crâne d'un homme adulte dont la table externe a été ruginée pour montrer les veines diploïques.

FIGURE 5.

Coupe oblique à travers l'os temporal gauche, montrant la cavité tympanique (caisse du tympan) et les cellules mastoïdiennes d'un côté, et de l'autre la membrane du tympan, les osselets et la trompe d'Eustache.

PLANCHE IV.

FIGURE I.

L'hémisphère droit du cerveau a été enlevé pour montrer la faux du cerveau et la tente de la dure-mère, ainsi que les rapports des grands sinus et de leurs veines tributaires. (D'après la même tête que celle qui a servi pour les Pl. 9 et 10).

FIGURE 2.

Le tiers postérieur du crâne et du cuir chevelu a été enlevé pour montrer l'aspect de la partie postérieure de la dure-mère et le point de réunion des sinus latéraux et occipitaux avec le sinus longitudinal supérieur. De même les segments postérieurs des vertèbres cervicales sont enlevés pour montrer la continuation de la dure-mère du cerveau avec celle de la moelle épinière, les ganglions des racines postérieures des nerfs cervicaux et le trajet des artères vertébrales à travers les trous vertébraux.

PLANCHE V.

FIGURE I.

La pie-mère, avec ses vaisseaux se ramifiant sur les circonvolutions de la face supérieure des hémisphères. Le sinus longitudinal est resté en place, avec des grappes de corpuscules de Pacchioni à son intérieur et de chaque côté.

FIGURE 2.

La base du crâne avec le cervelet retenu dans la fosse occipitale. Des portions des voûtes orbitaires sont enlevées pour montrer les nerfs et les muscles des globes oculaires.

FIGURE 3.

La base du cerveau montrant les anastomoses des artères, qui forment le cercle de Willis (D'après un homme adulte).

PLANCHE VI.

FIGURE I.

La face supérieure du cerveau d'un homme blanc âgé d'environ quarante-cinq ans, bien portant et normal quant à sa conformation générale, sa taille et son poids. L'hémisphère droit est plus gros que le gauche, la scissure longitudinale n'étant pas au milieu de la masse cérébrale. La pie-mère a été enlevée pour montrer les saillies de la surface.

FIGURE 2.

La face inférieure du même cerveau que celui de la Fig. I, montrant les origines superficielles des nerfs crâniens. Le cerveau est dépouillé de la pie-mère, qui a été conservée sur le cervelet.

PLANCHE VII.

FIGURE I.

Les circonvolutions et les scissures de la face externe de l'hémisphère *droit* (même cerveau que Pl. VI).

FIGURE 2.

Les circonvolutions et les scissures de la face externe de l'hémisphère *gauche* (même cerveau que Pl. VI).

PLANCHE VIII.

FIGURE I.

Les circonvolutions et les scissures de la face interne de l'hémisphère *gauche* du cerveau et coupe médiane à travers la base du cerveau, le cervelet, le pont de Varole et la moelle allongée (même cerveau que planches VI et VII).

FIGURE 2.

Les circonvolutions et les scissures de la face interne de l'hémisphère *droit* du cerveau et coupe médiane à travers la base du cerveau, le cervelet, le pont de Varole et la moelle allongée (même cerveau que sur les Pl. VI et VII).

N.-B. — Toutes les figures représentant le cerveau ont été faites d'après des encéphales frais et sains, dans un état parfaitement normal, qui ont été préparés et photographiés peu de temps après la mort, les tissus n'étant pas altérés par des réactifs chimiques.

PLANCHE IX.

FIGURE I.

Le côté droit de la tête, le cuir chevelu étant enlevé, pour montrer une vue topographique des rapports du crâne avec le cerveau. Le muscle temporal et son aponévrose ont de même été enlevés, pour montrer leurs crêtes d'insertion.

FIGURE 2.

Le côté droit de la tête, le crâne étant enlevé, pour montrer la dure-mère et les branches principales de la grande artère méningée. On voit ici en même temps les rapports du cuir chevelu avec les tables du crâne au point de vue chirurgical, et particulièrement au point de vue de l'opération du trépan.

PLANCHE X.

FIGURE I.

La dure-mère est enlevée pour montrer les vaisseaux de la pie-mère à la surface corticale de l'hémisphère droit (même tête que Planche VI).

FIGURE 2.

L'hémisphère droit est dépouillé de sa pie-mère pour montrer la disposition des scissures et circonvolutions, et une vue topographique des subdivisions de l'aire motrice de la région operculaire, d'après les recherches les plus récentes sur les centres fonctionnels de la surface corticale du cerveau (même tête que fig. 1).

N.-B. — Les figures des Pl. 9 et 10 ont été prises successivement d'après la tête d'un homme adulte dans un état remarquable de santé physique ; elles représentent les organes dans leurs conditions et leurs positions normales. Leur comparaison montrera les difficultés qui accompagnent l'étude des localisations cérébrales, et les organes que l'on peut atteindre par la chirurgie cérébrale.

PLANCHE XI.

FIGURE I.

Coupe transversale (coronale) de la tête, faite immédiatement au devant des oreilles, passant par la partie basilaire de l'os occipital en bas et le bregma en haut. Montrant la coupe du cerveau, *in situ*, au niveau de la partie moyenne des ventricules latéraux. La figure représente la partie postérieure de la section.

FIGURE 2.

Coupe horizontale de la tête, avec le cerveau en place montrant les ventricules latéraux et les parties adjacentes.

FIGURE 3.

Coupe antéro-postérieure de la tête, le cerveau restant en place, passant par le milieu de l'hémisphère droit. Les muscles orbitaires sont vus dans leurs rapports avec le globe oculaire.

PLANCHE XII.

Coupe médiane antéro-postérieure et verticale à travers la tête, la face et le cou d'un homme solidement constitué, âgé de trente ans.

PLANCHE XIII.

FIGURE I.

Les rapports des gros vaisseaux et des nerfs de la base du crâne avec la paroi postérieure du pharynx.

FIGURE 2.

La face ouverte sur le côté gauche pour montrer les rapports des glandes salivaires, des vaisseaux et des nerfs avec la langue.

FIGURE 3.

La paroi postérieure du pharynx ouverte pour montrer le larynx et les rapports du palais et des amygdales vus par derrière.

FIGURE 4.

La mâchoire inférieure enlevée pour montrer le palais, les amygdales, la gorge et la langue qui est attirée en avant.

PLANCHE XIV.

FIGURE I.

Coupe transversale du cou d'un nègre, âgé de 30 ans, passant par la cinquième vertèbre cervicale en arrière et par le cartilage cricoïde en avant.

FIGURE 2.

Coupe transversale à la naissance du cou (même sujet que fig. 1) au niveau de la première vertèbre dorsale.

N.-B. — Ces coupes ont été faites sur un cadavre frais bien développé, placé dans la position horizontale, sans aucune préparation frigorifique ou durcissante, et les planches représentent les rapports des parties absolument telles qu'elles se trouvaient.

PLANCHE XV.

Vue antérieure des muscles de la face d'un homme bien développé, âgé de trente-cinq ans, montrant les entrelacements délicats des fibres autour des angles des paupières et de la bouche. Cette dissection a été l'objet de soins particuliers pour montrer l'anatomie des traits et son application aux expressions du visage considérées à notre époque comme caractéristiques de désordres se rapportant aux fonctions mentales, nerveuses, digestives et respiratoires.

N.-B. — Les muscles peauciers ont été coupés à leurs insertions aux angles externes de la bouche, où ils forment les muscles risorii de Santorini. Les vaisseaux et les nerfs ont été enlevés, étant reproduits sur d'autres planches, afin de donner une idée plus claire de l'influence réciproque des muscles de la face les uns sur les autres.

PLANCHE XVI.

Dissection des muscles superficiels du côté droit de la tête, de la face, du cou, du thorax et du bras (D'après un homme bien développé, âgé de trente-cinq ans). Les ganglions lymphatiques superficiels et les vaisseaux de la face et du cou sont dessinés sur la photographie (d'après des notes de nombreuses dissections), pour montrer leur arrangement et leur position.

PLANCHE XVII.

La peau enlevée sur le côté gauche du cou pour montrer le muscle platysma myoïdes (peaucier du cou) et la position habituelle de la grande veine jugulaire externe.

PLANCHE XVIII.

L'aponévrose superficielle enlevée du côté gauche de la face, ainsi que le muscle peaucier du cou pour montrer les vaisseaux et les nerfs superficiels de ces régions et particulièrement les rapports superficiels de la glande parotide.

PLANCHE XIX.

La glande parotide est enlevée du côté gauche de la face pour montrer les branches du nerf facial, et l'aponévrose est enlevée dans l'aire du triangle cervical postérieur pour montrer plus distinctement les nerfs du plexus cervical superficiel.

PLANCHE XX.

Dissection des vaisseaux et des nerfs du côté gauche du cuir chevelu et de la face, le muscle sternomastoïdien étant coupé à ses insertions sternales et claviculaires pour mettre à découvert les nerfs du plexus cervical profond. La bande aponévrotique de la partie moyenne du muscle omo-hyoïdien est aussi enlevée pour montrer les rapports de l'artère carotide commune et de la veine jugulaire interne.

PLANCHE XXI.

Dissection des parties profondes du côté droit de la tête et du cou pour montrer le muscle temporal mis à nu, et les rapports du plexus cervical profond et du plexus brachial.

PLANCHE XXII.

FIGURE 1.

Dissection de la partie postérieure du cou pour montrer les muscles superficiels, les nerfs et les artères dans le triangle occipital.

FIGURE 2.

La région parotidienne profonde. L'os malaire et la branche montante de la mâchoire inférieure ont été enlevés pour montrer les parties situées au-dessous d'eux, entre autres l'artère maxillaire interne (ou artère faciale profonde).

PLANCHE XXIII.

FIGURE 1.

La peau de la région antérieure du cou a été enlevée pour montrer le muscle platysma myoïdes (peaucier du cou) et les veines cervicales superficielles.

FIGURE 2.

Les muscles cervicaux antérieurs, en rapport avec les veines, et les nerfs. Le raphé médian a été sectionné et les muscles thyroïdiens antérieurs séparés pour mettre en vue les nerfs situés sur le larynx et la trachée.

PLANCHE XXIV.

FIGURE 1.

La région antérieure du cou. Les muscles sterno-thyroïdiens et sterno-hyoïdiens ont été enlevés pour montrer la position du corps thyroïde (Même sujet que Pl. XXIII).

FIGURE 2.

La région antérieure du cou. L'isthme du corps thyroïde a été divisé et les deux lobes tirés de chaque côté pour faire voir la profondeur à laquelle est située la trachée à la naissance du cou, et ses rapports avec les veines thyroïdiennes transverses profondes. (La même que Pl. XXIII).

N.-B. — Les dissections représentées sur les Planches 23 et 24 ont été faites sur le cou épais et court d'un homme bien développé, âgé de 35 ans, pour montrer les parties spécialement intéressées dans l'opération de la laryngotomie et de la trachéotomie.

PLANCHE XXV.

FIGURE I.

Dissection profonde de la naissance du cou. Le corps thyroïde et le muscle omohyoïdien sont attirés de côté pour montrer les vaisseaux et les nerfs ; la clavicule est détachée du sternum.

FIGURE 2.

Dissection profonde de la naissance du cou (La même que Figure I, les veines étant enlevées).

PLANCHE XXVI.

FIGURE I.

Le sternum et les cartilages costaux enlevés pour montrer le médiastin antérieur, et en particulier les rapports de la plèvre avec le péricarde.

FIGURE 2.

Dissection du système vasculaire d'un fœtus (de cinq mois et demi).

N.-B. — L'injection a été introduite par la veine ombilicale et représentée par la photographie grandeur naturelle.

FIGURE 3.

Dissection d'un enfant trois semaines après sa naissance, montrant en particulier les rapports du thymus et des capsules surrénales.

FIGURE 4.

Photographie d'une préparation faite dans le cabinet de l'auteur montrant une disposition remarquable du cœur et les origines indépendantes de tous les grands vaisseaux qui naissent de la crosse de l'aorte.

N.-B. — Ce spécimen provient du corps d'un jeune homme, âgé de 27 ans, qui mourut de phtisie. L'aorte n'a pas de crosse, et le cœur occupait une position verticale dans l'intérieur du thorax ainsi que le montre la figure. Il n'existe qu'une auricule et un ventricule. Aucune autre anomalie dans les autres artères du corps.

PLANCHE XXVII.

Vue topographique de la face antérieure du corps d'un homme adulte et bien développé, faite spécialement pour l'étude des rapports des viscères thoraciques et abdominaux avec les organes qui les recouvrent. On voit aussi les rapports des os avec la surface de l'extrémité supérieure droite et la localisation des aires de distribution des nerfs sensitifs à la face antérieure du bras et de l'avant-bras gauche.

PLANCHE XXVIII.

Vue de la face antérieure d'un squelette naturel (ligamenteux) d'un Européen âgé de trente-huit ans, montrant les points de repère osseux et leurs rapports avec les organes qui les recouvrent.

PLANCHE XXIX.

La partie antérieure du thorax et la partie supérieure de l'abdomen ont été enlevées pour montrer les rapports du cœur des poumons, du diaphragme, du foie, de l'estomac et de la rate avec les côtes et leurs cartilages sternaux. Les poumons sont insufflés (comme en inspiration profonde) afin d'indiquer l'aire de matité du cœur (D'après un sujet mâle âgé d'environ quarante ans, dont les organes étaient sains).

N.-B. — Le sujet sur lequel cette dissection a été pratiquée présentait l'anomalie rare d'une *huitième vraie côte* de chaque côté. Ce fait est bien visible sur cette planche.

PLANCHE XXX.

Les poumons insufflés de manière à montrer le rapprochement de leurs bords antérieurs en avant du cœur, comme dans une inspiration profonde.

N.-B. — Cette planche et les suivantes (31, 32 et 33) ont été faites d'après un sujet mâle âgé d'environ trente-deux ans, qui mourut étouffé. Les poumons étaient absolument sains. Les plèvres ont été enlevées dans la dissection.

PLANCHE XXXI.

Les rapports des poumons distendus modérément, avec le péricarde, comme dans la respiration ordinaire. On voit aussi les gros vaisseaux et les nerfs de la naissance du cou. Le sternum et les cartilages sternaux sont enlevés.

PLANCHE XXXII.

Les rapports des poumons partiellement distendus (comme dans la respiration paisible) avec le péricarde. On voit aussi les vaisseaux et les nerfs à la naissance du cou.

PLANCHE XXXIII.

Les rapports des poumons, complètement affaissés, avec le cœur. Rapports profonds des vaisseaux et des nerfs à la naissance du cou. Le péricarde est enlevé, et les côtes sectionnées en leur milieu afin de permettre de mieux voir dans la cavité du thorax. Les clavicules sont également enlevées.

PLANCHE XXXIV.

Préparation destinée à montrer les rapports du cœur avec le péricarde.
N.-B. — Les côtes ont été enlevées afin de permettre de mieux voir.

PLANCHE XXXV.

Préparation destinée à montrer les rapports du cœur et des gros vaisseaux de la naissance du cou. Le péricarde est ouvert et maintenu de côté.

PLANCHE XXXVI.

Dissection du nerf pneumogastrique du côté gauche et ses rapports avec les nerfs phrénique et sympathique (D'après une femme âgée de trente-sept ans).

PLANCHE XXXVII.

Le médiastin postérieur mis à découvert du côté droit par l'enlèvement des côtes sectionnées près de leurs angles et en attirant en avant le cœur et les poumons, pour faire voir l'entrée de la grande veine azygos dans la veine cave supérieure, et la distribution des nerfs pneumogastrique droit et phrénique.

PLANCHE XXXVIII.

Le médiastin postérieur et son contenu tel qu'il apparaît lorsqu'on enlève les vertèbres dorsales (de la deuxième à la neuvième) avec des portions des côtés contiguës. Les poumons sont insufflés pour montrer leurs rapports en arrière.

PLANCHE XXXIX.

Les organes thoraciques vus par derrière après enlèvement des vertèbres dorsales (de la deuxième à la dixième) avec les parties attenantes de leurs côtes. Les poumons sont déplacés pour montrer les rapports du cœur.

PLANCHE XL.

La situation normale et les rapports de l'aorte thoracique vus par derrière, les poumons étant enlevés pour montrer leurs racines.

PLANCHE XLI.

FIGURE 1.

Le thorax d'une jeune femme, les deuxième, troisième, quatrième, cinquième et sixième côtes du côté gauche ayant été enlevées et le poumon gauche attiré de côté pour montrer les rapports de la base du poumon et de la pointe du cœur avec le diaphragme.

FIGURE 2.

Coupe transversale à travers le thorax d'un homme adulte, au niveau des bords inférieurs de la troisième côte en avant, et à travers le corps de la huitième vertèbre dorsale en arrière : segment supérieur de la coupe.

PLANCHE XLII.

Dissection du système vasculaire d'un enfant âgé de huit mois, montrant les principales artères et veines dans leurs rapports propres et leurs positions.

PLANCHE XLIII.

FIGURE 1.

La face antérieure du cœur, retiré du corps, avec la naissance des gros vaisseaux qui partent de l'aorte.

FIGURE 2.

Coupe de l'oreillette et du ventricule droits pour montrer l'intérieur de leurs cavités.

FIGURE 3.

La face postérieure du cœur en rapport avec l'aorte thoracique.

FIGURE 4.

Les parois postérieures de l'oreillette et du ventricule gauches ont été enlevées pour montrer l'intérieur de ces cavités.

PLANCHE XLIV.

FIGURE 1.

Dissection de la région thoracique antérieure montrant le fascia superficiel et la glande mammaire du côté gauche et le muscle grand pectoral à droite. Les bras sont relevés en haut et en dehors pour mettre à nu les bords axillaires et montrer leurs rapports avec les vaisseaux et les ganglions lymphatiques ; ce qui est important à connaître dans les opérations faites sur le sein. D'après une femme âgée de 24 ans.

FIGURE 2.

Dissection des muscles de l'épaule et de l'aisselle du côté droit. Les ganglions et les vaisseaux lymphatiques sont superposés sur la photographie d'après des notes et de nombreuses observations pour montrer leurs rapports propres.

PLANCHE XLV.

FIGURE 1.

Dissection du creux axillaire droit et du côté interne du bras, pour montrer les rapports des vaisseaux et des nerfs.

FIGURE 2.

Dissection des parties profondes de l'aisselle droite et du côté interne du bras. Les muscles deltoïde, grand et petit pectoraux sont détachés et réclinés pour montrer les rapports compliqués des nerfs du plexus brachial avec les artères et les veines.

PLANCHE XLVI.

FIGURE I.

La face antérieure du coude et de l'avant-bras droits d'un homme adulte, avec le fascia superficiel soigneusement enlevé pour montrer les rapports des veines et des nerfs superficiels.

FIGURE 2.

Dissection plus profonde du même bras que dans Figure I. Le fascia bicipital et les muscles fléchisseurs sont enlevés, tandis que la plupart des veines superficielles sont laissées en place pour montrer leurs rapports.

PLANCHE XLVII.

FIGURE I.

Le bord radial de l'avant-bras et du coude montrant les rapports des veines superficielles avec les muscles et les tendons, le fascia superficiel étant soigneusement enlevé.

FIGURE 2.

La face antérieure du coude *gauche*, pour montrer en particulier le fascia bicipital en rapport avec les veines superficielles et les vaisseaux et les nerfs profonds.

FIGURE 3.

Dissection des veines du dos de la main et de l'avant-bras, dans leurs rapports avec les nerfs et les tendons sous-jacents.

PLANCHE XLVIII.

FIGURE I.

Dissection de la paume de la main droite, montrant la couche superficielle du fascia palmaire.

FIGURE 2.

Dissection de la paume de la main droite. La couche superficielle du fascia palmaire est attirée de côté pour montrer la couche profonde du fascia et l'arcade artérielle palmaire *superficielle.*

FIGURE 3.

Dissection de la paume de la main droite, montrant la situation de l'arcade palmaire superficielle et les rapports de ses branches digitales avec les nerfs et les tendons fléchisseurs.

FIGURE 4.

Dissection de la paume de la main droite. Les tendons sont coupés, et enlevés pour montrer l'arcade artérielle palmaire *profonde* et ses rapports, etc.

PLANCHE XLIX.

FIGURE I.

Dissection des muscles de l'avant-bras et de la main en *pronation*, pour montrer les rapports des tendons extenseurs du pouce avec l'artère radiale.

FIGURE 2.

Dissection des muscles et des tendons du dos de l'avant-bras droit et de la main en *extension.*

FIGURE 3.

Dissection des tendons du dos de la main gauche, montrant les rapports des nerfs et des artères.

PLANCHE L.

FIGURE I.

Les rapports des tissus intéressés dans l'opération du trépan chez l'adulte, comme dans le cas d'épilepsie corticale. Le disque de l'os a été enlevé et la pie-mère partiellement détachée, pour mettre à nu les circonvolutions de l'hémisphère droit, supposées être le centre des mouvements de la main, et particulièrement du pouce.

FIGURE 2.

Désarticulation de l'épaule gauche par la méthode ovalaire (de Larrey), montrant les rapports des parties exactement comme elles se présentent quand l'opération est terminée.

PLANCHE LI.

FIGURE I

Amputation à travers le milieu du bras gauche par la méthode à lambeau ovalaire antéro-postérieur, montrant les rapports propres des vaisseaux et des nerfs avec l'humérus, chez un homme bien développé, âgé de 48 ans.

FIGURE 2.

Désarticulation du coude gauche par la méthode à lambeau antéro-postérieur (de Dupuytren), montrant les rapports des tissus sectionnés quand l'opération est terminée. L'apophyse olécrânienne du cubitus est maintenue en place, pour conserver la fonction d'extension du muscle triceps.

FIGURE 3.

Amputation à travers le milieu de l'avant-bras gauche par la méthode à lambeau ovalaire antéro-postérieur, montrant les rapports des tissus sectionnés quand l'opération est finie.

PLANCHE LII.

FIGURE I.

La deuxième articulation phalangienne du médius de la main gauche ouverte par une incision ovale comme celle qu'on fait pour tailler un lambeau antérieur dans l'amputation de cette articulation, pour montrer les rapports des surfaces des os et des vaisseaux adjacents.

FIGURE 2.

L'articulation métacarpo-phalangienne du médius de la main gauche ouverte comme dans le premier temps d'une amputation de ce doigt par la méthode à lambeau latéral pour montrer l'aspect des extrémités des os de cette articulation. La situation de l'articulation, à la face dorsale, avant de pratiquer l'incision, peut être reconnue par comparaison avec les doigts voisins.

FIGURE 3.

Amputation de l'articulation carpo-métacarpienne du pouce de la main gauche (par la méthode du lambeau), montrant la position relative des tissus sectionnés dans l'opération.

FIGURE 4.

L'articulation du poignet de la main droite ouverte par une incision ovale, comme pour faire le lambeau dorsal que l'on taille dans l'amputation de cette articulation, montrant surtout l'aspect de l'articulation entre l'extrémité inférieure du radius et les os semi-lunaire et scaphoïde.

FIGURE 5.

Coupe verticale à travers les articulations du poignet de la main *droite*, pour montrer les membranes synoviales, la structure spongieuse et la disposition des os du carpe.

FIGURE 6.

L'articulation du coude *gauche* ouverte en arrière comme dans la résection, ou excision de cette articulation, pour montrer les rapports des os qui la composent et des tissus voisins adjacents.

PLANCHE LIII.

FIGURE 1.

Tracé topographique du côté droit de la tête, de la face et du cou, avec adaptation spéciale à l'étude crânio-cérébrale, la localisation des aires de distribution des nerfs sensitifs, et des points où l'excitation électrique produit des contractions réflexes de quelques-uns des muscles de cette région. On voit aussi les points de repère pour les opérations de la trachéotomie et de la laryngotomie.

FIGURE 2.

La main gauche en pronation, montrant un tracé topographique des aires de distribution des nerfs sensitifs sur le dos de la main et des doigts, et les points où l'excitation électrique produit une contraction réflexe de quelques muscles.

FIGURE 3.

La main droite en supination montrant un tracé topographique des aires de distribution des nerfs sensitifs de la paume de la main et de la face antérieure des doigts et les points où l'application du courant électrique produit la contraction réflexe de quelques-uns des muscles. On voit aussi les points de repère des arcades artérielles dans la paume de la main.

PRÉFACE

Bien des choses ont été dites sur l'importance des connaissances anatomiques, qui sont universellement considérées comme la base de l'étude de la médecine.

En qualité de professeur d'anatomie, j'ai usé de toute mon influence pour graver cette vérité dans l'esprit des étudiants, leur assurant que le meilleur livre d'anatomie est, et sera toujours, *le corps humain lui-même*.

Dans les programmes des collèges et des universités le fait est mis en relief par l'annonce d'un cours obligatoire dans la salle de dissection, et chaque candidat à un examen est tenu de disséquer trois parties — la tête et les membres avec les portions contiguës du tronc — au moins une fois. Dans les connaissances obtenues par ces dissections, par les leçons et par les manuels, un étudiant est présumé avoir acquis le savoir indispensable pour lui permettre d'exercer sa profession d'une façon intelligente et avantageuse. Il est censé apprendre l'anatomie en disséquant ces trois parties.

Si l'on considère que la première partie est généralement gâchée et ne sert qu'à l'apprentissage des méthodes d'emploi des instruments ; que toutes les parties sont rarement injectées soigneusement à l'aide d'un préservatif approprié ; que l'étudiant n'a pas souvent l'occasion de *voir* les viscères du crâne, du thorax et de l'abdomen en place, encore moins de les examiner et de noter leur grandeur ou leur structure, ainsi que leurs rapports les uns avec les autres et avec les cavités qui les contiennent, que l'étudiant n'apprécie que trop tard l'importance de l'occasion de s'instruire qui lui a été offerte, il n'est pas étonnant que les élèves considèrent l'anatomie comme une de leurs plus grandes difficultés et qu'il n'y en ait qu'un petit nombre qui en continue l'étude après l'obtention de leur diplôme. Beaucoup d'obstacles pratiques empêchent d'obtenir, pour une semblable étude, des matériaux meilleurs et plus abondants ; mais après quelques années d'expérience, je suis obligé de reconnaître que, même si ces obstacles étaient surmontés, le dégoût pour le véritable travail de dissection qui, outre ses exigences, est associé à beaucoup de besognes répugnantes et révoltantes, et même nuisibles à la santé, empêcherait bien des étudiants d'acquérir, à l'aide d'une observation personnelle, une connaissance pratique qui leur permettrait de reconnaître les différents tissus par le toucher et par les yeux.

Dans une salle de cours comble, ceux-là seuls qui sont très près peuvent voir les démonstrations assez bien pour qu'elles leur soient profitables. Des dessins improvisés sont d'une grande valeur pour éveiller et soutenir l'intérêt des étudiants dont la mémoire est souvent surchargée ; ils ont un avantage sur les diagrammes, les modèles et les autres préparations faites avec le plus de soin ; mais il n'existe aucun moyen d'illustration dans l'enseignement qui soit comparable à l'objet lui-même, et la meilleure substitution est celle qui a pour but de produire les impressions les plus réalistes. Des illustrations de cette nature ont été tentées dans des planches du présent ouvrage.

L'*Anatomie des régions* ou anatomie des différentes parties du corps considérées individuellement, en ce qui concerne les rapports des organes les uns avec les autres, comme ils sont naturellement disposés, est véritablement la méthode la plus directe pour l'étude du sujet. C'est aussi la forme la plus utile de recherches anatomiques : à première vue elle peut paraître plus difficile, parce qu'elle étudie un objet complexe au lieu d'un objet simple, comme le faisait l'ancienne méthode en étudiant les os, les ligaments, les muscles, les vaisseaux et les nerfs comme autant de tissus distincts ; cependant l'intérêt plus grand qui naît de l'évidence de son utilité pratique dédommage de l'effort demandé.

L'intérêt que mes élèves ont montré pour cette façon de traiter l'anatomie m'a déterminé à entreprendre cet ouvrage. C'est en grande partie le résultat de notions acquises par la dissection, par des observations cliniques à l'hôpital, et dans la clientèle privée. Pour sa préparation, j'ai consulté tous les livres d'anatomie anciens et modernes que j'ai pu avoir entre les mains, j'y ai glané de nombreuses informations qui m'ont suggéré beaucoup de dissections destinées à montrer les rapports des organes. Cependant, ni citations, ni renvois directs à ces ouvrages n'ont été introduits dans le texte, de même que, pour sa clarté, aucune note n'y est ajoutée.

Supposant au lecteur quelque connaissance antérieure des os, j'ai usé du privilège d'adopter telles modifications de la nomenclature qui peuvent rendre certaines parties plus faciles à comprendre ; mais j'ai conservé certains noms et certaines expressions qui ont un intérêt historique, dans la pensée qu'ils augmentent l'intérêt et se gravent dans la mémoire, plutôt qu'ils ne détournent de la connaissance parfaite d'une étude aussi difficile. Il est regrettable que l'anatomie perde beaucoup par le défaut d'une nomenclature définie. Les termes techniques suggérés par les écrivains modernes pourraient, s'ils étaient accompagnés d'une explication claire, être utiles à l'étudiant ; mais tout en estimant à sa propre valeur l'importance d'une exactitude scientifique d'expression, je suis d'avis que l'attention de l'étudiant ordinaire se fatigue bientôt des termes techniques, soit dans un livre, soit dans une leçon et j'ai, en conséquence, employé dans mon texte les termes que l'expérience a démontré être les plus faciles à comprendre et à retenir. L'anatomie, pour être utile, doit être une étude pratique et non théorique. Elle est assez difficile *pro re nata*, et, si elle est pénible, il n'est pas nécessaire qu'elle soit sèche.

Si cet ouvrage remplit son but, ce sera en présentant le sujet sous une forme nouvelle qui, je l'espère, sera intéressante et utile, autant pour le praticien que pour l'étudiant qui a l'intention d'exercer. Les planches ont été expressément préparées pour illustrer et vérifier les descriptions et représentent les dissections aussi fidèlement que possible. Il faut cependant se souvenir qu'aucun tableau vrai du sujet n'aura la netteté de limites et la clarté d'un diagramme, pas plus que la reproduction d'un paysage d'après nature n'indique les montagnes, les rivières et les limites avec l'exactitude d'une carte. Par conséquent des diagrammes seront toujours utiles à l'étudiant pour lui démontrer ce qu'il doit voir ; mais des illustrations comme celles que nous avons entreprises doivent lui être utiles en lui permettant de reconnaître les choses telles qu'elles sont en réalité. Ces illustrations ont pour but de répondre à la fois aux besoins du débutant en dissection, qui est effrayé du manque de rapport entre ce qu'il voit réellement et ce qu'il s'attendait à voir d'après les diagrammes ou les descriptions ; et aux besoins de ceux à qui l'exigence des devoirs professionnels ne laisse pas le temps de disséquer eux-mêmes. L'exactitude a été le but principal et j'ai eu confiance dans la précision infaillible de la photographie pour présenter les vrais rapports des parties, qui, dans chaque cas, ont été laissées *in situ*, les tissus adipeux et conjonctifs seuls ayant été enlevés pour donner des impressions nettes.

Beaucoup de réflexion, de temps et d'argent ont été consacrés aux détails photographiques, tels que l'arrangement de la lumière pour modifier les ombres, l'exposition et le développement des négatifs, et à l'impression subséquente ainsi qu'aux ombres des gravures afin d'obtenir l'effet voulu pour l'application des couleurs à l'eau. La coloration des originaux d'après lesquels les planches furent faites sur pierre, sous ma surveillance personnelle, était une étude d'après nature, avec peut-être un peu d'exagération de teinte ou de nuance, comme on pouvait s'y attendre, vu que les couleurs se trouvèrent mélangées et appliquées avec plus d'enthousiasme que d'habileté artistique.

Les dissections, au nombre d'environ trois cents, sont l'ouvrage de mon propre scalpel, et ont toutes été faites sur des sujets choisis pour mieux démontrer les rapports normaux des parties, sans changement pathologique; tandis que les faits qui semblent importants en ce qui concerne les conditions de la préparation, ou la manière dont elle a été faite, sont mentionnés dans la description de chaque planche. Chaque figure est accompagnée d'une table explicative séparée et complète, chaque numéro est placé dans un ordre régulier de sorte que chaque objet puisse être facilement trouvé.

J'ai des obligations envers MM. Armstrong et Cie, de Boston, pour la peine qu'ils se sont donnée pour reproduire en *fac-simile* les photographies de mes dissections, qui conservent l'exactitude photographique et l'effet réel des couleurs des originaux, et qui ne doivent pas seulement rendre le présent manuel acceptable, mais sont appelées aussi à éveiller un plus grand intérêt dans l'étude de l'anatomie des régions.

GEORGES MC. CLELLAN.

Philadelphie, octobre 1890.

PRÉFACE DE LA SECONDE ÉDITION.

Neuf mille exemplaires de cette Anatomie des régions ont été placés en Amérique et en Angleterre et cet ouvrage est en voie de traduction en français et en allemand ; ce sont là des preuves précieuses de l'accueil favorable qu'il a reçu des médecins.

En publiant une seconde édition, l'auteur saisit l'occasion de remercier des nombreuses notices bienveillantes et des analyses qui ont été faites de son travail.

Le texte a été revu en entier et la reproduction des planches, d'après les pierres originales, a été l'objet de soins assidus de la part des lithographes ; leur expérience a permis de surmonter les difficultés qu'on éprouve à obtenir les teintes voulues à l'aide de la presse à vapeur, et, à ce point de vue, leur travail paraît être supérieur à celui de la première édition.

Les pierres qui ont servi au tirage des planches ayant trait au cerveau ont été refaites, pour la plupart, d'après les photographies originales.

L'auteur mieux que personne se rend compte des défauts de son ouvrage et il assure ses lecteurs qu'il leur sera toujours reconnaissant des idées qu'ils pourront lui suggérer pour rendre son effort plus complet et l'aider ainsi à atteindre son but principal, la propagation de l'étude de l'anatomie.

Philadelphie, mai 1897.

ANATOMIE DES RÉGIONS

DANS SES RAPPORTS AVEC

LA MÉDECINE ET LA CHIRURGIE

RÉGION DE LA TÊTE

La CONFORMATION EXTÉRIEURE DE LA TÊTE est toujours accentuée, parce que les saillies et les dépressions, ou points de repère (Pl. 1) du crâne sont légèrement masquées par les parties molles qui les recouvrent.

L'épaisseur de la calotte crânienne varie considérablement, et l'on ne peut que la conjecturer si l'on s'en tient aux apparences extérieures. Elle est en moyenne de cinq millimètres, ou un cinquième de pouce ; les parties les plus épaisses occupent la base du crâne, dont le développement s'effectue au sein de cartilages, tandis que les os qui en composent la voûte se forment dans des membranes. En aucune autre partie du squelette la combinaison de la force et de la légèreté n'est aussi admirablement adaptée à ses desseins que dans le crâne.

La conformation de la tête elle-même est telle qu'elle tend à annuler les effets d'une violence extérieure exercée sur un point quelconque de sa surface ; les éminences et apophyses naturelles étant situées aux points où la protection du cerveau est le plus nécessaire ; tandis que dans les parties où l'utilité de cette protection se fait moins sentir, les os sont minces et légers de manière à servir de couvercle avec peu de poids supplémentaire.

Les cavités ou sinus des os du crâne sont rudimentaires à la naissance, et restent de petite dimension jusqu'aux approches de la neuvième année, pour grandir ensuite graduellement jusqu'à la puberté, époque à laquelle elles subissent un agrandissement considérable.

Les os du crane sont le frontal, les deux pariétaux, l'occipital, les deux temporaux, le sphénoïde et l'ethmoïde. Ils sont réunis par leurs bords et immobilisés chez l'adulte, au moyen de *sutures*, dont le caractère varie selon leur position et leur adaptation. L'os frontal, à l'origine, se développe en deux parties qui se réunissent par la *suture frontale* peu de temps après la naissance. En général cette suture se ferme rapidement, et est oblitérée entre la deuxième et la sixième année, mais elle peut persister parfois jusqu'à la fin d'une longue existence. La *suture interpariétale* ou *sagittale* s'étend en arrière à peu près sur une ligne médiane partant de la racine du nez et prolongeant le trajet de la suture frontale jusqu'à l'os occipital ; elle unit entre eux les deux pariétaux par une suture en queue d'aronde. Les os pariétaux sont réunis à l'os frontal par la *suture coronale*, et à l'occipital par la *suture lambdoïde*. La suture coronale est plus profondément dentelée sur les côtés qu'à sa partie la plus élevée, et la suture lambdoïde se fait remarquer par les sinuosités de ses profondes dentelures. La jonction des sutures coronale et sagittale, le *bregma*, peut être déterminée sur le vivant en tirant deux lignes ascendantes partant des ouvertures auditives externes, qui se rencontreront en ce point, au sommet de la tête, tenue droite.

Le point de jonction des sutures lambdoïde et sagitale, le *lambda*, est situé sur la ligne médiane, au tiers de la distance qui sépare la protubérance occipitale externe du bregma. La suture lambdoïde peut être représentée par une ligne tirée du lambda au sommet de l'apophyse mastoïde de chaque côté. La suture coronale correspond à une ligne tirée du bregma au milieu de l'arcade zygomatique. Le point où l'angle antéro-inférieur de l'os pariétal s'unit à la grande aile de l'os sphénoïde est le *pterion*, situé à trois centimètres, ou environ un pouce et quart en arrière de l'apophyse angulaire externe de l'orbite. Sur les côtés, les arcades crâniennes sont maintenues par les bords minces de la partie écailleuse des os temporaux recouvrant les bords inférieurs biseautés des os pariétaux et constituant les sutures écailleuses. Le sommet de chaque suture écailleuse est à cinq centimètres, ou environ deux pouces, au-dessus de l'arcade zygomatique sur une tête adulte.

Les sutures dentelées sont formées principalement de dentelures de la table *externe* des os du sommet, qui s'enchevêtrent. Elles disparaissent graduellement après la quarantième année, les os du crâne se confondant ensemble dans la vieillesse (synostose) lorsque, comme le reste du squelette, ils deviennent plus poreux et fragiles et, par conséquent, sont plus facilement fracturés.

La soudure des sutures crâniennes commence ordinairement à l'*intérieur* de la voûte, mais elle se fait à une époque de la vie et dans un ordre qui sont très variables.

L'âge d'un individu ne peut se déduire de l'état des sutures crâniennes. Elles disparaissent quelquefois à un âge précoce. L'auteur a en sa possession plusieurs spécimens où il ne reste aucun vestige des sutures coronale, sagittale ou lambdoïde, aux âges de trente-trois et trente-sept ans.

A la naissance, les os tabulaires sont mous et compressibles, capables d'empiéter les uns sur les autres, facilitant ainsi la sortie de la tête de l'enfant. Dans la croissance ultérieure des os, les couches compactes font leur apparition, constituant les *tables externe* et *interne*, avec un tissu spongieux intermédiaire, le *diploë*. Chez les personnes âgées le diploë est souvent résorbé, de sorte que le crâne en quelques endroits devient très mince et il ne faut pas perdre de vue que la surface plane de la table interne n'est pas toujours équidistante de celle de la table externe, ce qui est d'une certaine importance dans l'application du trépan.

Les membranes limitant les os du sommet de la tête s'unissent sur la ligne des sutures, et jusqu'à ossification complète il existe aux angles des os pariétaux des espaces connus sous le nom de

Planche I

Points de repère du squelette des régions de la tête, de la face et du cou, du côté droit, dans leurs rapports avec les téguments.

1. Point de jonction des sutures coronale et sagittale (*Bregma*).
2. Crête temporale, pour l'aponévrose temporale.
3. Trou pariétal (*Obélion*).
4. Eminence pariétale.
5. Suture écailleuse.
6. Point de jonction des sutures lambdoïde et sagittale (*Lambda*).
7. Grande aile de l'os sphénoïde (*Ptérion*).
8. Ouverture auditive externe.
9. Trou mastoïdien (*Astérion*).
10. Protubérance occipitale externe (*Inion*).
11. Apophyse mastoïde de l'os temporal.
12. Apophyse épineuse de la deuxième vertèbre cervicale.
13. Apophyse épineuse de la cinquième vertèbre cervicale.
14. Apophyse transverse de la sixième vertèbre cervicale avec le premier trou où s'engage l'artère vertébrale.
15. Apophyse épineuse de la septième vertèbre cervicale (*Vertèbre proéminente*).
16. Première côte.
17. Apophyse épineuse de la deuxième vertèbre dorsale.
18. Eminence frontale.
19. Angle antéro-inférieur de l'os pariétal.
20. Trou orbitaire supérieur.
21. Crête sourcilière (*Ophryon*).
22. Glabelle.
23. Apophyse angulaire externe.
24. Jonction de l'os frontal avec l'os nasal (*Nasion*).
25. Arcade zygomatique.
26. Trou orbitaire inférieur.
27. Seconde dent molaire supérieure.
28. Angle de la mâchoire inférieure (*Gonion*).
29. Trou mentonnier.
30. Sommet de l'os hyoïde.
31. Sommet du cartilage thyroïde.
32. Cartilage cricoïde.
33. Deuxième anneau de la trachée.
34. Extrémité acromiale de la clavicule.
35. Apophyse acromiale de l'omoplate.
36. Sommet du sternum (*Manubrium*).
37. Apophyse coracoïde de l'omoplate.
38. Cavité glénoïde de l'omoplate.

Cette planche a été faite d'après le squelette d'un Européen bien développé, âgé d'environ trente-sept ans.

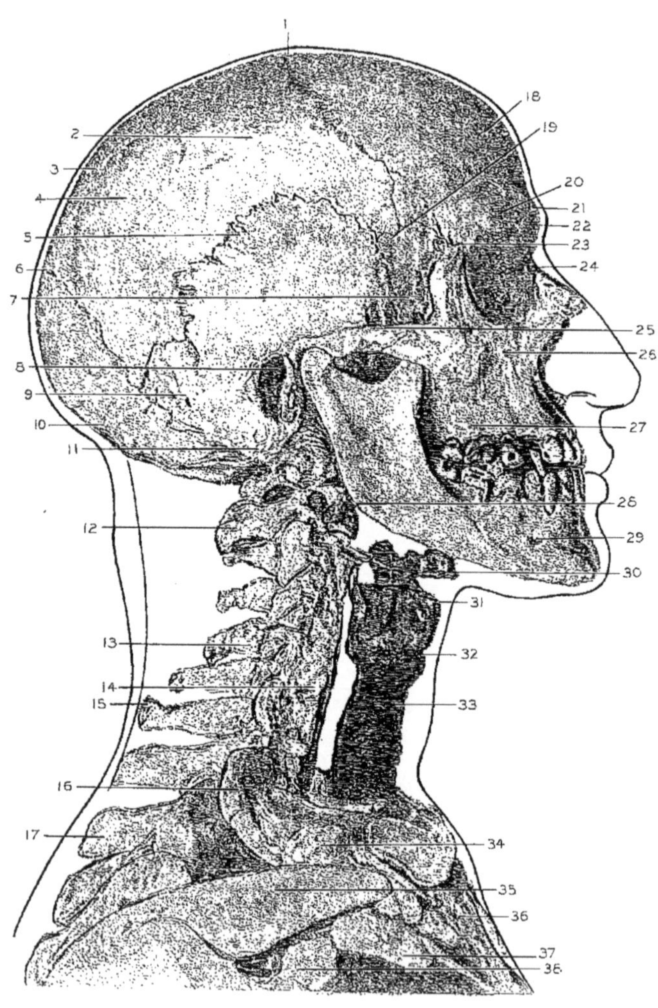

Copyright, 1891, by George Mc Clellan, M.D.

équées, Photographiées et Coloriées d'après Nature par Georges Mc. Clellan, M. D.

Armstrong & Co Lith

fontanelles. Celles-ci se ferment ordinairement peu après la naissance, à l'exception de la fontanelle antérieure, qui occupe le bregma et ne disparaît qu'à la fin de la deuxième année. Jusqu'à ce que celle-ci soit complètement fermée par la substance osseuse, il existe en cet endroit une dépression à travers laquelle on perçoit une pulsation régulière due à l'action des artères du cerveau. La persistance de la fontanelle antérieure est généralement indicative d'hydrocéphalie.

Parfois des fissures congénitales surviennent avant que le rapprochement normal des os du crâne soit complet. Elles occupent le plus ordinairement la région occipitale, et lorsqu'elles persistent à la place des sutures lambdoïdes elles peuvent êtres prises pour des fractures. En cet endroit aussi se rencontrent fréquemment des pièces osseuses triangulaires isolées (*os Wormiens*), provenant de centres accessoires d'ossification (Pl. 3, Fig. 3, N°s 4 et 13). Des os surnuméraires se trouvent souvent aussi dans les crânes d'hydrocéphaliques.

Les *crêtes sourcilières* sont les proéminences qui supportent les sourcils. Elles indiquent, dans une certaine mesure, la grandeur des *sinus frontaux* situés à l'intérieur de l'os ; ces cavités sont formées au début par la résorption de la substance spongieuse (diploë) des apophyses angulaires internes des orbites, et s'étendent graduellement en haut et en dehors.

Il n'est pas toujours possible d'estimer les dimensions des sinus frontaux (Pl. 12, N° 25) en se basant sur la conformation extérieure des crêtes ; ils paraissent souvent formés par une rétrogradation de la table interne, principalement chez les personnes âgées. Ils atteignent un plus grand développement chez l'homme que chez la femme. Ils sont ordinairement asymétriques, le plus grand étant situé du côté vers lequel est dirigée la concavité de la cloison des fosses nasales.

Les sinus frontaux communiquent avec les cellules ethmoïdales antérieures et le méat moyen du nez par un canal courbe appelé l'*infundibulum*. Le point intermédiaire entre les deux crêtes sourcilières est appelé l'*ophryon*. Au-dessus des crêtes sont les *éminences frontales* (Pl. 2, N° 4, et Pl. 28, N° 35) qui indiquent les centres d'ossification des deux moitiés qui constituent primitivement l'os frontal dans l'enfance, et qui correspondent dans une certaine mesure au développement des lobes antérieurs des hémisphères cérébraux. La *glabelle* est l'espace uni entre les crêtes sourcilières, au-dessus du nez; immédiatement au-dessous est le point de jonction des os nasaux avec l'épine frontale, — le *nasion*.

Les *apophyses angulaires externes* des orbites constituent les limites externes des crêtes sourcilières. La glabelle et les apophyses angulaires sont sous-cutanées, les crêtes sont recouvertes par les muscles sourciliers et le tégument (Pl. 1). Le *trou sus-orbitaire* ou *échancrure sus-orbitaire* est situé sur le bord de l'arcade orbitaire immédiatement au-dessous de la crête sourcilière, à deux centimètres et demi, ou environ un pouce, de l'apophyse angulaire externe.

La *crête temporale*, à laquelle s'insère l'aponévrose temporale, part de l'apophyse angulaire externe et se recourbe en arrière, ordinairement à égale distance des sutures écailleuse et sagittale. Le muscle temporal est inséré à un centimètre, ou environ un demi-pouce, au-dessous de l'insertion de l'aponévrose temporale, et quelquefois une seconde crête distincte s'observe sur le crâne. Le point d'intersection de la crête temporale supérieure avec la suture coronale est le *stephanion*.

Les *trous pariétaux* sont à peu près à mi-chemin entre le bregma et la protubérance occipitale externe. Ils se trouvent très près de la ligne médiane, et la surface de la boîte crânienne est souvent aplatie à leur niveau. Cet endroit s'appelle l'*obelion*. Les *éminences* pariétales sont les points de départ de l'ossification des os pariétaux. Elles sont très apparentes et correspondent au développement des lobes latéraux du cerveau.

La *protubérance occipitale externe*, l'*inion*, est située sur une ligne tirée horizontalement en arrière à partir des alvéoles des dents incisives de la mâchoire supérieure. Cette protubérance constitue la partie la plus épaisse du crâne, mais elle n'est pas toujours assez proéminente pour être perçue à travers le cuir chevelu. De chacun de ses côtés part la *ligne courbe supérieure*, qui se recourbe en dehors vers l'apophyse mastoïde. Les *apophyses mastoïdes* sont à peine perceptibles pendant l'enfance. Le périoste de leur surface produit sans cesse de l'os nouveau, de l'enfance à la puberté, et durant cette période l'apophyse se compose d'un tissu lamelleux dans lequel le scalpel pénètre facilement en cas de maladie mastoïdienne. A la puberté ce tissu spongieux se creuse, par résorption, de cellules aériennes et d'une cavité plus grande, l'antre mastoïdien, le tout en communication réciproque et relié au tympan. L'antre n'est séparé de la cavité crânienne que par une mince voûte osseuse (Pl. 3, Fig. 5, N° 1). La dimension des cellules varie suivant les individus et, sur chaque tête, suivant le côté qu'on examine. La proximité du sinus latéral rend celui-ci susceptible d'être atteint par l'inflammation en cas de suppuration des cellules mastoïdiennes, principalement chez l'adulte.

Le *trou mastoïdien* est situé près du point de jonction de la portion mastoïdienne de l'os temporal et de l'occipital. C'est le plus large des trous nombreux qu'on trouve en cet endroit, et il livre passage à une veine qui se rend au sinus latéral et quelquefois à une petite artère destinée à la dure-mère.

Les portions pétreuses des os temporaux sont dures et denses à leur surface ; mais, comme leur intérieur est creusé pour loger les parties constituantes de l'oreille moyenne et de l'oreille interne, elles sont susceptibles de se fracturer. Le crâne, à sa base, n'est pas résistant par inhérence, et, bien que des fractures de la base puissent se produire par suite de la transmission de la force déployée par des chocs sur le sommet de la tête, cependant l'existence des fractures par contre-coup n'est pas admise actuellement comme aussi probable, qu'on l'avait cru autrefois.

L'écoulement de fluide cérébro-spinal par l'oreille, qui est un des signes diagnostiques de fracture de la base du crâne, indique que le méat auditif interne doit avoir été fracturé et qu'une communication s'est établie entre le tympan et l'oreille interne.

Quelquefois un écoulement séreux de l'oreille est consécutif à une lésion de la tête n'ayant pas déterminé de fracture : cet écoulement provient d'une perte du liquide des cellules mastoïdiennes à travers une rupture de la membrane du tympan.

Des lésions affectant la base du crâne sont nécessairement sérieuses, attendu qu'en cette région la cavité du crâne est en relation avec la cavité nasale, l'orbite, les sinus frontaux, le sinus sphénoïdal, la caisse du tympan, la partie supérieure du pharynx, et la cavité spinale. En outre il y a les trous qui livrent passage aux nerfs crâniens (Pl. 3, Fig. 1 et 5 ; Pl. 4, Fig. 2 ; Pl. 5, Fig. 2 ; Pl. 11, Fig. 1 et 3 ; Pl. 12 et Pl. 13).

La peau qui recouvre la tête, et qui constitue le *cuir chevelu*, présente une constitution spéciale pour favoriser la croissance des cheveux et pour protéger la voûte crânienne. Elle est plus épaisse que sur aucune autre partie du corps et est intimement liée par le tissu sous-cutané aux aponévroses des muscles occipito-frontaux, de sorte qu'elle se meut librement lorsqu'ils se contractent. Cette mobilité est très perceptible dans l'enfance. La facilité avec laquelle le cuir chevelu se déchire dans toute son épaisseur dans les blessures contuses est due à l'union intime de la peau avec les tissus sous-jacents.

Le tissu sous-cutané en ce point est épais, fibreux et contient des lobules de graisse (Pl. 9 et 12), il ressemble à celui de la paume de la main. Il se continue avec l'aponévrose superficielle qui recouvre les muscles de la nuque, et, sur les côtés, passe sur l'aponévrose temporale. Les vaisseaux, les nerfs, les bulbes pileux, et les glandes sébacées sont contenus dans les mailles de ce tissu sous-cutané.

La majeure partie des CHEVEUX diverge de l'obelion. Leurs caractères varient selon leur couleur, leur longueur et leur diamètre, ainsi que selon la manière dont les follicules pileux sont implantés dans la peau, les cheveux étant droits, ondulés, frisés ou laineux, suivant que l'axe de chaque follicule est droit ou courbe. Les cheveux clairs sont plus fins et plus délicats que les cheveux foncés, et sont ordinairement plus serrés dans le cuir chevelu.

Les ARTÈRES DU CUIR CHEVELU sont les branches terminales des temporales, sus-orbitaires, frontales, auriculaires postérieures et occipitales. Elles se dirigent vers le sommet de la tête, en suivant un trajet tortueux depuis leurs origines. L'artère temporale continue l'artère carotide externe, après que celle-ci s'est frayé un passage au travers de la partie supérieure de la glande parotide (Pl. 18, N° 37). Elle est à six millimètres ou un quart de pouce en avant de l'oreille, et est accompagnée de la veine temporale et du nerf auriculo-temporal. Elle se divise en branches temporales antérieure et moyenne, qui sont sous-cutanées (Pl. 17, N° 1), et peut servir à indiquer le pouls au médecin. *L'artère sus-orbitaire* ainsi que le nerf sus-orbitaire (Pl. 18, N° 1), sortant de l'échancrure ou du trou sus-orbitaire, qui est située à deux centimètres et demi, ou environ un pouce, de l'angle orbitaire externe, monte vers le nez sur le bord de l'arcade orbitaire. *L'artère frontale* et le nerf sus-trochléaire (Pl. 19, N° 1) se dirige en haut entre l'échancrure sus-orbitaire et la racine du nez.

Les artères sus-orbitaire et frontale se détachent de l'artère ophthalmique à l'intérieur de l'orbite. *L'artère auriculaire postérieure* et *l'occipitale* (Pl. 20, N°s 45 et 50) sont les branches de l'artère carotide externe. La première passe avec le nerf auriculaire postérieur dans un sillon creusé derrière l'apophyse mastoïde de l'os temporal, et l'artère occipitale, accompagnée par le grand nerf occipital, atteint le cuir chevelu sur un point situé à mi-chemin entre la protubérance occipitale externe et l'apophyse mastoïde. La branche antérieure de l'artère temporale devient souvent très flexueuse chez les sujets âgés et subit quelquefois une dégénération calcaire.

Par suite de la consistance du cuir chevelu, dans lequel se ramifient les artères, celles-ci ne peuvent y être saisies; elles ne se rétractent pas non plus lorsqu'elles sont divisées, comme elles le font ailleurs, il en résulte que les plaies de cette région occasionnent fréquemment une hémorrhagie ennuyeuse.

Les VEINES DU CUIR CHEVELU sont volumineuses, et dans une

certaine mesure, accompagnent les artères, recevant des noms similaires dans leurs différentes portions, mais leur trajet est plus direct et leurs anastomoses sont nombreuses. Il y a deux *veines frontales* qui sont généralement parallèles sur le milieu du front ; quelquefois très proéminentes pendant la vie, elles s'unissent à la racine du nez en un tronc transversal appelé arcade nasale. De là elles se ramifient en veines angulaires de la face, après leur jonction avec les veines sus-orbitaires. En cet endroit elles reçoivent des branches des veines ophthalmiques supérieures et établissent une communication directe avec les sinus caverneux de la base du cerveau. Quelquefois il n'y a *qu'une* veine temporale.

Les VEINES TEMPORALES ont leur origine dans des plexus anastomosés sur le sommet de la tête ; ces plexus se divisent en branches antérieures et postérieures et forment des troncs principaux en rapport intime avec les artères temporales, au niveau de l'arcade zygomatique, où elles reçoivent le sang de la veine temporale médiane qui ramène le sang de la substance des muscles temporaux. Les VEINES AURICULAIRES POSTÉRIEURES descendent derrière l'oreille, reçoivent les veines stylo-mastoïdiennes et se déversent dans les veines temporo-maxillaires. Les *veines occipitales* suivent le trajet des artères occipitales, passant sous les muscles profonds de la partie postérieure du cou, et se terminent ordinairement dans les veines jugulaires internes. Au niveau de la portion mastoïdienne de l'os temporal, la veine mastoïdienne pénètre dans le trou occipital ou auriculaire postérieur, communiquant ainsi avec le sinus latéral. C'est la plus grande et la plus constante des veines dites *émissaires* qui unissent la circulation veineuse extra et intra-crânienne. En outre des communications par les veines ophthalmiques et angulaires, et les veines mastoïdiennes et occipitales, il y en a beaucoup d'autres qui sont moins constantes, mais d'égale importance lorsqu'elles se présentent. Les trous pariétaux sont au sommet de la tête dans le voisinage de la ligne médiane, à l'endroit où l'engrènement des bords dentelés des os pariétaux forme la suture sagittale, et ils livrent passage à des veines allant du cuir chevelu au sinus longitudinal. Il y a généralement une veine unissant le sinus latéral aux veines profondes de la nuque à travers le trou condyloïdien, d'un côté ou de l'autre ; il existe en outre à la base du crâne beaucoup d'ouvertures qui donnent passage à des veines reliant les sinus caverneux aux plexus veineux du pharynx et des veines jugulaires internes. Une semblable communication existe plus souvent qu'on ne le croit entre les veines des fosses nasales et la partie antérieure du sinus longitudinal au travers du *trou borgne* qui, en pareil cas, n'est pas fermé. Il existe aussi de petites veines qui relient les veines diploïques (Pl. 3, Fig. 4) de l'intérieur des os tabulaires du crâne aux veines du cuir chevelu. Les veines émissaires méritent à tous égards l'attention du médecin ou du chirurgien, car par leurs différentes voies l'inflammation s'étend souvent de la surface à l'intérieur de la tête ou vice versa, comme on l'observe quand les érysipèles du cuir chevelu occasionnent la méningite, ou dans des abcès externes consécutifs à une lésion d'un sinus par une fracture ou l'application du trépan.

Les VAISSEAUX LYMPHATIQUES DU CUIR CHEVELU sont en rapport avec les principales veines. Les *lymphatiques frontaux* descendent du front et des sourcils, les uns vont rejoindre les lymphatiques de la face et se terminer dans les ganglions lymphatiques sous-maxillaires, tandis que le plus grand nombre convergent au devant de l'oreille, où ils entrent dans les ganglions lymphatiques de la région parotidienne (Pl. 16, N° 15). Les *lymphatiques pariétaux* vont aux ganglions mastoïdiens ; ils sont au nombre de quatre ou cinq, et situés au niveau de l'insertion du muscle sterno-mastoïdien. Les *lymphatiques occipitaux* se rendent en partie aux ganglions sous-occipitaux placés au-devant de l'insertion occipitale du muscle trapèze, et en partie aux ganglions cervicaux profonds situés au-dessous du muscle sterno-mastoïdien au milieu du cou. Les vaisseaux lymphatiques frontaux, pariétaux et occipitaux communiquent tous les uns avec les autres.

Les NERFS DU CUIR CHEVELU ont été étudiés dans leurs rapports avec les artères. Il est à remarquer qu'ils se dirigent aussi vers le sommet de la tête.

PLANCHE II

Figure 1

Crâne montrant une vue topographique des rapports des sutures et des éminences avec les scissures principales du cerveau et la ligne de niveau inférieur approximatif du cerveau.

1. Le *bregma*, jonction des sutures coronale et sagittale.
2. Le *sillon frontal supérieur*.
3. Le *sillon frontal* (*ou vertical*) *postérieur*.
4. L'*éminence frontale*.
5. Le *stéphanion supérieur*, ou intersection de la crête du fascia temporal avec la suture coronale, dans ses rapports avec le sillon frontal inférieur.
6. La ligne indiquant la limite antérieure du corps strié.
7. La *glabelle* (ou ophryon).
8. Le *ptérion*, jonction de la grande aile de l'os sphénoïde avec les os frontal, pariétal et temporal, indiquant la position de la branche ascendante de la scissure de Sylvius dans ses rapports avec la suture coronale.
9. Le *nasion*, jonction des os nasal et frontal.
10. L'apophyse angulaire externe de l'orbite.
11. La *scissure de Rolando*.
12. Le *sillon interpariétal*.
13. L'*éminence pariétale*.
14. La *suture squamo-pariétale* dans ses rapports avec la branche horizontale de la scissure de Sylvius.
15. La ligne indiquant la limite postérieure des couches optiques.
16. Le *sillon temporo-sphénoïdal supérieur*.
17. La *scissure pariéto-occipitale externe*.
18. Le *lambda*, jonction des scissures lambdoïde et sagittale.
19. Le *sillon inférieur temporo-sphénoïdal*.
20. L'*inion*, la protubérance occipitale externe.

Figure 2

Le côté gauche du crâne dont l'os pariétal est enlevé, montrant les circonvolutions sous-jacentes de l'hémisphère cérébral gauche (dépouillées de leurs membranes) avec une vue topographique de l'aire motrice de la région operculaire ainsi mise à découvert.

1. Le centre des mouvements de la face (les expressions).
2. Le centre des mouvements des lèvres, de la langue, du gosier et du larynx.
3. Le centre de la parole.
4. Le sillon frontal précentral ou postérieur.
5. La circonvolution frontale ascendante.
6. La branche ascendante de la scissure de Sylvius.
7. Le centre des mouvements des doigts.
8. Le centre des mouvements du pouce.
9. Le centre des mouvements du poignet.
10. Le centre des mouvements de l'épaule et du coude.
11. Le centre des mouvements de la hanche, du genou et de la jambe.
12. Le centre des mouvements du pied et des orteils.
13. La scissure de Rolando.
14. La circonvolution pariétale ascendante.
15. La branche horizontale de la scissure de Sylvius.
16. La scissure pariéto-occipitale externe.
17. Le cervelet.

Fig 1

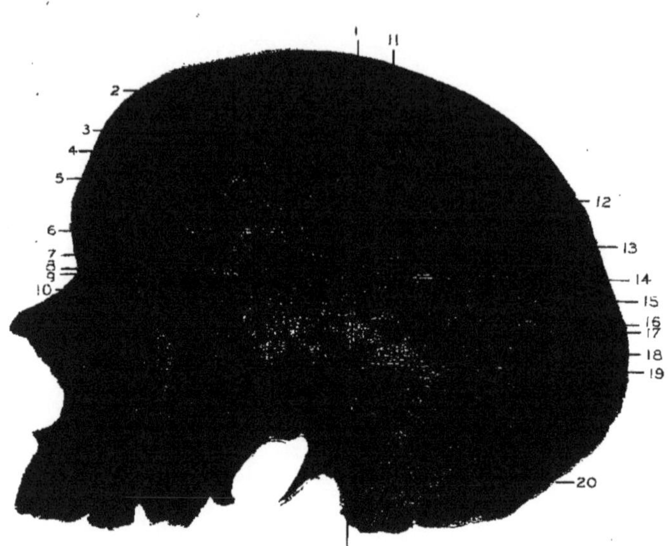

Fig 2

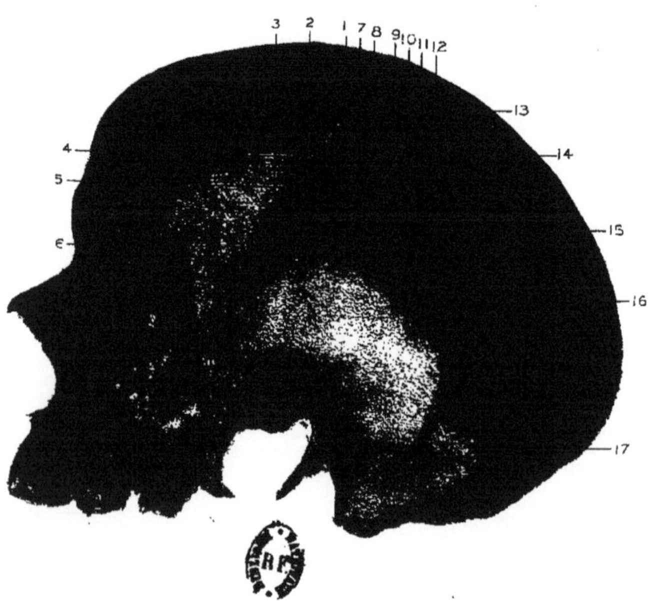

Copyright, 1891, by George Mc Clellan, M.D.

ıuées, Photographiées et Coloriées d'après Nature par Georges Mc Clellan, M. D.

Armstrong

En avant sont les branches *sus-orbitaire* et *sus-trochléenne* de la division ophthalmique de la cinquième paire crânienne, le *trifacial* (Pl. 3, Fig. 2). Elles donnent la sensibilité aux téguments du sommet de la tête et du front (Pl. 53, Fig. 1, Nos 1 et 13).

Le nerf sus-orbitaire est souvent le siège de la névralgie frontale, qui varie probablement beaucoup, suivant que le nerf sort d'un trou osseux distinct ou seulement d'une échancrure. Dans la région temporale se trouvent les filets de la *branche orbitaire* du tronc maxillaire supérieur, et le nerf auriculo-temporal de la division maxillaire inférieure de la cinquième paire (Pl. 19, N° 20). Tous ces nerfs sont sensitifs. Les nerfs moteurs proviennent des branches temporales du nerf facial, qui s'élèvent d'entre les lobules de la glande parotide jusqu'à la portion antérieure des muscles occipito-frontal, sourcilier, auriculaire supérieur, et auriculaire antérieur.

En arrière se trouve la *branche auriculaire postérieure* du nerf facial, mettant en mouvement la partie postérieure des muscles occipito-frontal et auriculaire postérieur, et les nerfs *petit* et *grand* occipital (Pl. 22, Fig. 1, Nos 3 et 8), le premier, branche du rameau antérieur, et le second, branche du rameau postérieur du deuxième nerf cervical. Ces derniers sont les nerfs sensitifs de la peau de la partie postérieure de la tête. La *branche auriculaire* du nerf pneumogastrique (ganglion d'Arnold) sort de la fissure auriculaire immédiatement derrière la conque de l'oreille qu'elle innerve. Les nerfs du cuir chevelu s'anastomosent fréquemment entre eux.

Le MUSCLE CUTANÉ DU CUIR CHEVELU, L'OCCIPITO-FRONTAL, se compose de deux portions charnues, les muscles frontal et occipital, réunies par une large aponévrose, qui se continue avec l'aponévrose du muscle opposé à travers le sommet de la tête pour former l'aponévrose épicrânienne (*galea capitis*) (Pl. 15, N° 1). Chez les personnes affectées de calvitie les muscles frontaux dessinent distinctement leur contour sur les côtés du front.

La *portion frontale* consiste en une mince couche de pâles fibres charnues, haute de cinq centimètres, ou environ deux pouces, sur le côté du front, où elle atteint l'aponévrose. Sur la ligne médiane, au nasion, les fibres se confondent avec celles du muscle du côté opposé et forment une languette descendante dont les fibres s'entre-croisent avec celles du muscle nasal pyramidal. Les fibres médianes et externes se mélangent avec celles des muscles orbiculaires et sourcilier au niveau des sourcils. Quelques-unes des fibres les plus internes s'attachent aux os nasaux, quelques-unes des externes à l'apophyse angulaire externe de l'orbite (Pl. 15, N° 3). La *portion occipitale* est de couleur plus foncée que la portion frontale. Elle prend origine, par une insertion tendineuse, sur la partie externe de la ligne courbe supérieure de l'os occipital et sur la portion mastoïdienne de l'os temporal, et, devenant immédiatement musculaire, ses fibres parallèles se dirigent en haut, sur une longueur de trois centimètres, ou environ un pouce, puis rejoignent l'aponévrose. L'*aponévrose du cuir chevelu* s'étend sur le sommet de la tête, et est plus distincte à sa partie postérieure, où il existe une aire médiane composée principalement de fibres longitudinales qui s'attachent à la protubérance occipitale externe et aux portions attenantes de la ligne courbe supérieure. Elle est plus mince en avant, et, sur les côtés, dans la région temporale, elle est moins intimement liée au cuir chevelu et se continue, par-dessus l'aponévrose temporale sous-jacente, jusqu'à l'arcade zygomatique. Entre l'aponévrose (*épicrâne*) et la membrane délicate qui recouvre les os du crâne (*péricrâne*), il existe une couche de tissu conjonctif lâche, auquel le cuir chevelu doit sa mobilité. Cette mobilité s'observe facilement lorsque les sourcils sont élevés par la contraction des muscles frontaux, dans beaucoup des expressions ordinaires de la face, et le relâchement du tissu conjonctif est démontré par les blessures étendues du cuir chevelu dans lesquelles le crâne peut être dépouillé d'un grand lambeau de ses téguments. Les blessures par instrument tranchant sont plus béantes encore si elles divisent transversalement les fibres du muscle. Les insertions des muscles occipito-frontaux décrits ci-dessus constituent une aire limitée, d'une grande importance chirurgicale dans les blessures et les affections inflammatoires accompagnées de suppuration, en cette région. Cette aire est grossièrement indiquée par une ligne tirée autour de la tête, depuis les crêtes sourcilières au-dessus de l'arcade zygomatique, jusqu'à la protubérance occipitale. Le péricrâne ou périoste est très mince chez l'adulte, exerçant seulement une influence protectrice sur les os du crâne et ne prenant aucune part à leur nutrition. Il diffère du périoste des autres régions, en ce qu'il est dépourvu de propriétés ostéogéniques, les os du crâne recevant leur nutrition des vaisseaux de la dure-mère.

Le périoste crânien peut être considéré comme les restes de la couche externe de la membrane embryonnaire qui entoure les os dans le jeune âge. Il est très légèrement adhérent, excepté aux sutures, au niveau desquelles, dans le jeune âge, il se confond avec la membrane qui relie les os flexibles et en état de croissance. C'est pour ce dernier motif que s'il se produit quelquefois des extravasations sanguines dues généralement à une pression sur le sommet de la tête, à la naissance, elles restent limitées à un os, ordinairement le pariétal. Dans la région temporale, le périoste est plus adhérent à l'os que partout ailleurs.

La RÉGION TEMPORALE correspond au muscle temporal qui occupe la fosse temporale. La peau en cet endroit diffère quelque peu du cuir chevelu proprement dit, car on trouve une quantité variable de graisse dans le tissu sous-cutané, ainsi que les muscles auriculaires rudimentaires.

L'*aponévrose temporale* est une aponévrose brillante, d'un blanc bleuâtre, très résistante, qui retient solidement le muscle temporal et envoie des bandes tendineuses rayonnantes parmi les faisceaux externes des fibres du muscle, ce qui augmente beaucoup sa force. En haut elle s'attache à la crête temporale supérieure sur l'os frontal et l'os pariétal, et en bas elle se divise en deux petits feuillets, insérés aux bords interne et externe de l'arcade zygomatique. Il existe ordinairement entre le muscle et son aponévrose, au niveau de l'arcade zygomatique, un coussinet de graisse, dont la disparition, chez les sujets amaigris et les vieillards, produit des dépressions très visibles aux tempes.

Quand le *muscle temporal* est dépouillé de son aponévrose, il présente l'apparence d'un éventail (Pl. 21, N° 2), ses fibres convergeant en un fort tendon qui s'insère sur l'apophyse coronoïde de la mâchoire inférieure, à son sommet et sur son bord extérieur. Le muscle temporal fait sur les côtés du crâne une saillie d'un centimètre, ou un demi-pouce, au-dessous de l'insertion de l'aponévrose. Sa face profonde est en rapport avec les artères temporales profondes ainsi que les nerfs temporaux profonds et les vaisseaux maxillaires internes. Ses nerfs moteurs viennent du nerf maxillaire inférieur. La fonction du muscle temporal consiste à élever fortement la mâchoire inférieure et à l'appliquer contre la mâchoire supérieure. Avec les muscles masseter et ptérygoïdiens, il contribue à la mastication.

L'inégale épaisseur de la calotte crânienne a déjà été mentionnée. Elle dépend de la quantité de diploë comprise entre les tables interne et externe formées d'os compact. Ce tissu est très variable et sa quantité ne peut être estimée sans sectionner l'os. Le diploë renferme beaucoup de grosses veines qui y creusent des canaux, s'anastomosent abondamment (Pl. 3, Fig. 4) et, en certains points, ont des communications, à l'intérieur et à l'extérieur, avec les veines du cuir chevelu et des sinus de la dure-mère. Lorsque le diploë est atteint par les dents d'une scie-trépan, le sang *des veines diploïques* jaillit d'une manière particulière et caractéristique.

La table interne d'os compact est plus mince et plus cassante que l'externe et est appelée, pour cette raison, la *table vitreuse*. Ainsi s'explique sa fracture dans le cas où elle est brisée, la table externe restant intacte ; et dans presque tous les cas de fracture complète des os du crâne, c'est la table interne qui est la plus endommagée. La forme ovoïde du crâne contribue sans doute beaucoup à protéger le cerveau contre les effets des violences exercées sur le crâne, et explique la possibilité de fractures affectant la base du crâne par contre-coup.

Lorsqu'on a enlevé la calotte crânienne, on voit sur sa face interne des sillons destinés à recevoir les branches des artères méningées sur les côtés ; et, sur la ligne médiane, près de l'insertion des parois du sinus longitudinal supérieur de la dure-mère, se trouvent des dépressions creusées par les *corps de Pacchioni.*

La DURE-MÈRE est la membrane branche, dense, fibreuse qui tapisse l'intérieur du crâne ; elle a le double rôle d'être le véritable périoste (nutritif) des os du crâne et de fournir au cerveau une enveloppe protectrice et un support solides. Elle adhère intimement à toute la base du crâne, et elle se prolonge à travers les trous de la base pour se continuer avec le périoste crânien et se confondre avec les graines fibreuses des nerfs et des vaisseaux qui entrent dans le crâne et qui en sortent. Sur la voûte elle s'insère surtout au niveau des sutures, où sa couche externe fibreuse se sépare pour former les sinus veineux. Ailleurs, elle est comparativement libre, de sorte que des épanchements par rupture des vaisseaux méningés ou des collections purulentes peuvent se faire entre la dure-mère et l'os et comprimer le cerveau. Lorsque la compression se produit immédiatement après un choc sur la tête, elle est généralement due à un fragment d'os déprimé ; mais si elle se produit un certain temps après, sa cause probable est une extravasation de cette sorte. Il est à remarquer, à ce propos, que la rupture d'un vaisseau de la dure-mère est ordinairement suivie de symptômes de compression plus prononcés que lorsque les vaisseaux *cérébraux* sont atteints, ce qui est dû à la mollesse et au peu de résistance de la substance cérébrale. D'un autre côté, lorsqu'un vaisseau est rompu, il n'y a qu'un léger obstacle à l'écoulement du sang et l'on trouve souvent des caillots de grandes dimensions au niveau d'un des vaisseaux cérébraux. Même sur les lignes de suture, la dure-mère peut être séparée de ses insertions osseuses quand on enlève avec soin la calotte crânienne (Pl. 4, Fig. 2); il y a peu de danger de blesser un des sinus avec le trépan, si la rondelle d'os, après sa séparation par cet instrument, est saisie avec les pinces et extraite par un doux mouvement rotatoire. Durant la croissance des os du crâne, dans l'enfance, la dure-mère est très adhérente et ne permet à aucune collection de se former entre elle et la paroi interne du crâne.

Les *corps de Pacchioni*, pour lesquels des dépressions existent souvent sur la table interne de la calotte crânienne, constituent des grappes de granulations blanchâtres, de grandeur variable (Pl. 5, Fig. 1). Ils font leur première apparition vers la septième année et augmentent en nombre avec l'âge. Les endroits où l'on peut les observer se trouvent au voisinage du grand sinus longitudinal, sur la surface externe de la dure-mère, et quelquefois à l'intérieur des parois du sinus lui-même. On les rencontre aussi, mais rarement, dans la scissure de Sylvius et sur les bords des hémisphères. Ils ont été reconnus pour être des villosités hypertrophiées de l'arachnoïde, lesquelles perforent la dure-mère par pression et donnent lieu, par résorption, à la formation des petites cavités osseuses.

La dure-mère envoie des prolongements verticaux entre les hémisphères du cerveau et ceux du cervelet, et une cloison transversale arquée entre les lobes postérieurs du cerveau et le cervelet (Pl. 4, Fig. 1). Cette dernière est appelée la *tente du cervelet* et sert à empêcher les lobes postérieurs du cerveau d'exercer une pression sur le cervelet. Elle s'insère aux crêtes transversales de la face interne de l'occipital et s'étend latéralement jusqu'aux bords supérieurs de la portion pétreuse des os temporaux, et en avant à l'apophyse clinoïde de l'os sphénoïde; ces prolongements verticaux sont connus respectivement sous les noms de *faux du cerveau* et *faux du cervelet*. La faux du cerveau est reçue dans la scissure longitudinale, entre les deux hémisphères cérébraux. Elle est attachée, en avant, à l'apophyse crista galli de l'os ethmoïde, par une extrémité effilée, et elle augmente graduellement en largeur, puis se recourbe en arrière, en prenant la forme caractéristique de la lame d'une faucille. Sa partie postérieure s'attache à la face supérieure de la tente du cervelet. La faux du cervelet fait saillie dans l'échancrure située entre les hémisphères du cervelet et s'étend aux côtés du grand trou occipital.

Les *artères de la dure-mère* sont très nombreuses, mais la plus importante est la *grande* artère méningée ou méningée moyenne (Pl. 9, Fig. 2). Ce vaisseau est une branche de l'artère maxillaire interne; il entre dans le crâne par le trou épineux, au bord de la grande aile du sphénoïde, et il rejoint, à l'angle antéro-inférieur de l'os pariétal, la fosse moyenne du crâne. Il se dirige en haut sur les côtés de la dure-mère, en rapport intime avec ses deux veines, et il se divise en branches antérieure et postérieure, logées dans des sillons ou gouttières de la table interne de l'os pariétal. Très souvent ces gouttières deviennent par places des *tunnels* osseux distincts, de sorte que l'enlèvement d'une rondelle osseuse en ces endroits entraîne la rupture de l'artère ensevelie dans l'os. L'angle antéro-inférieur du pariétal se fracture facilement, car l'os est, en ce point, particulièrement mince et faible, et, bien qu'ici la dure-mère soit adhérente, le vaisseau, en ce cas, n'échappe que difficilement à la lacération. Dans presque tous les cas de fracture de la *voûte* du crâne, accompagnée d'épanchement de sang, c'est l'une ou l'autre des branches de l'artère méningée moyenne qui se rompt, ce qui peut même avoir lieu sans fracture, car la dure-mère s'insère peu solidement à l'intérieur de la voûte et se détache par la vibration produite par un choc.

Les autres artères qui se rendent à la dure-mère ainsi qu'aux différentes régions du crâne sont, dans la région temporale, la *petite méningée* qui entre par le trou ovale, et vient de la maxillaire interne (Pl. 22, Fig. 2), et un petit rameau de l'*artère pharyngienne ascendante* qui passe au travers du trou déchiré moyen, à la base du crâne. En avant les artères des méninges viennent de l'ethmoïdale et des artères carotides internes, et en arrière elles sont fournies par des branches des artères occipitale, pharyngienne ascendante et vertébrale. Les deux premières entrent par le trou jugulaire et les dernières par le grand trou occipital.

Toutes les veines de la dure-mère, à l'exception des deux qui accompagnent l'artère méningée moyenne de chaque côté, se terminent dans les grands sinus. Elles s'anastomosent librement avec les veines diploïques. La dure-mère non-seulement sert de support aux divisions de la masse cérébrale, mais en certains endroits elle se sépare en deux couches de façon à former des canaux ou *sinus* par lesquels le sang veineux du cerveau et de ses membranes est conduit sans obstacle aux veines jugulaires internes.

On compte jusqu'à quinze de ces sinus, mais les plus importants (au point de vue chirurgical) sont le sinus longitudinal supérieur et le sinus latéral (Pl. 4, Fig. 1 et 2). Les *sinus latéraux* constituent les principaux conduits vers lesquels convergent tous les autres sinus. Ils diffèrent souvent de grandeur sur les deux côtés de la tête. Ils commencent à la protubérance occipitale interne et se recourbent en dehors, puis en bas et en dedans vers les trous jugulaires; ils sont logés dans les sillons de l'occipital et des os temporaux, et contenus dans les plis de la tente. Dans leur trajet ils reçoivent des veines du cervelet et des veines diploïques occipitales, et sont rejoints par les sinus pétreux. Ils communiquent également avec les veines du cuir chevelu par les *veines émissaires* qui traversent les trous mastoïdiens, et quelquefois les trous condyloïdiens postérieurs. C'est grâce à cette communication que beaucoup d'affections cérébrales se trouvent soulagées par les révulsifs, par des sangsues appliquées sur cette région. Le *sinus longitudinal supérieur* (Pl. 4 et 12) est formé par une séparation des couches de la faux du cerveau le long de la suture sagittale. Il commence au trou borgne, en avant de la crête de l'os ethmoïde (*apophyse crista galli*), et se dirige en arrière, devenant de plus en plus grand jusqu'à ce qu'il atteigne la protubérance occipitale interne. En cet endroit le sinus dévie, ordinairement du côté droit. Il s'élargit et se termine dans le sinus latéral correspondant. Le point où il s'élargit est connu depuis longtemps sous le nom de *pressoir d'Hérophile*, ou confluent des sinus (Pl. 4, Fig. 1, N° 12).

Sur une coupe transversale le sinus longitudinal supérieur est de forme triangulaire, et la base du triangle est dirigée en haut, contre le crâne (Pl. 11, Fig. 1, N° 1). Son angle inférieur est croisé de place en place par de grêles cordes fibreuses, appelées *cordes de Willis*. Ce sinus reçoit de nombreuses veines du diploë voisin, plusieurs grandes veines de chaque hémisphère cérébral, et des veines du cuir chevelu par l'intermédiaire du trou pariétal. En général ces veines traversent obliquement les parois du sinus, se dirigeant d'arrière en avant (Pl. 4, Fig. 1), dans une direction inverse de celle du courant sanguin dans le sinus, pour empêcher sans doute la régurgitation du sang dans les veines cérébrales. Très fréquemment il existe une communication entre les veines des fosses nasales et le sommet du sinus, et dans quelques cas d'épistaxis graves, on a supposé que le sang venait du sinus par suite de cette communication.

En raison de sa position, le sinus longitudinal supérieur est souvent lésé dans les fractures du crâne, et, moins fréquemment, dans la trépanation. L'hémorrhagie qui en résulte n'a pas assez de gravité pour donner d'inquiétude, car dans bien des cas l'hémorrhagie est facilement arrêtée par une pression modérée; on en a conclu que le sang circulait plus lentement dans les sinus que dans les veines ordinaires ; leur constitution paraît les destiner à servir de récipients veineux dans lesquels le sang peut refluer sans exercer de pression sur la substance cérébrale. Les *sinus caverneux* sont les seuls, parmi les autres sinus, qui offrent quelque importance, et cela à cause de leurs rapports intimes avec les artères carotides internes. En raison de ces rapports, des anévrismes artério-veineux sont parfois consécutifs aux lésions de la base du cerveau. Les sinus caverneux sont de véritables plexus veineux situés sur les côtés du corps de l'os sphénoïde, entourant les artères carotides. Ils reçoivent le sang des veines cérébrales antéro-inférieures, et des veines ophthalmiques, qui ramènent le sang des orbites. Cette dernière communication peut amener la thrombose des sinus dans certaines affections de l'orbite. l'inflammation se propageant alors le long des veines ophthalmiques. Les sinus caverneux déversent leur sang dans les sinus latéraux au moyen des sinus pétreux supérieurs et inférieurs.

Les *nerfs de la dure-mère* sont des branches récurrentes de la quatrième paire des nerfs crâniens et quelques filets de la cinquième. Outre ceux-ci, on a trouvé dans la dure-mère des filets des nerfs ophthalmique et hypoglosse, et des rameaux du nerf sympathique.

La surface cérébrale de la dure-mère est tapissée par la délicate MEMBRANE ARACHNOÏDE (Pl. 5, Fig. 1) qui, dans son état normal. facilite les pulsations des circonvolutions sous-jacentes, grâce à sa propriété de sécréter un liquide séreux. La quantité de liquide répartie entre la dure-mère et le tissu arachnoïdien est peu consi-

Planche III

Figure 1

La base du crâne vue de l'intérieur, montrant la sortie des nerfs crâniens. La dure-mère tapissant les fosses du crâne est conservée, entourant et formant des gaînes pour tous les nerfs qui sont laissés en place après l'enlèvement du cerveau. (D'après une tête de femme, âgée de vingt-et-un ans).

1. Le bulbe olfactif gauche (ou premier nerf crânien).
2. Le nerf optique gauche (ou deuxième nerf crânien).
3. L'artère carotide interne gauche.
4. Le chiasma optique.
5. Le nerf moteur oculaire commun (ou troisième nerf crânien).
6. Le nerf trochléaire (ou quatrième nerf crânien).
7. Le nerf trifacial (ou cinquième nerf crânien), le trijumeau.
8. Le nerf abducens (ou sixième nerf crânien), nerf moteur oculaire externe.
9. Le nerf facial (ou septième nerf crânien) et le nerf auditif (ou huitième nerf crânien).
10. Le nerf hypoglosse (ou douzième nerf crânien).
11. Le nerf glossopharyngien (ou neuvième nerf crânien).
12. Le nerf pneumogastrique (ou dixième nerf crânien).
13. Le nerf spinal, accessoire (ou onzième nerf crânien).
14. L'apophyse crista galli de l'os sphénoïde.
15. La fosse frontale droite.
16. L'apophyse olivaire de l'os sphénoïde.
17. L'artère carotide interne droite.
18. La fosse temporale.
19. La portion basilaire de l'os occipital, sa jonction avec celle du sphénoïde.
20. La fosse occipitale droite.
21. La crête occipitale interne.
22. La protubérance occipitale interne.

Figure 2

Distribution des branches du trifacial (ou cinquième nerf crânien) et leurs rapports avec les branches de l'artère maxillaire interne.

1. Le nerf sus-orbitaire.
2. Le nerf sus-trochléaire.
3. Le nerf sous-trochléaire.
4. Les branches terminales du nerf lacrymal.
5. La branche sous-orbitaire du maxillaire supérieur.
6. Le ganglion sphénopalatin, sympathique (ou ganglion de Meckel).
7. Les nerfs palatins descendants.
8. Le nerf et l'artère sous-orbitaires.
9. Les nerfs et artères dentaires antérieurs et postérieurs.
10. Le nerf buccal supérieur.
11. Le nerf buccal inférieur.
12. Le nerf et l'artère dentaires inférieurs.
13. Le nerf et l'artère mentonniers.
14. Le nerf optique.
15. Une branche nasale du nerf sous-orbitaire.
16. La position du nerf vidien.
17. Les branches qu'envoie le nerf maxillaire inférieur aux muscles de la mastication.
18. Le nerf ophthalmique (ou première division du nerf trifacial).
19. La branche antérieure de l'artère temporale.
20. Le nerf auriculo-temporal.
21. La branche postérieure de l'artère temporale.
22. L'artère temporale.
23. L'artère méningée moyenne.
24. La corde du tympan.
25. L'artère maxillaire interne.
26. L'artère occipitale.
27. L'artère auriculaire postérieure.
28. Le nerf facial.
29. Le nerf lingual (ou nerf gustateur).
30. La corde du tympan au point où elle rejoint le nerf lingual.
31. La branche sous-maxillaire du nerf facial.
32. L'artère carotide externe.
33. L'artère carotide interne.
34. L'artère carotide primitive.
35. L'artère faciale.

Figure 3

Vue postérieure du crâne d'un européen (*le norma occipitalis*) montrant de remarquables os wormiens (ou *ossa triquetra*), Nos 4 et 13.

1. La suture sagittale.
2. Le trou pariétal gauche.
3. L'éminence pariétale gauche.
4. Le côté gauche de la portion supérieure de l'os occipital (Wormien).
5. La suture lambdoïde.
6. L'astérion gauche.
7. La protubérance occipitale externe (l'inion).
8. L'apophyse mastoïde gauche.
9. La rainure digastrique.
10. L'obélion.
11. L'éminence pariétale droite.
12. Le lambda.
13. Le côté droit de la portion supérieure de l'os occipital (Wormien).
14. L'astérion droit.
15. L'apophyse mastoïde droite.
16. La crête occipitale.

Figure 4

Le côté droit du crâne d'un homme adulte avec la table externe ruginée pour montrer les veines diploïques.

1. Les veines fronto-pariétales, qui communiquent avec le sinus pétreux supérieur.
2. Les veines pariétales externes qui se terminent ordinairement dans la veine mastoïdienne.
3. Les veines pariéto-occipitales se déversant dans le sinus latéral.
4. Les veines frontales, qui communiquent avec les veines sus-orbitaires.
5. Les veines fronto-sphénoïdales qui s'anastomosent avec les veines temporales profondes.

Figure 5

Coupe oblique à travers l'os temporal gauche, pour montrer la caisse du tympan et les cellules mastoïdiennes d'un côté, et de l'autre la membrane du tympan, les osselets et la trompe d'Eustache.

1. La situation de la suture squamo-pétreuse.
2. Saillie des canaux semi-circulaires.
3. La fossette du ganglion de Gasser, du cinquième nerf crânien, au sommet de l'os pétreux.
4. L'artère carotide interne pénétrant dans son canal.
5. La caisse du tympan.
6. La pyramide du muscle de l'étrier (stapédius).
7. Les étriers reposant sur la fenêtre ovale.
8. La fenêtre ronde.
9. L'aqueduc de Fallope.
10. Coupe à travers les cellules mastoïdiennes.
11. La portion écailleuse de l'os temporal.
12. La situation du canal de Huguier.
13. Le muscle tenseur du tympan.
14. L'extrémité du manche du marteau.
15. La portion osseuse de la trompe d'Eustache.
16. L'incus.
17. La membrane du tympan.
18. L'apophyse styloïde.
19. L'apophyse mastoïde.

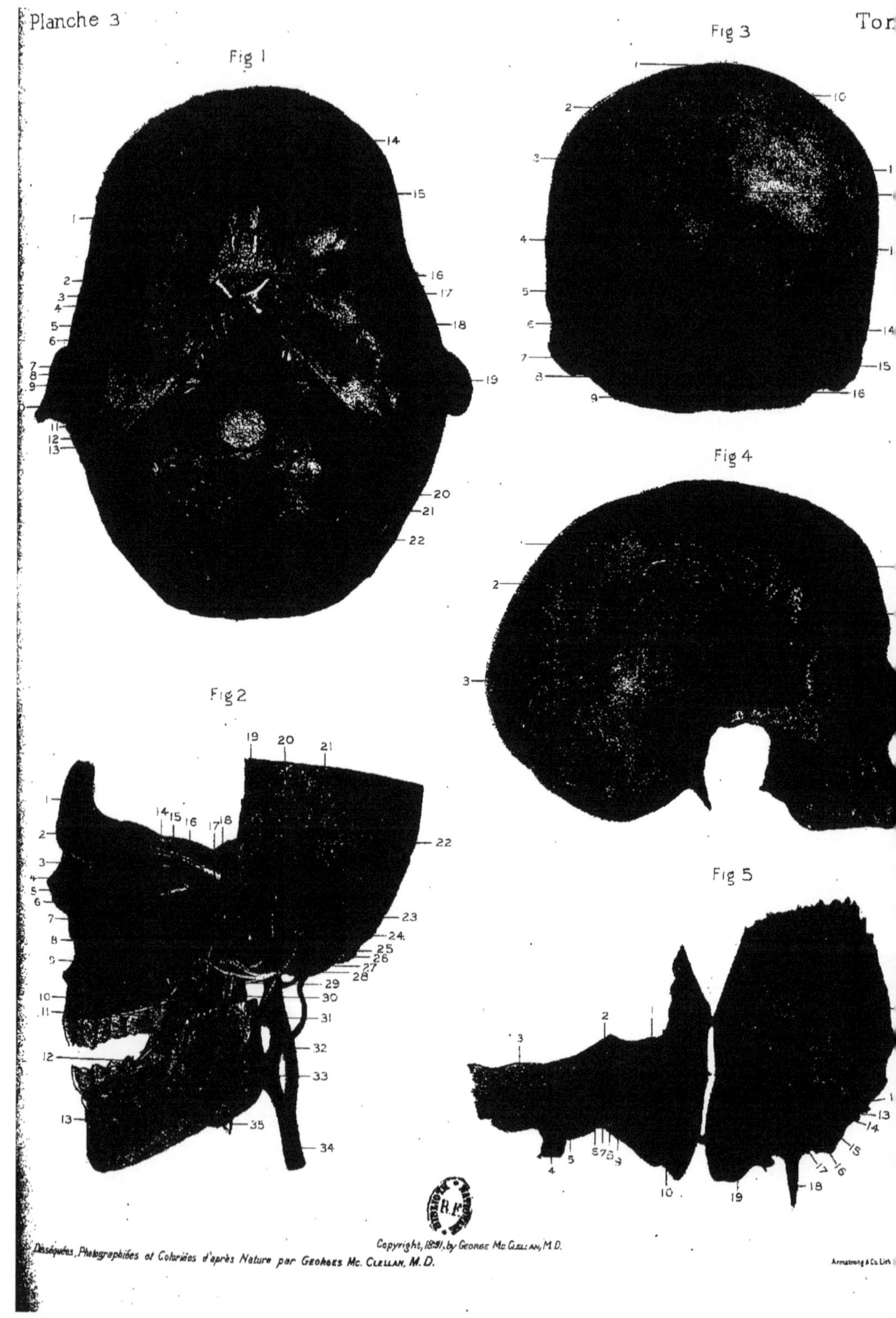

Copyright, 1891, by George Mc Clellan, M.D.

Disséquées, Photographiées et Coloriées d'après Nature par Georges Mc. Clellan, M. D.

Armstrong & Co. Lith

dérable. Il est contenu dans *l'espace sous-dure-mérien*, ainsi appelé par opposition à l'espace *sous-arachnoïdien*, qui se trouve entre la membrane arachnoïde et le tissu vasculaire sous-jacent, — la *pie-mère*. L'arachnoïde est incolore et extrêmement mince sur la face supérieure des hémisphères, mais elle devient plus épaisse à la base du cerveau au-devant et en arrière du pont de Varole, où elle est opaque. En ces points il y a toujours une certaine quantité de fluide séreux qui sert de support au cerveau. Le liquide arachnoïdien pénètre dans les cavités ventriculaires de l'intérieur du cerveau au moyen de l'ouverture qui, dans le quatrième ventricule, livre passage à la *toile choroïdienne* (trou de Magendie) : il sert ainsi à égaliser la pression à l'intérieur et à l'extérieur des hémisphères, neutralisant les effets nuisibles d'un choc et permettant à l'un des hémisphères de supporter le poids de l'autre, lorsque la tête repose sur le côté. L'arachnoïde n'adhère à la dure-mère qu'aux points où les veines cérébrales pénètrent dans les sinus et au niveau du corps de Pacchioni, elle n'accompagne pas non plus la pie-mère dans les sillons qui séparent les circonvolutions. Le *fluide arachnoïdien*, ou *cérébro-spinal*, est un liquide limpide d'un goût salé et d'une légère réaction alcaline. Dans les cas de fracture de la base du crâne, intéressant la portion pétreuse de l'os temporal, l'écoulement du fluide cérébro-spinal par l'oreille est un signe diagnostique déjà mentionné précédemment.

La PIE-MÈRE est un réseau délicat de tissu conjonctif, en contact immédiat avec la surface du cerveau, et qui contient dans l'intérieur de ses mailles les ramifications des vaisseaux cérébraux. Elle suit étroitement les replis de la surface du cerveau, qui constituent les circonvolutions, elle tapisse les grandes scissures qui rappellent le développement de l'organe et, par quelques-unes d'entr'elles, se continue dans les cavités ventriculaires. Lorsqu'on enlève la dure-mère on met à découvert beaucoup de grosses veines superficielles situées entre les couches de la pie-mère, et qui déversent leur sang dans les sinus (Pl. 5, Fig. 1, et Pl. 10, Fig. 1). Elles n'accompagnent pas toujours les artères, et sur la surface des hémisphères, elles s'anastomosent librement les unes avec les autres. A la base du cerveau, la pie-mère devient plus dense et fibreuse et entoure les pédoncules du cerveau, le pont de Varole et la moelle allongée. Ici les artères qu'elle contient se divisent en groupes de vaisseaux longs, qui pénètrent dans la substance cérébrale et forment ainsi les *espaces perforés antérieur et postérieur.*

Les *artères du cerveau* viennent des deux *artères carotides internes,* qui traversent la base du crâne par les canaux carotidiens des os temporaux, et des deux *artères vertébrales,* lesquelles, après avoir traversé le grand trou occipital, se réunissent pour former *l'artère basilaire,* à la surface de la protubérance. Les principales artères qui fournissent du sang au cerveau ont un trajet flexueux (Pl. 3, Fig. 5 et Pl 4, Fig. 2) avant d'entrer dans le crâne et, immédiatement après, forment une anastomose remarquable, le cercle de Willis (Pl. 5, Fig. 3); cette disposition a pour but de rendre uniforme et de modérer le courant sanguin dans les différentes parties du cerveau. *L'artère carotide interne* est entourée par le *plexus caverneux* formé par les veines sur le côté du corps du sphénoïde, et elle se divise en artères ophthalmique, cérébrale antérieure, cérébrale moyenne, cérébrale communicante postérieure, et choroïdienne antérieure. Les *artères cérébrales antérieure* et *moyenne* sont fournies par la carotide interne au niveau de l'extrémité interne de la scissure de Sylvius. La première pénètre dans la scissure longitudinale où elle est réunie à celle du côté opposé par *l'artère communicante antérieure;* de là les deux artères antérieures cérébrales cheminent côte à côte, fournissant le sang aux lobes frontaux adjacents et au corps calleux. La cérébrale moyenne est la plus grosse branche de la carotide interne (Pl. 5, Fig. 3, N° 18). Après avoir fourni à l'espace perforé antérieur de nombreuses petites branches destinées au corps strié, elle pénètre profondément dans la scissure de Sylvius, fournissant du sang aux lobes antérieur et moyen de l'hémisphère. La branche choroïdienne antérieure de la carotide interne, traversant la fente cérébrale (scissure de l'hippocampe) qui conduit dans la corne moyenne du ventricule latéral, se rend au plexus choroïdien. *L'artère communicante postérieure* est souvent de dimension inégale (Pl. 5, Fig. 3) sur les deux côtés, et se dirige en arrière pour rejoindre l'artère cérébrale postérieure venue de la basilaire, complétant ainsi la chaîne artérielle située à la base du cerveau.

Les branches des artères cérébrales postérieures communiquent avec celles des cérébrales antérieure et moyenne. Avant de se réunir pour former la basilaire, les artères vertébrales envoient de petites branches, dans le voisinage de la moelle allongée, aux parties contiguës, branches méningienne et spinale, et fournissent de chaque côté l'artère cérébelleuse postérieure. Les autres artères du cervelet proviennent de la basilaire. *L'artère basilaire* émet aussi des rameaux transverses (Pl. 5, fig. 3), pendant son trajet dans le sillon médian du pont de Varole, l'*artère auditive*, qui accompagne le nerf auditif, étant un de ces rameaux. Les vaisseaux qui pénètrent dans le cerveau sont accompagnés par des gaînes délicates fournies par la pie-mère, qui servent de conduits lymphatiques et communiquent avec les espaces sous-arachnoïdiens et sous-dure-mériens, les grands espaces lymphatiques cérébraux.

La voie principale par laquelle la pie-mère envoie ses réseaux capillaires dans les cavités du cerveau sont la *scissure transverse*, par laquelle la toile choroïdienne pénètre dans le ventricule latéral et dans le troisième ventricule ainsi que le long de la voûte du quatrième ventricule, formant le *velum interpositum* et le *plexus choroïdien*.

La libre communication à la base du cerveau des artères d'un côté avec celles de l'autre est des plus importantes, car il n'existe pas d'anastomose entre les artères de la surface corticale et les artères des masses ganglionnaires. Le ramollissement du cerveau est probablement la conséquence d'une circulation collatérale insuffisante de ces vaisseaux, qu'elle ait pour cause une condition pathologique ou un traumatisme. On a démontré récemment qu'il existe des systèmes spéciaux d'artères nutritives, fournies par le cercle de Willis, les *artères centrales*, ou *ganglionnaires* et les *artères périphériques* ou *corticales*. Ces systèmes sont indépendants les uns des autres, et leurs *artères terminales* (de *Cohnheim*) ne s'anastomosent pas.

Le groupe de vaisseaux du système ganglionnaire le plus digne d'attention est formé par les branches de l'artère cérébrale moyenne qui pénètrent dans l'espace perforé antérieur, pour alimenter le corps strié et la couche optique de chaque côté. Une branche spéciale, l'*artère striée lenticulaire*, ainsi appelée à cause de sa distribution aux noyaux lenticulaire et caudé, est souvent la source de l'hémorrhagie cérébrale. Les artères corticales ont une origine particulière, étant destinées à fournir de suite du sang au tissu cérébral. Elles proviennent directement des grosses artères sous forme de branches minuscules, qui prennent une direction verticale ou oblique, suivant leur destination ; celles du bord supérieur d'une circonvolution sont verticales et celles des côtés sont obliques. Celles qui traversent les couches de la matière corticale grise, pour se rendre au centre ovale, sont les *capillaires médullaires* dont la longueur varie de trois à cinq centimètres ou de un à deux pouces. Ce sont les véritables artères terminales. En conséquence de l'indépendance de ces systèmes capillaires cérébraux, beaucoup de lésions localisées, causées par des embolies qui arrêtent le courant sanguin, peuvent être reconnues et expliquées pendant la vie. Le trouble peut être limité à une aire comprenant une fonction spéciale, particulièrement dans la région nourrie par les branches de l'artère cérébrale moyenne, c'est-à-dire les centres moteurs et ceux de la parole.

Comme ailleurs dans l'organisme, les principaux vaisseaux sont pourvus de *nerfs sympathiques*, et ceux-ci forment dans la tête des plexus compliqués, surtout autour des artères carotides internes, à la base du cerveau.

Après l'enlèvement de la pie-mère, la masse cérébrale, avec ses sillons et ses circonvolutions, est exposée à la vue (Pl. 10, Fig. 2). Si l'organe est maintenu dans le crâne, on peut étudier avec profit les rapports exacts qui existent entre les circonvolutions cérébrales et les parties qui les recouvrent ; et, comme la *topographie cranio-cérébrale* a désormais une grande importance, grâce au développement de la chirurgie intracrânienne, elle mérite de nous y arrêter spécialement.

L'étude de la surface du cerveau est difficile et complexe : avant d'exposer ses rapports, nous en donnerons d'abord une courte description, telle qu'elle apparaît lorsque le cerveau est retiré du crâne.

Le CERVEAU (ENCÉPHALE) est cette portion du système nerveux central contenu dans le crâne et comprenant le cerveau, le cervelet, le pont de Varole et la moelle allongée. Le cerveau est situé au-dessus des autres parties de l'encéphale et occupe toute la partie supérieure de la cavité crânienne. Sa base repose sur les fosses antérieure et moyenne du crâne, et il est séparé du cervelet, en arrière, par la *tente*, ou pli transverse arqué de la dure-mère. Le cervelet occupe les fosses occipitales. Le pont de Varole repose sur l'apophyse basilaire et le corps du sphénoïde; il est rattaché au cerveau par les pédoncules du cerveau (*crura cerebri*), et au cervelet par les pédoncules du cervelet (*crura cerebelli*). La moelle allongée est la portion située au-dessous du pont de Varole et qui repose sur l'apophyse basilaire de l'os occipital. Elle est continuée par la moelle épinière.

La taille et la forme du cerveau sont en rapport avec l'intérieur du crâne ou boîte cérébrale. Sa masse est jusqu'à un certain degré en relation avec la stature de l'individu et est modifiée par le degré de développement mental, l'intelligence dépendant probablement de la qualité de l'organe plutôt que de sa quantité. Pendant la vie intra-utérine, le *développement du cerveau* est très actif, et à la naissance il est relativement volumineux, d'une circonstance pulpeuse molle, se rapprochant, au point de vue de sa forme et de ses rapports, du cerveau de l'adulte. Il croît rapidement jusqu'à la septième année, devenant graduellement plus ferme, et à partir de cette période jusqu'à l'âge de quarante ans environ, il augmente très lentement. On admet qu'il atteint son entier développement entre 45 et 50 ans. Le poids moyen du cerveau chez l'homme est de quarante-neuf onces et chez la femme il est de quarante-quatre onces. Dans la vieillesse il décroît proportionnellement à l'affaiblissement des facultés. Le cerveau est constitué par un tissu nerveux gris et blanc disposé de diverses manières; la substance grise, composée principalement de *cellules nerveuses*, est répartie dans la surface corticale et dans les masses ganglionnaires à la base de l'organe; la substance blanche, composée de *fibres nerveuses*, occupe l'intérieur du cerveau et sert de trait d'union entre les parties grises qu'elle met aussi en rapport avec la moelle épinière par l'intermédiaire du pont de Varole et de la moelle allongée. La substance grise de la surface corticale est formée par plusieurs couches de cellules de diverses formes, intimement enlacées par de nombreux vaisseaux capillaires venus de la pie-mère adjacente. Ces cellules, par leurs prolongements, sont en connexion avec des fibres nerveuses de la substance blanche. La structure des cellules et des fibres nerveuses est décrite avec l'anatomie de la moelle épinière, dans le deuxième volume.

Le cerveau dans son ensemble est divisé partiellement en deux moitiés symétriques, par une scissure médiane s'étendant d'avant en arrière. L'*étendue de la surface du cerveau* est très augmentée par le fait que la substance corticale grise forme des circonvolutions flexueuses et des sillons irréguliers, de telle sorte qu'avec une grande économie d'espace, sa surface effective est près de six fois plus grande qu'elle ne serait si elle était lisse et unie. Le nombre des circonvolutions et la profondeur des sillons qui les séparent varient sur les différents cerveaux ; en conséquence l'étendue de la surface de la substance grise, dont dépend la capacité intellectuelle, est variable.

Toutes les actions physiques et morales ont leurs centres de perception en un point de la substance corticale du cerveau. Un animal peut continuer à vivre après l'enlèvement de ses hémisphères cérébraux, mais il sera insensible aux excitations et incapable de manifester une volonté. Les portions antérieures des hémisphères sont dépourvues de sensibilité, ainsi que cela est manifeste lorsqu'elles ont été atteintes par une blessure.

Le CERVEAU se compose principalement de deux masses latérales, appelées, d'après leur forme, *hémisphères* ; elles sont séparées en partie par la faux du cerveau de la dure-mère, logée dans la grande scissure longitudinale intermédiaire. Au fond de cette scissure, une bande transversale de tissu nerveux, blanc, relie les deux hémisphères. Cette bande, par suite du croisement des fibres qui la constituent, a été dénommée *commissure du cerveau,* ou *corps calleux* (Pl. 11, Fig. 1, N° 8).

Les hémisphères ne sont pas toujours d'égale dimension, car la scissure longitudinale n'est pas toujours placée exactement sur la ligne médiane (Pl. 6, Fig. 1). L'hémisphère gauche est généralement plus gros que le droit, ce que l'on attribue à l'apport plus direct du sang au cerveau de ce côté, par l'artère vertébrale gauche et la carotide commune, cette dernière partant directement de la crosse de l'aorte. Cependant l'hémisphère droit est souvent plus gros que le gauche (Pl. 6, Fig. 1) dans un cerveau normalement développé d'ailleurs. Chaque hémisphère comprend un *lobe antérieur (frontal),* un *lobe moyen (temporo-sphénoïdal),* et un *lobe postérieur (occipital),* qui sont plus visibles sur la face inférieure, et qui correspondent respectivement aux diverses fosses du crâne. Il existe, en plus de ceux-ci, le *lobe pariétal,* situé entre le *lobe frontal* et le *lobe occipital,* à la face latérale et supérieure de l'hémisphère, et le *lobe central,* situé dans la scissure de Sylvius, à la base du cerveau.

La disposition des circonvolutions et des sillons à la surface des deux hémisphères n'est pas identique, par suite du développement variable des diverses régions. C'est pourquoi il n'est pas probable qu'une étendue limitée de la surface comprendra toujours le même groupe de cellules nerveuses, car ce groupe peut se trouver à la surface d'une circonvolution dans un cerveau, et dans un sillon voisin dans un autre, cette situation dépendant de la croissance relative du point où est placé ce groupe de cellules. Les *scissures primaires* des hémisphères cérébraux, à savoir les scissures de Sylvius, de l'hippocampe, pariéto-occipitale et *calcarine,* apparaissent pendant le troisième mois de la vie fœtale. Les *scissures secondaires,* dont la plus importante est la *scissure de Rolando,* apparaissent entre le cinquième et le sixième mois. Le développement ultérieur des scissures et, par suite, celui des circonvolutions, s'opère durant les deux derniers mois de la vie fœtale et les premières cinq ou six semaines qui suivent la naissance, époque à laquelle la surface cérébrale peut être nettement dessinée. Les plus grandes et les plus compliquées des

Planche IV

Figure 1

L'hémisphère droit du cerveau enlevé pour montrer la faux du cerveau et la tente, formées par la dure-mère, les rapports des grands sinus et leurs veines afférentes. (Même tête que sur les planches IX et X).

1. La section du cuir chevelu.
2. La table externe de la calotte crânienne.
3. Le diploë.
4. La table interne de la calotte crânienne.
5. Le sinus longitudinal supérieur.
6. Le sinus longitudinal inférieur.
7. La faux du cerveau.
8. Une des veines afférentes postérieures.
9. Les veines de Galien.
10. Le sinus droit.
11. La tente du cervelet.
12. La position du pressoir d'Hérophile.
13. Une des veines tributaires antérieures.
14. La circonvolution du corps calleux de l'hémisphère gauche.
15. Le sommet du sinus longitudinal se dirigeant vers le trou borgne (*foramen caecum*).
16. L'artère du corps calleux.
17. L'apophyse crista galli de l'os ethmoïde.
18. Le corps calleux.

Figure 2

Le tiers postérieur du crâne et du cuir chevelu enlevé pour montrer l'aspect postérieur de la dure-mère et la confluence des sinus latéraux et occipitaux avec le sinus longitudinal supérieur. De même les segments postérieurs des vertèbres cervicales sont enlevés pour montrer la continuation de la dure-mère du cerveau avec celle de la moelle épinière, les ganglions des racines postérieures des nerfs cervicaux et le passage des artères vertébrales à travers les trous vertébraux.

1. La section du cuir chevelu.
2. Coupe des os pariétaux à la suture sagittale.
3. La dure-mère sur le lobe postérieur de l'hémisphère gauche du cerveau.
4. Le grand sinus ou sinus longitudinal supérieur.
5. Les branches postérieures de l'artère méningée moyenne gauche.
6. Le sinus latéral gauche.
7. Le sinus occipital gauche.
8. Le nerf sous-occipital gauche (ou premier nerf cervical).
9. L'artère vertébrale gauche se recourbant sur elle-même avant d'entrer dans le grand trou occipital.
10. Le ganglion de la racine postérieure du deuxième nerf cervical.
11. L'apophyse transverse gauche de la vertèbre atlas.
12. La branche descendante de la division postérieure du deuxième nerf cervical, passant au troisième.
13. Le ganglion de la racine postérieure du troisième nerf cervical.
14. La veine jugulaire interne gauche.
15. L'artère carotide commune gauche.
16. Le ganglion de la racine postérieure du quatrième nerf cervical.
17. Le muscle sterno-cleido-mastoïdien gauche.
18. Le ganglion de la racine postérieure du cinquième nerf cervical.
19. Le plexus brachial gauche.
20. Les branches postérieures de l'artère méningée moyenne droite
21. Le sinus latéral droit.
22. Le sinus occipital droit.
23 L'artère méningée postérieure droite.
24. Le nerf sous-occipital droit (ou premier nerf cervical).
25. L'artère vertébrale droite et sa courbure.
26. Le grand nerf occipital ou branche interne de la division postérieure du deuxième nerf cervical.
27. Le nerf spinal ou accessoire droit.
28. La branche descendante du deuxième nerf cervical.
29. L'artère carotide commune droite.
30. Le ganglion de la racine postérieure du troisième nerf cervical
31. La veine jugulaire interne droite.
32. L'artère vertébrale droite.
33. La dure-mère de la moelle épinière.
34. Le quatrième nerf cervical droit.
35. Le cinquième nerf cervical droit.
36. Le plexus brachial droit.

Fig 1

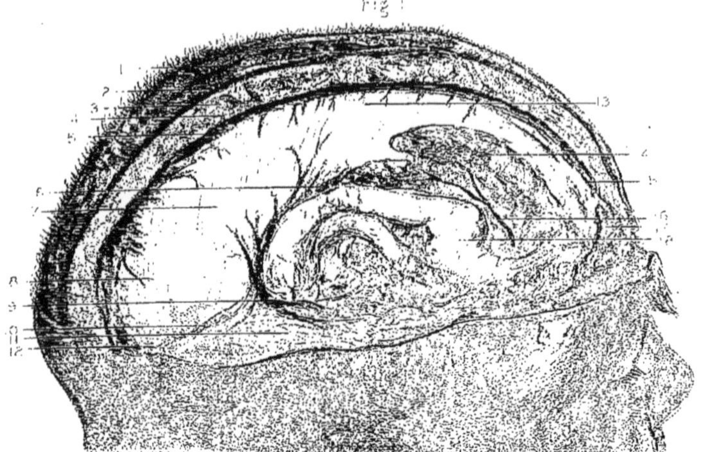

Fig 2

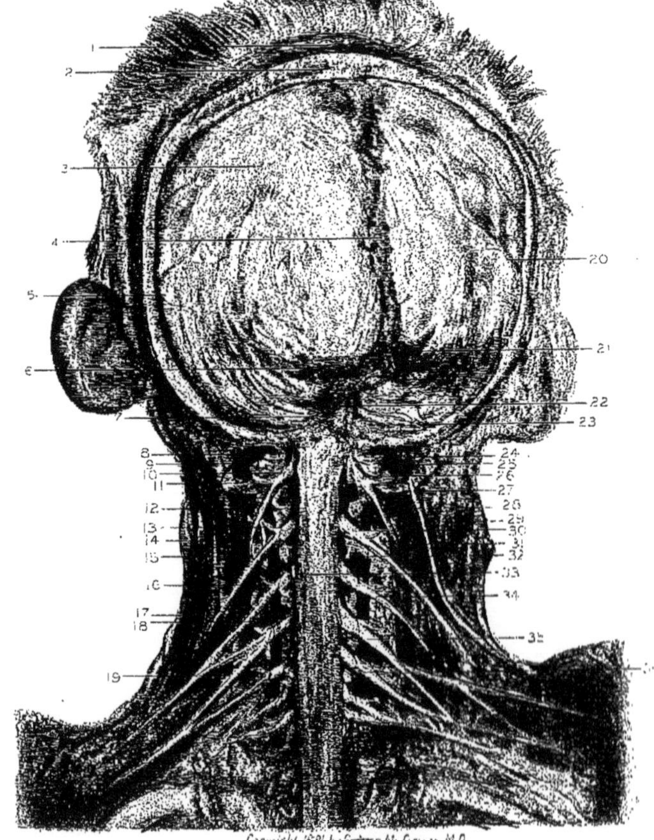

Copyright, 1891, by George McClellan, M.D.

circonvolutions caractéristiques du cerveau *humain* se trouvent à la face *supérieure* des hémisphères, et elles envoient souvent du côté de la scissure longitudinale une ramification en forme d'Y. Elles ne présentent pas exactement la même disposition sur les deux hémisphères. Les plus importantes des circonvolutions de la face externe du cerveau sont les circonvolutions centrales ou pariétales, qui sont toujours les plus parfaitement développées chez tous les animaux dont le cerveau présente des circonvolutions. Elles occupent à peu près la même position relative sur chaque moitié du cerveau et sont séparées par la profonde scissure de Rolando ou scissure centrale (Pl. 6 et 7). Il a été démontré d'une manière satisfaisante, par des recherches physiologiques et par des faits pathologiques, que l'aire entourant cette scissure comprend les principales fonctions motrices du corps (Pl. 2, Fig. 2, et Pl. 10, Fig. 2).

La *scissure de Rolando* (Pl. 6, Fig. 1, N°s 3 et 13, et Pl. 7, Fig. 1 et 2, N° 1) commence ordinairement à la partie moyenne de la scissure longitudinale, au niveau du bord supérieur de l'hémisphère, et se dirige obliquement en bas et en avant, sur la face convexe externe de l'hémisphère jusqu'à une petite distance de la bifurcation de la *scissure de Sylvius*. La petite aile de l'os sphénoïde est logée à l'intérieur de la scissure de Sylvius. Cette scissure commence (Pl. 6, Fig. 2, N° 6) dans une dépression appelée la *vallécula*, au niveau de l'espace perforé antérieur. à la base du cerveau, et gagne la face externe sous forme de fente profonde (Pl. 7, Fig. 1, N° 22) qui se divise en une branche *verticale* ascendante, longue de deux centimètres, ou un peu moins d'un pouce, et une branche *horizontale* qui se dirige en arrière en se recourbant légèrement en haut. Elle se termine ordinairement dans le lobe pariétal par une extrémité bifide. A l'endroit où ces branches prennent naissance, une troisième branche se dirige transversalement, cachée à l'intérieur de la substance cérébrale. Les branches de la scissure de Sylvius doivent leur origine au développement de l'hémisphère autour du *lobe central* (ou *insula de Reil*) lequel est ordinairement recouvert (Pl. VII, Fig. 1), mais parfois visible (Pl. 7, Fig. 2, N° 7). La portion de l'hémisphère recouvrant le lobe central est appelée l'*opercule*, parce qu'il lui sert en quelque sorte de couvercle. La scissure de Sylvius est la plus remarquable des scissures cérébrales, et facilement reconnaissable. La *scissure pariéto-occipitale* s'observe sur la face interne de l'hémisphère (Pl. 8, Fig. 1, N° 5, et Fig. 2, N° 20). Elle commence à la scissure calcarine près du corps calleux, et s'élève verticalement pour se terminer à la face externe, à un pouce environ au-delà de la scissure longitudinale. Elle limite en partie les lobes pariétal et occipital, et se confond parfois avec la branche horizontale de la scissure sylvienne. La *scissure calcarine* (Pl. 8, Fig. 1, N° 7, et Fig. 2, N° 23) commence près du bord postérieur de l'hémisphère et, passant en avant, reçoit à mi-chemin la scissure pariéto-occipitale; elle se termine sous le corps calleux, et pénètre dans la corne postérieure du ventricule latéral en divisant la circonvolution de l'hippocampe.

La *scissure de l'hippocampe* s'étend du gyrus fornicatus au crochet de l'hippocampe. La fascia dentata pénètre à l'intérieur de cette scissure, sur laquelle passe la *pie-mère*, pour s'unir au plexus choroïdien du ventricule latéral.

La *scissure transverse* (*de Bichat*) est formée par la brèche qui sépare le cerveau du cervelet (Pl. VII, Fig. 1, N° 12). Cette scissure est formée par l'enveloppement de la région thalamique par les hémisphères cérébraux et elle permet à la pie-mère d'entrer dans l'intérieur du cerveau sous le nom de velum interpositum.

La *scissure interpariétale* (Pl. VII, Fig. 1, N° 5 et Fig. 2, N° 20), constitue le plus important des sillons secondaires de la portion pariétale de l'hémisphère. Elle est très variable dans sa forme et sa position, étant quelquefois reliée à la scissure pariéto-occipitale et quelquefois à la branche horizontale de la scissure sylvienne. Elle commence généralement entre la scissure de Sylvius et le sillon de Rolando et se recourbe en arrière, à peu près parallèlement au bord supérieur du cerveau.

Il est à remarquer que les rapports de presque toutes les grandes scissures qui divisent la surface corticale en lobes, sont variables. Cette variabilité est encore plus grande en ce qui concerne les scissures plus petites *(intra-lobulaires)*, placées entre les circonvolutions, dans les différents lobes des hémisphères. Le changement de position de ces sillons dépend, selon toute probabilité, des différences dans le développement des parties qui les constituent, dans les différents cerveaux.

Le *lobe frontal* (Pl. VI, Fig. 1, N° 2) comprend la partie du cerveau située au devant de la scissure de Rolando et au-dessus de la scissure de Sylvius. Ce lobe est divisé par des sillons (les *sillons frontaux*) en quatre circonvolutions principales, qui se subdivisent en circonvolutions secondaires, par suite de modifications dans leur arrangement et leurs connexions. Les circonvolutions frontales portent les noms de supérieure, moyenne et inférieure, et centrale antérieure ou frontale ascendante (Pl. VII, Fig. 2, N°s 2, 3, 4 et 5).

La *circonvolution frontale supérieure* (Pl. VII, Fig. 1, N° 15), qui est en rapport avec la scissure longitudinale, borde en dedans la partie antérieure du corps calleux et se prolonge à la face inférieure du cerveau où elle porte le nom de *circonvolution olfactive*, parce qu'elle loge le bulbe olfactif dans une dépression (Pl. VI, Fig. 2, N° 2). La *circonvolution frontale moyenne* contiguë à la précédente (Pl. VII, Fig. 1, N° 17), se prolonge aussi sur la face inférieure où elle prend le nom de *circonvolution orbitaire*. La *circonvolution frontale inférieure* (Pl. VII, Fig. 1, N° 19), est située au dessous de la précédente et en rapport avec la scissure sylvienne. Actuellement elle est souvent appelée *circonvolution de Broca* ou *centre du langage*, à cause de la localisation, dans sa portion postérieure, des mouvements des lèvres et de la langue, dans l'articulation des mots.

La *circonvolution frontale antérieure, centrale,* ou *ascendante* (Pl. VII, Fig. 1, N° 14) est séparée des trois circonvolutions frontales par le sillon frontal postérieur (ou *vertical*) (Pl. VII, Fig. 1, N° 16) et elle se réunit ordinairement aux circonvolutions frontales supérieure et inférieure, et avec la circonvolution centrale postérieure, en se recourbant autour de l'extrémité de la *Scissure centrale* de Rolando.

Le *lobe pariétal* occupe les parties supérieure et latérale de l'hémisphère, entre la scissure de Rolando et la partie externe de la scissure pariéto-occipale, au-dessus de la branche horizontale de la scissure de Sylvius. Il présente trois replis principaux, les circonvolutions centrale postérieure et pariétales supérieure et inférieure.

La *circonvolution centrale postérieure* ou *pariétale ascendante*, ainsi que nous l'avons déjà dit, se continue d'ordinaire avec la circonvolution centrale antérieure, ou frontale ascendante. Les deux circonvolutions entourent donc complètement la scissure de Rolando (à la surface du cerveau), et l'aire ainsi formée est appelée *lobe operculaire* (Pl. VI et VII). Leur réunion à l'extrémité supérieure de la scissure de Rolando porte le nom de *lobule para-central* et leur extrémité inférieure forme le *lobule infra-central*. Cette dernière région est considérée comme étant en corrélation avec les mouvements de la tête et de la face, tandis que ceux du bras et de la main sont attribués aux portions moyennes des circonvolutions centrales antérieure et postérieure, et ceux de la jambe et du pied à la région para-centrale.

Les circonvolutions pariétales supérieure et inférieure sont séparées par la scissure interpariétale (Pl. VII, Fig. 2, N° 20), et se continuent avec les circonvolutions du lobe occipital par des ponts de substance grise, les *plis de passage*.

Les deux circonvolutions pariétales sont diversement subdivisées. L'*inférieure* est très flexueuse, et présente en général deux parties principales, la *circonvolution marginale supérieure* et la *circonvolution angulaire*. La première se confond ordinairement avec la partie inférieure de la circonvolution centrale postérieure et se recourbe au-dessus de l'extrémité de la branche horizontale de la scissure sylvienne pour rejoindre la circonvolution temporale supérieure. La *circonvolution angulaire* (Pl. VII, Fig. 1, N° 7), est placée derrière la circonvolution sus-marginale et est parallèle à la scissure sylvienne. Elle s'unit ordinairement à la circonvolution temporale moyenne par deux circonvolutions de passage dirigées en bas. Au niveau de la face interne de l'hémisphère, la circonvolution pariétale supérieure s'unit à l'extrémité supérieure de la circonvolution centrale postérieure pour former le *precunéus* ou *lobule quadrangulaire* (Pl. 8, Fig. 2, N° 18) qui se continue avec la circonvolution du corps calleux.

Le *lobe occipital,* également subdivisé de diverses façons, présente trois circonvolutions principales, supérieure, moyenne et inférieure, qui sont formées par les scissures occipitales et se continuent avec les circonvolutions des lobes pariétal et temporal. Sur la face interne de l'hémisphère, la circonvolution occipitale supérieure, de forme à peu près triangulaire, constitue le *cunéus,* situé entre la scissure pariéto-occipitale et la scissure calcarine.

La surface du lobe occipital, qui repose sur la tente, se compose principalement de deux circonvolutions, l'une interne, qui se réunit à la circonvolution de l'hippocampe, et l'autre externe, qui forme la partie occipitale de la *circonvolution occipito-temporale.* Elles se continuent toutes deux avec les circonvolutions de la face inférieure du lobe temporal. Le *lobe temporal (temporo-sphénoïdal)* présente, à sa surface externe, en général trois circonvolutions bien nettes, supérieure, moyenne et inférieure : elles sont séparées par les scissures temporales dont le trajet varie, et se continuent, comme il a été dit ci-dessus, avec les circonvolutions pariétales et occipitales.

La *circonvolution de l'hippocampe* est séparée de la circonvolution occipito-temporale, à la partie inférieure du cerveau, par la *scissure collatérale.* Elle forme le plancher de la corne moyenne du ventricule latéral, pour se terminer dans le *crochet de l'hippocampe (processus unciformis).* La scissure calcarine coupe la circonvolution de l'hippocampe en arrière du corps calleux.

Le *lobe central,* encore appelé *île de Reil* ou *insula,* est situé dans la bifurcation de la scissure de Sylvius, où il est parfois visible en partie sur la surface externe du cerveau (Pl. 7, Fig. 2, N° 7), et il est recouvert par l'opercule. Il se compose de quatre à six circonvolutions (gyri operti) disposées côte à côte sur une masse triangulaire, et qui, si on les découvre, ressemblent aux doigts de la main fermés sur la paume. Ces circonvolutions sont les premières à paraître chez le fœtus humain et chez les animaux ; elles sont graduellement recouvertes par les autres circonvolutions principales qui se développent autour d'elles.

Derrière le lobe central se trouvent ordinairement plusieurs circonvolutions, appelées *circonvolutions temporo-pariétales* ou *rétroinsulaires*. Elles réunissent les lobes temporal et pariétal. La *circonvolution fornicquée*, ou *circonvolution du corps calleux* que l'on aperçoit sur la face interne (Pl. 8, Fig. 1, N° 12), s'étend autour de la face supérieure du corps calleux, commençant à l'espace perforé antérieur, et se confondant en arrière avec la circonvolution uncinée, au-dessous du lobule quadrangulaire.

Topographie cranio-cérébrale. — Dans notre description des régions de la tête, les rapports qui existent entre les parties externes du crâne et les tissus qui le recouvrent, ont été signalés en détail. L'examen topographique du crâne est considéré ici dans ses rapports avec le cerveau (Pl. 9, Fig. 1).

Les points qui, sur la surface extérieure du crâne, correspondent aux scissures principales du cerveau, ne peuvent pas toujours être déterminés avec précision au travers du cuir chevelu, même si la tête est rasée ; et l'observation la plus attentive, ou le calcul basé sur des statistiques de mensuration, ne peuvent en garantir l'exactitude, car il n'existe pas deux têtes parfaitement semblables dans leur conformation et l'arrangement de leur contenu.

On n'obtient que des résultats *approximatifs* en concluant d'après les limites d'un crâne quelconque, les positions relatives des parties du cerveau qu'il renferme. Une ligne tirée à travers le front, au-dessus des paupières en avant, et passant sur les côtés de la tête, à deux centimètres ou un travers de doigt au-dessus de l'apophyse angulaire externe de l'orbite, jusqu'à la racine de l'apophyse zygomatique et de là à la protubérance occipitale externe, correspond dans une certaine mesure au *niveau inférieur du cerveau* (Pl. 2, Fig. 1) ; le cervelet occupe l'espace situé au-dessous de la dernière portion de cette ligne ; mais son niveau inférieur ne peut être défini extérieurement, car il dépend de la profondeur des fosses occipitales inférieures. Les *bosses frontales* et *pariétales* indiquent, semble-t-il, le développement proportionnel des lobes frontaux et pariétaux du cerveau. L'éminence pariétale correspond à la circonvolution sus-marginale, et l'éminence frontale à la circonvolution frontale supérieure. Le *ptérion* est formé par la jonction de la grande aile de l'os sphénoïde avec les os frontaux, pariétaux et temporaux. C'est là que commence la scissure de Sylvius. Sa branche courte ascendante est immédiatement en arrière de la suture coronale à laquelle elle est parallèle ; sa longue branche horizontale s'étend en haut et en arrière à travers le bord supérieur de la suture squamo-pariétale, sur une ligne tirée, sur le côté de la tête, du nasion au lambda (Pl. 2, Fig. 2, N° 6, et Pl. 53, Fig. 1, N° 18). La suture coronale va du *bregma*, qui est la jonction des sutures coronale et sagittale au sommet du crâne, jusqu'au milieu de l'arcade zygomatique. Le *lambda* est la jonction des sutures sagittale et lambdoïde. La partie externe de la scissure pariéto-occipitale est un peu en avant du lambda. L'*inion* est la protubérance occipitale externe.

L'extrémité supérieure de la *scissure de Rolando* (Pl. 2, Fig. 2, N° 13) commence sur la ligne médiane, ou très près de celle-ci, à cinq centimètres (ou environ deux pouces), en arrière de la suture coronale, ou en un point situé à un centimètre (ou environ un demi-pouce), en arrière du milieu de la ligne qui joint l'*ophryon*, ou glabelle, à l'inion. Cette scissure s'étend obliquement en bas vers la branche horizontale de la scissure de Sylvius, et son extrémité inférieure se trouve à deux centimètres et demi, ou environ un pouce, en arrière du point où la suture coronale s'unit aux autres os pour former le ptérion. Le *sillon frontal postérieur* est immédiatement derrière la suture coronale et lui est parallèle (Pl. 2, Fig. 2, N° 4). Il est appelé parfois sillon vertical. La circonvolution frontale ascendante est située entre le sillon frontal postérieur et la scissure de Rolando.

L'extrémité supérieure du sillon frontal postérieur atteint presque le milieu de la scissure de Rolando. Le *sillon frontal inférieur* s'en détache à peu près au niveau du *stéphanion supérieur*, qui forme le point d'intersection de la suture coronale et de la crête de l'aponévrose temporale (Pl. 2, Fig. 1, N° 5). Le *sillon frontal supérieur* commence à la partie supérieure de la circonvolution frontale ascendante, au-dessus du sillon frontal postérieur, et se dirige en avant parallèlement à l'inférieur. L'extrémité inférieure du sillon frontal

Planche V

Figure 1

La pie-mère, avec ses vaisseaux se ramifiant sur les circonvolutions à la face supérieure des hémisphères. Le sinus longitudinal en position, avec ses grappes de granulations de Pacchioni à son intérieur et sur ses côtés.

1. Le sinus frontal du crâne.
2. La partie antérieure du sinus longitudinal se dirigeant vers le trou borgne.
3. Les granulations de Pacchioni en rapport avec le côté gauche du sinus longitudinal.
4. Le sinus longitudinal de la dure-mère.
5. Les vaisseaux de la pie-mère sur l'hémisphère gauche.
6. Le sinus longitudinal se dirigeant en arrière vers le pressoir d'Hérophile.
7. Les granulations de Pacchioni en rapport avec le côté droit du sinus longitudinal.
8. Les vaisseaux de la pie-mère sur l'hémisphère droit.

Figure 2

La base du crâne avec le cervelet resté dans la fosse occipitale. Des portions des voûtes orbitaires sont enlevées pour montrer les nerfs et les muscles des globes oculaires.

1. La branche frontale du nerf ophthalmique gauche.
2. Le nerf sus-trochléaire gauche.
3. Le globe de l'œil gauche.
4. Le muscle droit supérieur gauche.
5. La branche nasale du nerf ophthalmique gauche.
6. La capsule graisseuse de Tenon.
7. Le muscle droit externe gauche.
8. Le nerf optique gauche passant par le trou optique.
9. L'artère carotide interne gauche.
10. La commissure optique.
11. Le nerf du muscle oblique supérieur gauche (ou quatrième nerf crânien.
12. Le ganglion de Gasser du cinquième nerf crânien gauche.
13. L'extrémité sectionnée du nerf abducteur gauche se rendant au muscle droit externe.
14. Le lobe gauche du cervelet montrant les veines cérébelleuses supérieures.
15. Le globe de l'œil droit.
16. Le muscle droit externe droit.
17. La branche frontale du nerf ophthalmique droit.
18. Le muscle droit supérieur droit.
19. La branche nasale du nerf ophthalmique droit.
20. La capsule de Tenon.
21. Le nerf optique droit.
22. L'artère carotide interne droite.
23. La fosse pituitaire.
24. Le nerf du muscle oblique supérieur droit (ou quatrième nerf crânien).
25. Le ganglion de Gasser du cinquième nerf crânien droit.
26. Coupe à travers le pont de Varole.
27. Le lobe droit du cervelet.

Figure 3

La base du cerveau, montrant l'anastomose des artères, appelée le cercle de Willis (d'après un homme adulte).

1. Les artères du corps calleux à l'intérieur de la scissure longitudinale.
2. Les artères des circonvolutions frontales droites.
3. L'artère cérébrale antérieure droite.
4. La scissure de Sylvius droite.
5. L'artère communicante antérieure.
6. La commissure optique.
7. Section de l'extrémité de l'artère carotide interne droite.
8. L'artère communicante postérieure droite.
9. L'artère cérébrale postérieure droite.
10. L'artère basilaire, reposant sur le sillon médian du pont de Varole.
11. L'artère cérébelleuse supérieure droite.
12. L'artère cérébelleuse inférieure droite.
13. L'artère vertébrale droite.
14. L'artère spinale antérieure.
15. L'artère cérébelleuse inférieure postérieure.
16. Les artères du lobe frontal gauche.
17. L'artère cérébrale antérieure gauche.
18. L'artère cérébrale moyenne, à l'intérieur de la scissure de Sylvius, mise à découvert en écartant les lobes frontaux et pariétaux.
19. Section de l'extrémité de l'artère carotide interne gauche.
20. Le corps pituitaire (dans ce cas d'une grandeur insolite).
21. Le corpus albicans gauche (corps mamillaire).
22. L'artère communicante postérieure gauche.
23. L'artère cérébrale postérieure gauche.
24. L'artère auditive gauche.
25. L'artère cérébelleuse postérieure gauche.
26. L'artère vertébrale gauche.
27. La moelle allongée.
28. Les branches externes de l'artère cérébelleuse postérieure gauche.

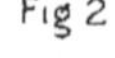

Fig 1

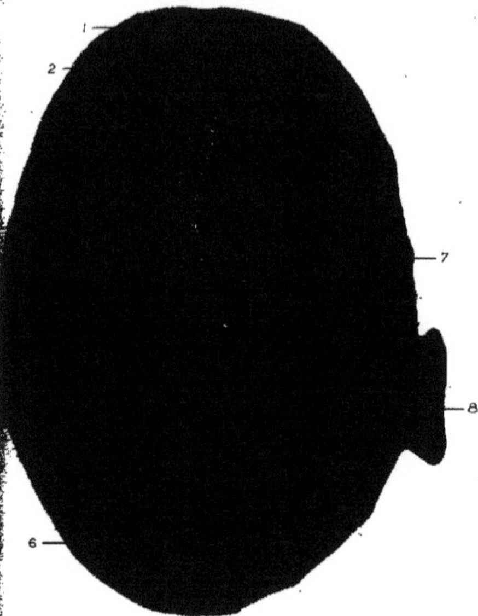

Fig 2

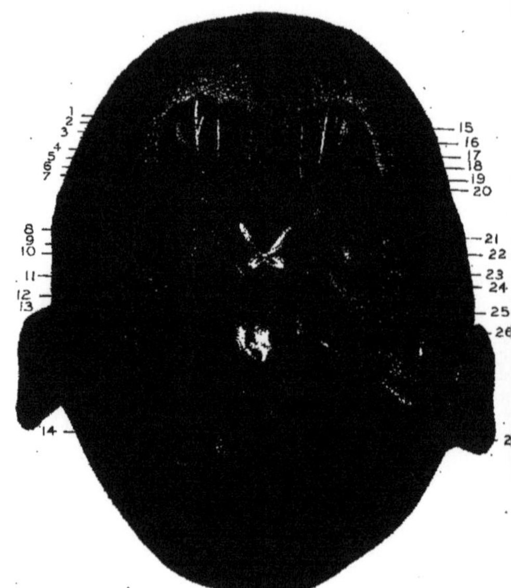

Fig 3

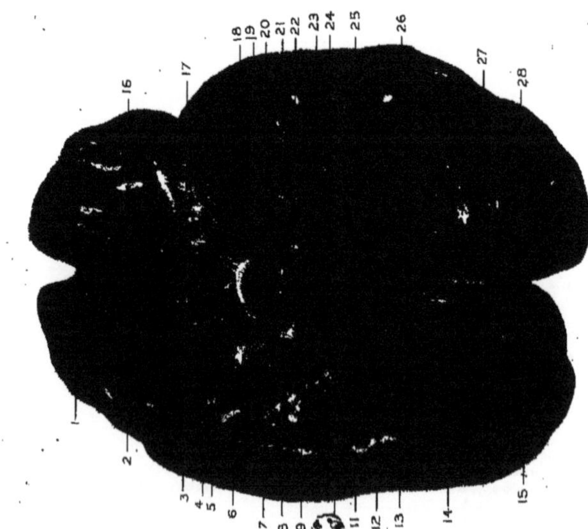

inférieur est séparée de la scissure de Sylvius par l'*opercule*. Le *sillon inter-pariétal* est placé derrière la scissure de Rolando et parallèle à la grande scissure longitudinale des hémisphères. Il est à mi-chemin entre cette dernière et l'éminence pariétale (Pl. 2, Fig. 1, N° 12). Le *basion* est le milieu du bord antérieur du grand trou occipital, à la base du crâne.

Les circonvolutions des diverses régions sont désignées suivant leurs positions, et on reconnaît leur situation en déterminant les positions des scissures et des sillons.

En cherchant à savoir quelle est la fonction de chaque partie du cerveau, on a découvert, au moyen d'une légère excitation électrique, que les *cellules dites motrices* n'existent que dans la substance grise de la surface, et que la faradisation des côtés et du fond des scissures ne produisait aucune réaction motrice.

Il a été démontré que l'aire du *lobe operculaire*, comprenant la scissure centrale de Rolando, est le centre du mouvement volontaire des membres (Pl. 2, Fig. 2, et Pl. 10, Fig. 2). Cette aire est formée des circonvolutions suivantes : la *circonvolution centrale antérieure* (ou *frontale ascendante*) située au devant de la scissure centrale ; la *circonvolution centrale postérieure* (ou *pariétale ascendante*) derrière la scissure centrale ; la *circonvolution para-centrale*, qui entoure l'extrémité supérieure de la scissure centrale et s'étend sur la face interne de l'hémisphère jusqu'à la scissure calloso-marginale (Pl. 8, Fig. 2, N° 17) ; et la *circonvolution infra-centrale*, qui sépare la scissure centrale de la branche horizontale de la scissure de Sylvius. La circonvolution infra-centrale préside aux mouvements de la face (bouche, lèvres, langue, gorge et larynx). Les mouvements des doigts sont produits par l'excitation de la surface corticale de la partie inférieure de la circonvolution centrale antérieure, et les mouvements du pouce par l'excitation de la partie correspondante de la circonvolution centrale postérieure. Le centre des mouvements du poignet est immédiatement au-dessus de celui du pouce, vers le milieu de la scissure centrale, et le centre de ceux du coude et de l'épaule, un peu plus haut. L'observation a démontré que les centres du membre supérieur comprenaient les parties adjacentes des circonvolutions, de chaque côté de la scissure centrale (Pl. 10, Fig. 2). Les mouvements de la hanche, du genou, de la jambe, du pied et des orteils relèvent de la circonvolution para-centrale et des parties voisines des circonvolutions centrales antérieure et postérieure.

La scissure inter-pariétale est probablement la limite postérieure de l'aire motrice.

Le lobe frontal du cerveau, en avant de la région motrice, est sans doute en rapport avec les opérations intellectuelles les plus élevées. Ses lésions sont en général suivies de troubles mentaux variant avec leur gravité.

L'aire sensorielle n'a pas été déterminée avec précision, mais l'on pense qu'elle embrasse toute la surface du cerveau située en arrière de la scissure inter-pariétale, limitée en dehors par la scissure pariéto-occipitale (Pl. 7, et Pl. 10, Fig. 2) et en dedans par la scissure calloso-marginale (Pl. 8).

Le centre du mouvement des yeux et des paupières est dans la circonvolution angulaire ; tandis que le centre de la vision commence à la circonvolution angulaire et comprend le lobe occipital et les parties attenantes des lobes temporal et pariétal. Le centre de l'ouïe semble être localisé dans la première et la seconde circonvolutions temporo-sphénoïdales. Le centre de l'odorat est supposé établi dans le crochet de la circonvolution de l'hippocampe, et le centre du goût immédiatement au-dessous. Le centre du langage a déjà été mentionné dans la description de la circonvolution frontale inférieure (p. 30). Il est situé en arrière de la bifurcation de la scissure de Sylvius.

La fonction de l'insula de Reil, ou lobe central, n'est pas déterminée ; mais d'après son développement, sa position et ses rapports avec les autres parties du cerveau ainsi qu'avec les ganglions de la base, il joue vraisemblablement un rôle important dans l'association de leurs fonctions réciproques.

Durant la vie, les vaisseaux de la pie-mère sont gorgés de sang, principalement si le sujet est sous l'influence de l'alcool ou d'un anesthésique, et les scissures cérébrales, ainsi que les sillons sous-jacents, ne peuvent être reconnues lorsqu'on a ouvert le crâne. Par conséquent on ne peut que conjecturer laquelle des parties de la surface corticale du cerveau se trouve au fond d'un trou fait par le trépan (Pl. 50, Fig. 1).

C'est une cause d'étonnement, lorsque l'on considère les données incertaines de l'anatomie des localisations (Pl. 9 et 10), de voir les résultats de l'intervention opératoire sur la substance cérébrale, vérifier si souvent le diagnostic. Des observations répétées sur les rapports des scissures avec des points soigneusement déterminés, après l'enlèvement d'un disque d'os sur les têtes de beaucoup de cadavres, ont démontré à l'auteur que c'est une erreur de ne tenir compte que des mensurations et qu'il importe de faire l'ouverture artificielle du crâne assez grande pour permettre à l'opérateur de voir les parties mises à découvert.

La BASE DU CERVEAU est subdivisée, comme nous l'avons vu, en lobes antérieur, moyen et postérieur pour chaque hémisphère. Les lobes postérieurs sont séparés du cervelet par la tente de la dure-mère.

Lorsque l'encéphale est retiré en entier de la boîte crânienne et que l'on examine sa face inférieure (Pl. 6, Fig. 2), la disposition des parties visibles est facile à étudier, en commençant par la région antérieure. La *scissure longitudinale* qui occupe à peu près la ligne médiane sépare les lobes frontaux. A l'intérieur de la scissure longitudinale on trouve la commissure transverse, ou *corps calleux*, d'où des bandes blanches s'étendent en arrière de chaque côté de la scissure de Sylvius. On désigne ces bandes sous le nom de *pédoncules des corps calleux*. La *lame grise* est une mince couche de tissu gris, s'étendant du corps calleux à la commissure optique. La scissure de Sylvius qui sépare les lobes frontal et moyen loge l'artère cérébrale moyenne; cette scissure commence dans la *vallécule* ou *espace perforé antérieur*, qui doit son nom à ce qu'il est perforé par les vaisseaux qui nourrissent le corps strié. L'espace perforé antérieur est, de chaque côté, l'origine apparente des trois racines du *premier nerf crânien (*ou *bulbe olfactif)* (Pl. 6, Fig. 2). Chaque bulbe olfactif est contenu dans un sillon droit, situé sur la face orbitaire du lobe frontal, et repose sur la lame cribriforme de l'os ethmoïde (Pl. 3, Fig. 1, N° 1). La racine blanche externe du bulbe olfactif a pour origine un noyau de substance grise situé dans la partie antérieure du lobe moyen de l'hémisphère, et, partant de la scissure de Sylvius, elle suit le côté externe de l'espace perforé antérieur. La racine grise moyenne naît dans l'espace perforé antérieur et dans le sillon où le nerf repose sur le lobe frontal. La racine blanche interne naît du gyrus fornicatus à la face interne de l'hémisphère. Les bulbes olfactifs sont en réalité des prolongements des portions frontales de la substance cérébrale. Leur face inférieure, qui repose sur la lame criblée de l'ethmoïde, émet une vingtaine de nerfs qui se distribuent à la muqueuse nasale (page 116). Derrière la lame grise se trouve la *commissure optique*, formée de l'union des *tractus optiques*, qui viennent des lobes antérieurs *(nates)* des corps quadrijumeaux, des corps genouillés et des portions postérieures des couches optiques, et qui s'enroulent autour des pédoncules du cerveau.

Dans le crâne, la commissure optique repose sur l'apophyse olivaire du sphénoïde ; de là les *seconds nerfs crâniens* (ou *optiques)*, entourés par les prolongements de la dure-mère, passent dans les orbites par les trous optiques et pénètrent dans la partie postérieure des globes oculaires (Pl. 5, Fig. 2, N°s 8 et 21), pour s'épanouir dans la rétine. Les artères ophthalmiques accompagnent les nerfs optiques à travers les trous optiques. La commissure se compose de fibres latérales qui passent de l'un des tractus optiques au nerf optique du même côté, de fibres antérieures qui passent d'un nerf optique à l'autre, de fibres postérieures qui passent d'un tractus optique à l'autre tractus optique, et de fibres croisées médianes qui vont du nerf optique d'un côté au tractus optique de l'autre.

Le tubercule cendré *(tuber cinereum)* est une éminence grise située derrière la commissure optique. Cette éminence constitue le plancher du troisième ventricule du cerveau, et elle se prolonge en un tube conique de couleur rouge, *l'infundibulum*, auquel est attaché le *corps pituitaire* (Pl. 5, Fig. 3, N° 20). Le corps pituitaire est logé dans la *selle turcique* de l'os sphénoïde (Pl. 12, Fig. 27), et il est difficile de le conserver intact en enlevant le cerveau du crâne. Il comprend deux lobes, le postérieur n'étant à l'origine qu'un prolongement inférieur de la cavité du troisième ventricule à travers l'infundibulum. Dans un âge avancé la cavité du lobe postérieur du corps pituitaire est ordinairement oblitérée. Derrière le tubercule cendré se trouvent les *corps mamillaires (corpora albicantia)* (Pl. 6, Fig. 2, N° 34) formés par les bulbes du fornix, dont les fibres sont d'abord descendantes, puis, après une torsion en huit de chiffre, se dirigent en haut pour se terminer dans les couches optiques (Pl. 8, Fig. 2, N° 11). En arrière des corps mamillaires se trouve une dépression grise perforée par des vaisseaux qui se rendent aux couches optiques : on l'appelle l'*espace perforé postérieur*. Il est situé dans l'écartement des pédoncules du cerveau et en avant du pont de Varole. Les pédoncules du cerveau se composent de fibres longitudinales qui viennent du pont de Varole et de la partie supérieure de la moelle allongée, et qui se distribuent en avant et en dehors aux lobes moyens des hémisphères (Pl. 6, Fig. 2). Si l'on sectionne l'un des pédoncules, on aperçoit dans son intérieur un tissu de couleur foncée, appelé *locus niger*, qui sépare le pédoncule en deux couches de fibres. La couche inférieure *(crusta)* consiste en fibres grossières provenant de la portion antérieure de la moelle et du pont de Varole. La couche supérieure *(tegmentum)* est composée de fibres fines provenant des portions latérales de la moelle allongée et aussi du pédoncule correspondant du cervelet. Les fibres inférieures de chaque pédoncule du cerveau passent principalement à travers les corps striés, et les fibres supérieures à travers les couches optiques. Dans leur trajet à travers les masses ganglionnaires, les fibres augmentent en nombre, se ramifient et se distribuent dans la substance corticale, à la surface des hémisphères.

La *troisième paire de nerfs crâniens* (nerf *oculo-moteur*) apparaît juste au devant du pont de Varole, émergeant d'entre les fibres des côtés internes des pédoncules du cerveau (Pl. 6, Fig. 2, N° 11). Ces nerfs ont pour origine des noyaux jaunes situés au-dessous du conduit qui fait communiquer le troisième et le quatrième ventricules (l'*aqueduc de Sylvius*) (Pl. 8, Fig. 1, N° 9) ; de là ils se dirigent en avant, à travers le locus niger et le tegmentum dans chacun des pédoncules, puis, après avoir traversé le sinus caverneux, et avoir été en rapport intime avec les artères carotides internes, ils entrent dans les orbites par les scissures sphénoïdales pour se distribuer aux muscles des globes de l'œil, à l'exception des muscles droits externes et des muscles obliques supérieurs.

La *quatrième paire de nerfs crâniens* (ou *trochléaire*) (Pl. 6, Fig. 2, N° 13) s'enroule sur les côtés externes des pédoncules du cerveau, chacun d'eux naissant, dans le plancher de l'aqueduc de Sylvius, d'un noyau gris très rapproché des noyaux jaunes de la troisième paire. Leurs fibres s'entrecroisent dans la *voûte* de l'aqueduc, appelée la *valvule de Vieussens,* à peu près sur la ligne médiane. Ils pénètrent dans l'orbite par la scissure sphénoïdale et innervent les muscles obliques supérieurs (Pl. 5, Fig. 2, N° 11).

Chacun des nerfs de la *cinquième paire* (*trifacial* ou *trijumeau*) apparaît à la base du cerveau, sous forme de deux faisceaux de fibres, sortant sur le côté du pont de Varole, près de son bord antérieur (Pl. 8, Fig. 2, N^es 15 et 16). Ces nerfs sont les plus gros des nerfs crâniens, et eu égard à leur disposition complexe et à leurs importantes anastomoses, ils offrent un grand intérêt. Chaque nerf possède deux *racines* distinctes, et sous ce rapport ressemble à un nerf spinal ; la racine antérieure ou *motrice* est la plus petite et consiste en trois ou quatre faisceaux de fibres, la racine postérieure ou *sensitive,* la plus grosse, est composée de soixante-dix à cent faisceaux de fibres. Les fibres motrices sont destinées principalement aux muscles de la mastication, tandis que les branches sensitives se distribuent à toutes les parties de la tête et de la face (Pl. 53, Fig. 1, N° 19). Les deux racines de ce nerf commencent à la partie supérieure de la moelle allongée, la racine sensitive provenant du tubercule gris de Rolando, et la racine motrice d'un noyau de grandes cellules intimement uni à la corne postérieure de la moelle, dans laquelle le tubercule est situé. Dans son trajet en avant, la racine motrice reçoit quelques fibres du plancher du quatrième ventricule, ainsi que des côtés de l'aqueduc de Sylvius.

Les deux racines, en sortant du pont de Varole, sont séparées l'une de l'autre par quelques fibres transversales de cet organe. Elles se dirigent en avant vers le sommet de la portion pétreuse de l'os temporal, où il existe une dépression (Pl. 3, Fig. 5, N° 3), qui loge un renflement ganglionnaire, semi-lunaire, qui se trouve en cet endroit sur la racine sensitive. C'est le *ganglion de Gasser* (Pl. 5, Fig. 2, N° 25), qui donne au trijumeau une ressemblance de plus avec un nerf spinal, car il a quelque analogie avec les ganglions des racines postérieures des nerfs de la moelle (Pl. 4, Fig. 2). La racine motrice passe sous le ganglion, sans connexion avec lui, traverse le trou ovale en restant indépendante de la branche maxillaire inférieure de la racine sensitive et ne se réunit à cette branche qu'après sa sortie de ce trou. Du bord antérieur du ganglion de Gasser partent trois grands troncs nerveux, savoir : le *nerf ophthalmique*, qui passe à travers la scissure sphénoïdale avec les troisième, quatrième et sixième nerfs crâniens, et la veine ophthalmique, le *nerf maxillaire supérieur*, qui passe à travers le trou rond, et le *nerf maxillaire inférieur*, qui passe à travers le trou ovale, par lequel l'artère petite méningée (Pl. 3, Fig. 2) entre aussi dans le crâne.

La *sixième paire de nerfs crâniens* (*abducens*, moteur oculaire externe) émerge entre le pont de Varole et les pyramides antérieures de la moelle allongée (Pl. 6, Fig. 2, N° 17). Les origines profondes de ces nerfs sont dans les fasciculi teretes du plancher du quatrième ventricule. Ils sortent du crâne par les scissures sphénoïdales, passant entre les deux portions des muscles droits externes des globes oculaires (Pl. 5, Fig. 2, N° 17), et les innervant.

Les nerfs de la *septième paire* (ou *facial*) ont leurs origines profondes dans le plancher du quatrième ventricule ; ils cheminent plus superficiellement que ceux de la sixième paire, et, tournant brusquement sur eux-mêmes, émergent entre le pont de Varole et le corps restiforme de la moelle allongée. Ils entrent dans les ouvertures auditives internes des os temporaux, et, après avoir traversé l'aqueduc de Fallope (Pl. 3, Fig. 5, N° 9) et émis dans leur trajet

Planche VI

Figure 1

La face supérieure du cerveau d'un homme blanc âgé d'environ quarante-cinq ans, bien portant, sain et normal dans sa conformation générale, sa taille et son poids. L'hémisphère droit est plus grand que le gauche, la scissure longitudinale n'étant pas au milieu de la masse cérébrale. La pie-mère a été enlevée pour montrer les replis de la surface du cerveau.

1. La scissure longitudinale.
2. Le lobe frontal gauche.
3. La scissure de Rolando, à gauche.
4. Le lobe pariétal gauche.
5. La scissure calloso-marginale gauche.
6. La circonvolution sus-marginale gauche.
7. La circonvolution angulaire gauche (*Gyrus*).
8. Le lobe occipital gauche.
9. La circonvolution frontale supérieure droite.
10. La circonvolution frontale moyenne droite.
11. La circonvolution frontale inférieure droite.
12. La circonvolution frontale ascendante droite.
13. La scissure de Rolando, à droite.
14. La circonvolution pariétale ascendante droite.
15. L'extrémité de la branche horizontale de la scissure de Sylvius droite.
16. La scissure occipito-pariétale droite.
17. La circonvolution occipitale inférieure droite.
18. La circonvolution occipitale moyenne droite.
19. La circonvolution occipitale supérieure droite.

Figure 2

La face inférieure du cerveau de la figure 1 montrant les origines apparentes des nerfs crâniens. La pie-mère est enlevée du cerveau, bien que conservée sur le cervelet.

1. La scissure longitudinale.
2. La circonvolution olfactive droite.
3. La circonvolution orbitaire droite.
4. Le lobe frontal droit.
5. Le bulbe olfactif droit (premier nerf crânien).
6. La scissure droite de Rolando.
7. La lamina cinerea.
8. Le nerf optique droit (deuxième nerf crânien).
9. Le lobe temporo-sphénoïdal droit.
10. La circonvolution temporo-sphénoïdale moyenne droite.
11. Le nerf oculo-moteur droit (troisième nerf crânien).
12. La circonvolution temporo-sphénoïdale inférieure droite.
13. Le nerf trochléaire droit (quatrième nerf crânien).
14. Le lobule fusiforme.
15. La racine motrice du nerf trifacial droit (cinquième nerf crânien).
16. La racine sensitive du nerf trifacial.
17. Le nerf abducens droit (sixième nerf crânien).
18. Le nerf facial droit (septième nerf crânien).
19. Le nerf auditif droit (huitième nerf crânien).
20. Le nerf glosso-pharyngien droit (neuvième nerf crânien).
21. Le nerf pneumo-gastrique droit (dixième nerf crânien).
22. Le nerf hypoglosse droit (douzième nerf crânien).
23. Le nerf accessoire spinal droit (onzième nerf crânien).
24. La substance grise de la moelle allongée.
25. Le lobe droit du cervelet.
26. La première circonvolution frontale gauche (*Gyrus rectus*).
27. La circonvolution frontale moyenne gauche.
28. La troisième circonvolution frontale gauche.
29. Le bulbe olfactif gauche (premier nerf crânien).
30. La scissure gauche de Sylvius.
31. L'espace perforé antérieur.
32. La commissure optique.
33. Le corps pituitaire.
34. Les corpora albicantia (corps mamillaires).
35. Le nerf oculo-moteur gauche (troisième nerf crânien).
36. L'espace perforé postérieur.
37. Le nerf trochléaire gauche (quatrième nerf crânien).
38. Le nerf trifacial gauche (cinquième nerf crânien).
39. Le pont de Varole.
40. Le nerf abducens gauche (sixième nerf crânien).
41. Le nerf facial gauche (septième nerf crânien).
42. Le nerf auditif gauche (huitième nerf crânien).
43. Le nerf glosso-pharyngien gauche (neuvième nerf crânien).
44. Le nerf pneumo-gastrique gauche (dixième nerf crânien).
45. Le corps olivaire gauche.
46. Le nerf hypoglosse gauche (douzième nerf crânien).
47. Le nerf accessoire spinal gauche (onzième nerf crânien).
48. Le lobe occipital gauche du cerveau.
49. Le lobe gauche du cervelet.

Fig 1

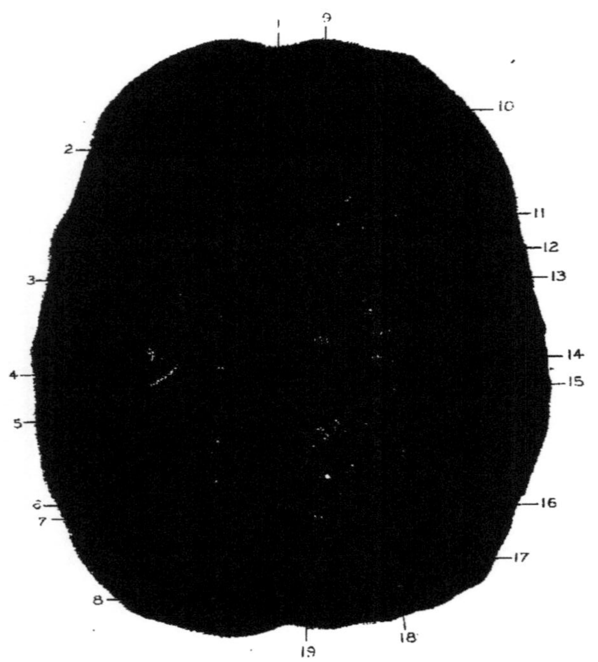

Fig 2

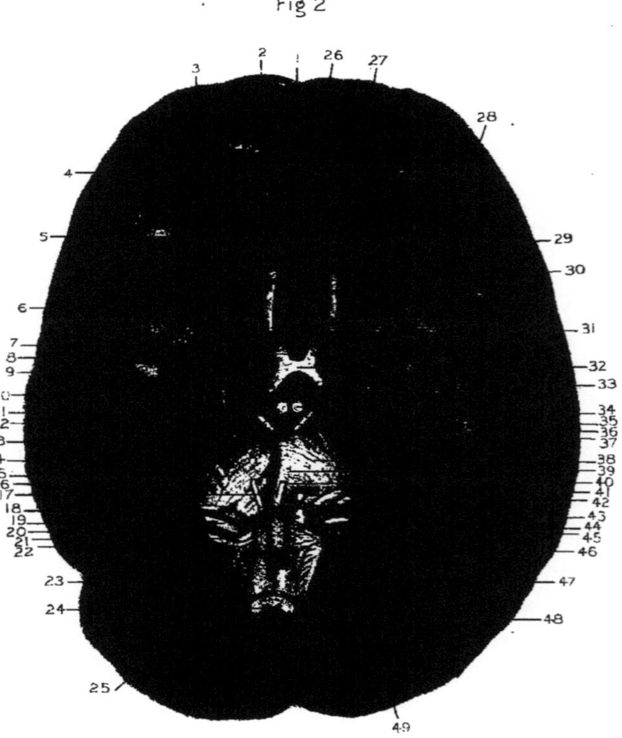

des rameaux pétreux, ils sortent par les trous stylo-mastoïdiens pour se distribuer aux muscles de la face.

Les nerfs de la *huitième paire (auditifs)* proviennent aussi du plancher du quatrième ventricule, et sont en rapport étroit avec les nerfs de la septième paire, dont les sépare de chaque côté un filet nerveux, le *nerf intermédiaire* de Wrisberg. En conséquence de ce rapport intime, les nerfs facial et auditif étaient considérés autrefois comme deux portions séparées de la septième paire de nerfs crâniens, et eu égard à la différence de leurs caractères, le premier recevait le nom de *portion dure* et l'autre, de *portion molle.* Les nerfs auditifs commencent par des fibres qui tirent leur origine des noyaux auditifs externe et interne, au-dessous des tubercules acoustiques, de chaque côté du plancher du quatrième ventricule ; et, après avoir reçu quelques fibres des stries transverses, ils forment deux troncs qui entrent chacun dans un des conduits auditifs internes des os temporaux en compagnie du nerf facial. A l'intérieur des conduits auditifs ces nerfs se subdivisent en branches cochléaire et vestibulaire, qui se ramifient dans l'oreille interne (page 78).

La *neuvième paire de nerfs crâniens (glosso-pharyngiens)* apparaît à la surface des corps restiformes, au-dessous des nerfs auditifs (Pl. 6, Fig. 2, N° 20). Les origines profondes de ces nerfs sont très rapprochées de celles des nerfs auditifs, dans le plancher du quatrième ventricule. Ils sortent du crâne par la partie moyenne des trous jugulaires et se distribuent à la membrane muqueuse du pharynx et de la partie postérieure de la langue (Pl. 13, Fig. 2, N° 16).

La *dixième paire de nerfs crâniens* (ou *pneumo-gastrique)* apparaît de même sur les corps restiformes, très près des nerfs précédents (Pl. 6, Fig. 2, N° 21). Leurs fibres d'origine proviennent de noyaux spéciaux situés à la partie inférieure du quatrième ventricule, et se réunissent bientôt pour former les troncs nerveux qui se distribuent au pharynx, au larynx, au cœur, aux poumons, à l'œsophage et à l'estomac (Pl. 36, Fig. 61, et Pl. 37, N° 32). Le nerf pneumogastrique offre un intérêt extrême et une grande importance, étant souvent désigné sous le nom de *nerf vague,* d'après sa course errante.

Chacun des nerfs de la *onzième paire* (*nerf spinal* ou *accessoire de Willis*) se compose de deux parties séparées, une partie supérieure accessoire provenant de la moelle allongée au-dessous du pneumogastrique, et une partie inférieure provenant de la moelle épinière (Pl. 6, Fig. 2, N° 23). L'origine réelle de la partie supérieure est dans un noyau spécial situé près du *Calamus scriptorius*, dans le quatrième ventricule. La partie spinale de ce nerf est composée de fibres dont la plus inférieure correspond à la cinquième vertèbre cervicale, et pénètre dans le crâne par le grand trou occipital pour rejoindre la partie accessoire. Le nerf, une fois formé, sort par le trou jugulaire avec les nerfs pneumogastrique et glosso-pharyngien, la portion accessoire se confondant avec le pneumogastrique, tandis que la portion spinale (Pl. 13, Fig. 1, et Pl. 21, N° 13) innerve les muscles sterno-mastoïdiens et le trapèze.

La *douzième paire de nerfs crâniens* (ou *hypoglosses*) apparaît à la surface de la moelle allongée, dans les gouttières visibles entre les corps olivaires et les pyramides antérieures (Pl. 6, Fig. 2, N° 46). Les noyaux spéciaux d'où partent les fibres de ce nerf se trouvent sur le plancher du quatrième ventricule, en avant des noyaux des nerfs pneumogastriques et plus près qu'eux de la ligne médiane. Les fibres constituent deux faisceaux qui traversent la dure-mère par des trous distincts, puis se réunissent à l'intérieur des trous condyloïdiens, et se distribuent enfin dans les muscles de la langue (Pl. 13, Fig. 2, N° 19) et dans les muscles dépresseurs de l'os hyoïde et du larynx (muscles sous-hyoïdiens).

On remarquera que la plupart des nerfs crâniens prennent naissance aux environs du quatrième ventricule (ou ventricule du cervelet) et au sommet de la moelle allongée, ces parties du cerveau sont donc de la plus grande importance. Le pont de Varole et la moelle allongée, qui reposent sur les portions basilaires des os occipital et sphénoïde, sont séparés, à l'état normal, de ces apophyses basilaires, du cerveau et du cervelet situés au-dessus d'eux, et même l'un de l'autre, par une certaine quantité de fluide cérébro-spinal qui s'amasse dans les *espaces sous-arachnoïdiens antérieur et posté-*

rieur. Ce fluide sert à équilibrer la pression et à résister aux chocs, particulièrement aux effets des lésions par *contre-coup*. L'espace sous-arachnoïdien communique avec les cavités ventriculaires du cerveau par le trou de Magendie, orifice de la pie-mère qui ferme le quatrième ventricule. L'aqueduc de Sylvius unit le quatrième ventricule au troisième, à la base du cerveau, et ce dernier s'ouvre, en avant, dans les ventricules latéraux, par le trou de Monro.

La *moelle allongée* (Pl. 6, Fig. 9, N° 24) est l'extrémité supérieure de la moelle épinière, renflée au niveau du bord inférieur du grand trou occipital. C'est un corps blanc, pyramidal, long de deux centimètres et demi, ou environ un pouce, et partiellement divisé en avant et en arrière par des sillons médians. Le *sillon médian antérieur* se termine dans le *trou borgne* immédiatement au-dessous du pont de Varole. Le *sillon médian postérieur* se déploie dans le plancher du quatrième ventricule. Chaque moitié de la moelle allongée se compose de quatre masses longitudinales, — savoir : les *pyramides antérieures*, les *bandelettes latérales* et les *corps olivaires*, les *corps restiformes* et les *pyramides postérieures*. Les pyramides antérieures augmentent de largeur en approchant du pont de Varole au travers duquel passent leurs fibres pour atteindre les pédoncules du cerveau. Elles continuent les colonnes antérieures de la moelle épinière et sont formées de fibres motrices. Quand on sépare les pyramides antérieures à leur point de départ, on voit aisément, au-dessous de la surface du bulbe, leurs fibres nerveuses internes s'entrecroiser au fond du sillon antérieur. Les fibres externes ne s'entrecroisent pas et se dirigent directement en haut. Une lésion d'un des côtés du cerveau est suivie de la perte du mouvement du côté opposé du corps (paralysie croisée), effet qui s'explique par l'entrecroisement des fibres internes de la moelle allongée, fibres qui se continuent avec celles des bandelettes latérales du côté opposé.

Les *bandelettes latérales* sont situées sur le bord externe des pyramides antérieures. Les *corps olivaires* font saillie à la partie supérieure des bandelettes latérales ; et une dépression les sépare du pont de Varole. Ils sont enlacés par les fibres ascendantes des bandelettes latérales qui divergent en se dirigeant vers le pont de Varole et les corps restiformes. Ces fibres ascendantes des bandelettes latérales sont plus ou moins cachées par les *fibres arciformes*, qui croisent transversalement la surface du bulbe et unissent les pyramides antérieures aux corps restiformes. Les racines des nerfs hypoglosse, glosso-pharyngien, pneumogastrique et spinal, émergent de chaque côté de la moelle allongée dans le voisinage immédiat du corps olivaire. Le *noyau olivaire* est une couche de tissu gris située à l'intérieur du corps olivaire de chaque côté ; ce noyau présente, sur une coupe, un aspect dentelé, ce qui lui a valu la dénomination de corpus dentatum. Les *corps restiformes* sont le prolongement supérieur des colonnes postérieures de la moelle épinière. Ils divergent vers le cervelet dont ils constituent les pédoncules inférieurs et, avec le concours des pyramides postérieures, contribuent à la formation des bords latéraux du quatrième ventricule. On trouve de la substance grise à l'intérieur des corps restiformes.

Les *pyramides postérieures (funiculi graciles)* sont les deux faisceaux grêles qui sont placés de chaque côté du sillon médian postérieur et qui divergent au sommet du quatrième ventricule. Le renflement que présente chaque pyramide postérieure en cet endroit est appelé *clava* et contient dans son intérieur un peu de substance grise, le *noyau grêle* (nucleus gracilis). A partir de la clava, la pyramide postérieure de chaque côté diminue graduellement : ces fibres se dirigent vers le cerveau le long du plancher du quatrième ventricule, et constituent, avec les fibres du corps restiforme adjacent, qui ont la même direction, les fasciculi teretes : Les *stries transverses* du plancher du quatrième ventricule, qui forment les racines des nerfs auditifs, proviennent des fibres arciformes décrites ci-dessus. Elles se composent principalement de fibres qui n'entrent pas dans le corps olivaire, mais le contournent en dessous et passent sur le corps restiforme. La décussation des fibres des cordons latéraux et la divergence des corps restiformes et des pyramides postérieures produisent un changement dans l'arrangement de la substance grise à la partie supérieure de la moelle allongée, par rapport à la disposition caractéristique de la substance grise dans la moelle épinière. Les cornes antérieures de la moelle se séparent de la substance grise, par suite de l'entrecroisement des fibres des cordons latéraux, et forment les noyaux latéraux, situés derrière les corps olivaires. Le reste de la substance grise de la corne antérieure en cet endroit, est divisé en un lacis fibrillaire, la *formatio reticularis*, par suite de l'intersection des fibres longitudinales des cordons latéraux par les plus profondes des fibres arciformes.

La protubérance annulaire ou pont de Varole (Pl. 6, Fig. 2, N° 39) est située immédiatement au-dessus de la moelle allongée, et, dans le crâne, elle repose sur le corps de l'os sphénoïde. Elle réunit la moelle, qui est au-dessous d'elle, au cervelet (placé derrière), au moyen des pédoncules du cervelet, et au cerveau, situé au-dessus d'elle, au moyen des pédoncules du cerveau. Le pont de Varole est limité en haut et en bas par des bords très proéminents, le bord supérieur se recourbant sur les pédoncules du cerveau, et l'inférieur, beaucoup moins recourbé, le séparant de la moelle ; un sillon peu profond placé sur le milieu de sa face antérieure reçoit l'artère basilaire (Pl. 11, Fig. 1, N° 15). Une coupe du pont de Varole montre que sa partie antérieure est principalement composée de fibres blanches transversales traversées par des fibres blanches longitudinales. Les fibres longitudinales viennent de la moelle pour se diriger en haut vers le cerveau et forment des saillies de chaque côté de la face antérieure de la protubérance. Les fibres transversales servent de trait d'union entre les deux hémisphères du cervelet. Ces fibres sont disposées en couches séparées par de la substance grise diversement répartie, surtout à l'endroit du quatrième ventricule, où la plupart des nerfs crâniens prennent leur origine.

Le cervelet, dans le crâne (Pl. 5, Fig. 2, Nos 14 et 27), occupe les fosses occipitales inférieures et est protégé par la tente de la dure-mère contre le poids des lobes postérieurs sus-jacents du cerveau. Il se compose de deux lobes latéraux, ou hémisphères, séparés en arrière par la faux du cervelet et unis en avant par l'*éminence vermiforme*, *lobe central* ou *vermis*.

Planche VII

Figure 1

Les circonvolutions et les scissures de la face externe de l'hémisphère droit. (Même cerveau que sur la planche VI).

1. La scissure de Rolando.
2. La circonvolution pariétale ascendante.
3. La circonvolution pariétale supérieure.
4. La scissure calloso-marginale.
5. La scissure inter-pariétale.
6. La circonvolution pariétale inférieure.
7. La circonvolution angulaire.
8. La scissure occipito-pariétale.
9. La circonvolution occipitale supérieure.
10. La circonvolution occipitale moyenne.
11. La circonvolution occipitale inférieure.
12. La scissure transverse (de Bichat).
13. Le lobe droit du cervelet.
14. La circonvolution frontale ascendante.
15. La circonvolution frontale supérieure.
16. La scissure frontale postérieure.
17. La circonvolution frontale moyenne.
18. La branche horizontale de la scissure de Sylvius.
19. La circonvolution frontale inférieure.
20. La branche ascendante de la scissure de Sylvius.
21. La circonvolution temporale supérieure.
22. La scissure de Sylvius.
23. La circonvolution temporale moyenne.
24. La circonvolution temporale inférieure.
25. Le pont de Varole.
26. La moelle allongée.

Figure 2

Les circonvolutions et les scissures de la face externe de l'hémisphère gauche. (Même cerveau que sur la planche VI).

1. La scissure de Rolando.
2. La circonvolution frontale ascendante.
3. La circonvolution frontale supérieure.
4. La scissure frontale postérieure.
5. La circonvolution frontale moyenne.
6. La branche horizontale de la scissure de Sylvius.
7. Le lobe central, vu de ce côté extérieurement, dans la bifurcation de la scissure de Sylvius.
8. La branche ascendante de la scissure de Sylvius.
9. La circonvolution frontale inférieure.
10. La circonvolution temporale supérieure.
11. La circonvolution temporale moyenne.
12. La scissure de Sylvius.
13. Le nerf optique.
14. La circonvolution temporale inférieure.
15. Le pont de Varole.
16. La moelle allongée.
17. La scissure calloso-marginale.
18. La circonvolution pariétale ascendante.
19. Circonvolutions de passage.
20. La scissure inter-pariétale.
21. La scissure occipito-pariétale.
22. La circonvolution angulaire.
23. La circonvolution occipitale supérieure.
24. La circonvolution occipitale moyenne.
25. La circonvolution occipitale inférieure.
26. La scissure transverse.
27. Le lobe gauche du cervelet.

Fig 1

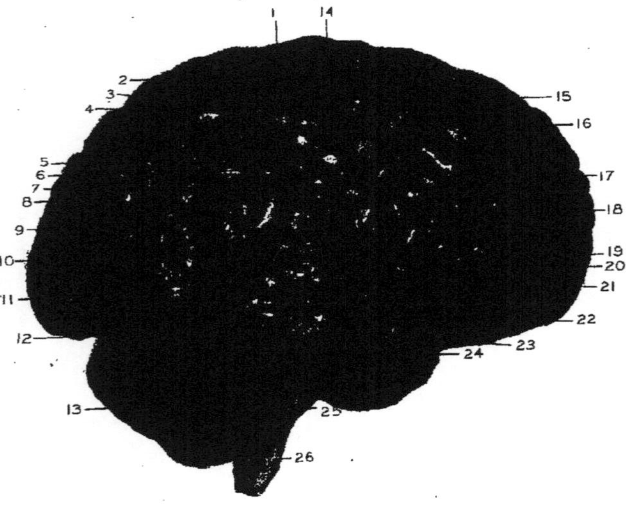

Fig 2

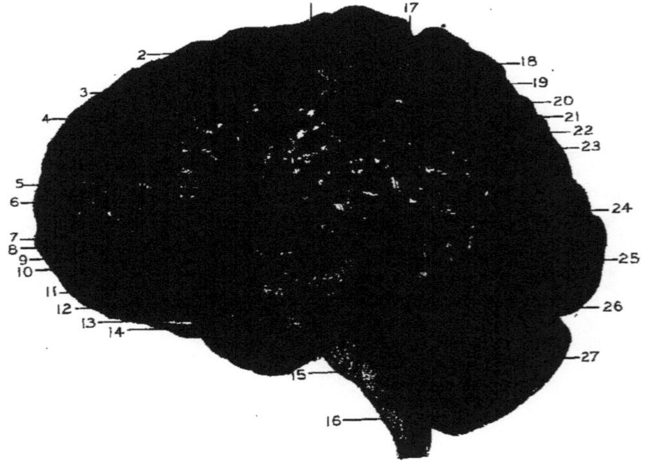

La surface corticale, qui est plus foncée que celle du cerveau, présente des plis recourbés et parallèles, et des scissures qui varient en profondeur et subdivisent cette surface en lobules. Il y a quatre lobules sur chaque hémisphère, le *lobule marginal*, le *lobule grêle*, le *lobule cunéiforme* ou *digastrique* et l'*amygdale* ou *tonsille*. La *scissure horizontale* sépare les faces supérieure et inférieure de chaque hémisphère du cervelet. L'espace entre les deux hémisphères, en dessous, s'appelle la *vallée*. La face supérieure est formée par un renflement du lobe médian que l'on nomme *vermis supérieur*. En avant il existe une *échancrure* qui reçoit les lobes optiques, la surface recouvrant les pédoncules supérieurs du cervelet et la valvule de Vieussens. En arrière on trouve une autre échancrure dans laquelle se loge la protubérance occipitale interne. Le *vermis supérieur* se divise en quatre parties. Le *lobule central* fait saillie en avant ; au-dessous de celui-ci et au-dessus de la valvule de Vieussens est située la *lingula*, lame transversale aplatie, qui présente de petites crêtes provenant des pédoncules du cervelet, les *frenula*. Derrière le lobule central on trouve le *monticulus cerebelli*, et en arrière on voit la *commissura simplex*.

Les lamelles constitutives du monticulus se continuent dans les *lobules quadrilatéraux*, de chaque côté, et celles qui forment la commissure se rendent aux *lobules postérieurs* (ou lobules en forme de *croissants*). Le *vermis inférieur* s'aperçoit le mieux après l'enlèvement des *amygdales*. Il consiste en trois portions, — la *pyramide*, l'*uvula* et le *nodulus*. A la partie antérieure de la surface inférieure se trouve le *lobule sous-pédonculaire* (ou *flocculus*). Passant du nodulus au flocculus, on voit un mince pli de substance blanche ayant l'apparence d'une valve, appelé le *velum médullaire postérieur*. Ce velum, en s'éloignant du cervelet, devient une couche très délicate de tissu recouvert par la pie-mère et ferme le quatrième ventricule. Une coupe longitudinale de l'un des hémisphères (Pl. 11, Fig. 3, et Pl. 12) montre une masse de substance blanche d'où partent des irradiations arborescentes enveloppées par la surface grise corticale. C'est l'*arbre de vie* (*arbor vitae*) du cervelet (Pl. 8, Fig. 1, N° 12). La substance blanche de chaque hémisphère contient dans son centre un noyau de substance grise, le *corps dentelé.*

La fonction du cervelet, d'après des observations physiologiques, serait de présider à la coordination des mouvements musculaires. Ainsi que nous l'avons dit, le cervelet est en rapport avec la moelle allongée par des fibres qui remontent des tractus restiformes pour constituer les *pédoncules inférieurs*, ou *cuisses inférieures*. Les parties latérales du pont de Varole sont les *pédoncules moyens*, ou *cuisses moyennes* du cervelet; et ses *pédoncules supérieurs*, ou *cuisses supérieures*, sont les fibres qui l'unissent au cerveau. Les fibres les plus internes des pédoncules supérieurs s'entrecroisent au-dessous des corps quadrijumeaux, en sorte que quelques fibres de l'une des moitiés du cerveau se continuent dans la moitié opposée du cervelet; beaucoup de ces fibres ont été suivies jusque dans les corps dentelés. Chacun des pédoncules supérieurs (*processus e cerebello ad testes*) forme la partie supérieure de la limite latérale du quatrième ventricule, et est relié à celui du côté opposé au moyen de la *valvule de Vicussens*, ou *velum médullaire supérieur*. La valvule est une mince couche de substance grise qui forme la paroi supérieure ou voûte du quatrième ventricule (Pl. 8, Fig. 2, N° 25).

Le *quatrième ventricule* est l'espace situé entre le cervelet et la face postérieure de la moelle allongée et du pont de Varole. Sur une coupe verticale (Pl. 8, Fig. 1, N° 10), sa forme est triangulaire. Cette subdivision de la cavité ventriculaire générale est la première partie du canal primordial central, qui se forme chez le fœtus. Ainsi qu'il vient d'être dit, le quatrième ventricule est recouvert par la valvule de Vieussens et limité de chaque côté par les pédoncules supérieurs du cervelet, et en arrière par les pyramides postérieures divergentes et les corps restiformes.

La membrane arachnoïde se continue en bas sur la face postérieure de la moelle épinière et il existe en cet endroit ordinairement une ouverture appelée *trou de Magendie*, par lequel le quatrième ventricule communique avec l'espace sous-arachnoïdien. Sur le plancher de ce ventricule existe un sillon qui commence en bas, dans une dépression (le *ventricule d'Arantius*), et qui se termine dans l'aqueduc de Sylvius. Les pédoncules inférieurs du cervelet, en divergeant de ce sillon médian, donnent une figure qui ressemble à la pointe d'un tuyau de plume et forme le *calamus scriptorius* des anciens anatomistes. L'*obex* est un repli arqué qui pend sur le sommet du calamus scriptorius. De chaque côté du sillon médian sont des éminences longitudinales, les *fasciculi teretes* que croisent les *stries transverses* (ou *stries acoustiques*), sur la partie postérieure du ventricule. En dehors du fasciculus teres de chaque côté, il existe une rainure peu profonde qui se termine en bas dans une dépression; c'est la *fossette postérieure*, dans l'intérieur de laquelle se trouve l'*éminence grise*. La *fossette antérieure* est une autre dépression située dans ce sillon, au niveau de la partie la plus large du ventricule. Les *éminences auditives* sont placées, de chaque côté, entre les fossettes. Elles sont traversées par les *stries acoustiques* mentionnées ci-dessus. Le nom de *locus cœruleus* est donné à un noyau de couleur gris-bleuâtre, placé à l'angle supérieur du ventricule. On trouve encore, sur le plancher du quatrième ventricule, les noyaux des nerfs crâniens qui y prennent origine. La pie-mère *(velum interpositum)*, qui tapisse le quatrième ventricule, se continue dans le troisième ventricule par l'aqueduc de Sylvius (ou *iter a tertio ad quartum ventriculum*). L'aqueduc est long d'environ un demi-pouce et ses parois sont formées par une grande quantité de substance grise, dans laquelle sont plongés les noyaux des troisième, quatrième et cinquième paires (noyau supérieur) de nerfs crâniens. Au devant et au-dessus de l'aqueduc de Sylvius se trouvent deux paires d'organes, les *corps quadrijumeaux* (Pl. 8, Fig. 2, N° 24) ou plus exactement, les *lobes optiques*, car d'eux naissent les nerfs optiques. Ils sont relativement petits chez l'homme, bien que leur taille, chez la plupart des animaux, soit en rapport avec la puissance visuelle. Chez les oiseaux il n'existe qu'une paire de lobes optiques. Dans les premières phases du développement de l'embryon humain, il n'y en a qu'une paire également; mais vers le septième mois de la vie intra-utérine, cette paire se subdivise en deux par la formation d'un sillon transverse. La paire postérieure comprend les plus petits, appelés *testes;* la paire antérieure, les *nates,* est formée par les plus volumineux qui sont de couleur plus foncée. Immédiatement au devant des nates se trouve un corps très vasculaire, en forme de cône, le *conarium,* ou *glande pinéale.* Cette glande est à peu près de la taille d'un noyau de cerise, et consiste en de nombreux petits follicules contenant des cellules. Ces cellules renferment une substance sableuse *(acervulus cerebri)* formée de carbonate de chaux et de phosphate de chaux et de magnésie. Ce curieux petit corps est plus grand chez l'enfant et chez la femme que chez l'homme. Sa fonction est inconnue, mais chez les oiseaux on le croit associé à l'instinct qui leur fait retrouver leur première demeure. La glande pinéale est reliée au cerveau par deux bandes blanches, ou cuisses (les *pédoncules de la glande pinéale*) qui s'étendent en avant sur les côtés internes des couches optiques, dans les parois latérales du troisième ventricule.

Le *troisième ventricule* est un espace étroit et allongé dans lequel l'aqueduc de Sylvius, qui passe au-dessous des corps quadrijumeaux, s'ouvre en avant. Son plancher est formé par les parties situées dans l'espace interpédonculaire, à la base du cerveau, — savoir, l'espace perforé postérieur, les corps mamillaires, le tubercule cendré, l'infundibulum et la lame grise (Pl. 6 et 8). Le velum interpositum s'étend transversalement au-dessus et forme avec le *fornix* (couche arquée de substance blanche située au-dessous du corps calleux), la voûte du troisième ventricule.

La cavité de ce ventricule est traversée par trois bandes commissurales. La *commissure postérieure,* située immédiatement au devant de la glande pinéale, est composée de fibres blanches qui relient les couches optiques. La *commissure médiane* ou *molle,* large d'un pouce à peu près, est composée de substance grise, et relie aussi les couches optiques. On ne la trouve pas toujours malgré un examen attentif. La *commissure antérieure* est une corde ronde et blanche située à la partie antérieure du ventricule et dont les fibres traversent les corps striés adjacents, pour gagner les lobes temporo-sphénoïdaux du cerveau. Immédiatement derrière la commissure antérieure se trouve le *trou de Mouro,* ouverture conduisant dans un court passage qui bientôt se ramifie à la manière de la lettre Y, faisant ainsi communiquer le troisième ventricule et les deux ventricules latéraux, ainsi que les plexus choroïdiens des côtés opposés. Le *velum interpositum* est un repli de la pie-mère, qui pénètre dans la cavité ventriculaire du cerveau, à travers la brèche qui existe entre ses lobes postérieurs et le cervelet, la *scissure transverse de Bichat* (Pl. 8, Fig. 2, N° 22). Sa forme correspond à celle du fornix et ses bords libres sont les franges contournées que l'on appelle les plexus choroïdes (Pl. 11, Fig. 2, Nos 8 et 19). Ces plexus sont formés de tissu conjonctif renfermant des veines et des artères très déliées. Au centre du velum se trouvent deux grandes veines (les *veines de Galien*) qui ramènent le sang des ganglions cérébraux dans le sinus droit (Pl. 4, Fig. 1, N° 9).

Les masses ganglionnaires de la base du cerveau sont au nombre de quatre, disposées en deux paires. Les masses antérieures sont appelées *corps striés,* par suite de l'alternance de couches blanches et grises à leur intérieur. Les ganglions postérieurs sont les *couches optiques*; ce sont des masses ovales placées de chaque côté du troisième ventricule, qui enveloppent les pédoncules du cerveau, et qui contribuent par leur face supérieure à former le plancher des ventricules latéraux. L'enlèvement des plexus choroïdes les met à nu. Elles sont composées de substance grise recouverte d'une mince couche superficielle de substance blanche. La face supérieure de chaque couche optique est subdivisée par un sillon oblique en un *tubercule antérieur* et un *tubercule postérieur,* ou *pulvinar.* En bas et en arrière des couches optiques, de chaque côté, on trouve deux petites éminences grises, appelées *corps genouillés,* interne et externe, selon leur position. Ils sont en rapport avec les racines du tractus optique (*brachia*) et reliés en arrière par des bandes blanches aux corps quadrijumeaux correspondants.

Les bords internes des couches optiques sont recouverts par les plexus choroïdes, qui les séparent du *fornix,* couche de substance blanche qui se recourbe au-dessus de la région interthalamique, et ferme le troisième ventricule.

Le *fornix* est formé par une portion centrale triangulaire, le *corps*, dont la partie la plus large est en arrière du corps calleux et en rapport intime avec lui, et par des prolongements antérieurs et postérieurs, connus sous le nom de *piliers ou cuisses du fornix*. Les *piliers postérieurs* descendent des angles externes du corps, dans la corne moyenne des ventricules latéraux, constituant les *grands hippocampes* et se terminant dans le *pied de l'hippocampe*. Dans leur trajet, ils se trouvent en contact avec le pulvinar de la couche optique, de chaque côté. Les *piliers antérieurs* se recourbent en bas en quittant la partie antérieure du fornix, s'éloignent du corps calleux au niveau du trou de Monro, dans le plancher du troisième ventricule, puis, recevant les pédoncules de la glande pinéale et des fibres du tænia et du septum lucidum, ils apparaissent à la base du cerveau ; leurs fibres constitutives se tordent en forme de huit de chiffre et se dirigent en haut et en arrière dans les portions antérieures des couches optiques. La courbe que décrivent à la base du cerveau les fibres de chaque pilier antérieur, forme le corps mamillaire (*corpus albicans*), de ce côté, ainsi qu'il a été dit précédemment à propos de cette région.

Sur la partie de la face inférieure du fornix, qui repose sur le velum interpositum, on trouve quelques fibres transversales qui viennent du corps calleux et forment la *lyre*.

Le *septum lucidum* (Pl. 8, Fig. 2, N° 6) est une cloison verticale, délicate, presque translucide ; il se détache de la face antérieure du fornix, du point où celui-ci se recourbe en bas, et il s'attache en haut et en avant à la face inférieure du corps calleux. Il se compose de deux couches, chacune étant formée de substance grise en dedans et de substance blanche en dehors, et l'espace situé entre elles est appelé le *cinquième ventricule*. Cette cloison sert à diviser l'espace ventriculaire supérieur, placé à l'intérieur des hémisphères cérébraux, en *ventricule latéral droit* et *ventricule latéral gauche*. Dans le cas d'épanchement séreux à l'intérieur de la cavité ventriculaire générale du cerveau, cette cloison est souvent rompue, établissant ainsi une libre communication de l'un des côtés à l'autre.

Les *ventricules latéraux* (Pl. 11) sont de forme semilunaire et chacun comprend une partie centrale, ou *corps*, et des cornes *antérieure, moyenne et postérieure*, qui s'étendent respectivement dans les lobes frontal, temporo-sphénoïdal et occipital. Le plancher de la portion centrale de chacun des ventricules latéraux offre à considérer plusieurs parties dignes d'intérêt et qui sont les suivantes : En arrière, le bord du pilier postérieur du fornix (le *corps frangé*) apparaît sous l'aspect d'une corde blanche accompagnant le grand hippocampe et est appelé quelquefois, pour cette raison, le *tænia de l'hippocampe*. En avant est le plexus choroïdien, qui s'étend ordinairement si loin en avant dans la cavité, qu'il ne laisse voir qu'une très petite portion de la couche optique sous-jacente, à moins qu'on ne la découvre à dessein. Au-delà de la couche optique, et la séparant de la portion caudée du corps strié, ou masse ganglionnaire antérieure, on trouve la bande blanche, appelée d'après son trajet, *tænia semicircularis*. Le tænia se dirige en bas et en avant, en rapport avec le pilier antérieur du fornix, et confond ses fibres avec celles du corps mamillaire, comme nous l'avons déjà dit. En arrière, il pénètre dans la corne moyenne du ventricule latéral, et se perd, en apparence, dans la substance blanche de cette cavité ; mais il se termine réellement dans la substance grise, le *noyau de l'amygdale* (*nucleus amygdalae*). Du fait que la face supérieure du tænia est un peu plus dure que sa partie plus profonde, elle a été appelée par Tarin, la *bandelette cornée*.

A la partie antérieure du centre du ventricule latéral, on aperçoit la *portion intraventriculaire* du *corps strié* (Pl. 11, Fig. 2, N° 15). Ce ganglion central ne se comprend bien que sur une coupe horizontale partant du tænia semicircularis et dirigée en dehors, sur laquelle il paraît formé de cinq parties. La portion intra-ventriculaire, ou *noyau caudé*, du corps strié, mentionnée ci-dessus, est une masse de substance grise, pyriforme, dont la partie élargie est dirigée en avant dans le ventricule latéral, et dont l'extrémité rétrécie, la *queue* ou *surfaix*, se continue dans la corne moyenne aussi loin que le noyau de l'amygdale. La surface du

PLANCHE VIII

Figure 1

Circonvolutions et scissures de la face interne de l'hémisphère gauche du cerveau et coupe médiane à travers la base du cerveau, du cervelet, du pont de Varole et de la moelle allongée. Même cerveau que sur les planches VI et VII).

1. La circonvolution frontale ascendante.
2. La scissure de Rolando.
3. La circonvolution pariétale ascendante.
4. Le précuneus ou lobe carré.
5. La scissure pariéto-occipitale.
6. Le cuneus ou lobe cunéiforme.
7. La scissure calcarine.
8. Les corps quadrijumeaux.
9. L'aqueduc de Sylvius, conduisant du troisième au quatrième ventricule.
10. Le quatrième ventricule.
11. La scissure transverse.
12. L'arbor vitae du cervelet.
13. Le lobe gauche du cervelet.
14. La circonvolution frontale supérieure.
15. La scissure calloso-marginale.
15. La circonvolution forniquée (gyrus fornicatus).
17. Le corps calleux.
18. La courbe antérieure de la scissure calloso-marginale.
19. Le septum lucidum.
20. Le fornix.
21. Le thalamus opticus.
22. La circonvolution frontale inférieure.
23. Le corpus albicans ; corps mamillaire.
24. Le nerf optique.
25. La scissure de Sylvius.
26. Le nerf oculo-moteur.
27. Le pont de Varole.
28. Le lobe temporo-sphénoïdal.
29. La moelle allongée.

Figure 2

Les circonvolutions et les scissures de la face interne de l'hémisphère droit du cerveau et coupe médiane à travers la base du cerveau, du cervelet, du pont de Varole et de la moelle allongée. (Même cerveau que sur les planches VI et VII).

1. Circonvolution frontale supérieure.
2. Scissure calloso-marginale.
3. La circonvolution frontale moyenne.
4. La circonvolution forniquée.
5. Le corps calleux.
6. Le septum lucidum.
7. Le fornix.
8. Le pilier antérieur du fornix.
9. Le thalamus optique.
10. La circonvolution frontale inférieure.
11. Le corpus albicans.
12. Le nerf optique.
13. Le nerf oculo-moteur.
14. Le pont de Varole.
15. La moelle allongée.
16. La scissure de Rolando.
17. La scissure calloso-marginale.
18. Le lobe carré.
19. Le corps calleux.
20. La scissure pariéto-occipitale.
21. Le lobe cunéen.
22. Le valum interpositum.
23. La scissure calcarine.
24. Les corps quadrijumeaux.
25. La valvule de Vieussens.
26. La grande scissure transverse.
27. Le quatrième ventricule.
28. L'arbor vitae du cervelet
29. Le lobe droit du cervelet.

Fig 1

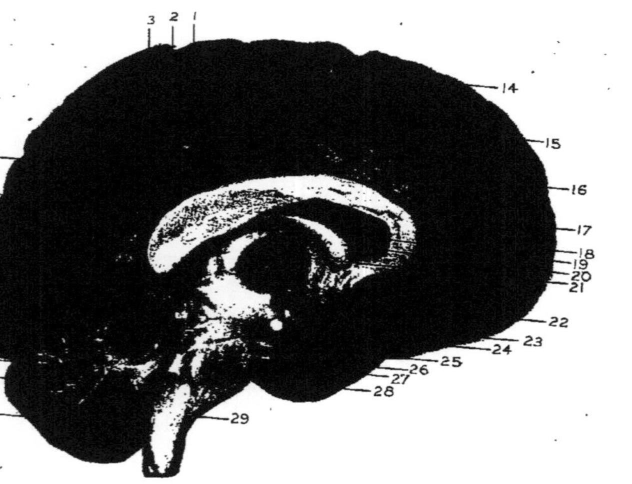

Fig 2

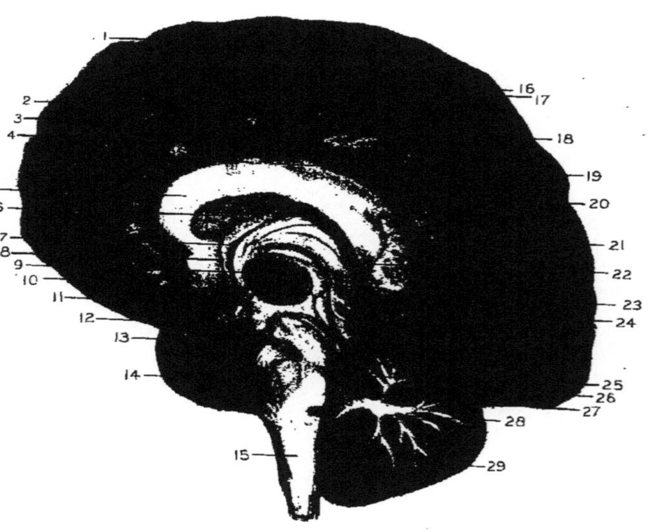

noyau caudé, à l'état frais, est couverte d'un plexus de veines qui se déversent dans les veines de Galien. La portion *extra-ventriculaire*, ou *noyau lenticulaire* (Pl. 11, Fig. 1, N° 6) du corps strié, est plus volumineuse; elle est logée à l'intérieur de la substance blanche de l'hémisphère, et séparée du noyau caudé par une couche de matière blanche, la *capsule interne* (Pl. 11, Fig. 1, N° 12).

Sur la face externe du noyau lenticulaire se trouve une autre couche de tissu blanc, la *capsule externe* (Pl. 11, Fig. 1, N° 30) qui sépare ce noyau d'une mince couche de substance grise, le *claustrum*. En dehors de ce dernier, on trouve la substance blanche sous-jacente au lobe central, ou insula de Reil, le claustrum étant formé par une inclusion d'une partie de la face profonde des circonvolutions de ce lobe.

Une coupe verticale et transversale du noyau lenticulaire montre qu'il est composé de trois noyaux plus petits, l'interne, de couleur grise, le moyen, d'un jaune foncé, et l'externe, rougeâtre. Ils sont séparés par des couches de fibres provenant des circonvolutions de l'opercule. Le *noyau de l'amygdale* est placé au-dessous du corps strié, il est en rapport avec la queue du noyau caudé, et se continue avec la partie profonde de l'écorce du lobe temporal. Les noyaux caudé et lenticulaire sont reliés par de nombreuses stries grises, qui traversent la capsule interne et donnent à l'ensemble la striation particulière à laquelle il doit son nom. La *capsule interne* consiste en fibres blanches passant entre le noyau caudé et la couche optique, d'une part, et le noyau lenticulaire, d'autre part. Sa portion antérieure ou *caudo-lenticulaire* est composée de fibres provenant du lobe frontal, et sa portion postérieure, ou *thalamo-lenticulaire*, de fibres motrices, venant de l'opercule et se dirigeant, à travers la croûte (crusta) du pédoncule cérébral, vers la pyramide antérieure de la moelle allongée. Des fibres venant des lobes temporal et occipital entrent également dans la composition de l'extrémité du segment *thalamo-lenticulaire*, et elles se dirigent vers le cervelet, à travers le pédoncule cérébral et le pont de Varole. On trouve encore dans ce segment des fibres qui vont de l'écorce cérébrale au thalamus et à la substance grise de la protubérance. Ces fibres divergent au-dessus du noyau caudé et s'entremêlent avec les fibres du corps calleux. La *capsule externe* est plus mince que l'*interne*, avec laquelle elle se continue en arrière. Elle consiste en fibres blanches qui sont en rapport avec le claustrum et qui proviennent du pédoncule du cerveau et de la commissure antérieure du troisième ventricule.

Les *cornes postérieures* (ou *cavités digitales*) des ventricules latéraux, n'ont pas toujours un égal développement dans les deux hémisphères, et quelquefois elles font complètement défaut. Elles se recourbent ordinairement en arrière, dans la substance des lobes occipitaux. Sur le plancher de chaque corne postérieure est une éminence en forme de griffe, le petit *hippocampe*, qui doit aussi le nom de *calcar* à ce qu'elle est produite par un plissement des circonvolutions contiguës de la scissure calcarine. Entre les cornes postérieure et moyenne est une masse unie de grandeur variable, l'*éminence collatérale* (ou *pes accessorius*), formé par une invagination de la scissure collatérale. Les *cornes moyennes*, ou *descendantes*, sont les plus grands des prolongements de la cavité des ventricules latéraux. Elles descendent dans les lobes temporo-sphénoïdaux vers la base du cerveau, et chacune décrit une courbe remarquable dirigée en arrière, en dehors et en bas autour des parties postérieures des couches optiques, et en avant et en dedans autour des pédoncules du cerveau : d'où une certaine ressemblance avec la forme des cornes d'un bélier, ce qui leur a valu également le nom de *cornes d'Ammon*. Elles se terminent très près des scissures de Sylvius. Se continuant avec le petit hippocampe de la corne postérieure de chaque côté, une éminence longue, blanche et arrondie suit la courbe de la corne moyenne et occupe la plus grande partie de sa cavité, c'est le *grand hippocampe*. Ce corps est formé par l'invagination de la circonvolution de l'hippocampe. Se prolongeant le long de son bord supérieur on trouve le *tænia de l'hippocampe*, bande blanche qui se continue avec le pilier postérieur du fornix, comme nous l'avons vu. A l'extrémité inférieure du grand hippocampe sont quatre ou cinq petites saillies séparées par des dépressions qui donnent vaguement l'aspect d'une patte d'animal et qui forment le *pied de l'hippocampe.* Le long du bord interne du grand hippocampe, aux environs de la scissure de l'hippocampe (qui est en réalité la partie latérale de la scissure transverse), il existe un cordon composé de fibres blanches du fornix (*corps frangé*) allant à la circonvolution uncinée. On voit en cet endroit une crête de substance grise, dentelée, le *fascia dentata,* qui tire son nom de la disposition des artères choroïdiennes au moment où elles traversent la *scissure dentée,* pour pénétrer dans la corne moyenne.

Les *cornes antérieures* des ventricules latéraux se recourbent en dehors, en divergeant l'une de l'autre, dans la substance des lobes frontaux autour du noyau caudé du corps strié.

La voûte générale des ventricules latéraux est formée par le *corps calleux,* qui, du fait d'être formé de fibres blanches transversales, passant d'un hémisphère à l'autre, est appelé la *grande commissure transverse* du cerveau. Le *corps calleux* (Pl. 8, Fig. 2, N° 5) est plus épais et plus large à sa partie postérieure, le *splenium,* lequel est en rapport avec la scissure transverse au point d'entrée de la pie-mère dans les ventricules. Il se recourbe en avant par dessus la cavité ventriculaire sur une longueur de dix centimètres, ou environ quatre pouces, et sa partie antérieure se réfléchit en bas et en arrière, pour former le *genou.* La partie la plus inférieure de la courbure est appelée le *rostrum* (ou bec), et se termine par les deux *pédoncules du corps calleux,* qui disparaissent chacun séparément dans les scissures de Sylvius. Sur la face supérieure du corps calleux, il existe un sillon médian, ou *raphé,* et à l'état frais, de chaque côté de ce sillon, on distingue sans peine deux *stries longitudinales* blanches, appelées les *nerfs de Lancisi.* On y voit encore d'autres fibres parallèles et extérieures aux dernières, les *stries latérales.* Les artères cérébrales antérieures courent d'avant en arrière sur la face supérieure du corps calleux et prennent le nom d'artères du corps calleux (Pl. 4, Fig. 1, N° 16). Sur ses bords externes, le corps calleux est recouvert, de chaque côté, par le gyrus fornicatus (Pl. 8). Les bords eux-mêmes sont connus sous le nom de *lèvres du cerveau,* et les espaces qui existent entre eux et la commissure constituent les *ventricules du corps calleux*. Sur une coupe, soit verticale, soit horizontale du cerveau, la substance blanche se montre mouchetée de points (les *puncta vasculosa*) produits par l'écoulement du sang des vaisseaux sectionnés de la substance médullaire (Pl. 11, Fig. 2, N° 13).

La substance médullaire du cerveau est constituée par des fibres fines et blanches, que l'on peut diviser en fibres longitudinales, transversales ou divergentes. Les *fibres longitudinales* forment le fornix, les stries longitudinales, les tænia semicirculaires, les gyri fornicati, les gyri uncinati et les pédoncules de la glande pinéale. Les *fibres transversales* réunissent les deux hémisphères, et se trouvent dans le corps calleux et dans les commissures antérieure et postérieure. Les *fibres divergentes* ou *pédonculaires* proviennent en partie de la croûte, et en partie de la calotte des pédoncules du cerveau et ont leur origine dans la moelle et le bulbe. Celles qui proviennent de la croûte dérivent principalement des pyramides antérieures de la moelle, elles reçoivent, dans leur trajet à travers la croûte, des fibres des parois grises de l'aqueduc de Sylvius et du locus niger, et se dirigent en avant et en dehors vers la capsule interne, entre les noyaux caudé et lenticulaire de chaque côté. Elles envoient des fibres aux noyaux des corps striés et en reçoivent de ceux-ci, puis, après leur sortie de la capsule, elles rayonnent dans toutes les directions vers l'écorce du cerveau, formant la *couronne rayonnante*. Beaucoup des fibres de la croûte ont été suivies directement à travers la capsule interne jusqu'au cortex. Le faisceau *pyramidal* est composé de fibres semblables qui se rendent à la substance grise des circonvolutions frontales et pariétales ascendantes, dans le voisinage du sillon de Rolando. Quelques faisceaux des fibres de la portion externe de la croûte ont été suivies dans les circonvolutions occipitales des hémisphères et sont désignés sous le nom de *faisceaux sensoriels directs*. Les fibres de la calotte proviennent de la formation réticulaire de la moelle allongée et sont rejointes par des fibres des pédoncules supérieurs et moyens du cervelet, et par des fibres des corps quadrijumeaux; elles se terminent selon toute apparence, dans la région sous-thalamique et dans les couches optiques. Beaucoup de fibres des portions externes des couches optiques divergent en rayonnant dans les lobes temporo-sphénoïdaux et occipitaux. Elles constituent la *radiation thalamique.* On observe encore des fibres en forme d'arc, ou fibres d'association, qui mettent les circonvolutions voisines en communication les unes avec les autres.

Les anatomistes ont employé beaucoup de patience et d'étude critique à débrouiller les fibres de la substance médullaire du système cérébro-spinal. Enoncées brièvement, les conclusions tirées de leurs observations établissent l'existence de trois systèmes de centres nerveux, et de trois systèmes de fibres nerveuses, au moyen desquels les impressions sont transmises de la périphérie à la surface corticale grise des hémisphères et inversement. Les centres nerveux sont la substance grise de la moelle et du bulbe, les couches optiques et les corps striés, et la surface corticale des circonvolutions. Les fibres nerveuses sont : celles qui relient la périphérie à la substance grise de la moelle et du bulbe, celles qui relient la substance grise de la moelle et du bulbe aux centres ganglionnaires de la base, couches optiques et corps striés, et celles qui mettent ces centres en rapport avec l'écorce des circonvolutions. La fonction exacte des ganglions de la base n'est pas connue, mais d'après leurs rapports, on peut supposer que les *corps striés* sont en relation avec le *mouvement*, et les *couches optiques*, avec la *sensation.* Chez tous deux l'*action est croisée* ; cette conclusion est corroborée par des faits cliniques et pathologiques, de même que par des expériences physiologiques.

L'apoplexie accompagnée d'hémorrhagie de l'une des artères lenticulo-striées, dans la substance de l'un ou l'autre des corps striés, est suivie de paralysie du mouvement du côté opposé du corps, sans perte de la sensation ; une lésion similaire de l'une ou l'autre des couches optiques est suivie de la perte de la sensation du côté opposé, sans diminution du pouvoir moteur.

Le rapport topographique de la limite antérieure des corps striés avec la surface extérieure de la tête, peut être à peu près indiqué

Planche IX

Figure 1

Le côté droit de la tête ; le cuir chevelu est enlevé pour présenter une vue topographique du crâne dans ses relations avec le cerveau. Le muscle temporal et son fascia ont de même été enlevés, pour montrer leurs crêtes.

1. La jonction des sutures coronale et sagittale (le *bregma*).
2. La section du cuir chevelu.
3. L'éminence pariétale.
4. La jonction des sutures lambdoïde et sagittale (le *lambda*).
5. Le point de réunion des os occipital, pariétal et temporal (l'*astérion*).
6. La protubérance occipitale externe (l'*inion*).
7. La suture coronale.
8. Le point où la crête, à laquelle s'insère le fascia temporal, traverse la suture coronale (le *stephanion supérieur*).
9. L'éminence frontale.
10. Le point d'intersection de la crête du muscle temporal et de la suture coronale (le *stephanion inférieur*).
11. La crête sourcilière recouverte par les tissus des sourcils (l'*ophryon*).
12. Le sommet de la suture squamo-pariétale.
13. La jonction des os nasaux et du frontal (le *nasion*).
14. La position de l'angle antéro-inférieur de l'os pariétal, sa jonction avec la grande aile du sphénoïde et les os frontal et temporal (le *ptérion*).

Figure 2

Côté droit de la tête ; le crâne est enlevé, montrant la dure-mère et les branches principales de la grande artère méningée. On voit ici en même temps les rapports du cuir chevelu avec les tables du crâne dans leur application chirurgicale, et particulièrement dans l'opération du trépan.

1. Le cuir chevelu.
2. Le péricrâne.
3. L'aponévrose épicrânienne.
4. La table externe compacte du crâne.
5. Le diploé.
6. La table interne compacte du crâne.
7. La branche postérieure de la grande artère méningée.
8. La dure-mère.
9. La branche antérieure de la grande artère méningée et sa veine.
10. La branche moyenne de la grande artère méningée et sa veine.
11. La position de l'angle antéro-inférieur de l'os pariétal, correspondant à la racine de la grande artère méningée.

Fig 1

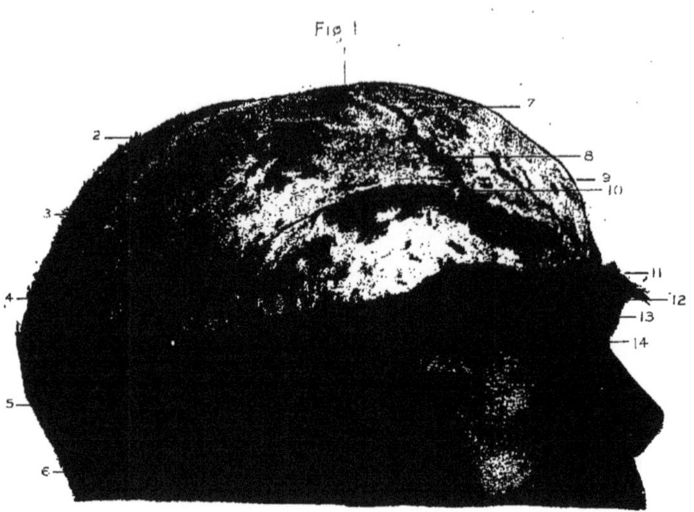

Fig 2

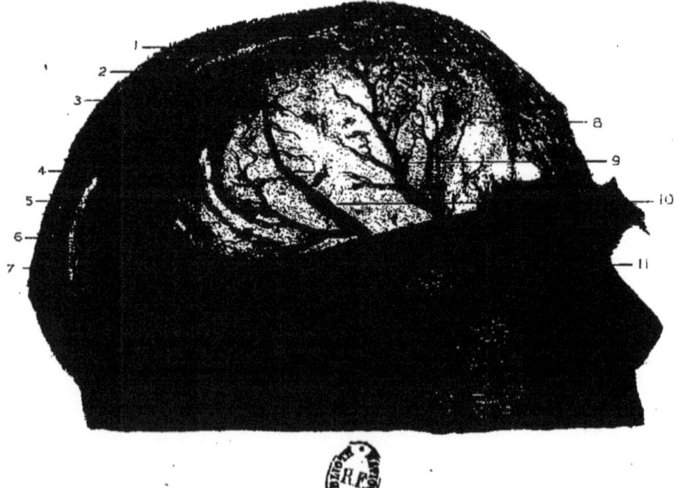

Copyright, 1891, by George McClellan, M.D.

Armstrong & Co. Lith. Boston.

par une ligne tirée, de chaque côté, du stéphanion au ptérion (Pl. 2, Fig. 1). Le même rapport relatif des couches optiques, à l'intérieur de la tête, peut être indiqué par une ligne verticale antérieure, tirée du bregma à l'ouverture auditive externe de chaque côté, et une ligne verticale postérieure tirée de l'éminence pariétale à l'astérion (Pl. 2, Fig. 1). Une ligne tirée d'avant en arrière, sur le côté de la tête, de l'ophryon à l'occiput, à travers l'astérion, indiquera la position du ventricule latéral; sa limite antérieure correspond à une ligne allant du stéphanion au ptérion, et sa limite postérieure à une ligne joignant l'éminence pariétale à l'astérion.

L'opération du trépan faite pour ponctionner les ventricules en cas d'hémorrhagie intra-crânienne, est sujette à bien des hasards, et exige une connaissance parfaite de la position du corps strié et des couches optiques, et de leurs rapports avec la région très vasculaire de la fosse sylvienne et de l'insula de Reil; en ce point les vaisseaux corticaux sont gros et situés près de leur origine des artères cérébrales moyenne et carotide interne. Si l'on tente l'opération, pour éviter cette aire importante, le meilleur point pour appliquer le trépan sera sur une ligne tirée de l'ophryon au lambda, à mi-chemin entre l'ouverture auditive externe et l'astérion. On mettra ainsi à découvert le lobe temporo-sphénoïdal aux environs de la jonction des circonvolutions temporo-sphénoïdales moyenne et inférieure. Un fin trocart dirigé en avant et obliquement en bas atteindra (chez l'adulte) le ventricule latéral correspondant. Si le ventricule est distendu par du sang, ses parois seront atteintes à deux centimètres et demi, ou environ un pouce, de la surface. Dans deux cas qui se sont présentés dans la clientèle de l'auteur et où une ponction exploratrice a été pratiquée, bien qu'aucun bénéfice n'ait été retiré de l'opération, aucun effet mauvais n'a été constaté; les autopsies n'ont révélé aucune lésion de la substance médullaire même à l'examen microscopique.

LA RÉGION DE L'OREILLE

L'OREILLE (AURIS) OU ORGANE DE L'OUÏE, est formée de *deux parties accessoires*, le *pavillon* ou *auricule* qui rassemble les vibrations aériennes et les dirige vers le *conduit auditif externe*, par lequel elles sont transmises à l'*oreille moyenne* ou *tympan ;* et d'une *partie essentielle*, l'*oreille interne* ou *labyrinthe* qui perçoit le son par suite de l'impression que ces vibrations produisent sur le nerf auditif.

Le PAVILLON, OU AURICULE (Pl. 17), fait saillie sur les côtés de la tête ; il est mobile et s'attache au trou auditif externe de l'os temporal par les ligaments auriculaires antérieur et postérieur et les muscles auriculaires antérieur, supérieur et postérieur. Le *ligament antérieur* relie la partie antérieure du pavillon à la racine de l'arcade zygomatique, et le *ligament postérieur* relie la partie postérieure du pavillon à l'apophyse mastoïde. *Les muscles auriculaires antérieur et supérieur* (Pl. 20, N° 42) naissent de l'arcade temporale formée par l'aponévrose du muscle occipito-frontal et s'insèrent l'un à la partie frontale, l'autre à la partie supérieure du pavillon. Le *muscle auriculaire postérieur* consiste en quelques faisceaux charnus qui s'attachent à la base de l'apophyse mastoïde et à la partie postérieure du pavillon. Les muscles auriculaires sont très imparfaitement développés chez l'homme et en conséquence l'auricule ne possède qu'une capacité fonctionnelle limitée ; les personnes qui en sont privées n'éprouvent qu'une très légère diminution du pouvoir de l'ouïe. Le *pavillon* est formé d'un fibro-cartilage jaune, d'un peu de graisse et de tissu conjonctif ; il est recouvert par une expansion des téguments de la partie latérale de la tête et cette peau adhère très intimement au cartilage. Le cartilage auriculaire est une lame irrégulière et incomplète présentant de nombreuses saillies spéciales et des concavités. Les fentes du cartilage (ou scissures de Santorini) sont comblées par du tissu fibreux. Le bord replié du pavillon est appelé l'*hélix* (Pl. 17, N° 9) ; la saillie qu'il circonscrit est l'*anthélix;* le sillon qui sépare l'hélix de l'anthélix est la *fosse de l'hélix* (ou *fosse scaphoïde).* La partie supérieure de l'anthélix se divise en avant et entoure la *fosse de l'anthélix* (ou *fosse ovale).* La conque est la concavité profonde qui conduit dans le conduit auditif. Au-devant de la conque se trouve le *tragus* (Pl. 17, N° 13), saillie conique qui est ordinairement couverte de quelques poils très apparents. Derrière le tragus, à la partie externe de la conque, est l'*antitragus.* Le tragus et l'antitragus sont séparés par une profonde échancrure, l'*incisure.* Au-dessous de la conque se trouve la portion molle et pendante du pavillon, le *lobule* (Pl. 17, N° 16), qui se compose de graisse et de tissu fibreux recouvert par la peau et sans soutien cartilagineux. La conformation du pavillon de l'oreille et la façon dont il s'insère sur la partie latérale de la tête sont très variables. Le bord de l'hélix est souvent irrégulier et présente une saillie conique à sa partie supérieure. La *peau* qui recouvre le pavillon est mince avec très peu de tissu sous cutané et adhère intimement au périchondre sous jacent, surtout à l'intérieur des fosses ou concavités. Sur l'hélix et la partie postérieure du pavillon, elle est un peu plus lâche, et peut devenir extrêmement gonflée et douloureuse par la tension qui résulte de l'inflammation de ces parties, par exemple dans l'érysipèle. Il existe de nombreuses glandes sébacées dans l'intérieur de la fosse scaphoïde et de la conque. Outre les bandes de tissu fibreux, qui comblent les brèches du cartilage auriculaire, et qu'on nomme les *ligaments intrinsèques*, il y a divers petits muscles qui s'étendent entre les différentes parties du cartilage. On trouve sur la face convexe du pavillon quelques fibres musculaires qui, s'étendant de la conque au bord postérieur de l'hélix, forment le *muscle auriculaire transverse*, et d'autres fibres qui vont du sommet de la conque au point culminant de la partie postérieure de l'anthélix, et constituent le *muscle auriculaire oblique.* A la face externe, ou concave, de la conque, on trouve le *muscle du tragus* consistant en fibres verticales situées au-devant du tragus; le *muscle de l'antitragus* qui est ordinairement bien développé et s'étend obliquement de l'antitragus à l'apophyse caudée de l'hélix; le *grand muscle de l'hélix*, qui remonte le long de la partie antérieure de l'hélix et s'étend de l'apophyse caudée à la partie la plus élevée de l'hélix, à l'endroit où elle commence à se recourber en arrière, et le *petit muscle de l'hélix*, qui se dirige en avant du plancher de la conque à l'extrémité de l'hélix. Tous ces muscles auriculaires intrinsèques reçoivent des filets du nerf facial.

Les *artères* du pavillon dérivent des artères auriculaire postérieure, temporale et occipitale. Les veines se rendent dans la veine temporale. Les nerfs sont les filets de la grande branche auriculaire du plexus cervical superficiel, la branche auriculo-temporale du maxillaire inférieur, la branche auriculaire postérieure du facial, et la branche auriculaire (d'Arnold), du nerf pneumogastrique. Ce dernier innerve surtout la conque.

Le CONDUIT AUDITIF EXTERNE est un conduit ovale long de trois centimètres, ou environ un pouce et quart, et qui se dirige comme la portion pétreuse de l'os temporal, obliquement en dedans et en avant, de la conque au tympan. C'est un canal ovale, incurvé : son diamètre vertical le plus grand est au niveau de la conque et son diamère horizontal le plus grand est au niveau de la membrane du tympan, qui ferme complètement le fond du conduit auditif. Par suite de la direction oblique de la membrane du tympan, le plancher du canal est un peu plus long que la voûte, qui atteint sa plus grande élévation en son milieu. Le milieu du conduit auditif en est aussi la portion la plus étroite et constitue le plus grand obstacle à l'extraction de corps étrangers du fond du canal. Les douze premiers millimètres (un demi pouce) du conduit auditif sont formés par un prolongement tubulaire du cartilage du pavillon, prolongement fortement uni à la portion osseuse ; il est cependant incomplet à sa partie supérieure et postérieure, où la brèche est comblée par du tissu fibreux. La *portion cartilagineuse du canal* peut être rendue presque rectiligne en attirant le pavillon en haut, en dehors et en arrière. Elle est tapissée par des téguments contenant beaucoup de glandes sébacées et cérumineuses. Les glandes sébacées sont fréquemment le siège de minuscules abcès, extrêmement douloureux. Les glandes cérumineuses sécrètent le cerumen, ou cire de l'oreille.

La portion osseuse a une longueur de deux centimètres, ou environ trois quarts de pouce ; elle est plus rétrécie que la portion cartilagineuse, et formée par la plaque auditive en haut et par la plaque tympanique en bas. La plaque auditive s'étend jusqu'au tympan, tandis que la plaque tympanique, a son extrémité interne, est creusée d'un sillon pour l'insertion de la membrane du tympan. La *paroi supérieure* de la portion osseuse du conduit auditif n'est séparée de la cavité crânienne, comme nous l'avons vu, que par une mince couche d'os qui peut se rompre en cas d'abcès ou de maladie osseuse, ce qui cause une méningite. La *paroi antérieure* est en rapport avec le condyle de la mâchoire inférieure et une partie de la glande parotide. La *paroi postérieure* sépare le conduit auditif des cellules mastoïdiennes, mais elle est si mince, qu'elle peut se briser en cas d'affection mastoïdienne. La *paroi inférieure* est très dense, et correspond à l'apophyse vaginale de l'os temporal. La peau qui tapisse l'intérieur de la portion osseuse du conduit auditif est très mince ; elle adhère au périoste et ne contient pas de glandes sébacées. La structure des *glandes cérumineuses* les font ressembler à des glandes sudoripares hypertrophiées ; elles se trouvent surtout dans la peau qui tapisse la portion cartilagineuse, bien que l'on en rencontre quelques-unes le long de la voûte de la partie osseuse du canal. La peau, au fond du conduit auditif, revêt la membrane du tympan, formant ainsi un cul-de-sac, de sorte qu'après macération le sac constitué par les téguments du conduit auditif externe peut être enlevé pour montrer la forme exacte du *conduit* auditif.

La MEMBRANE DU TYMPAN (Pl. 3, Fig. 5, N° 17), est une membrane ovale, mince et à moitié transparente, insérée obliquement de haut en bas, et de dehors en dedans, dans un sillon osseux situé à la terminaison du conduit auditif externe. Chez les enfants, cette membrane occupe une position plus oblique que chez l'adulte, par suite du développement imparfait des parois osseuses du canal auditif. Il y a généralement, mais non toujours, à la partie supérieure du sillon dans lequel la membrane est attachée, une échancrure dite *échancrure de Rivinus,* laquelle est simplement recouverte par la peau qui tapisse le conduit auditif et qui peut permettre l'issue d'un liquide accumulé dans l'intérieur de l'oreille moyenne, sans perforation de la membrane. La membrane du tympan est moins solidement attachée au niveau de cette échancrure que sur le reste de sa circonférence : c'est pourquoi, une violente secousse peut la rompre en cet endroit. Cette membrane est composée de tissu fibreux, dont la plupart des fibres rayonnent du centre, qui reçoit le manche du marteau et se trouve légèrement attiré en dedans, d'où le nom d'*ombilic* donné à cette partie de la membrane. La membrane du tympan est recouverte sur sa face externe par la peau qui tapisse le conduit auditif, ainsi qu'il vient d'être dit, et sur sa surface interne par la muqueuse qui tapisse la caisse du tympan. Elle est nourrie par la branche tympanique de l'artère maxillaire interne, qui pénètre par la scissure de Glaser, et reçoit un filet du nerf auriculo-temporal.

Le TYMPAN, OU OREILLE MOYENNE, est une cavité irrégulière, placée à l'intérieur de la portion pétreuse de l'os temporal : elle remplit l'office d'une chambre à air, située entre le conduit auditif et le labyrinthe ou oreille interne, et à sa partie antérieure elle communique avec le pharynx par la trompe d'Eustache, de sorte que la pression atmosphérique se trouve être égale des deux côtés de la membrane du tympan. La *cavité tympanique* (Pl. 3, Fig. 5, n° 15), est un peu plus large en arrière et en haut, qu'en bas et en avant ; elle est traversée par une chaîne de trois petits os, les *osselets,* mobiles les uns sur les autres et réunis par des ligaments; cette chaîne s'étend entre la membrane du tympan et la fenêtre ovale du labyrinthe, de manière à transmettre les vibrations à travers la caisse. La cavité du tympan n'a pas tout à fait douze millimètres, ou un demi pouce, de long d'avant en arrière, environ six millimètres ou un quart de pouce, dans sa direction verticale, et de deux à quatre millimètres, ou de un douzième à un sixième de pouce, de large, de sa paroi externe à sa paroi interne. Les parois osseuses de cette cavité sont très minces et ont d'importants rapports avec les organes avoisinants. La *paroi supérieure* ou *voûte*, est une mince plaque osseuse faisant partie de la face antérieure du rocher et elle est tout près de la jonction des portions écailleuse et pétreuse de l'os temporal. Il existe chez l'enfant une suture squamo-pétreuse, située dans la voûte du tympan, par laquelle l'inflammation de la membrane de revêtement de la caisse peut se transmettre à la dure-mère, dans l'intérieur de la cavité crânienne. Le *plancher* consiste en une plaque osseuse, très étroite et délicate, recouvrant la fosse jugulaire et perforée en avant d'un petit trou par où passe la branche tympanique du nerf glosso-pharyngien (nerf de Jacobson), qui provient du ganglion d'Andersch. Le nerf de Jacobson sort ensuite de la caisse du tympan, par le canal tympanique supérieur, pour pénétrer dans la fosse moyenne du crâne, où il est appelé le petit nerf pétreux superficiel, puis il suit le canal innominé du sphénoïde pour rejoindre le ganglion otique. La paroi externe est formée principalement par la membrane du tympan et le bord du sillon osseux qui la reçoit. Ce dernier est percé de trois petites ouvertures qui sont : 1° la scissure de Glaser ; c'est une petite fente située à la partie supérieure et antérieure de l'anneau osseux ; elle reçoit l'apophyse grêle du marteau et un muscle dit laxator tympani, et elle livre passage à la branche tympanique de l'artère maxillaire interne ; 2° le trou postérieur *(iter posterius)*, derrière la membrane du tympan par lequel entre le nerf de la corde du tympan ; 3° le trou antérieur *(iter anterius)*, qui court parallèlement à la scissure de Glaser et conduit dans le canal de Huguier, donnant sortie au nerf de la corde du tympan. La paroi interne est verticale, très inégale et elle présente diverses particularités dignes d'intérêt. A sa partie supérieure on observe une crête recourbée correspondant à l'*aqueduc de Fallope* (Pl. 3, Fig. 3, N° 9), ou passe le nerf facial. Immédiatement au-dessous est la *fenêtre ovale*, qui communique avec le vestibule de l'oreille interne, mais sur le vivant se trouve *fermée* par une membrane à laquelle s'attache la base de l'*étrier*. Au-dessous est le *promontoire*, qui correspond au premier tour du limaçon ; il est creusé d'une légère gouttière pour les branches nerveuses du plexus tympanique. Au-dessous et en arrière du promontoire est située la *fenêtre ronde*, ouverture placée au fond d'une dépression conique conduisant à la scala tympani du limaçon ; mais sur le vivant elle est fermée par une membrane (la *membrane secondaire du tympan*). L'éminence conique placée au devant de la saillie de l'aqueduc de Fallope et derrière la fenêtre ovale, est appelée la *pyramide*. Elle est creuse et contient le muscle de l'étrier, dont le petit tendon rond passe à travers un trou creusé dans son sommet, pour s'insérer sur l'étrier. La *paroi postérieure* est perforée d'orifices de diverses grandeurs, conduisant dans des espaces cellulaires qui sont situés à l'intérieur de l'apophyse mastoïde. Ces cellules sont tapissées par la même membrane muqueuse que la caisse du tympan et sont pour la plupart remplies d'air. Il en résulte que les cellules mastoïdiennes sont souvent enflammées par contiguité dans les affections suppuratives de l'oreille moyenne ; leur proximité du sinus latéral a déjà été mentionnée (page 6).

La paroi antérieure du tympan est très mince et en rapport direct avec le canal carotidien, par lequel elle reçoit la branche tympanique de l'artère carotide interne. A sa partie supérieure se trouve une ouverture placée au sommet d'une éminence conique, qui laisse passer le tendon du muscle tenseur du tympan. Cette éminence est parfois appelée la *pyramide antérieure*. Une cloison osseuse la sépare du canal qui amène l'air du pharynx dans le tympan, la *trompe d'Eustache*. Ce canal commence près du processus *cochléariformis* à la partie inférieure de la paroi antérieure, et s'étend sur une longueur de douze millimètres, ou environ un pouce, vers l'angle de jonction des portions pétreuse et écailleuse de l'os temporal ; là, il présente une extrémité rugueuse et déchiquetée, à laquelle s'attache un prolongement cartilagineux d'une longueur de deux centimètres et demi ou environ un pouce. La muqueuse qui tapisse le tympan se continue sur la face interne de la trompe d'Eustache jusqu'à son orifice pharyngien, qui est situé derrière le méat inférieur du nez (Pl. 12, N° 32), et en rapport intime avec l'amygdale.

Les OSSELETS qui traversent la caisse du tympan sont le *marteau*, l'*enclume* et l'*étrier* : ils sont articulés l'un à l'autre par des ligaments et disposés de telle façon qu'ils servent à tendre ou à relâcher la membrane du tympan, suivant la force d'impulsion des vibrations. Le *marteau* présente à considérer une *tête*, qu'un ligament suspenseur rattache à la voûte du tympan et qui s'articule en arrière avec l'enclume ; un *cou*, partie rétrécie qui est située au-dessous de la tête, et qui s'effile pour former le *manche (manubrium)* (Pl. 3, Fig. 5, N° 14) ; le *manche* qui s'attache à la portion fibreuse de la membrane du tympan, le long de sa partie supérieure, et descend jusqu'à l'ombilic comme nous l'avons vu ; l'*apophyse grêle (processus gracilis)*, prolongement très long et délicat d'un tubercule situé sous le cou, qui s'étend dans la scissure de Glaser et donne insertion à la bande ligamenteuse appelée autrefois *muscle laxateur du tympan* ; et l'*apophyse courte* (*processus brevis*), légère saillie placée à la racine du manubrium, reposant sur la membrane du tympan et donnant insertion au muscle tenseur du tympan. L'*enclume* ressemble quelque peu, dans sa forme, à une dent bicuspide dont les crochets inégaux seraient largement séparés. Le *corps* de l'enclume est muni d'une cavité glénoïde, qui reçoit la tête du marteau. La *longue apophyse* de l'enclume (Pl. 3, Fig. 5, N° 16), est dirigée presque parallèlement au manche du marteau, et s'articule avec la tête de l'étrier. La *courte apophyse* s'étend en arrière pour se fixer dans le voisinage des ouvertures mastoïdiennes. L'*étrier* est un petit os d'une construction admirable, ressemblant très exactement à un étrier en miniature. Son *cou* est un rétrécissement placé immédiatement au-dessous du point où la tête s'unit à la longue apophyse de l'enclume ; il donne insertion au tendon du muscle de l'étrier, à sa sortie de la pyramide postérieure. La *base* est une plaque osseuse de forme ovale, placée à l'extrémité des branches de l'étrier ; elle repose sur une membrane qui recouvre la fenêtre ovale, et termine ainsi la chaîne osseuse qui sert à transmettre l'impulsion des vibrations de la membrane du tympan, au liquide du vestibule de l'oreille interne. Outre les ligaments qui supportent les osselets et les maintiennent en place, des capsules articulaires unissent le marteau, l'enclume et l'étrier. Les mouvements de ces petits os sont très limités et ils sont dus au muscle de l'étrier et au muscle tenseur du tympan. Le *muscle tenseur du tympan* vient du sommet de la portion pétreuse du temporal et de la portion cartilagineuse de la trompe d'Eustache ; il est logé dans un canal spécial situé au-dessus de cette dernière, et s'insère sur le manche du marteau. Il reçoit un nerf du ganglion otique, en rapport avec l'artère maxillaire interne, et, en attirant en dedans la tête du marteau, il tend la membrane du tympan.

Le *muscle de l'étrier (stapedius)*, vient de la cavité de la pyramide postérieure, et son tendon, qui est pourvu d'une gaine synoviale, s'insère sur le cou de l'étrier. Il reçoit un petit rameau du nerf facial, qui lui arrive par une ouverture de l'aqueduc de Fallope voisin ; l'action de ce muscle est probablement de comprimer le liquide placé à l'intérieur du vestibule. La *muqueuse tapissant* la cavité tympanique est intimement adhérente au périoste, excepté aux points où elle est perforée par les vaisseaux et les nerfs ; elle se réfléchit sur la membrane qui ferme le fond du conduit externe et sur celle de la fenêtre ovale, et entoure complètement les osselets. Il a déjà été dit que la muqueuse de revêtement se continue jusqu'au pharynx par la trompe de Fallope, et qu'elle se prolonge dans les cellules mastoïdiennes. La muqueuse de revêtement reçoit des filets nerveux du plexus tympanique.

Le *nerf facial* (ou *septième nerf crânien*), entre dans le conduit auditif interne au sommet de l'os temporal, et, après un échange de quelques fibres avec le nerf auditif à l'intérieur du conduit, pénètre dans l'*aqueduc de Fallope ;* ce dernier est un canal sinueux creusé dans le bord supérieur et postérieur de la paroi interne du tympan, au-dessus de la fenêtre ovale ; arrivé à la partie postérieure de la caisse du tympan, le facial se dirige en bas, vers le trou stylo-mastoïdien. A l'intérieur de l'aqueduc, le nerf facial présente un renflement gangliforme *(intumescentia gangliformis)*, situé dans le voisinage de l'*hiatus de Fallope*, fente oblique pratiquée dans le bord antérieur de la partie pétreuse de l'os temporal ; cet hiatus donne passage au nerf grand pétreux, qui, en se réunissant à la branche sympathique du plexus carotidien, forme le *nerf Vidien*, et met ainsi le nerf facial en rapport avec le *ganglion sphéno-palatin (de Meckel)* (Pl. 3, Fig. 2, N° 6). Le renflement gangliforme émet aussi le *nerf petit pétreux* et le *nerf pétreux superficiel externe*, le premier allant au ganglion otique et le dernier au plexus sympathique qui entoure l'artère méningée moyenne. La branche tympanique du nerf facial, comme il a été dit précédemment, passe à travers un trou pratiqué dans la partie descendante de l'aqueduc, pour entrer dans la base de la pyramide postérieure et innerver le muscle de l'étrier. En cet endroit, le nerf facial reçoit un filament anastomotique du nerf d'Arnold. Entre ce point et le trou stylo-mastoïdien, par lequel le nerf facial sort du crâne, il donne une branche importante, *la corde du tympan* (Pl. 3, Fig. 2, N° 24), qui s'élève dans un canal osseux parallèle à l'aqueduc et entre dans la caisse du tympan à travers un trou (l'*iter posterius*), situé au-dessous de la pyramide postérieure, près de la membrane du tympan. La corde du tympan est entourée par la muqueuse de la caisse, et, passant entre le manubrium du marteau et la longue apophyse de l'enclume, elle émerge à travers un trou (l'*iter anterius*), orifice d'un canal osseux spécial (le canal de Huguier), près de la scissure de Glaser. De là, elle descend entre les deux muscles ptérygoïdiens, derrière l'artère méningée moyenne, en rapport intime avec les nerfs auriculo-temporal et dentaire inférieur et se confond avec la branche linguale du nerf maxillaire inférieur ; elle se distribue ensuite à la glande sous-maxillaire et au muscle lingual. On croit généralement que le nerf de la corde du tympan tire son origine du nerf de Wrisberg, placé entre les nerfs auditif et facial. Étant donnée sa distribution comparative chez les animaux inférieurs, on suppose qu'il préside au sens du goût dans la partie antérieure de la langue. Récemment ce nerf a été suivi à travers le ganglion géniculé du nerf facial jusqu'au quatrième ventricule, c'est pourquoi on le considère comme un nerf crânien indépendant, chargé d'une fonction spéciale dans la faculté de la parole (Sapolini).

Le nerf facial s'anastomose, dans la région temporale, par des filaments avec les nerfs pneumogastrique, glosso-pharyngien, grand auriculaire et auriculo-temporal et avec le plexus carotidien ; et, à la

PLANCHE X

Figure 1

La dure-mère est enlevée pour montrer les vaisseaux de la pie-mère sur la surface corticale de l'hémisphère droit.

1. Section du cuir chevelu.
2. La pie-mère enveloppant la face externe de l'hémisphère droit, et montrant la complexité du cours des veines et des artères cérébrales extérieures qui masquent les circonvolutions sous-jacentes.
3. Section de la calotte crânienne.

Figure 2

La pie-mère enlevée de l'hémisphère droit pour montrer les scissures, les circonvolutions, et une vue topographique des subdivisions de l'aire motrice de la région operculaire, d'après les recherches les plus récentes sur la localisation des centres fonctionnels de la surface corticale du cerveau.

1. Le centre des mouvements de la face (les expressions).
2. Le centre des mouvements des doigts.
3. Le centre des mouvements du pouce.
4. Le centre des mouvements du poignet.
5. Le centre des mouvements de l'épaule et du coude.
6. Le centre des mouvements de la hanche, du genou et de la jambe.
7. Le centre des mouvements du pied et des orteils.
8. La section du cuir chevelu.
9. La scissure de Rolando (qui rejoint sur ce sujet la branche horizontale de la scissure de Sylvius).
10. La scissure calloso-marginale.
11. La circonvolution pariétale supérieure.
12. La scissure inter-pariétale.
13. La circonvolution pariétale inférieure.
14. La circonvolution pariétale ascendante.
15. La circonvolution angulaire.
16. La scissure pariéto-occipitale.
17. Section de la boîte crânienne.
18. La circonvolution occipitale supérieure.
19. La scissure temporale supérieure.
20. La circonvolution occipitale moyenne.
21. Le centre des mouvements des lèvres, de la langue, de la gorge et du larynx.
22. Le centre de la parole.
23. La circonvolution frontale supérieure.
24. La scissure frontale postérieure.
25. La circonvolution frontale ascendante.
26. La circonvolution frontale moyenne.
27. La circonvolution frontale inférieure.
28. La branche ascendante de la scissure de Sylvius.
29. La branche horizontale de la scissure de Sylvius.
30. La bifurcation de la scissure de Sylvius.
31. La circonvolution temporale supérieure.

N.-B. — Les figures des Planches IX et X ont été prises successivement d'après une tête d'homme adulte, dans un état remarquable de santé physique, et représentent les organes dans leur condition et leur position normales. La comparaison des figures montre les perplexités qui accompagnent l'étude de la localisation cérébrale, et les parties que l'on rencontre dans la chirurgie cérébrale.

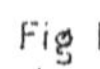

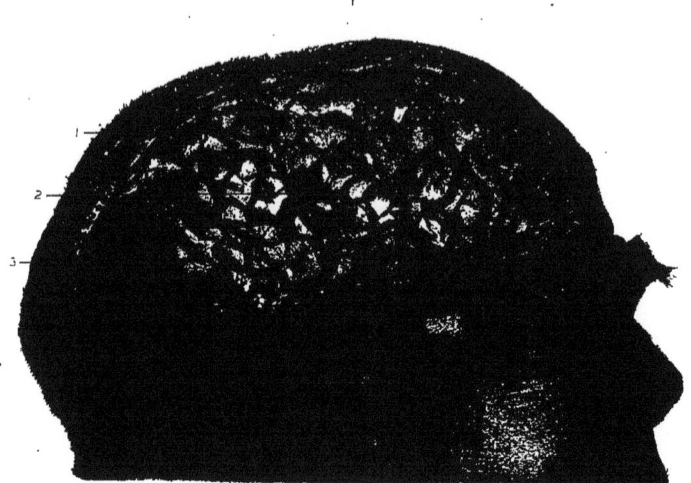

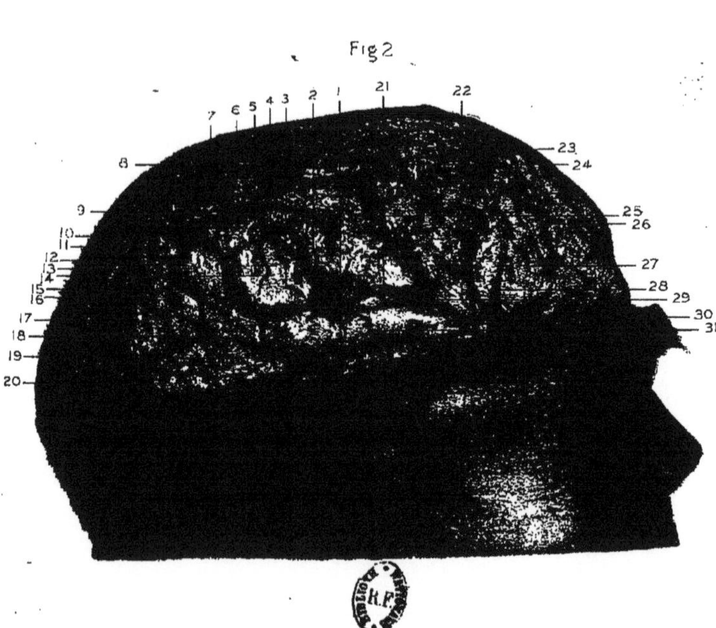

R.F.

Copyright, 1890 by George Mc Clellan, M.D.

face, avec les nombreuses branches sensitives du nerf trifacial. Une lésion du nerf facial à l'intérieur de l'aqueduc de Fallope, résultant d'une fracture de la base du crâne, amène la paralysie des muscles de la face, ce qui souvent, joint à d'autres symptômes, aide à diagnostiquer cette lésion.

Le tympan est très richement pourvu de sang par de petites artères de diverses provenances. Les branches tympaniques de l'artère maxillaire interne et de la carotide interne, la branche pétreuse de l'artère méningée moyenne, et de minuscules branches de l'artère pharyngienne ascendante, y entrent en avant; tandis qu'en arrière, la branche stylo-mastoïdienne de l'artère auriculaire postérieure pénètre par l'aqueduc de Fallope. Les veines se déversent dans les sinus pétreux supérieur et latéral et dans les veines méningée moyenne et pharyngienne.

L'OREILLE INTERNE (OU LABYRINTHE), est formée par l'agencement très compliqué de cavités et de conduits creusés dans la partie la plus compacte de l'os temporal. Il y a trois compartiments spéciaux, connus sous les noms de vestibule, de canaux semicirculaires et de limaçon. Le *vestibule* est une cavité oblongue, irrégulière, située entre le tympan et le conduit auditif interne; la fenêtre ovale est creusée dans sa paroi externe et le fait communiquer avec le tympan, après macération seulement; car sur le vivant elle est fermée par la base de l'étrier et par son ligament annulaire ; sur la paroi interne du vestibule on voit en avant une dépression peu profonde, la *fosse hémisphérique*, dont la partie inférieure, la *macula cribrosa*, est perforée de nombreux orifices pour le passage des filaments du nerf auditif. Derrière la fosse hémisphérique on trouve la *crista*, ou crête, munie ordinairement d'une petite ouverture, appelée l'*aqueduc du vestibule*, qui donne passage à une petite veine. Dans la voûte du vestibule existe une dépression, la *fosse hémielliptique*, qui loge l'utricule. Les cinq ouvertures des canaux semicirculaires sont situées à la partie postérieure du vestibule, et en avant se trouve l'ouverture du limaçon; de sorte que le vestibule est la cavité commune, par laquelle toutes les autres communiquent. Les *canaux semicirculaires* sont trois canaux osseux, placés au-dessus et un peu en arrière du vestibule. Chaque canal décrit environ les deux tiers d'un cercle; ils diffèrent dans leur direction, qui les a fait distinguer sous les noms de supérieur, postérieur et externe. Chaque canal est dilaté à l'une de ses extrémités, l'*ampoule*, qui correspond à une dilatation analogue du revêtement membraneux du labyrinthe. Tous les canaux s'ouvrent dans la partie postérieure du vestibule par leurs deux extrémités; mais, comme l'une des ouvertures est formée par les extrémités de deux des canaux, il n'existe que cinq ouvertures distinctes.

Le *canal semicirculaire supérieur* est vertical, il décrit à travers la partie antérieure de la portion pétreuse du temporal, une courbe qui se traduit à l'extérieur par une saillie arrondie. Son extrémité ampullaire externe s'ouvre dans la partie supérieure du vestibule. Son extrémité non dilatée s'ouvre dans la partie postérieure du vestibule, par un orifice commun avec l'extrémité analogue du *canal semicirculaire postérieur*. Ce dernier est également vertical, mais se trouve placé à angle droit avec le canal supérieur, étant parallèle à la surface postérieure du rocher. C'est le plus long des trois canaux. Le *canal semicirculaire externe*, le plus court des trois, est placé horizontalement. Le *limaçon* ressemble exactement à la coquille du colimaçon commun et est situé presque horizontalement à la partie antérieure du labyrinthe. Sa base correspond au fond du conduit auditif interne et est perforée par la branche cochléaire du nerf auditif. Son sommet est en rapport avec la partie supérieure et antérieure de la paroi interne du tympan. Le limaçon consiste en un axe central de forme conique, le *modiolus* et un *canal spiral* qui se rétrécit graduellement, en contournant le modiolus autour duquel il décrit deux tours de spire et demi, pour se terminer au sommet du limaçon en un petit dôme, la *coupole*.

Le *modiolus* (ou *columelle*) est assez épais à sa base, mais diminue graduellement jusqu'au sommet où il se termine dans l'*infundibulum*. Il est formé par des lamelles osseuses, à travers les mailles desquelles les vaisseaux et les nerfs se rendent à la lame spirale. L'*arteria centralis modioli* est une petite artère logée dans un petit canal au centre du modiolus. Le *canal spiral* est subdivisé par une lame délicate, la *lamina spiralis*, en partie osseuse *(lamina ossea)* et en partie membraneuse *(membrana basilaris)*, en deux tubes parallèles, appelés *scalae*. La *scala tympani* (échelle du tympan), est le plus grand et le plus inférieur de ces tubes, et est en rapport avec le tympan par la membrane insérée à la fenêtre ronde ; la *scala vestibuli* (échelle du vestibule), est le tube supérieur, et est en rapport direct avec le vestibule.

Le sommet de la columelle est incomplètement développé, ce qui fait communiquer les deux tubes l'un avec l'autre, dans la coupole, par une ouverture appelée *helicotrema* ; cette ouverture est en partie divisée par une apophyse en forme de hameçon, qui se trouve à l'extrémité de la lame spirale osseuse. La scala vestibuli est à son tour subdivisée par la membrane oblique de Reissner, qui sépare une portion de sa partie supérieure et forme ainsi la *scala media* ou *canal cochléen*. A la jonction de la lame osseuse avec le modiolus, se trouve un très petit canal enroulé, le *canalis spiralis modioli*, qui est occupé par un renflement du nerf cochléaire, et duquel sortent des filets nerveux qui se rendent à l'organe de Corti. L'*aquœductus cochleæ* est une petite ouverture conduisant à un canal qui s'ouvre sur la surface basilaire du rocher et transmet une veine du limaçon à la veine jugulaire interne. La continuation membraneuse de la lame spirale osseuse s'épaissit pour former le *limbe* ou *lame denticulée*, qui est suspendue au bord de la lame osseuse, bord creusé d'un sillon *(sulcus spiralis)*. Le bord supérieur de ce sillon est appelé *labium vestibulare*, l'inférieur, *labium tympanicum*. Une membrane délicate *(membrana basilaris)*, s'étend de ce dernier à la paroi osseuse externe du limaçon, complétant la scala tympani. Au point d'attache de la membrane basilaire à la paroi externe, il existe un faisceau de cellules de tissu conjonctif, formant le *ligamentum spirale*. Plus elle se rapproche de la coupole, plus la membrane basilaire augmente de largeur proportionnellement à la diminution de la lame osseuse. La *membrane de Reissner* est la membrane oblique qui sépare le canal cochléen de la scala vestibuli. C'est une couche très délicate de

Planche XI

Figure 1

Coupe transversale (coronale) de la tête, immédiatement au devant des oreilles, passant par la partie basilaire en bas et par le bregma en haut. Montrant une coupe du cerveau, *in situ*, passant par le milieu des ventricules latéraux. La figure représente la partie postérieure de la coupe.

1. Coupe du sinus longitudinal supérieur de la dure-mère montrant sa forme triangulaire.
2. La section du cuir chevelu.
3. Le diploë placé entre les tables externe et interne du crâne.
4. La dure-mère de l'hémisphère cérébral droit.
5. La substance corticale grise des circonvolutions du cerveau.
6. La substance blanche médullaire du cerveau, montrant les puncta vasculosa.
7. Coupe du sinus longitudinal inférieur de la dure-mère, montrant sa forme ovale.
8. Le corps calleux.
9. Le fornix.
10. Le ventricule latéral droit.
11. La scissure de Sylvius droite.
12. La capsule interne.
13. La capsule externe.
14. La couche optique droite.
15. L'artère basilaire sur le pont de Varole.
16. L'oreille droite.
17. La portion osseuse de la trompe d'Eustache droite.
18. L'artère carotide interne droite.
19. La glande parotide droite.
20. La veine jugulaire interne droite.
21. Le nerf pneumogastrique droit.
22. Le muscle long du cou, droit.
23. La première circonvolution frontale.
24. La faux du cerveau dans la scissure longitudinale.
25. La seconde circonvolution frontale.
26. La troisième circonvolution frontale.
27. Le ventricule latéral gauche.
28. La capsule interne.
29. La scissure de Sylvius gauche.
30. La capsule externe.
31. La couche optique gauche.
32, 33, 34. Première, deuxième et troisième circonvolutions temporales.
35. Le pont de Varole.
36. La portion basilaire de l'os occipital.
37. La portion osseuse de la trompe d'Eustache gauche.
38. L'oreille gauche.
39. La glande parotide gauche.
40. Le nerf pneumogastrique gauche.
41. L'artère carotide interne gauche.
42. La veine jugulaire interne gauche.
43. Le muscle long du cou, gauche.
44. Le fascia prévertébral.

Figure 2

Coupe horizontale de la tête, le cerveau restant en place, montrant les ventricules latéraux et les parties adjacentes.

1. La position du trou borgne.
2. La scissure médiane antérieure (ou partie antérieure de la scissure longitudinale).
3. La corne antérieure du ventricule latéral gauche.
4. La portion intra-ventriculaire du corps strié gauche (ou le noyau caudé).
5. La position du trou de Monro.
6. La portion extra-ventriculaire du corps strié gauche (ou le noyau lenticulaire).
7. La couche optique gauche.
8. La portion gauche du plexus choroïdien.
9. Le splenium du corps calleux.
10. La corne postérieure du ventricule latéral gauche.
11. La scissure médiane postérieure (ou partie postérieure de la scissure longitudinale).
12. Le sinus frontal du crâne.
13. Le lobe frontal du cerveau, avec puncta vasculosa.
14. La corne antérieure du ventricule latéral droit.
15. La portion intra-ventriculaire du corps strié droit (ou noyau caudé).
16. La portion extra-ventriculaire du corps strié droit (ou noyau lenticulaire).
17. La couche optique droite.
18. Le fornix.
19. La portion droite du plexus choroïdien.
20. La corne moyenne du ventricule latéral droit.
21. La corne postérieure du ventricule latéral droit.
22. Le point où le sinus longitudinal se termine dans le pressoir d'Hérophile.

Figure 3

Coupe antéro-postérieure de la tête, le cerveau restant en place, à travers le milieu de l'hémisphère droit. Les muscles orbitaires sont vus dans leur rapport avec le globe oculaire.

1. Coupe à travers la scissure de Rolando.
2. La scissure occipito-pariétale.
3. Le corps calleux.
4. Le corps strié.
5. La couche optique.
6. Le velum interpositum.
7. Position du quatrième ventricule.
8. La scissure transverse, avec la tente du cervelet.
9. L'arbre de vie du cervelet.
10. L'inion.
11. Le lobe frontal de l'hémisphère droit.
12. Le sinus frontal.
13. Le muscle droit supérieur.
14. Le globe oculaire droit.
15. Le muscle droit externe.
16. La capsule de Tenon.
17. Le nerf optique droit.
18. Le muscle oblique inférieur.
19. Le muscle droit inférieur.
20. Le lobe temporo-sphénoïdal.
21. L'antre d'Highmore, dans l'os maxillaire supérieur droit.

N.-B. — Les têtes d'après lesquelles toutes ces figures ont été prises étaient à l'état frais et sans aucune préparation durcissante, en sorte que les rapports des parties sont parfaitement conservés. (Les Figures 1 et 2 sont prises d'après des têtes d'individus mâles, âgés d'environ trente à trente-cinq ans, et la Fig. 3, d'après une femme de trente-sept ans).

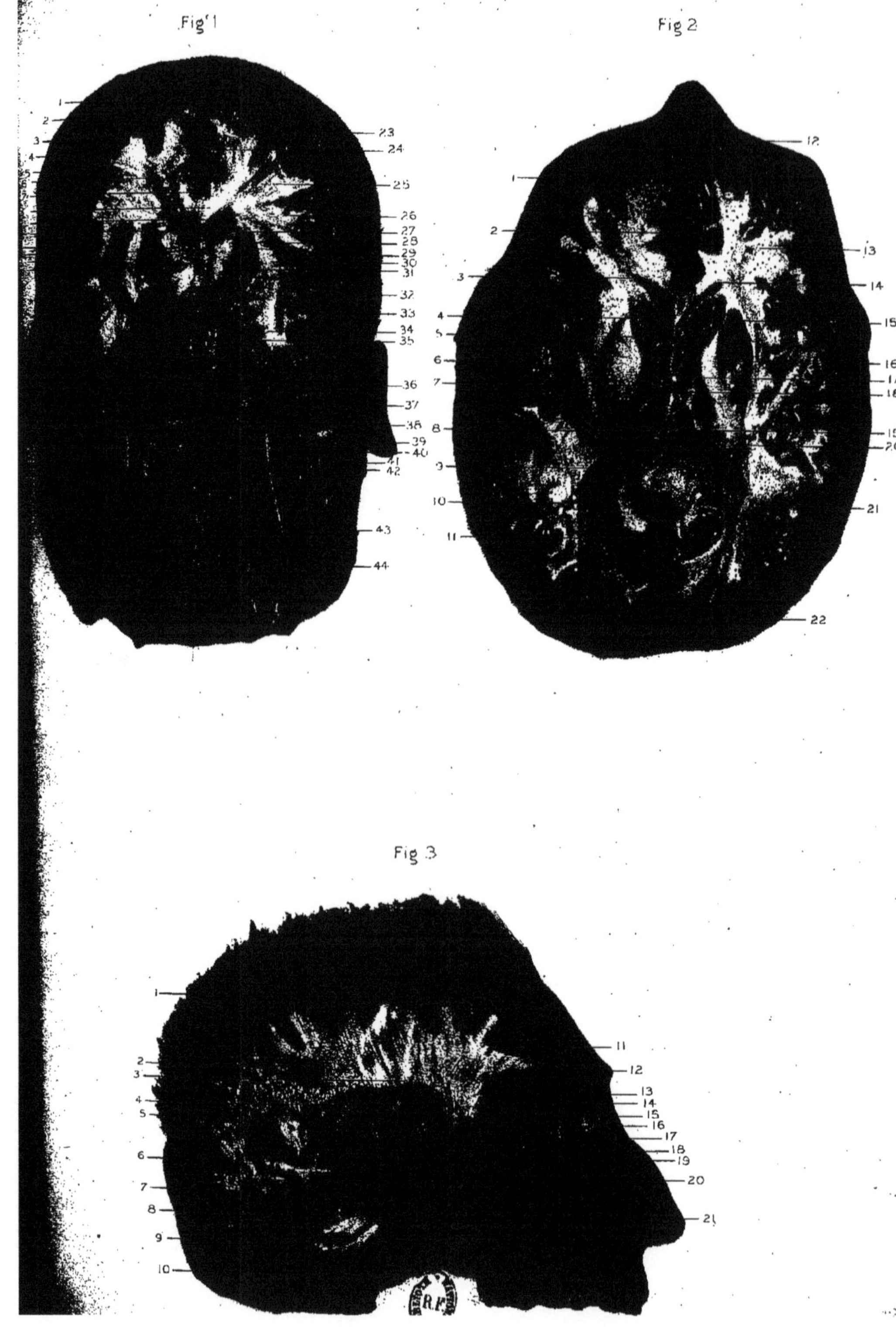
Fig 1
Fig 2
Fig 3

tissu conjonctif, recouverte sur sa face cochléenne par un épithélium, et elle se continue avec le périoste qui tapisse la face supérieure de la lame spirale. Le *canal cochléen* est formé sur sa paroi interne, par la membrane de Reissner, sur sa paroi externe par le périoste, sur sa paroi inférieure par le limbus spiralis et la membrane basilaire. En dedans du périoste, sur la paroi externe, il existe une éminence conique de tissu conjonctif qui reçoit une toute petite veine, le *vas spirale*. Entre celle-ci et le point d'attache de la membrane de Reissner, il y a une autre éminence, qui est formée de nombreux vaisseaux anastomosés, la *bande vasculaire*.

La membrane basilaire sert de support à un organe compliqué et merveilleux, l'*organe de Corti*, auquel se distribuent les filets terminaux des nerfs auditifs. L'organe de Corti est recouvert par la *membrana tectoria*, qui consiste en une fine couche de tissu conjonctif, s'étendant entre le labium vestibularis de la lame osseuse et le point d'attache de la membrane de Reissner, et qui est parallèle à la membrane basilaire. Le labyrinthe osseux tout entier est tapissé d'un *périoste* très mince, qui consiste en tissu fibro-élastique, avec éléments cellulaires, et sert de matrice aux vaisseaux sanguins. Ce tissu sécrète une petite quantité de liquide appelé la *périlymphe*, ou *liquide de Cotugno*, qui entoure et tient en suspension le *labyrinthe membraneux*; ce dernier est une reproduction creuse du labyrinthe osseux, et il renferme aussi un peu de liquide, l'*endolymphe* ou *liquide de Scarpa*. Au labyrinthe membraneux se distribuent les filaments terminaux des nerfs auditifs, qui, étant donnée leur interposition entre les deux liquides, sont par cela même rendus capables de percevoir les vibrations les plus délicates. La *portion vestibulaire* du labyrinthe membraneux forme deux sacs inégaux et communiquant ensemble, l'*utricule* et le *saccule*. L'utricule est logée, ainsi que nous l'avons déjà dit, dans la fosse hémielliptique, et communique avec les orifices des canaux semicirculaires. C'est la plus grande des deux poches, et elle est plus épaisse au niveau de la crête, au point d'entrée des branches nerveuses (la macule). Le *saccule* repose sur la fosse hémisphérique au devant de l'utricule. Il communique avec la portion cochléenne du labyrinthe membraneux par le *canal de réunion*, et, indirectement, avec l'utricule par l'aqueduc du vestibule, établissant de cette façon un canal non interrompu où circule l'endolymphe dans toute l'étendue du labyrinthe membraneux.

Sur les parois internes de l'utricule et du saccule, il existe de nombreuses et très petites concrétions de carbonate de chaux qui paraissent être en rapport avec les extrémités de quelques-uns des nerfs. Ce sont les *otolithes* (ou pierres de l'oreille).

Les *canaux membraneux semi-circulaires* correspondent aux canaux osseux qui les contiennent. Ils sont unis au périoste contigu, au niveau de leurs extrémités renflées, par les vaisseaux et les nerfs; mais sur le reste de leur étendue, ils n'ont qu'un tiers environ du diamètre des canaux osseux. La réunion des extrémités ampullaires au périoste forme une cloison partielle, la *crête acoustique*. La structure membraneuse consiste en trois couches : une *couche fibreuse* externe, une couche moyenne, la *tunique propre*, et une couche intérieure ou *couche épithéliale*. Dans les portions ampullaires, la couche épithéliale présente des cellules fusiformes, munies de cils, les *poils auditifs*.

D'après la description déjà faite des rapports de la membrane de Reissner, de la membrane basilaire, et de la membrana tectoria, à l'intérieur de la scala vestibuli du limaçon, on peut voir que ces parties servent pratiquement à constituer un moule membraneux du limaçon osseux, plus étroit que lui, et ressemblant, dans une certaine mesure, aux poches membraneuses de l'intérieur du vestibule et des canaux semi-circulaires. Ce *limaçon membraneux*, ou *conduit cochléen*, est la scala media mentionnée ci-dessus : il commence en face du promontoire du tympan, et, après s'être enroulé en suivant le milieu du canal cochléen, se termine à la coupole par une extrémité fermée. Il est en rapport avec les canaux membraneux semi-circulaires par le *canal de réunion*, et est baigné extérieurement par la périlymphe, et intérieurement par l'endolymphe, comme le reste du labyrinthe membraneux. Il est beaucoup plus important cependant, car il en diffère grandement par le caractère et la disposition de l'organe compliqué qui en occupe une partie et qui est connu sous le nom d'*organe de Corti*. Cet organe fait une légère saillie sur la membrane basilaire et paraît être une modification de l'épithélium de revêtement ; il suit les tours de spire de la membrane dans son trajet tout entier, ce qui lui a valu autrefois le nom de *papilla spiralis acoustica*. L'examen microscopique démontre qu'il est formé par des cellules dont la disposition offre une ressemblance remarquable avec celle du clavier d'un piano. Les cellules centrales ressemblent à des baguettes, les *bâtonnets de Corti*, et sont disposées sur la membrane basilaire sur deux lignes, une interne et une externe, de telle façon que bâtonnets externes et bâtonnets internes s'inclinent les uns vers les autres, et se confondent à leurs extrémités supérieures ; il en résulte une série d'arcades et le très petit espace spiral, ainsi formé par elles, constitue le *tunnel de Corti*. Les bâtonnets externes et internes ont la même structure et présentent une large base avec un noyau, mais leurs formes sont différentes : les bâtonnets externes sont comparables à une tête de cygne, qui est reçue dans les cavités sigmoïdes de plusieurs des bâtonnets internes, et ces derniers ont une forme qui rappelle celle de l'extrémité supérieure du cubitus humain. Il existe un nombre beaucoup plus considérable de bâtonnets internes que de bâtonnets externes ; ils sont aussi plus courts et disposés moins obliquement. De nombreuses cellules ciliées sont en rapport avec les bâtonnets internes et externes, elles sont appelées respectivement les *cellules acoustiques pileuses internes et externes*. On croit que les cellules pileuses acoustiques sont en relation directe avec les fibrilles terminales des nerfs cochléens. Les intervalles qui existent entre elles et les baguettes externes sont occupés par de longues cellules fusiformes, les *cellules de soutien de Deiters*, qui reposent sur la membrane basilaire. Une membrane ayant l'apparence d'un filet, la *lame réticulaire*, est étendue sur les sommets des cellules pileuses externes, et se trouve traversée par leurs appendices ciliés. Ce réseau consiste en plusieurs rangées de plaques, ou *phalanges*, qui s'unissent en queues d'aronde avec les appendices phalangiens des sommets des cellules de soutien. Une membrane réticulaire à peu près semblable recouvre les extrémités des cellules pileuses internes.

Le *nerf auditif* (ou *huitième nerf crânien*) pénètre dans le conduit auditif interne (Pl. 3, Fig. 1) avec le nerf facial et l'artère auditive ; au fond de ce conduit il passe à travers une plaque percée de trous, la *lame criblée, lamina cribrosa,* pour se distribuer au labyrinthe, ou oreille interne, par deux divisions, les nerfs vestibulaire et cochléen. Le nerf facial suit un trajet indépendant dans l'aqueduc de Fallope, ainsi que nous l'avons vu plus haut.

Le *nerf vestibulaire* commence par se renfler légèrement, puis se divise en diverses branches, qui vont à l'utricule, au saccule et aux ampoules des canaux semi-circulaires. Le *nerf cochléen*, immédiatement en dedans de la lamina cribrosa, se sépare en filaments nombreux qui entrent dans les canaux de la base du modiolus. Ils en sortent entre les plaques de la lame osseuse, traversent le *ganglion spiral,* pour former un plexus très délié, dont les filaments terminaux paraissent être en rapport avec les cellules pileuses internes et externes de l'organe de Corti.

Le labyrinthe reçoit l'artère auditive, branche de l'artère basilaire (Pl. 5, Fig. 3), qui accompagne les nerfs auditif et facial dans le conduit auditif interne et se divise en branches vestibulaire et cochléenne. Ces branches accompagnent les nerfs et se ramifient sur le revêtement périosté de l'oreille interne ; elles s'anastomosent avec les vaisseaux de la caisse tympanique et avec l'artère stylo-mastoïdienne, qui provient de la branche auriculaire postérieure de l'artère carotide externe.

Dans les fractures qui, intéressant la portion pétreuse de l'os temporal, sont accompagnées d'hémorrhagies du conduit auditif externe, le sang provient, en général, plutôt des très petites artères du labyrinthe et du tympan que de l'artère carotide interne adjacente, ou de la veine jugulaire interne, car la déchirure de l'un ou de l'autre de ces gros vaisseaux causerait sans doute une mort immédiate. L'écoulement de fluide cérébro-spinal par le même conduit indique une fracture intéressant le conduit auditif interne (page 7). La pression que ce liquide exercerait sur la périlymphe à l'intérieur du labyrinthe, et à laquelle ont été attribués quelques cas de surdité, n'existe pas anatomiquement, car la seule voie qu'elle puisse suivre est celle des gaines des vaisseaux auditifs, et cette voie est trop peu importante pour admettre qu'une pression quelconque puisse être transmise à l'oreille par le liquide intra-crânien.

La veine auditive reçoit le sang des veines du labyrinthe, et, sortant à travers le conduit auditif interne, verse son contenu dans le sinus pétreux inférieur. Des veines émissaires, venant aussi du limaçon et du vestibule, passent à travers des conduits spéciaux, et se terminent, en général, dans la veine jugulaire interne.

LA RÉGION ORBITAIRE ET L'ŒIL

Les ORBITES (Pl. 28) sont deux cavités placées de chaque côté de la partie supérieure de la face, et destinées à loger et à protéger les globes des yeux et leurs appareils accessoires. Chaque orbite est formé par les surfaces planes des os contigus de la tête et de la face, disposées de façon à assurer à l'œil un champ visuel étendu. Ces cavités sont pyramidales, leurs bases correspondent à leur réunion avec la face, et leurs sommets sont dirigés en arrière et en dedans, de telle façon que leurs axes prolongés en arrière se rencontreraient sur le corps du sphénoïde au point où repose la commissure optique. Les *voûtes des orbites* sont formées en avant par les surfaces orbitaires de l'os frontal en forme de voûtes, et en arrière par les petites ailes du sphénoïde. Les *planchers* des orbites sont formés principalement, en avant, par les apophyses orbitaires des maxillaires supérieurs et par les apophyses orbitaires des os malaires, et en arrière par les surfaces orbitaires des os palatins. Ils sont beaucoup moins concaves que les voûtes. Les *parois internes* sont presque verticales et parallèles l'une à l'autre, tandis que les *parois externes* sont divergentes. Les parois internes sont formées principalement par les lames planes (ossa plana) de l'os ethmoïde et les surfaces orbitaires des os lacrymaux, et par des parties du sphénoïde en arrière et les apophyses nasales en avant. Les parois externes sont formées en avant par les apophyses orbitaires des os malaires, et en arrière par les plaques orbitaires des grandes ailes de l'os sphénoïde. Aux sommets des orbites, les *trous optiques* livrent passage aux nerfs optiques et aux artères ophtalmiques. En dehors du trou optique, à la partie postérieure de la paroi externe de chaque orbite, on observe la *fente sphénoïdale*, dirigée obliquement entre la grande et la petite aile de l'os sphénoïde ; par cette fente passent la division ophtalmique du nerf trifacial et les nerfs des muscles des yeux (Pl. 3, Fig. 2), conjointement avec la veine ophtalmique et quelques filaments sympathiques du plexus carotidien. Se continuant avec la scissure sphénoïdale, et se dirigeant en dehors sur le plancher de chaque orbite, se trouve la *fente sphéno-maxillaire*, qui, sur le vivant, est fermée par une membrane. Partant du milieu de la fente sphéno-maxillaire, dans le plancher de chaque orbite, s'étend en dehors une gouttière qui conduit dans le canal sous-orbitaire et donne passage au nerf sous-orbitaire et à l'artère sous-orbitaire. Immédiatement en dedans du bord nasal de chaque orbite, se voit la *gouttière lacrymale*, formée par la juxtaposition de rainures creusées dans l'apophyse nasale du maxillaire supérieur et dans l'os lacrymal. Cette gouttière est l'orifice du *canal nasal*, qui amène les larmes dans le méat inférieur du nez. La suture qui réunit les os ethmoïde et frontal présente deux trous, les trous ethmoïdaux *antérieur et postérieur ;* le premier livre passage au nerf nasal et aux vaisseaux ethmoïdaux antérieurs, et le dernier aux vaisseaux ethmoïdaux postérieurs. L'ouverture de chaque orbite, qui correspond à la face, est à peu près quadrilatère : elle est destinée à supporter les sourcils à sa partie supérieure et à donner attache aux paupières par sa circonférence. Les *apophyses angulaires externes* des orbites constituent, à la jonction des os frontal et malaire, les limites extérieures des crêtes sourcilières. Elles sont superficielles et comme telles forment des limites topographiques importantes, comme nous l'avons déjà vu. A deux centimètres et demi, ou environ un pouce en dedans des apophyses angulaires externes, on trouve, sur le bord nasal des arcades orbitaires, des échancrures ou des trous par lesquels les vaisseaux et les nerfs susorbitaires gagnent le front.

Les os qui forment le plancher, la paroi interne et la voûte de la cavité orbitaire sont très fragiles, la portion frontale de la voûte n'étant souvent que membraneuse, de sorte que des corps étrangers introduits dans l'orbite peuvent facilement pénétrer dans la cavité crânienne. Ce dernier fait permet, en cas d'abcès du lobe frontal du cerveau, de pratiquer une ouverture artificielle pour le drainage, soit par l'orbite, soit par la cavité nasale.

Les SOURCILS sont constitués par des plis arqués que forme la peau et qui recouvrent les muscles constricteurs des paupières, les muscles orbiculaire palpébral et occipito-frontaux, et surtout les fibres transverses de l'orbiculaire qui forment le muscle *sourcilier* (Pl. 15, N° 22). Ils surmontent les crêtes sourcilières de l'os frontal, et sont garnis de poils courts et épais qui, du côté nasal de l'arcade, se dirigent en haut et en avant, et pour le reste de l'arcade en haut et en dehors avec une obliquité croissante.

Au-dessus des sourcils la peau est d'une texture très délicate, entièrement dépourvue de graisse et recouvre des replis elliptiques, les *paupières* ; celles-ci sont formées par les cartilages tarses, que rattachent au bord de l'orbite les ligaments palpébraux et qui sont recouverts par la couche interne, extrêmement mince, des fibres *pâles* du muscle orbiculaire ; ces fibres musculaires sont unies à la peau au moyen de tissu cellulaire lâche. La paupière supérieure est si mince et si délicate que lorsqu'elle recouvre l'œil, non-seulement on peut distinguer facilement ses vaisseaux sanguins, mais, la transparence des tissus est telle qu'on peut souvent distinguer l'iris à travers ce voile membraneux. Un pli cutané formé par la paupière supérieure, recouvre parfois l'angle interne de l'œil. L'œdème des paupières consécutif à une contusion ou à leur inflammation montre d'une façon évidente combien leur tissu cellulaire est lâche. La peau des paupières est ridée transversalement, et sur la paupière supérieure existe un pli constant qui sépare la partie qui recouvre le globe de l'œil, de celle qui est en rapport avec les parties molles de l'orbite. Le sillon qui existe entre la paupière inférieure et la joue se creuse dans la vieillesse et dans beaucoup de maladies par épuisement, et produit un enfoncement apparent des yeux, commun à ces conditions. La paupière supérieure est plus grande et plus mobile que l'inférieure. C'est surtout par l'action du muscle élévateur de la paupière sur la paupière supérieure que l'œil s'ouvre et par celle du muscle orbiculaire que l'œil se ferme. L'intervalle qui sépare les deux paupières, la *fente palbébrale,* ou *rictus oculi,* se termine aux angles interne et externe, ou *canthus.* La grandeur de la fente varie avec les rapports des paupières avec le globe oculaire, selon que les yeux se dirigent en haut, en avant ou en bas. Lorsque l'œil regarde en haut (Pl. 53, Fig. 1), la fente s'élargit, la paupière supérieure s'élevant à la hauteur du bord supérieur de la cornée, en même temps qu'une portion de la sclérotique devient visible au-dessus de la paupière inférieure. Lorsque l'œil regarde directement en avant, la paupière supérieure recouvre légèrement le sommet de la cornée ét la paupière inférieure arrive au niveau de sa limite inférieure. Quand on regarde en bas, la paupière supérieure recouvre la cornée jusqu'à la partie supérieure de la pupille, la paupière inférieure étant de niveau avec le bord inférieur de la cornée. Cette position de la paupière inférieure ne change pas quand on ferme doucement les yeux. Le cartilage de la paupière supérieure est plus grand que celui de l'inférieure ; il est plus large à sa partie moyenne qu'à chacune de ses extrémités, tandis que le cartilage inférieur est presque de la même largeur dans toute son étendue. Ces cartilages sont attachés au bord orbitaire par les ligaments palpébraux qui sont des continuations du périoste tapissant les orbites. Les cartilages se rattachent à la portion malaire de l'orbite au moyen du *ligament palpébral externe*, et à l'apophyse nasale du maxillaire supérieur, au moyen du *ligament palpébral interne* ou *tendon de l'œil* (Pl. 15, Fig. 25). Ce dernier est une corde mince et courte située à l'angle interne de l'œil, et qui, à partir de son insertion en avant de la gouttière lacrymale, se dirige horizontalement en dehors, puis se divise en deux parties destinées aux cartilages palpébraux. L'artère et la veine angulaires occupent le côté interne de ce tendon (Pl. 18, N° 3). L'*orbiculaire palpébral* est le sphincter des paupières. Il s'attache au tendon de l'œil et au bord interne et inférieur de l'orbite, tandis que ses fibres se confondent en haut avec celles de l'occipito-frontal, et sur les joues avec celles des élévateurs de la paupière supérieure et du nez, et des zygomatiques (Pl. 15). Les fibres de ce muscle forment des brides ovales autour des paupières et de l'orbite, et ses fibres orbitaires sont plus épaisses et plus rouges que ses fibres palpébrales, ainsi que nous l'avons déjà dit. Une contraction énergique du muscle orbiculaire contribue à repousser l'œil dans l'orbite et forme au devant de lui une sorte de coussin souple qui le protège. Dans le clignement, la portion palpébrale du muscle se contracte seule. Cette fermeture momentanée des paupières est accompagnée d'un léger retrait de l'angle interne, qui dirige les larmes vers les *points lacrymaux*. Les « *pattes d'oies* » de la vieillesse sont les rides rayonnantes et permanentes produites par les fibres orbitaires attirant les sourcils en bas et la paupière inférieure en haut.

Les *muscles sourciliers* (Pl. 15, N° 22) sont des portions accessoires profondes des muscles orbiculaires qui proviennent de l'apophyse angulaire interne des orbites, et qui, se dirigeant transversalement en dehors, s'insèrent dans les fibres musculaires superficielles et la peau des sourcils. Ces touffes de fibres reçoivent des filets spéciaux des nerfs de la face ; leur action consiste à rider verticalement le front, et constituent les muscles propres du froncement des sourcils.

Les *muscles élévateurs des paupières* s'attachent aux petites ailes du sphénoïde, à la partie postérieure des cavités orbitaires, au-dessus des trous optiques. Ils passent sur les globes oculaires, se terminant par des insertions tendineuses larges et minces aux cartilages tarses des paupières supérieures, au-dessous des ligaments palpébraux. Ils fonctionnent tant que les yeux restent ouverts, et se relâchent pendant le sommeil.

Les bords libres des paupières sont les parties les plus épaisses des cartilages tarses. Ils sont droits, et lorsque les yeux sont fermés, ils se juxtaposent exactement sur leurs bords ; les *cils* sont disposés sur plusieurs rangs. Les cils des paupières supérieures sont plus longs et plus nombreux que ceux des paupières inférieures, et les supérieurs se recourbent en haut, tandis que les inférieurs se recourbent en bas. Les bulbes des cils sont situés entre les cartilages tarses et les fibres musculaires qui les recouvrent. Ils reçoivent leur sang des branches palpébrales de l'artère ophtalmique qui sont parallèles aux bords des paupières et en sont très rapprochées. Si l'on renverse les paupières, on peut apercevoir un grand nombre de *glandes sébacées* de *(Meibomius)* disposées en rangs parallèles à la face profonde des cartilages tarses. Leurs orifices sont situés derrière les cils, sur les bords des paupières, et leur fonction consiste à empêcher, au moyen de leur sécrétion sébacée, les paupières de s'agglutiner ensemble. L'inflammation de l'une de ces glandes donne lieu à un petit abcès kystique, connu sous le nom d'*orgelet*.

A l'intérieur de l'orbite, immédiatement en arrière de l'apophyse angulaire externe, est une dépression peu profonde qui loge la *glande lacrymale*, dont la forme et la grosseur sont à peu près celles d'une amande, et dont la fonction consiste à sécréter les larmes. Elle est maintenue en place par quelques bandes fibreuses du périoste, attachées à sa face supérieure ; tandis qu'en bas elle repose librement sur le globe oculaire et sur ses muscles droits supérieur et externe. Quelquefois il y a une portion accessoire de la glande, qui, d'après ses rapports avec la paupière supérieure, est appelée *portion palpébrale* (de *Rosenmüller*). La glande est entourée par une capsule de tissu conjonctif. Sa structure ressemble beaucoup à celle des glandes salivaires, composées, comme l'on sait, d'une agglomération de lobes et de lobules, réunis par du tissu fibro-cellulaire. Elle présente environ une douzaine de conduits excréteurs, à trajet parallèle, qui s'ouvrent par une rangée d'orifices, à deux centimètres et demi, ou environ un pouce, au dessus du bord du cartilage tarse supérieur, sur la conjonctive qui est le revêtement muqueux des paupières. Les larmes sont une sécrétion abondante des glandes lacrymales, qui, sous l'influence d'émotions ou d'une irritation causée par le froid ou par une substance étrangère quelconque venant en contact avec l'œil, s'écoule sur la joue. En temps ordinaire, la sécrétion de la glande sert à maintenir la surface de la cornée dans un état constant d'humidité et à baigner la conjonctive de façon à rendre faciles les mouvements des paupières et du globe oculaire.

La CONJONCTIVE se réfléchit des paupières sur la partie antérieure de l'œil, ses deux parties étant respectivement connues sous le nom de conjonctive *palpébrale* et conjonctive *oculaire*. La portion palpébrale est la plus épaisse ; elle est très vasculaire, pourvue de nombreuses et fines papilles, dont l'inflammation occasionne la maladie dite « *conjonctivite* ». A l'angle interne de l'œil la conjonctive forme un repli, le *pli semilunaire*, et l'angle qu'elle fait avec elle-même en se réfléchissant des paupières sur le globe oculaire est appelé *fornix de la conjonctive*. Les culs-de-sac de la conjonctive sont au niveau des plis palpébraux supérieur et inférieur. Quand les paupières sont fermées, même durant l'acte momentané du clignement, la conjonctive devient, en quelque sorte, une cavité fermée qui rassemble les larmes pour les conduire à l'angle interne, où il existe un espace ovale placé entre les deux paupières, le *lac lacrymal*. Cet espace est occupé par la *caroncule lacrymale*, petit corps conique, rougeâtre, formé par de nombreux follicules et ressemblant, par sa structure, aux glandes de Meibomius. La caroncule sécrète la matière blanchâtre que l'on observe fréquemment à l'angle interne de l'œil.

Près du canthus ou angle interne il y a sur le bord de chaque paupière une légère élévation, la *papille*, qui présente à son sommet une ouverture, le *point lacrymal*. Les points lacrymaux sont les orifices des *canalicules* qui se dirigent en dedans vers le sac lacrymal. La manière dont ces orifices sont disposés pour recevoir les larmes dépend de l'action d'un faisceau de fibres musculaires du muscle orbiculaire. Ce faisceau est appelé le *muscle tenseur du tarse* (ou *muscle de Horner*), parce qu'il s'insère d'une part à la crête de l'os lacrymal et d'autre part aux cartilages tarses des deux paupières près des points lacrymaux. Ce petit muscle peut aussi agir comme compresseur du sac lacrymal. Le trajet des canalicules est différent, fait qu'il faut bien comprendre lorsqu'il s'agit de remédier à l'obstruction de l'un ou de l'autre, par l'introduction de sondes ou par le bistouri.

Planche XII

Coupe médiane antéro-postérieure et verticale à travers la tête, la face et le cou d'un homme solidement constitué, âgé de 30 ans.

1. Le sinus longitudinal supérieur de la dure-mère.
2. Coupe à travers les tables du crâne, montrant le diploé.
3. La section du cuir chevelu.
4. La faux du cerveau.
5. Le sinus longitudinal inférieur.
6. Les veines de Galien.
7. Le sinus droit.
8. Le quatrième ventricule.
9. Coupe du cervelet montrant l'arbre de vie.
10. Le pressoir d'Hérophile.
11. Le sinus occipital.
12. La moelle allongée.
13. L'apophyse épineuse de la première vertèbre cervicale.
14. L'apophyse épineuse de la deuxième vertèbre cervicale.
15. Coupe à travers le ligament de la nuque, les muscles et les aponévroses du cou.
16. L'apophyse épineuse de la troisième vertèbre cervicale.
17. L'apophyse épineuse de la quatrième vertèbre cervicale.
18. L'apophyse épineuse de la cinquième vertèbre cervicale.
19. L'apophyse épineuse de la sixième vertèbre cervicale.
20. L'apophyse épineuse de la septième vertèbre cervicale vertèbre proéminente.
21. La circonvolution du corps calleux et les vaisseaux cérébraux antérieurs.
22. Coupe du corps calleux, montrant le genou.
23. Le fornix.
24. L'apophyse crista galli de l'ethmoïde.
25. Le sinus frontal.
26. Les corps quadrijumeaux.
27. La selle turcique et le corps pituitaire en place.
28. Le sinus sphénoïdal.
29. Les méats nasaux.
30. Le pont de Varole reposant sur la portion basilaire de l'os sphénoïdal.
31. Brèche à travers le septum du nez, s'ouvrant dans le méat moyen.
32. Ouverture de la trompe d'Eustache.
33. La jonction du voile du palais et du palais osseux.
34. La voûte du palais.
35. Les dents incisives de la mâchoire supérieure.
36. Le voile du palais (la luette).
37. Les dents incisives de la mâchoire inférieure.
38. La langue.
39. Le pharynx.
40. L'épiglotte.
41. Le muscle génio-hyoïdien.
42. Le muscle mylo-hyoïdien.
43. Le corps de l'os hyoïde.
44. L'échancrure du cartilage thyroïde.
45. Le ventricule du larynx.
46. Le commencement de l'œsophage.
47. Le cartilage cricoïde.
48. La moelle épinière.
49. Le deuxième anneau de la trachée.
50. Les muscles sterno-hyoïdien et thyroïdien.

N.-B. — Cette coupe a été pratiquée peu de temps après la mort et photographiée immédiatement, de façon à conserver intacts les rapports des organes.

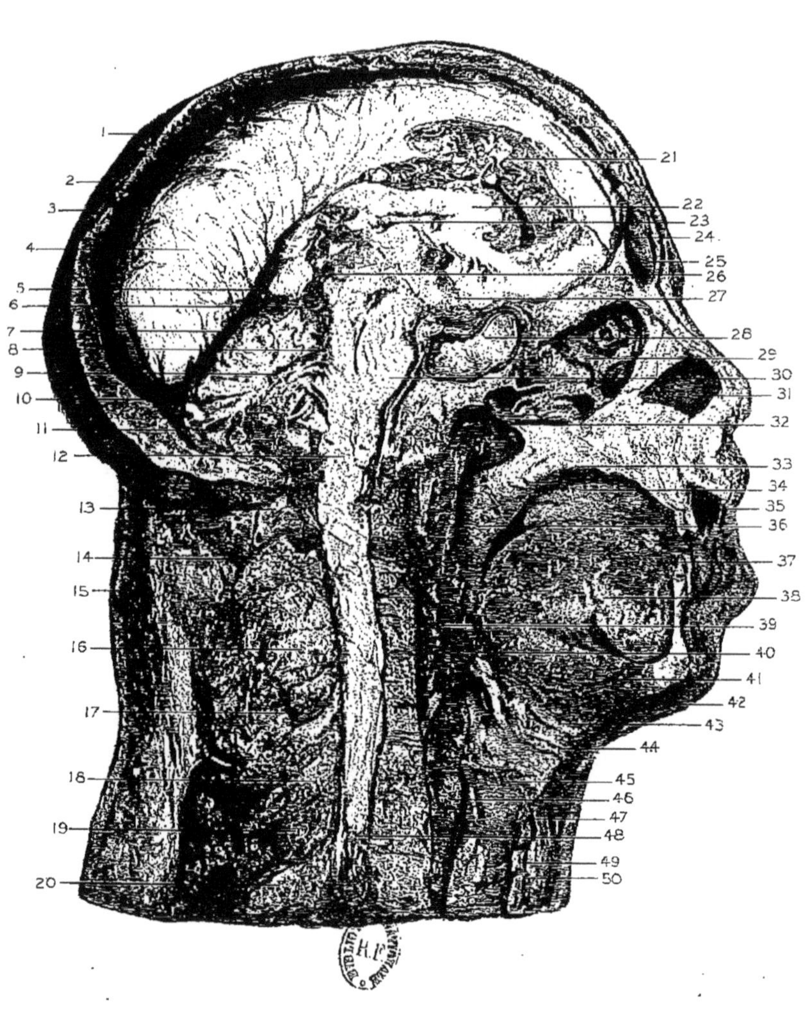
1
2
3
4
5
6
7
8
9
10
11
12
13
14
15
16
17
18
19
20
21
22
23
24
25
26
27
28
29
30
31
32
33
34
35
36
37
38
39
40
41
42
43
44
45
46
47
48
49
50

Le *canal supérieur* se dirige d'abord en haut, puis, se recourbant à angle aigu, il se dirige en dedans et en bas pour rejoindre le *canal inférieur*, à son entrée dans le sac lacrymal. Le trajet du canal inférieur (celui qui est le plus souvent affecté) est d'abord dirigé en bas, puis il se coude brusquement en dedans et devient horizontal. Ces canaux sont résistants et élastiques, un peu dilatés à leurs angles, et sont, surtout l'inférieur, entourés par quelques fibres en spirale du muscle tenseur du tarse. Le *sac lacrymal* occupe la *fosse lacrymale* en dedans du bord nasal de l'orbite, et est en rapport avec le tendon de l'œil et le muscle tenseur du tarse qui sont en avant de lui. Quelquefois en cas de distension du sac lacrymal, le muscle tenseur fait saillie au-dessous du tendon de l'œil, ce qui cause un bombement à l'extérieur et à l'intérieur du sac, dont le sommet est déprimé par le ligament tendu. Le tendon de l'œil est toujours un guide pour trouver le sac lacrymal. De très petits plis valvulaires s'observent sur le revêtement muqueux du sac à l'entrée des canaux. Cette muqueuse se continue avec la conjonctive à travers le canal nasal qui est la partie la plus inférieure du sac lacrymal.

La *portion oculaire de la conjonctive* n'a pas les mêmes rapports avec la sclérotique et avec la cornée. La *conjonctive de la sclérotique* est très lâchement unie à la tunique sous-jacente, de façon à ne pas contrarier les mouvements du globe oculaire. Elle est très mince, transparente, et, sauf dans les cas d'inflammation, presque incolore. Quelques vaisseaux sanguins disséminés, s'étendant vers la cornée, sont généralement visibles à l'état normal; mais l'excitation produite par un corps étranger ou par quelque action sur les nerfs vaso-dilatateurs sympathiques détermine une congestion très rapide, qui se produit dans un plexus capillaire très serré formé par les artères palpébrale et lacrymale.

Le peu d'adhérence de la conjonctive sclérale est démontré par le chemosis, dans lequel la distension de la conjonctive peut empêcher de clore les paupières. Les vaisseaux de la conjonctive sont si peu soutenus dans ce tissu lâche qu'ils se rompent souvent pendant les quintes de toux de la coqueluche et dans les efforts de vomissements. Les ecchymoses conjonctivales ne ressemblent en rien à ce qu'elles sont ailleurs et le sang conserve sa couleur écarlate artérielle, ce qui est dû à l'absorption facile de l'oxygène de l'air par le sang à travers la délicate membrane conjonctivale. Dans les inflammations graves résultant de brûlures, le revêtement muqueux des paupières se rétracte souvent au point de donner lieu à *l'entropion*. La *conjonctive de la cornée* est, au point de vue pratique, la couche externe de la cornée elle-même ; elle est formée principalement par un épithélium et elle est extrêmement mince, non vasculaire et transparente. De nombreux vaisseaux lymphatiques sont disséminés dans le réseau capillaire de la conjonctive, et la sensibilité de cette muqueuse est partout très grande, grâce aux nerfs ciliaires qui s'y ramifient abondamment.

La *cornée* est cette partie transparente et convexe qui fait saillie hors de la tunique externe du globe oculaire, dont elle constitue environ la sixième partie. Elle remplit le rôle d'une fenêtre circulaire par laquelle la lumière pénètre dans l'œil. La cornée est composée de quatre couches de structure différente. La couche externe est formée par le revêtement conjonctival, mince et adhérent, que nous avons déjà décrit, et qui consiste en plusieurs lits de cellules épithéliales. Au-dessous de cet épithélium se trouve la *substance propre* de la cornée qui est fibreuse, résistante et parfaitement transparente, et dont dépendent l'épaisseur et la résistance de la cornée. Son épaisseur est cause de bien des erreurs, de sorte qu'en opérant sur la cornée, le bistouri peut être poussé parmi les lames fibreuses dont elle est composée. Ces lames ne peuvent être démontrées que par l'emploi des réactifs. Il y en a une soixantaine; les fibres qui forment chacune d'elles sont parallèles ; et elles croisent à angle droit les fibres des lames situées au-dessus et au-dessous. Sur le vivant on ne trouve pas de trace de cette disposition compliquée. Interposés entre les lamelles, se trouvent des espaces irréguliers qui renferment les *corpuscules cornéens*, et qui, à un examen microscopique attentif, paraissent en communication les uns avec les autres. La substance propre de la cornée se continue avec la sclérotique, mais, étant donné le caractère spécial de son tissu conjonctif dans lequel les éléments ont presque le même pouvoir réfringent, elle paraît homogène à l'état normal. Immédiatement au-dessous de l'épithélium conjonctival on a décrit une lamelle particulière, qui a reçu le nom de *lamelle antérieure limitante* ou *lamelle élastique* (de *Bowman*), en opposition à la *lamelle élastique postérieure* (de *Descemet*), qui n'est pas autre chose que la lamelle postérieure modifiée de la substance propre.

La *lamelle élastique postérieure* est remarquable pour sa tendance à s'enrouler sur elle-même, sa face cornéenne en dedans, lorsqu'elle est séparée du reste de la cornée. Il est probable qu'elle joue un rôle dans le maintien de la courbure propre de la cornée. Le degré de courbure varie suivant les yeux et les âges : plus saillante chez l'enfant, la cornée s'aplatit graduellement avec l'âge. La face postérieure de la lamelle élastique postérieure est recouverte par un prolongement du *revêtement épithélial* de la chambre aqueuse, qui ressemble à celui des autres membranes séreuses. Il n'existe pas de vaisseaux sanguins, à l'état normal, dans le tissu de la cornée. A sa circonférence les capillaires de la conjonctive et de la sclérotique se terminent en arcades. Dans la kératite, ces artères marginales fournissent des branches qui pénètrent dans les espaces interlamellaires. Dans l'affection appelée pannus, les artères conjonctivales émettent des branches rayonnantes, qui passent sur la cornée grâce à un certain relâchement de son revêtement épithélial, et lui donnent une apparence vascularisée, alors que les vaisseaux sont tout à fait superficiels et extérieurs à la cornée elle-même. A la naissance, la cornée est légèrement opaque, mais peu de temps après elle devient transparente. Dans la vieillesse, son éclat et sa transparence diminuent, principalement sur ses bords supérieur et inférieur, où, par suite de la dégénérescence graisseuse qui se produit en ces points, apparaissent des croissants blanchâtres qui constituent les *arcs séniles*. Il est à remarquer que les blessures de la cornée guérissent promptement, quoiqu'elle ne reçoive pas du sang directement. De très nombreuses

BIBLIOTHÈQUE NATIONALE IMPRIMÉS

branches des nerfs ciliaires entrent dans le tissu lamelleux et forment de très petits plexus nerveux qui donnent à la cornée, ordinairement, une extrême sensibilité. Dans le glaucome elle perd cette sensibilité, par suite de la pression exercée dans l'œil sur les nerfs ciliaires, avant que les branches de ces nerfs aient atteint la cornée. La cornée est insérée dans le bord antérieur de la sclérotique à la manière d'un verre de montre dans son cadre, ses bords étant biseautés aux dépens de sa face externe et ceux de la sclérotique aux dépens de la face interne de cette dernière membrane.

La *sclérotique* est la tunique blanche, résistante et protectrice de l'œil, qui maintient la forme du globe et constitue les cinq-sixièmes postérieurs de l'enveloppe extérieure de cet organe. Elle est plus épaisse en arrière, et son point le plus mince est à six millimètres ou environ un quart de pouce de la cornée ; elle est susceptible de se rompre en cet endroit par l'effet d'une violence extérieure. Cet accident est dû en partie à la résistance offerte par les muscles droits qui, dans une certaine mesure, entourent le globe oculaire ; ils s'insèrent sur la sclérotique à six millimètres, ou un quart de pouce, de la cornée, et laissent les portions de la *sclérotique* qui les séparent de la cornée sans autre protection que la conjonctive lâche, ce qui donne son aspect blanc et brillant à la partie antérieure du globe de l'œil. Si les tendons des muscles droits sont mis à nu par l'enlèvement de la conjonctive oculaire, on voit que leur insertion sur la sclérotique est elliptique, de sorte que la partie centrale d'un tendon est plus rapprochée de la cornée que ses côtés. Ceci rend compte de la division inégale des tendons dans l'opération du strabisme si le tendon tout entier n'est pas ramené en avant et complètement sectionné. En ce qui concerne le *muscle droit interne*, qui est celui qu'on sectionne le plus fréquemment, ce fait doit toujours être présent à la mémoire, car son tendon est plus près de la cornée que ceux des autres muscles. Les muscles droits *inférieur* et *interne* s'insèrent, aux bords interne et inférieur du trou optique, au sommet de l'orbite, par une bande fibreuse, le *ligament de Zinn*. Le *muscle droit externe* s'insère par deux chefs, en haut, au bord du trou optique, et en bas, au ligament de Zinn et au bord inférieur de la scissure sphénoïdale. Entre ces deux chefs passent le nerf moteur oculaire, le nerf nasal et le nerf abducens qui se dirigent en avant, conjointement avec la veine ophtalmique. Le *muscle droit supérieur* provient du bord supérieur du trou optique et de la gaine que la dure-mère fournit au nerf optique. Les quatre muscles droits divergent, à partir de leurs origines ; ils embrassent le globe de l'œil, et sont revêtus par une aponévrose lâche, la *capsule de Tenon* (Pl. 5, Fig. 2, N° 6). Cette aponévrose est formée par deux feuillets séparés par un espace intermédiaire, et ressemble, sous ce rapport, à la tunique vaginale. Un coussinet de tissu grais seux remplit toujours la partie postérieure de l'orbite, même lorsque l'individu est amaigri ; ce coussinet a une forme conique résultant de sa disposition autour du globe de l'œil. La proéminence des yeux dépend en partie de la quantité de cette graisse, et l'enfoncement des yeux dans la vieillesse et les maladies par épuisement est la conséquence de sa résorption partielle. Les muscles droits reposent sur cette graisse orbitaire et reçoivent des gaines de la couche oculaire de la capsule de Tenon, qui est intimement unie aux bords de leurs tendons. La *couche oculaire* de ce fascia s'étend en avant jusqu'aux bords antérieurs de l'orbite, où elle se confond avec le périoste, et en particulier avec les deux ligaments palpébraux (antérieurement décrits). Grâce à ce rapport intime des tendons des muscles droits avec leurs gaines et à la continuation de ces dernières avec les insertions antérieures de la capsule, l'action fonctionnelle de ces muscles se trouve très augmentée. Ce fait s'observe surtout dans l'opération du strabisme, où l'adhérence du tendon et de la capsule doit être complètement sectionnée ainsi que le tendon lui-même, sous peine d'observer encore une certaine déviation de l'œil. Sous ce rapport, la capsule de Tenon a son importance ; mais on lui a accordé un pouvoir exagéré. Quant au reste, la *couche orbitaire externe* de la capsule, après avoir envoyé des prolongements aréolaires dans le tissu interstitiel du coussinet graisseux, se dirige en arrière avec la partie postérieure de la couche oculaire, vers la partie postérieure

PLANCHE XIII

Figure 1

Les rapports des gros vaisseaux et des nerfs de la base du crâne avec la paroi postérieure du pharynx.

1. La petite aile gauche de l'os sphénoïde.
2. La portion basilaire de l'os sphénoïde.
3. L'oreille gauche.
4. Les cellules mastoïdiennes gauches.
5. La veine jugulaire interne gauche.
6. La glande parotide gauche.
7. Le nerf pneumogastrique gauche.
8. Le nerf spinal gauche.
9. Le nerf sterno-mastoïdien gauche.
10. L'artère carotide commune gauche, au niveau de sa bifurcation.
11. L'oreille droite.
12. La veine jugulaire interne droite.
13. La glande parotide droite.
14. Le nerf spinal droit.
15. Le nerf pneumogastrique droit.
16. Le nerf glosso-pharyngien droit.
17. L'artère carotide interne droite.
18. La paroi postérieure du pharynx.

Figure 2

La face ouverte sur le côté gauche pour montrer les rapports des glandes salivaires, des vaisseaux et des nerfs avec la langue.

1. La branche linguale du nerf trifacial, ou nerf du goût (?)
2. La langue.
3. Le muscle palato-glosse.
4. La langue sublinguale.
5. L'artère linguale.
6. La glande sous-maxillaire.
7. Le muscle génio-hypoglosse.
8. Coupe à travers la symphyse de la mâchoire inférieure.
9. Le muscle génio-hyoïdien.
10. Le muscle mylo-hyoïdien.
11. La glande parotide.
12. Le canal de Stenon.
13. Coupe de la branche montante de la mâchoire inférieure.
14. La luette.
15. L'amygdale.
16. Le nerf glosso-pharyngien.
17. Le nerf pneumogastrique, attiré en avant.
18. L'artère carotide interne.
19. Le nerf hypoglosse.
20. Le muscle stylo-pharyngien.
21. La veine jugulaire interne.
22. L'artère carotide externe.
23. L'os hyoïde.
24. L'artère thyroïdienne descendante.
25. Le nerf laryngé supérieur.

Figure 3

La paroi postérieure du pharynx ouverte pour montrer par derrière le larynx et les rapports du palais et des amygdales.

1. La veine jugulaire interne gauche.
2. La glande parotide gauche.
3. Le muscle pharyngo-staphylin gauche.
4. Le nerf spinal gauche.
5. L'amygdale gauche.
6. L'artère carotide interne gauche.
7. Le nerf pneumogastrique gauche.
8. La partie gauche de la paroi pharyngienne, réclinée sur le côté.
9. La paroi postérieure du larynx.
10. La veine jugulaire interne droite.
11. La glande parotide droite.
12. L'artère carotide interne droite.
13. La luette.
14. Le muscle pharyngo-staphylin droit.
15. Le dos de la langue.
16. L'amygdale droite.
17. Le nerf spinal droit.
18. L'épiglotte.
19. La portion droite de la paroi pharyngienne, réclinée sur le côté.
20. Le cartilage aryténoïde droit du larynx.

Figure 4

La mâchoire inférieure est enlevée pour montrer le palais, les amygdales, le gosier et la langue étendue.

1. La voûte de la bouche, formée par le palais osseux.
2. L'artère palatine droite.
3. Coupe de la branche montante droite de la mâchoire inférieure.
4. La glande parotide droite.
5. Le muscle palato-glosse droit.
6. Le muscle palato-pharyngien droit.
7. L'amygdale droite.
8. Le trou borgne (foramen cæcum).
9. Les papilles caliciformes.
10. Les papilles fongiformes.
11. Les glandes palatines gauches.
12. L'artère palatine gauche et le nerf palatin.
13. Coupe de la branche gauche de la mâchoire inférieure.
14. La glande parotide gauche.
15. La luette.
16. La glande tonsillaire gauche.
17. L'épiglotte.

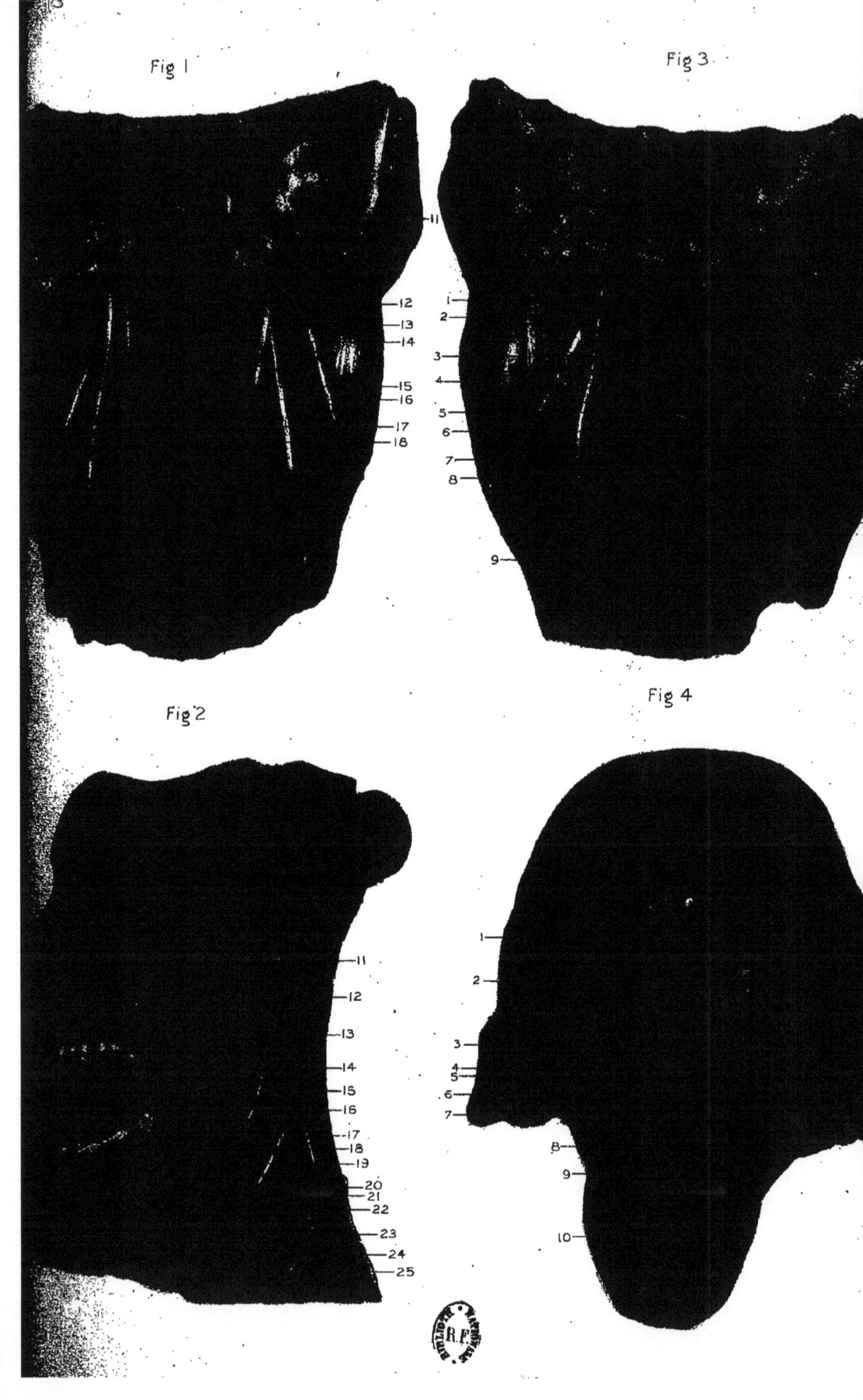

BIBLIOTH. NATIONALE R.F.

du globe oculaire, et se confond avec la gaine du nerf optique. Il existe, en cet endroit, une délicate couche aréolaire qui limite l'espace périneural et permet aux nerfs et aux vaisseaux ciliaires de se diriger en avant pour perforer la partie postérieure de la sclérotique. Le *muscle oblique supérieur*, ou trochléaire, est un grêle ruban musculaire qui s'insère par une bande tendineuse à la partie antérieure et au côté interne du trou optique. Il se dirige en avant le long de la voûte de l'orbite, en dedans du muscle élévateur palpébral, et se termine en un tendon arrondi, qui passe à travers un anneau fibro-cartilagineux, la *trochlée*, ou poulie de réflexion : celle-ci occupe une petite fossette située en dedans du bord sus-orbitaire de l'os frontal, au dessus de l'apophyse angulaire interne. Ce tendon est pourvu d'une gaine synoviale à son passage à travers la trochlée, puis il passe sous le muscle droit supérieur et s'insère sur la sclérotique, immédiatement en dehors de ce muscle, à mi-chemin entre la cornée et l'entrée du nerf optique dans l'œil. Le *muscle oblique inférieur* est situé sur le plancher de l'orbite, et s'insère sur l'apophyse orbitaire du maxillaire supérieur, près de la gouttière lacrymale. Il passe sous le muscle droit inférieur pour aller s'attacher par un mince tendon au côté extérieur de la sclérotique, en arrière de l'insertion du muscle grand oblique. Le nerf moteur oculaire commun innerve le muscle oblique inférieur et tous les muscles droits, excepté le droit externe, qui reçoit l'abducens ou moteur oculaire externe. Le muscle oblique supérieur reçoit le nerf pathétique. Le *nerf moteur oculaire commun* se divise à l'intérieur de la fente sphénoïdale en deux branches, qui se dirigent en avant, passent entre les deux insertions postérieures du muscle droit externe, et qui sont séparées l'une de l'autre par le nerf nasal. La branche supérieure, qui est la plus petite, passe sur le nerf optique et pénètre dans les muscles droit supérieur et élévateur palpébral par leurs faces oculaires. La branche inférieure se subdivise en trois petits nerfs, l'un qui passe sous le nerf optique pour innerver le droit interne, un autre qui va au droit inférieur, tandis que le troisième suit le plancher de l'orbite pour aller au muscle oblique inférieur. Le dernier nerf fournit une petite branche au ganglion ciliaire. La *paralysie du moteur de l'œil* amène la chute de la paupière supérieure (ptosis), l'immobilité de l'œil, un strabisme divergent (externe) par suite de l'action du muscle droit externe qui s'exerce librement, et la dilatation et l'immobilité de la pupille. Si la paralysie est complète on peut observer une légère exophtalmie due au relâchement des muscles droits. Le nerf abducens passe également entre les deux origines du muscle droit externe, au-dessus de la veine ophthalmique, et se termine par des filaments déliés sur le bord oculaire du droit externe. Ce nerf amène, de la cavité crânienne, quelques fibres sympathiques du plexus carotidien, et reçoit à l'intérieur de l'orbite d'autres fibres sympathiques du ganglion de Meckel, quelquefois un rameau du nerf ophthalmique. La *paralysie du nerf abducteur* produit le strabisme convergent (interne). Le *nerf trochléaire ou pathétique* (Pl. 5, Fig. 2, N° 2) entre dans l'orbite au-dessus des autres nerfs ; il croise l'origine de l'élévateur de la paupière, pour se distribuer au muscle oblique supérieur, dans lequel il entre par sa face *orbitaire*, et envoie une branche récurrente à la dure-mère de la base du crâne. La *paralysie du nerf pathétique* ne produit que peu de changement dans la condition de l'œil en ce qui concerne sa mobilité, car le défaut de fonction du muscle supérieur oblique peut être compensé par les actions vicariantes d'autres muscles. Dans tous les cas de paralysie des muscles orbitaires, il y a plus ou moins de diplopie, ou vision double. On remarquera, d'après ce qui précède, que les nerfs moteurs de l'orbite pénètrent les muscles par leur face oculaire, excepté le pathétique, qui pénètre le muscle oblique supérieur par sa face orbitaire.

Les muscles droits dirigent l'œil en haut, en dehors, en bas ou en dedans, selon leur position. Leur action combinée tend à rétracter l'œil, les muscles obliques servant en partie comme antagonistes de cet effet. Les muscles droits supérieurs et inférieurs ne se dirigent pas directement en avant, mais plutôt obliquement en dehors pour aller s'insérer à l'œil et, par conséquent, s'ils agissaient seuls pour élever ou abaisser la pupille, ils dévieraient également un peu en dedans. Cette tendance se trouve contrebalancée par la disposition particulière des muscles obliques, l'inférieur corrigeant l'action du droit supérieur et le supérieur corrigeant l'action du droit inférieur. L'action propre du muscle oblique supérieur consiste dans la rotation du globe oculaire en bas et en dehors, celle du muscle oblique inférieur, dans la rotation du globe oculaire en haut et en dehors. La combinaison ingénieuse de ces muscles oculaires qui permet à l'œil de parcourir un grand espace, quelle que soit la position de la tête, sera d'autant mieux comprise que l'on se souviendra du *rôle* que joue la capsule de Tenon qui, en solidarisant leurs insertions tendineuses, contribue à modifier et à harmoniser leurs fonctions.

Les *nerfs sensitifs de l'orbite* sont des branches de la division ophthalmique du nerf trifacial, c'est-à-dire les nerfs nasal, frontal et lacrymal. Le *nerf nasal*, après avoir passé à travers la fente sphénoïdale, entre les deux tendons d'origine du muscle droit externe, et entre les deux branches du nerf moteur oculaire, comme nous l'avons vu, passe au-dessus du nerf optique, sous les muscles élévateur des paupières et droit supérieur, et arrive à la paroi interne de l'orbite, où, après avoir émis le nerf sous-trochléaire, il quitte l'orbite par le trou ethmoïdal antérieur. Ce nerf fournit la *racine longue* du *ganglion ciliaire*, dans son passage entre les deux tendons d'origine du muscle droit; et aussi les *nerfs ciliaires* longs, qui, suivant le côté interne du nerf optique, reçoivent des filaments du ganglion ciliaire et pénètrent dans la sclérotique pour gagner l'iris. Le *nerf sous-trochléaire* passe à l'angle interne de l'orbite, pour innerver le sac lacrymal, la peau de l'angle interne des paupières, et le côté adjacent du nez. Le *nerf frontal*, la seconde branche du nerf ophthalmique, court le long de la face supérieure du muscle élévateur de la paupière et, vers le milieu de l'orbite, se divise en nerfs sustrochléaire et susorbitaire. Le *nerf sustrochléaire* passe au-dessus de la poulie du muscle oblique supérieur, à l'angle interne de l'orbite. où il forme une arcade anastomotique avec la branche sous-trochléaire du nerf nasal, et envoie une branche entre le muscle orbiculaire et l'arcade orbitaire, pour fournir la peau de la paupière supérieure, du front et du nez (Pl. 53, Fig. 1, N° 13). En outre de ceux-ci, il y a plusieurs filaments qui pénètrent dans l'os frontal et se distribuent au revêtement muqueux des sinus frontaux. Le *nerf susorbitaire* est en réalité la continuation du nerf frontal. Il passe à travers l'échancrure ou trou susorbitaire et se distribue aux muscles orbiculaire et occipito-frontal, et à la peau de la paupière supérieure, du front et du cuir chevelu. Le *nerf lacrymal* passe sur le côté externe de l'orbite, au-dessus du muscle droit externe, accompagnant l'artère lacrymale pour se ramifier dans la glande lacrymale. Avant d'entrer dans la glande, il émet un petit rameau qui s'anastomose avec la branche orbitaire du nerf maxillaire supérieur. En avant de la glande lacrymale, le nerf traverse le ligament palpébral et se distribue à la peau du bord externe de la paupière supérieure. La *paralysie du nerf ophthalmique* a pour conséquence l'anesthésie du globe de l'œil, de son revêtement muqueux et des surfaces cutanées innervées par ses branches ; et cet état rend l'œil plus susceptible de se laisser léser.

Le *ganglion ophtalmique* ou *ciliaire (sympathique)* est un tout petit corps, rougeâtre, de forme quadrilatérale, enfoui dans la graisse orbitaire, entre le muscle droit interne et le nerf optique à la partie postérieure de l'orbite. Il est en rapport intime avec l'artère ophtalmique. Ce ganglion reçoit une *racine motrice* venant de la branche du nerf oculo-moteur qui se rend au muscle oblique inférieur, une *racine sensitive* venant du nerf nasal, et une *racine sympathique*, venant du plexus carotidien, qui s'unit à la racine sensitive. Du bord antérieur du ganglion ciliaire se détache une douzaine environ de nerfs ciliaires courts, très déliés, qui se dirigent en avant avec les artères ciliaires ; ils sont flexueux, placés près du nerf optique, et traversent la partie postérieure de la sclérotique, en même temps que les branches ciliaires longues du nerf nasal, pour se distribuer au muscle ciliaire et à l'iris.

L'*artère ophtalmique*, après sa naissance de l'artère carotide interne, près de l'apophyse clinoïde antérieure de l'os sphénoïde, entre dans l'orbite avec le nerf optique à travers le trou optique. Elle est située d'abord en dehors du nerf ; mais, à l'intérieur de l'orbite, elle devient très tortueuse, croisant le nerf optique en dessus pour gagner la partie interne de l'orbite, et émettant de nombreuses branches. La branche la plus importante est l'*artère centrale de la rétine,* qui pénètre obliquement dans le côté externe du nerf optique, tout près du trou optique, et se dirige en avant dans le centre du nerf jusqu'à la rétine. L'ophtalmique émet, près de la précédente, des ***branches ciliaires internes et externes,*** les premières se subdivisant dans l'espace périneural en six ou sept très petites branches, et les dernières, en plus grand nombre, pénétrant toutes dans la sclérotique. Il y a une branche longue dans chacun de ces groupes ; ces branches longues passent de chaque côté du nerf optique, et après être entrées dans la sclérotique, elles se dirigent vers l'iris en passant entre la sclérotique et la choroïde. Sur le côté externe du nerf optique, entre les muscles droits externe et supérieur, naît l'artère lacrymale. Elle marche avec le nerf lacrymal vers la glande lacrymale, se distribuant, en fin de compte, à la portion avoisinante de la conjonctive et des paupières. Elle envoie aussi une branche récurrente à travers la scissure sphénoïdale, branche qui s'anastomose avec un rameau de l'artère méningée moyenne. En avant de l'artère lacrymale, naissent les ***branches musculaires,*** qui se distribuent aux muscles oculaires. L'***artère sus-orbitaire*** est un très petit vaisseau qui accompagne le nerf sus-orbitaire dans son trajet et sa distribution Les ***artères ethmoïdales antérieure et postérieure*** sortent de l'orbite par les trous ethmoïdaux, l'antérieure étant accompagnée par le nerf nasal. L'***artère palpébrale*** fournit les paupières et forme des arcades sur leurs bords. en s'anastomosant avec les artères lacrymale et sous-orbitaire. Les artères frontale et nasale sont des branches terminales de l'ophtalmique. L'***artère nasale*** quitte l'orbite au dessus du tendon oculaire et rejoint la branche angulaire de la faciale sur le côté nasal de l'œil. L'***artère frontale*** s'anastomose par inosculation avec l'artère sus-orbitaire à l'angle interne de l'œil. Il y a deux ***veines ophtalmiques*** qui conduisent le sang veineux de l'orbite au plexus caverneux qui entoure l'artère carotide interne. La ***veine ophtalmique supérieure*** commence à l'angle interne de l'œil, où elle communique avec les veines frontale et angulaire. De là elle passe le long de la partie supérieure et interne de l'orbite, recevant des veines tributaires qui correspondent aux artères avec lesquelles elles sont en rapport. La *veine ophtalmique inférieure* reçoit le sang de la partie externe et inférieure de l'orbite et passe le long du plancher, pour se déverser dans la veine supérieure, ou directement dans le sinus caverneux.

Le *nerf optique*, à partir du trou optique jusqu'à son entrée dans l'œil par la partie postérieure et interne du globe, est long d'environ deux centimètres et demi, ou un pouce. Il est enveloppé d'une double gaine consistant en un prolongement de la pie mère en dedans et de la dure mère en dehors. La gaine duremérienne est ferme et fibreuse et se continue avec la sclérotique ; au trou optique elle se confond aussi avec le périoste de l'orbite d'où partent les muscles oculaires. Le nerf optique est entouré d'un *espace périneural*, formé par la réflexion du fascia orbitaire, comme nous avons déjà vu, et dans lequel les vaisseaux et les nerfs ciliaires se dirigent en avant. La graisse orbitaire le sépare des muscles droits. Il est pénétré sur son côté externe, près du trou optique, par l'*artère centrale* de la *rétine*, laquelle, avec sa veine, se dirige en avant dans un canal central constitué par des prolongements de la gaîne pie-mérienne.

Le GLOBE DE L'ŒIL est composé de trois tuniques concentriques, une tunique *externe* fibreuse, forte et protectrice, constituée par la *sclérotique* et la *cornée* ; une tunique *moyenne* ou vasculaire, composée de vaisseaux sanguins, de tissu musculaire, et de cellules pigmentaires foncées, comprenant la *choroïde*, l'*iris* et les *procès ciliaires* ; et une tunique *interne* ou nerveuse, la *rétine*, qui est l'expansion même du nerf optique. Dans l'intérieur de ces trois tuniques sont trois milieux transparents qui transmettent la lumière, savoir, l'*humeur aqueuse* en avant, le *cristallin* au milieu, et le corps *vitré* en arrière. Le nerf optique se rétrécit légèrement aux approches de la sclérotique, et se divise en un certain nombre de faisceaux de fibres, qui traversent cette tunique par de très petites ouvertures qui donnent un aspect criblé à cette portion de la membrane, pour cette raison appelée *laminacribrosa*. Le *pore optique* est la plus centrale et la plus grande de ces ouvertures et laisse passer les vaisseaux de la rétine. Autour de la lamelle cribriforme il existe un grand nombre de pertuis qui livrent passage aux vaisseaux et nerfs ciliaires. Les *artères ciliaires antérieures*, qui naissent des artères musculaires de l'orbite, suivent les tendons des muscles droits, pénètrent la sclérotique très près de la cornée, et forment l'anastomose circulaire de l'iris. Un petit canal ovale entoure l'insertion de la cornée dans la sclérotique. C'est le *sinus circulaire* de l'*iris*, ou *canal de Schlemm* (ou de *Fontana*). La *lamelle élastique postérieure* de la *cornée*, ou *membrane de Descemet*, déjà décrite, se déploie au point où elle se réunit à la face interne de la sclérotique, en un cercle de prolongements rayonnants qui forment le *ligament pectiné de l'iris*; quelques-uns de ces prolongements s'insèrent sur la face antérieure de l'iris près de sa circonférence, et d'autres à la partie antérieure de la sclérotique et de la choroïde. Les espaces qui existent entre eux sont appelés les *espaces de Fontana* et communiquent avec le canal de Schlemm, auquel ils amènent le liquide de la chambre antérieure.

La *choroïde* est une membrane souple et vasculaire, située au-dessous de la sclérotique dont elle est séparée par un réseau de fibres de tissu conjonctif, contenant des cellules pigmentaires étoilées et constituant la *membrane suschoroïdienne*. Le tissu conjonctif qui se trouve au-dessous de la sclérotique, et qui l'unit à la choroïde, est appelé *lamina fusca*, et les surfaces contiguës de ces deux couches de tissu sont tapissées par un épithélium et séparées par un espace lymphatique ; cet espace est en réalité continu avec celui de la capsule de Tenon, par l'intermédiaire du prolongement de cette aponévrose qui accompagne les nerfs et les vaisseaux ciliaires. Dans cet espace lymphatique une hémorrhagie peut se produire lors d'une lésion du globe de l'œil, et le même accident est quelquefois consécutif à l'opération de l'iridectomie, ou à l'extraction de la cataracte ; il est dû à la diminution soudaine de la tension oculaire. La choroïde est trouée en arrière au point où le nerf optique la traverse ; mais à partir de ce point jusqu'à l'iris antérieurement, elle est formée de deux couches, la couche *extérieure* qui comprend principalement de grands plexus veineux, les *venae vorticosae*, et la couche *intérieure* composée d'un réseau de capillaires venant des artères ciliaires longues et courtes, la *tunique de Ruysch*. Les veines de la tunique externe de la choroïde présentent une régularité remarquable dans leur arrangement et convergent vers cinq ou six troncs équidistants, qui, après avoir traversé la sclérotique sur le côté externe de la lamelle cribriforme, se terminent dans les veines ophtalmiques. Entre les veines, on voit se diriger en avant les artères choroïdiennes, qui comprennent : 1° les artères ciliaires antérieures, provenant des artères musculaires de l'orbite, et entrant dans l'œil par la partie antérieure ; 2° et les artères ciliaires postérieures, courtes et longues, qui entrent dans le globe autour du nerf optique. Il existe, disséminées entre les vaisseaux, des *cellules pigmentaires* foncées qui communiquent entre elles par des prolongements fibreux et constituent un réseau délicat. La couche interne de la choroïde, formée par les capillaires rayonnants des artères choroïdiennes, est le réseau vasculaire le plus délicat du corps. A la face interne de ce tissu vasculaire, il existe une membrane très mince, la lame vitrée, qui le sépare de la couche pigmentaire de la rétine. La partie antérieure de la choroïde se dédouble pour former le muscle ciliaire en avant et les procès ciliaires en arrière, tous deux constituant le *corps ciliaire*. Les procès ciliaires sont au nombre d'environ soixante-dix, alternativement grands et petits, et chacun d'eux est formé par un repli, repli qui porte sur toutes ses couches : vaisseaux, nerfs et pigment. Ils rayonnent derrière le muscle ciliaire et l'iris, et en arrière s'adaptent à des replis correspondants du ligament suspenseur du cristallin, spécialement dans la partie appelée la *zone de Zinn* ; leurs extrémités arrondies et libres, dépourvues de pigment, font une légère saillie dans la chambre postérieure, et reposent sur la capsule du cristallin.

Le *muscle ciliaire* est une zone de fibres musculaires non striées situées à la partie antérieure de la choroïde, et naissant près du canal de Schlemm, à la jonction de la sclérotique et de la cornée.

Quelques-unes des fibres rayonnent en arrière et se confondent avec les procès ciliaires, et d'autres forment le *muscle ciliaire circulaire* (ou *ligament ciliaire*) autour de la périphérie de l'iris. Son action consiste à accommoder l'œil aux objets à des distances variées, ce qu'il accomplit probablement en tirant sur les procès ciliaires et relâchant ainsi le ligament suspenseur du cristallin, ce qui rend la face antérieure du cristallin plus convexe. Les nerfs qui se distribuent au muscle ciliaire proviennent des nerfs ciliaires longs et courts. La région ciliaire est l'*aire dangereuse de l'œil,* par suite de ses importantes anastomoses vasculaires et nerveuses ainsi que de ses rapports avec la cornée, l'iris, la choroïde, la rétine et le corps vitré. Les blessures de la cornée au devant de cette région, ou de la sclérotique derrière elle, ne sont pas aussi dangereuses, mais une affection traumatique quelconque du corps ciliaire est susceptible d'être suivie des plus graves résultats. Non seulement les parties contiguës sont envahies promptement par l'extension de l'inflammation de cette région, mais l'expérience a démontré que cette terrible affection appelée *ophtalmie sympathique,* — quelle que soit la voie insidieuse et latente par laquelle elle se transporte d'un œil à l'autre, — doit invariablement son origine à une lésion de la région ciliaire.

L'*iris,* qui doit son nom aux variations de sa couleur chez les différents individus, est la continuation du muscle ciliaire. C'est une membrane circulaire contractile, percée d'un trou rond un peu en dedans de son centre, la *pupille,* et suspendue comme un rideau dans l'humeur aqueuse, derrière la cornée, au devant des procès ciliaires et du cristallin. L'iris divise l'espace occupé par l'humeur aqueuse en *chambres antérieure et postérieure* qui communiquent à travers la pupille. Il est réuni à la choroïde, à sa périphérie, par le muscle ciliaire, et le ligament pectiné (déjà décrit) l'attache à la cornée. Cependant, sa réunion avec ces parties n'est pas très intime, car l'iris est quelquefois arraché de ses insertions dans des contusions, sans lésion sérieuse des tissus voisins. Son élasticité est mise à profit dans l'opération de l'iridectomie, où l'on attire facilement le lambeau d'iris à exciser à travers l'incision cornéenne. Son bord

Planche XIV

Figure 1

Coupe transversale du cou d'un nègre, âgé de trente ans, dirigée de la cinquième vertèbre cervicale à la partie postérieure du cartilage cricoïde en avant.

1. L'apophyse épineuse de la cinquième vertèbre cervicale.
2. L'apophyse transverse gauche de la cinquième vertèbre cervicale.
3. L'artère et la veine vertébrales gauches.
4. Le corps de la cinquième vertèbre cervicale.
5. Le nerf vague gauche (ou nerf pneumogastrique).
6. Artère carotide commune gauche.
7. L'œsophage.
8. La veine jugulaire externe gauche.
9. Le lobe gauche du corps thyroïde.
10. La glotte, vue à travers le cartilage cricoïde.
11. La veine jugulaire externe gauche.
12. La partie antérieure du cartilage cricoïde.
13. Le muscle trapèze droit.
14. Le muscle complexus droit.
15. La moelle épinière.
16. L'apophyse transverse droite de la cinquième vertèbre cervicale.
17. L'artère et la veine vertébrales gauches.
18. Le muscle long du cou.
19. Le nerf vague droit (ou nerf pneumogastrique).
20. L'artère carotide commune droite.
21. La veine jugulaire interne droite.
22. Le lobe droit du corps thyroïde.
23. Le muscle omo-hyoïdien droit.
24. La veine jugulaire externe droite.
25. Les muscles sterno-thyroïdien et sterno-hyoïdien.

Figure 2

Coupe transversale à la naissance du cou (même sujet que fig. 1) allant de la première vertèbre dorsale au sommet du sternum.

1. Section des troncs nerveux du plexus brachial droit.
2. Coupe à travers le sommet du poumon droit.
3. Veine innominée droite.
4. Le nerf vague droit.
5. L'artère innominée.
6. L'extrémité sternale du muscle sterno-mastoïdien.
7. La trachée.
8. Les muscles sterno-thyroïdien et sterno-hyoïdien.
9. Le nerf laryngé récurrent.
10. L'œsophage.
11. L'artère carotide commune gauche.
12. Le nerf vague gauche.
13. La veine innominée gauche.
14. L'artère sous-clavière gauche.
15. Le muscle scalène antérieur gauche.
16. L'artère et la veine sus-scapulaires.
17. Le muscle scalène antérieur droit.
18. L'apophyse transverse droite de la première vertèbre dorsale.
19. La tête de la première côte droite.
20. La moelle épinière.
21. L'épine de la première vertèbre dorsale.
22. Coupe à travers le disque intervertébral.
23. L'apophyse transverse gauche de la première vertèbre dorsale.
24. Le sommet du poumon gauche.
25. Le muscle splenius.
26. Le muscle trapèze.

N.B. — Ces coupes ont été faites sur un cadavre frais d'un homme bien développé, placé dans une position horizontale, sans aucune préparation frigorifique ou durcissante, et les planches représentent les rapports des parties absolument telles qu'elles se trouvaient.

Fig 1
13
14
15
16
17
18
19
20
21
22
23
24
25
Fig 2
1
2
3
4
5
6
7
8
9
10
11
12
13
14
15
16
17
18
19
20
21
22
23
24
25
26

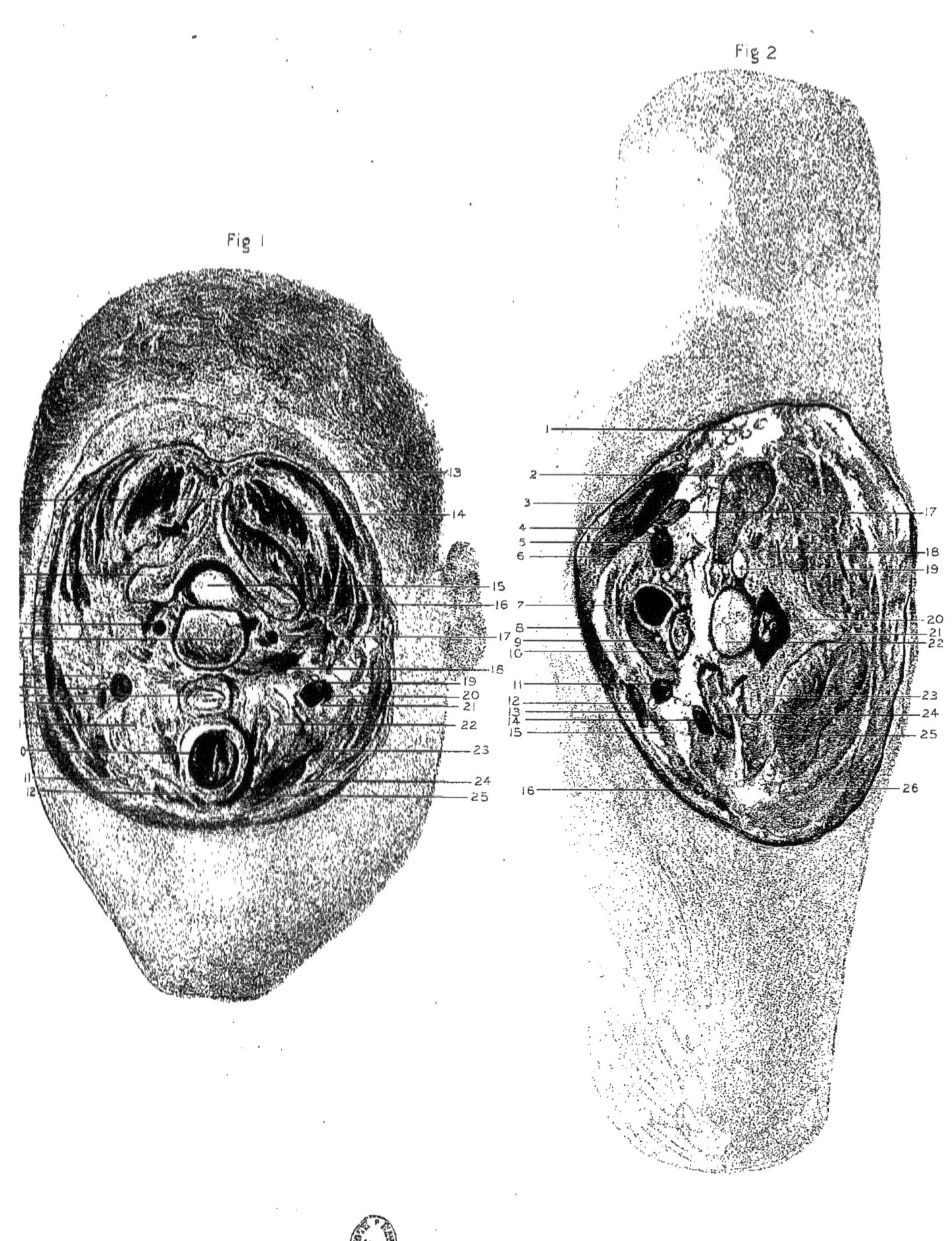

RF

pupillaire repose légèrement sur le cristallin, et, en conséquence, lorsqu'il s'enflamme, comme dans l'iritis, il peut contracter des adhérences avec cette lentille. La coloration de l'iris est due à de très petites *cellules pigmentaires* que l'on trouve sur ses faces, sa face postérieure, creusée de sillons rayonnants, étant appelée *uvée*, parce que sa couleur est celle du raisin. La couleur des différents yeux dépend de la disposition des cellules pigmentaires de l'iris. Dans les yeux bleus ou de couleur claire, le pigment est sur l'uvée ou face postérieure, et sa couleur est modifiée parce qu'on le voit à travers le tissu irien, tandis que, dans les yeux foncés, le pigment est situé sur les deux faces. L'iris consiste en tissu conjonctif et en fibres musculaires non striées, et sert de diaphragme à l'œil; il règle la quantité de lumière qui doit passer au travers de la pupille pour atteindre la rétine.

Les fibres du tissu conjonctif sont disposées longitudinalement et circulairement, les premières rayonnant vers la pupille avec les vaisseaux et les nerfs, et les dernières entourant le bord adhérent de l'iris. Les cellules pigmentaires sont placées dans les mailles du tissu conjonctif. Les fibres musculaires sont aussi longitudinales et circulaires. Les fibres musculaires et longitudinales, constituant le *muscle dilatateur de la pupille*, forment une couche très mince de fibres rayonnantes, qui convergent de la circonférence vers la pupille, où elles s'insèrent dans le *sphincter de la pupille;* ce sphincter consiste en fibres musculaires circulaires très marquées à la face postérieure du bord de la pupille. Ces dernières seulement sont nettement visibles chez l'homme. La grandeur de la pupille varie, selon que les fibres musculaires sont contractées ou relâchées, de un millimètre et quart à huit millimètres et demi, ou de un vingtième à un tiers de pouce. Durant les sept premiers mois de la vie fœtale, la pupille est fermée par une membrane vasculaire transparente, la *membrane pupillaire,* qui, jusqu'à cette période, sépare complètement les chambres antérieure et postérieure l'une de l'autre. Vers le huitième mois, cette membrane est graduellement résorbée et il n'en reste, en général, qu'une très petite trace à la naissance. L'iris reçoit les deux artères ciliaires longues et les artères ciliaires antérieures. Les artères ciliaires longues, décrites en même temps que la choroïde, se divisent près du bord adhérent de l'iris en branches supérieure et inférieure, qui s'anastomosent entre elles et avec les artères ciliaires antérieures, formant ainsi le *circulus major* du muscle ciliaire ; de ce cercle, deux groupes de petites branches prennent naissance, dont l'un se distribue au muscle et l'autre converge vers la pupille et forme le *circulus minor* de l'iris. Ce dernier émet de nombreux capillaires qui forment des *veines*, et ces veines se déversent à leur tour dans le canal de Schlemm. Les nerfs de l'iris sont des fibrilles sans myéline qui viennent du plexus nerveux du muscle ciliaire. Leurs origines sont les nerfs ciliaires longs, la branche nasale du nerf ophtalmique et une douzaine de branches, ou plus, du *ganglion ciliaire ;* ce dernier, ainsi que nous l'avons déjà dit, possède une racine motrice du nerf oculo-moteur, une racine sensitive du nerf nasal et une racine sympathique du plexus carotidien. Bien que les nerfs qui se distribuent à l'iris soient très compliqués par suite de la diversité d'origine des fibres composant les nerfs ciliaires, on croit que les fibres circulaires (sphincter) de l'iris sont innervées principalement par les fibres motrices du nerf oculo-moteur, tandis que les fibres rayonnantes (dilatatrices) sont fournies simplement par les filaments sympathiques, qui ont peut-être une action inhibitrice. Les fibres motrices et les fibres sympathiques paraissent avoir une influence opposée sur la pupille, car l'expérience a montré que la division du nerf oculo-moteur est suivie de dilatation, et celle du sympathique de la contraction de la pupille. La sensibilité de l'iris, aussi bien que celle de la cornée, est due aux filets venant du nerf nasal. L'accommodation de l'œil, pour la vision à de longues ou courtes distances, et pour un objet exposé à une lumière brillante ou obscure, acquiert dans l'appareil régulateur un degré de perfection auquel l'iris contribue grandement. Il a été dit (page 100) que les fibres circulaires sont les plus marquées de l'iris humain, et les nombreux changements auxquels elles sont soumises sont probablement dus à l'action des nerfs ciliaires sympathiques *vaso-moteurs* sur les vaisseaux capillaires de l'iris ; car, non seulement l'action de la lumière sur la rétine produit, par un acte réflexe et selon son intensité, un degré correspondant de contraction ou de dilatation de la pupille (l'impression étant probablement transmise par le nerf optique aux lobes optiques dans le cerveau et, de là, au nerf oculo-moteur et à ses branches), mais il y a d'autres conditions dans lesquelles la lumière n'est pour rien. La pupille est toujours dilatée dans le coma, dans la compression du cerveau, dans beaucoup d'états de choc, dans beaucoup de troubles intellectuels ou nerveux et dans le relâchement du système musculaire au moment de la mort. L'une des actions physiologiques de la belladone, qui semble paralyser les nerfs vaso-moteurs, est de dilater la papille. L'opium, au contraire, en augmentant la tension des capillaires, détermine la contraction de la pupille.

L'HUMEUR AQUEUSE consiste en quelques gouttes d'un liquide clair, limpide et alcalin, qui remplit l'espace situé entre la cornée et le cristallin, dans lequel l'iris est suspendu, le divisant, ainsi que nous l'avons vu, en chambres antérieure et postérieure. La *chambre postérieure* est un très petit intervalle angulaire qui existe entre la face postérieure de l'iris et les procès ciliaires, d'une part, et le ligament suspenseur et la capsule du cristallin, d'autre part. La *chambre antérieure* est en communication avec le canal de Schlemm — canal circulaire veineux situé à la jonction de la cornée avec la sclérotique — par les espaces de Fontana. Ce canal, par conséquent, met la chambre antérieure en rapport avec la circulation veineuse, et c'est ainsi que le rapide pouvoir absorbant de l'humeur aqueuse trouve son explication ; cette absorption est manifeste dans la prompte disparition du sang extravasé ou dans le traitement de la cataracte molle par la discision. L'humeur aqueuse est de même rapidement sécrétée après l'extraction de la cataracte.

Le CRISTALLIN est un corps parfaitement translucide, biconvexe, semi-solide, placé immédiatement derrière la pupille et complètement entouré d'une capsule élastique, également translucide. La *capsule* du cristallin ressemble aux lamelles élastiques de la cornée et est plus

Planche XV

Vue antérieure des muscles de la face sur un homme bien développé, âgé de trente-cinq ans, montrant les entrelacements délicats des fibres autour des angles des paupières et de la bouche. Cette dissection a été l'objet de soins particuliers pour montrer l'anatomie de l'expression dans son application aux états de la face, considérés maintenant comme caractéristiques des désordres se rapportant aux fonctions mentales, nerveuses, digestives et respiratoires.

1. Aponévrose épicrânienne (ou *galea capitis*).
2. Le muscle frontal droit.
3. Les fibres latérales externes du muscle frontal droit, dont quelques-unes sont attachées à l'apophyse angulaire externe de l'orbite, et d'autres se confondent avec le muscle orbiculaire adjacent.
4. Le faisceau pyramidal du muscle frontal descendant sur l'os nasal.
5. L'aponévrose temporale droite.
6. Le muscle orbiculaire palpébral droit.
7. Le muscle compresseur des narines droit (muscle transverse ou triangulaire du nez).
8. Le muscle élévateur de la lèvre supérieure et des ailes du nez, à droite.
9. Le muscle élévateur propre de la lèvre, droit.
10. Le muscle élévateur de l'angle de la bouche, droit.
11. Le muscle dépresseur des ailes du nez (fibres postérieures du muscle myrtiforme).
12. Le muscle dépresseur du septum nasal (fibres antérieures du muscle myrtiforme).
13. Le muscle zygomatique droit (muscle grand zygomatique).
14. La portion labiale supérieure du muscle orbiculaire de la bouche.
15. Le muscle masseter droit.
16. La portion labiale inférieure du muscle orbiculaire de la bouche.
17. Le triangulaire des lèvres ou muscle dépresseur de l'angle de la bouche (lèvre inférieure).
18. Le muscle élévateur du menton, droit (muscle de la houppe du menton).
19. Le muscle carré, ou muscle dépresseur propre, de la lèvre inférieure
20. L'aponévrose interfrontale.
21. Brides formées par les fibres du muscle frontal.
22. Les fibres transversales du muscle orbiculaire palpébral qui proviennent de l'apophyse angulaire interne de l'orbite, appelées *muscle sourcilier*.
23. Le faisceau pyramidal gauche du muscle frontal descendant sur l'os nasal.
24. L'entrelacement des fibres du frontal avec l'orbiculaire à l'angle interne de la paupière.
25. Le tendon de l'œil.
26. Le muscle compresseur des narines, gauche.
27. Le muscle orbiculaire palpébral gauche
28. Le muscle élévateur de la lèvre supérieure et des ailes du nez, gauche.
29. Le muscle élévateur de la lèvre supérieure, gauche.
30. Le muscle élévateur de l'angle de la bouche.
31. Le muscle zygomatique gauche.
32 Le muscle buccinateur gauche, à peine entrevu.
33. Le muscle masseter gauche.
34. Le muscle dépresseur de l'angle gauche de la bouche.
35. Le muscle dépresseur de la lèvre inférieure, gauche.
36. Le muscle élévateur gauche du menton.

N.-B. — Les muscles peauciers ont été détachés de leurs insertions aux angles externes de la bouche, où ils forment de chaque côté le muscle risorius de Santorini. Les vaisseaux et les nerfs ont été enlevés (ils seront reproduits sur d'autres planches), afin de donner une idée plus claire de la dépendance réciproque des muscles de la face.

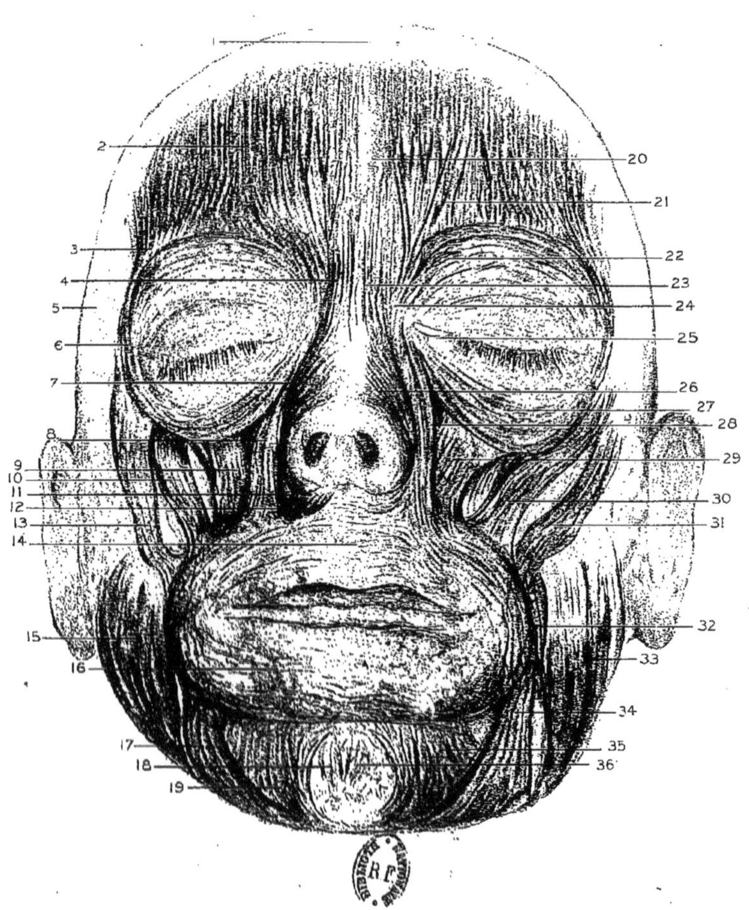
1
2
3
4
5
6
7
8
9
10
11
12
13
14
15
16
17
18
19
20
21
22
23
24
25
26
27
28
29
30
31
32
33
34
35
36

épaisse en avant qu'en arrière. La face antérieure de la capsule est en contact avec le bord pupillaire de l'iris. Il n'y a pas d'union vasculaire entre le cristallin et sa capsule, mais la capsule est séparée de la partie antérieure du cristallin par une couche d'épithélium qui exhale, *post mortem*, le *liquide de Morgagni*. La capsule est maintenue en place par le *ligament suspenseur du cristallin* ou *zone de Zinn*, qui est la continuation de la membrane hyaloïde, s'étendant du corps vitré aux procès ciliaires. L'élasticité de la capsule est rendue évidente par l'enroulement de ses bords dans les plaies du cristallin ou dans l'opération de la cataracte. Lorsque la capsule est blessée, l'humeur aqueuse imbibe les fibres du cristallin à un degré plus ou moins grand, avec opacité proportionnée.

Le *cristallin* consiste en trois segments triangulaires, qui sont composés de nombreuses couches concentriques. Les couches externes sont un peu molles et gélatineuses, mais elles deviennent de plus en plus denses en se rapprochant du centre, qui est dur et appelé le *noyau*. Les lamelles sont formées par de très petites fibres parallèles, qui sont des prismes hexagonaux s'adaptant exactement les uns aux autres par la réunion en queue d'aronde de leurs bords. Le cristallin est variable avec l'âge et les conditions de myopie ou de presbyopie. Dans la jeunesse, il est presque sphérique, mais, dans la vieillesse, il s'aplatit, devient jaunâtre et moins transparent. Chez l'adulte, il est nettement plus convexe en arrière qu'en avant. La fonction du cristallin est de faire former, à des rayons lumineux provenant d'un objet quelconque, un foyer sur la rétine. Le *canal de Petit* est l'espace circulaire qui existe entre la capsule du cristallin et son ligament suspenseur, espace qui est formé par un dédoublement de ce dernier. Il contient probablement un prolongement semi-fluide du corps vitré; lorsqu'on l'insuffle à l'aide du chalumeau, il présente un aspect de chapelet qui est dû au plissement du ligament suspenseur au-devant du cristallin.

Le CORPS VITRÉ est la substance transparente, semblable à de la gelée, qui remplit la cavité de la rétine, immédiatement derrière le cristallin; cette lentille est reçue, à la partie antérieure du corps vitré, dans une dépression (la *fosse hyaloïde*) adaptée à sa capsule. Le corps vitré est entouré, excepté en avant, par la délicate et transparente *membrane hyaloïde*, qui, ainsi que nous l'avons déjà expliqué, forme par sa partie antérieure le ligament suspenseur du cristallin. Cette dernière portion de la membrane hyaloïde contient des fibres élastiques longitudinales. Le corps vitré consiste en un liquide contenu dans des mailles cellulaires qui communiquent librement entre elles, ainsi que le démontre une ponction du globe de l'œil, qui permet à l'humeur de s'écouler. Un *canal central* (de *Stilling*) va du point d'entrée du nerf optique au centre de la face postérieure de la capsule du cristallin ; il est tapissé par un prolongement de la membrane hyaloïde et renferme du liquide. Chez le fœtus, ce canal conduit la petite artère hyaloïde qui, de l'artère centrale de la rétine, gagne la capsule du cristallin. Sur la face interne de la membrane hyaloïde, il existe un grand nombre de corpuscules granuleux qui, sous le microscope, sont animés de mouvements amœboïdes. Les *mouches volantes*, qui se rencontrent si souvent chez des myopes, sont dues à des matières opaques suspendues dans le corps vitré et ressemblent beaucoup aux corpuscules hyaloïdes.

La RÉTINE est la délicate membrane nerveuse formée par l'expansion du nerf optique après son passage à travers la sclérotique et la choroïde et sur laquelle sont reçues les images des objets extérieurs. C'est la tunique interne de l'œil ; elle est placée entre la choroïde et la membrane hyaloïde et s'étend en avant jusqu'au ligament ciliaire, où elle se termine par un bord finement dentelé, — *l'ora serrata ;* — une seule lame de son tissu, la *portion ciliaire*, se continue avec les procès ciliaires et l'iris. L'épaisseur de la rétine est plus grande à l'entrée du nerf optique et elle s'amincit graduellement vers l'*ora serrata*. Sa surface interne (hyaloïde) est unie et, durant la vie, apparaît comme un tissu rosé transparent. Au point d'entrée du nerf optique, on voit un disque rond, appelé le *pore optique*, au centre duquel on peut voir, à l'aide de l'ophtalmoscope, l'artère centrale de la rétine entrer dans l'œil et se ramifier au-dessus et au-dessous, et les veines centrales converger et se diriger vers les parties profondes. La substance nerveuse fait sur ce point une légère saillie, la *papille optique*. Cette saillie est appelée parfois la *tache aveugle* (ou *punctum cæcum*), parce qu'elle est tout-à-fait insensible aux rayons lumineux. Il existe pendant la vie, au fond de l'œil, directement vis-à-vis de la pupille, au centre de l'axe de la vision, une tache de la rétine, de couleur jaune (*macula lutea*), de forme ovale et creusée d'une fosse centrale conique, la *fovea centralis*. Ici, le tissu est si mince que la couche pigmentaire foncée de la rétine (le *tapetum*) se voit au travers, et c'est en ce point que l'impression de la lumière est la plus grande et la vision considérée comme étant la plus parfaite.

Le *pore optique* a un diamètre de deux millimètres et demi environ, ou un dixième de pouce, et se trouve en dedans de la tache jaune. Après la mort, la rétine forme un petit pli transversal qui s'étend du centre de la *fovea* à la papille. La *rétine* apparaît à l'œil nu comme une membrane simple, molle et transparente; mais, si on l'examine au microscpe, on lui trouve une structure extrêmement complexe, montrant une organisation des plus compliquées. Elle est composée de *huit* couches, qui diffèrent toutes les unes des autres; les couches sont stratifiées et supportées par un tissu conjonctif extrêmement délicat (le *tissu sustentaculaire*), qui, sur les faces choroïdienne et vitreuse, se condense quelque peu et devient membraneux, formant respectivement la *membrane limitante externe* et la *membrane limitante interne*. La première couche, externe ou pigmentaire, le *tapetum nigrum* de la rétine, est une couche de cellules épithéliales hexagonales, nucléées, qui ne contiennent des granules de pigments que dans leurs portions *internes* et qui, bien qu'étroitement en rapport avec la choroïde, se prolongent comme de fins filaments effilés entre les nombreux corps allongés de la seconde couche. Le pigment est probablement disposé ainsi pour absorber les rayons lumineux et, en empêchant leur réflexion, les convertir en une sorte de force nerveuse. La seconde couche est composée principalement de très petits corps semblables à des bacilles, qui pénètrent par leur extrémité externe dans la couche pigmentaire, et par leur extrémité interne dans la couche nucléaire placée à leur face profonde; ces petits corps sont soutenus par des trabécules du tissu conjonctif qui forment la *membrane limitante externe*. Ils sont également connus sous les noms de *bâtonnets* et *cônes*, les premiers étant en forme de massue et de beaucoup plus nombreux que les cônes, lesquels sont pyriformes, isolés et disséminés parmi les bâtonnets. Les bâtonnets sont plus longs et, par conséquent, plus en rapport avec la couche pigmentaire, tandis que les cônes sont plus courts; les uns et les autres sont en connexion avec la couche nucléaire externe sous-jacente par de délicats prolongements fibreux. Les bâtonnets ne se rencontrent pas dans la tache jaune. On connaît peu de chose sur la fonction de ces petits corps en dehors des faits d'anatomie comparée. Chez les animaux et les oiseaux qui recherchent leur nourriture durant la nuit, la rétine ne renferme que des bâtonnets, et, chez les oiseaux qui vivent d'insectes brillamment colorés, les cônes sont à peu près aussi nombreux que les bâtonnets. De ces faits, on peut tirer la conclusion que les bâtonnets servent à apprécier la quantité de lumière, et les cônes sa qualité ou sa couleur. Les quatre couches suivantes sont alternativement des couches nucléaires et moléculaires, applées *externes* ou *internes*, selon leurs positions relatives. Elles consistent en strates de clairs corpuscules nucléés ou granules, modifiés dans chaque couche, de façon à offrir quelques particularités, et enfouis dans le tissu conjonctif rétinien. Elles sont réunies les unes aux autres par des prolongements, et, de plus, la couche nucléaire externe s'unit avec les bâtonnets et les cônes, comme nous venons de le voir, tandis que la couche moléculaire interne rejoint la septième couche, ou couche ganglionnaire. Cette dernière est formée par un lit très clair de cellules nerveuses sphéroïdales, unies par des prolongements obliques à la huitième couche rétinienne, qui consiste en fibres terminales du nerf optique. Les cellules ganglionnaires sont disposées sur plusieurs rangs dans le voisinage de la tache jaune et, dans l'intérieur de cette tache, sur six ou sept rangs. La couche de fibres nerveuses est composée des cylindres d'axe seulement et se continue en avant jusqu'à l'*ora serrata;* les cylindres d'axe sont, pour la plupart, disposés en faisceaux qui s'anastomosent entre eux, de manière à former des plexus. Au niveau de la tache jaune, cette couche est interrompue par l'accumulation des cellules nerveuses.

RÉGION DU NEZ ET DES CAVITÉS NASALES

L'organe spécial du sens de l'odorat consiste en une partie externe, le *nez,* et en parties internes, les *fosses nasales* ou *cavités nasales.*

Le NEZ fait saillie, entre les orbites, à la partie supérieure de la face, et est en rapport par son sommet avec le front et par sa base avec la lèvre supérieure. Il sert à la respiration lorsque la bouche est fermée. Le squelette du nez est formé par les deux os nasaux et par les apophyses nasales des os maxillaires supérieurs, auxquels est attachée une charpente cartilagineuse composée de cinq cartilages mobiles d'une forme particulière.

Chacun des os nasaux a la forme d'un quadrilatère allongé; ils sont étroits et épais à leur partie supérieure, par laquelle ils s'engrènent solidement, à l'aide d'une suture, avec l'épine nasale de l'os frontal, ce qui constitue le *nasion;* ils sont larges et minces à leur partie inférieure, où ils forment le bord supérieur des *fosses nasales antérieures* (Pl. 28), et, sur le vivant, ils donnent insertion aux cartilages nasaux, supérieurs et latéraux. Ils sont fortement unis sur la ligne médiane, où ils forment « le dos » du nez, cette union étant renforcée par un prolongement de leurs bords internes, qui forment une crête longitudinale par laquelle ils sont unis à la portion ethmoïdale de la cloison du nez. Leurs bords externes sont biseautés et s'appuient sur les bords contigus des os maxillaires supérieurs. La largeur et la longueur des os nasaux varient beaucoup sur les différents crânes, et, comme ils sont placés presque immédiatement sous la peau (Pl. 1), ils donnent au nez sa forme et son caractère. Les faces inférieures des os nasaux présentent des sillons destinés aux

PLANCHE XVI

Dissection des muscles superficiels du côté droit de la tête, de la face, du cou, du thorax et du bras. D'après un homme bien développé, âgé de trente-cinq ans. Les ganglions et les vaisseaux lymphatiques superficiels de la face et du cou sont dessinés sur la photographie (d'après de nombreuses dissections) pour montrer leur arrangement et leur position.

1. L'aponévrose épicrânienne.
2. Le muscle temporal, avec les vaisseaux lymphatiques temporaux.
3. Les ganglions lymphatiques auriculaires postérieurs.
4. Les ganglions jugulaires superficiels.
5. Insertion mastoïdienne du muscle sterno-cleido-mastoïdien.
6. Les ganglions et les vaisseaux lymphatiques occipitaux.
7. Le muscle splenius.
8. Le muscle élévateur de l'angle de l'omoplate.
11. Les muscles scalènes.
10. Le muscle trapèze.
11. Le muscle deltoïde.
12. Le muscle compresseur des narines (muscle transverse ou triangulaire du nez).
13. Le muscle buccinateur.
14. Les ganglions lymphatiques auriculaires antérieurs.
15. Les ganglions lymphatiques sus-parotidiens.
16. Le muscle masseter.
17. Le muscle dépresseur de l'angle de la bouche (triangulaire des lèvres).
18. Les ganglions lymphatiques sous-maxillaires.
19. Le muscle digastrique.
20. L'os hyoïde.
21. Le muscle thyro-hyoïdien.
22. Le muscle omo-hyoïdien.
23. La pomme d'Adam du cartilage thyroïde.
24. Les ganglions lymphatiques carotidiens.
25. Le muscle sterno-thyroïdien.
26. Le muscle sterno-hyoïdien
27. Les ganglions lymphatiques sus-claviculaires.
28. L'insertion claviculaire du muscle sterno-mastoïdien.
29. L'insertion sternale du muscle sterno-mastoïdien.
30. La portion claviculaire du muscle grand pectoral.
31. La portion sternale du muscle grand pectoral.
32. Le muscle triceps.
33. Le muscle grand dentelé.
34. Le muscle biceps.

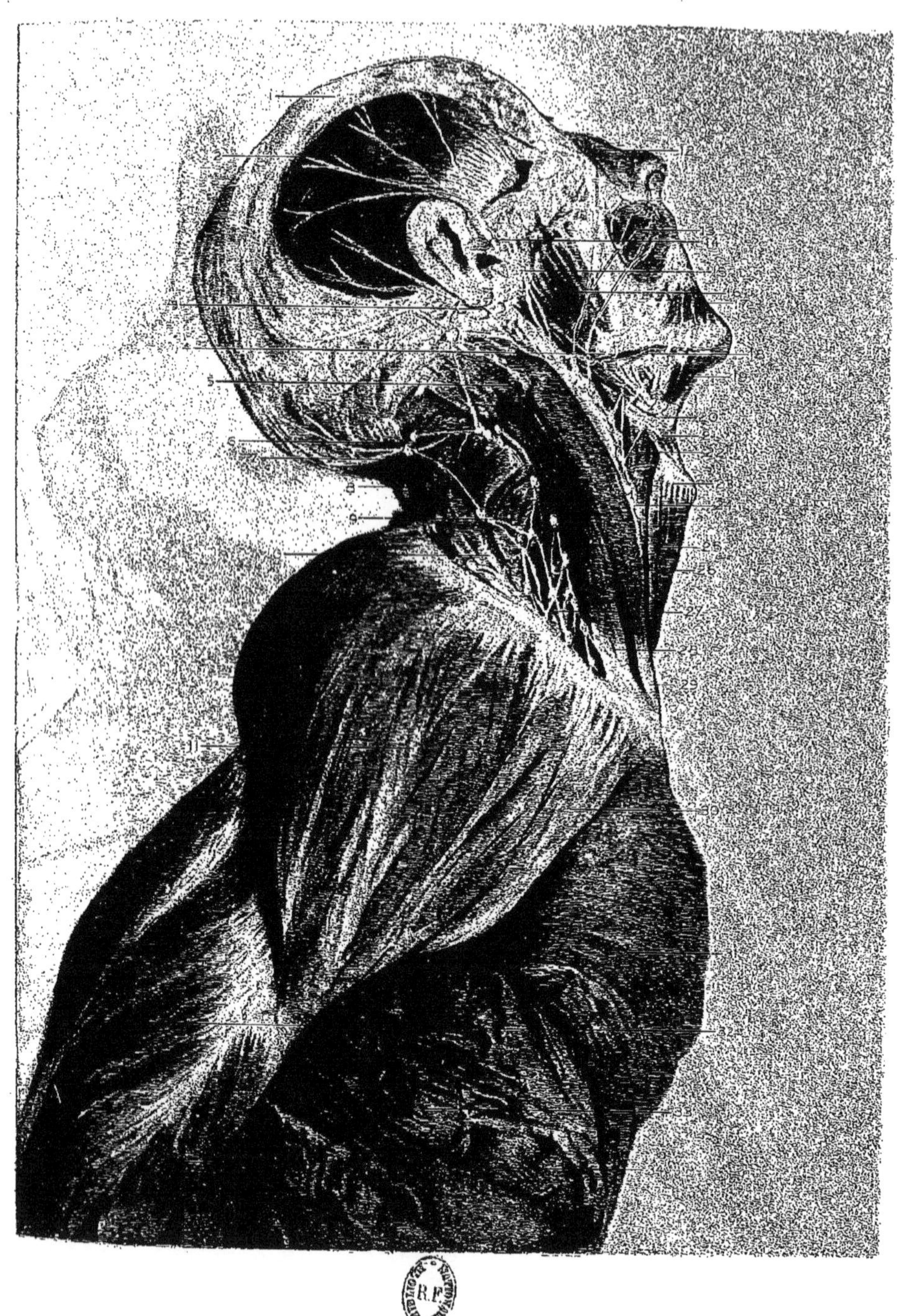

BIBLIOTHÈQUE NATIONALE R.F.

Copyright, 1891, by George Mc Clellan, M.D

Photographiées et Coloriées d'après Nature par Georges Mc. Clellan, M. D.

Armstrong & Co Lith Boston

nerfs nasaux et sont perforées de quelques petits trous pour laisser passer des vaisseaux.

Les *apophyses nasales des os maxillaires supérieurs* sont des plaques osseuses, triangulaires et épaisses, qui se dirigent en haut de chaque côté du nez, pour s'unir par suture avec l'os frontal. Les bords antérieurs sont dentelés et s'articulent avec les os nasaux, — la forme et les dimensions du nez dépendant principalement du développement de ces apophyses et de la manière dont les os nasaux s'articulent avec elles. Les faces externes des apophyses nasales sont dentelées et concaves; les faces internes sont rugueuses et présentent chacune deux crêtes bien marquées, l'une supérieure, l'autre inférieure, la première s'articulant avec le cornet moyen de l'ethmoïde et la dernière avec le cornet inférieur.

La *charpente cartilagineuse du nez* est formée par une cloison médiane et par deux segments latéraux de chaque côté. Le *cartilage de la cloison* est une plaque unie, triangulaire, insérée postérieurement dans un sillon de la lame perpendiculaire de l'ethmoïde; en avant, où il est le plus épais, il est en rapport en haut avec les os nasaux et le cartilage latéral adjacent, et en bas avec le vomer et les apophyses palatines des os maxillaires supérieurs. Le cartilage de la cloison sépare les parties antérieures des cavités nasales, et, jusqu'à l'âge de sept ans, il est ordinairement droit; mais, dans la suite, il tend à s'incliner latéralement, ordinairement du côté gauche, suivant la déviation du vomer (Pl. 28, N° 39). Quelquefois il est perforé et établit ainsi une communication entre les cavités. Les *cartilages latéraux* consistent en une partie *supérieure* triangulaire et une partie *inférieure* ovale de chaque côté. Ces deux parties donnent leur forme aux ailes et à l'extrémité du nez et supportent le tégument. Chaque cartilage supérieur est attaché, en haut au bord de l'os nasal et à l'apophyse nasale attenante, au-devant du septum, et en bas au cartilage inférieur. Ce dernier se recourbe sur lui-même pour former les limites externe et interne de l'orifice extérieur de la narine. Il vient au contact de celui du côté opposé par sa partie interne et forme ainsi la partie supérieure de la *colonne du nez*, qui sépare les narines. Lorsque les cartilages latéraux inférieurs n'arrivent pas en contact, il existe une rainure médiane qui est parfois très marquée à l'extrémité du nez. Les cartilages sont réunis les uns aux autres, ainsi qu'avec les os, par une membrane fibreuse et résistante, le *périchondre.* Dans ce tissu, on trouve d'ordinaire, près les maxillaires supérieurs, plusieurs nodules, — les *cartilages sésamoïdes.* L'élasticité de ces cartilages conserve aux narines leur grandeur et leur forme, et permet aux muscles qui les meuvent de dilater ou de contracter ces orifices, si importants pour la respiration. La *peau* de la racine du nez est mince et peu adhérente au-dessous du front, sur les côtés et sur la plus grande partie de sa région dorsale; mais, sur les ailes et à la pointe, elle est épaisse, elle adhère solidement aux parties sous-jacentes et est remarquable par le nombre et la taille de ses follicules sébacés. Par suite de la présence de ces derniers, la partie inférieure du nez est fréquemment le siège de boutons d'acné. L'inflammation de la peau qui recouvre la portion cartilagineuse du nez est très douloureuse et s'accompagne d'ordinaire de congestion locale : la douleur dépendant de la tension des parties et la congestion sont dues à la grande vascularisation de cette région. Il y a très peu de tissu adipeux dans le tissu cellulaire, entre la peau et les cartilages alaires.

Les MUSCLES DU NEZ sont, de chaque côté, le pyramidal du nez, le compresseur des narines, le dépresseur des ailes du nez et le petit dilatateur. Les *muscles pyramidaux du nez* naissent de chaque côté du bord supérieur du muscle compresseur des narines : ils sont séparés l'un de l'autre par un espace angulaire, se dirigent en haut sur le dos du nez et se rejoignent sur la ligne médiane; ils confondent leurs fibres externes avec les muscles orbiculaires des paupières, et leurs fibres internes se prolongent dans les muscles occipito-frontaux (Pl. 15, N° 4). L'action principale de ces muscles est de former des plis transversaux à la racine du nez en attirant en bas les angles internes des sourcils; mais, en renversant leur action et en tendant la peau des ailes du nez, ils peuvent pareillement servir de dilatateurs des narines. Les *muscles compresseurs des narines* (muscles transverses ou triangulaires du nez), sont de forme triangulaire; ils naissent de chaque côté de la face, des côtés internes des fosses canines des maxillaires supérieurs, et se réunissent, par une aponévrose commune, sur la région dorsale du nez. Ces muscles compriment les ailes et donnent au nez l'aspect pincé que l'on observe quand la respiration est laborieuse. Leurs origines sont cachées par les muscles élévateurs de la lèvre supérieure et des ailes du nez (Pl. 18, N° 4, et Pl. 19, N° 5).

Les *muscles dépresseurs des ailes du nez* (muscle myrtiforme), s'insèrent aux maxillaires supérieurs, au-dessus de la deuxième dent incisive, et leurs fibres, situées entre la muqueuse de la lèvre supérieure et le muscle orbiculaire de la bouche, rayonnent vers la cloison et les parties postérieures des ailes du nez. Ces muscles servent à resserrer l'orifice des narines en attirant en bas les ailes du nez.

Les *muscles dilatateurs antérieur* et *postérieur* sont de très minces faisceaux de fibres qui vont, l'un du cartilage alaire à la peau qui les recouvre, l'autre des cartilages sésamoïdes et de l'apophyse nasale du maxillaire supérieur au bord de la narine. Dans la respiration ordinaire, principalement dans le sommeil, ces petits muscles résistent, en élevant et en renversant les ailes, à la tendance qu'ont les narines à se fermer par l'effet de la pression atmosphérique; mais, dans la dyspnée, leur action est plus marquée, comme aussi dans les expressions de fierté, de colère et de dédain.

Les *artères du nez* sont la nasale latérale, qui vient de la faciale (Pl. 18, N° 6); la branche nasale de l'artère coronaire supérieure, qui est destinée à la cloison, et les branches nasales des artères ophtalmiques et sous-orbitaires. La grande vascularité de la peau du nez contribue au succès de la chirurgie plastique dans cette région. Les *veines nasales* se déversent dans les veines faciale et ophtalmique. Les *nerfs du nez* sont des branches du nerf facial qui innervent les muscles, des branches des nerfs sous-orbitaire et sous-trochléaire, et le filament *naso-lobulaire* de la branche nasale du nerf ophtalmique, qui, après être descendue dans un sillon, à la surface interne de l'os nasal, devient sous-cutanée à la jonction de l'os nasal et du cartilage latéral supérieur et innerve l'extrémité du nez et son lobule (Pl. 53, Fig. 1, N° 17). Ce dernier nerf établit une connexion avec l'œil, ainsi que le démontre la sécrétion des larmes qui succède à une irritation violente des narines. Le nez possède de nombreux vaisseaux lymphatiques qui accompagnent la veine faciale et dont la plupart se déversent dans les glandes lymphatiques de la région sous-maxillaire (Pl. 16). A l'intérieur des bords des narines, il y a de nombreux poils raides et recourbés, les *vibrisses,* qui se développent à la face interne des ailes et sur la cloison jusqu'à l'endroit où la peau rejoint le revêtement muqueux des cavités nasales.

Les FOSSES NASALES, OU CAVITÉS NASALES, sont les deux chambres à air, de forme très irrégulière, séparées par le septum nasal, qui s'ouvrent sur la face, par les *narines antérieures,* et dans le pharynx par les *narines postérieures;* elles communiquent sur leurs faces externes avec les sinus des os ethmoïde, sphénoïde, frontal et maxillaire supérieur. Elles communiquent aussi avec les orbites par les canaux lacrymaux, avec la bouche par les canaux palatins antérieurs, et avec le crâne par les trous olfactifs. Chaque fosse nasale est plus étroite en haut qu'en bas, et plus haute au centre qu'à chacune de ses ouvertures antérieure ou postérieure. La voûte de chaque fosse nasale est formée par l'os nasal, l'épine nasale du frontal, la lame criblée de l'ethmoïde, le corps du sphénoïde et les cornets sphénoïdaux. Le plancher est formé par les apophyses horizontales des os maxillaire supérieur et palatin; il est plus large au centre qu'à l'une et l'autre de ses extrémités. La paroi interne est la cloison unie, formée principalement par la lame perpendiculaire de l'ethmoïde, le vomer et le cartilage de la cloison. La paroi externe est formée par les apophyses nasales et les faces internes des os maxillaire supérieur, lacrymal, ethmoïde, palatin et cornets inférieurs, et l'apophyse ptérygoïde interne du sphénoïde. Les cornets sont des lames osseuses, délicates et spongieuses, enroulées sur elles-mêmes, qui donnent une plus grande étendue à la surface du revêtement muqueux du nez; ils font saillie sur la paroi externe des fosses nasales et divisent chaque fosse en *méats nasaux supérieur, moyen* et *inférieur,* ou chemins de passage (Pl. 12, N° 29). Le *méat supérieur* est le plus petit et occupe la partie supérieure et postérieure de la fosse nasale, entre les cornets supérieur et moyen. Sur les crânes préparés, le trou sphéno-palatin s'ouvre à la partie postérieure de la paroi externe du méat supérieur, mais, sur le vivant, cette ouverture est recouverte par la muqueuse pituitaire. Les *cellules ethmoïdales postérieures* communiquent avec le méat supérieur immédiatement derrière le cornet supérieur, dans le plafond de la cavité nasale. Le *méat moyen* est plus grand que le méat supérieur; il est situé entre les cornets moyen et inférieur et occupe les deux tiers postérieurs de la paroi externe de la fosse nasale. A sa partie antérieure, un conduit long et étroit, l'*infundibulum,* le fait communiquer en haut avec les cellules ethmoïdales antérieures et, par elles, avec le sinus frontal. Vers le centre de la paroi externe s'ouvre l'orifice, de grandeur variable, qui conduit dans le sinus de l'os maxillaire supérieur, l'*antre de Highmore.* Le *méat inférieur* est l'espace qui existe entre le cornet inférieur et le plancher de la fosse nasale et qui occupe toute la longueur de la paroi externe du nez.

Le canal lacrymal, ou conduit nasal, qui conduit les larmes du sac lacrymal dans les fosses nasales, s'ouvre à la partie antérieure du méat inférieur. Le sac lacrymal occupe la gouttière formée par l'os lacrymal et l'apophyse nasale du maxillaire supérieur (page 86). Le *conduit nasal* a douze millimètres ou environ un pouce de longueur et se dirige en bas, en arrière et un peu en dehors. Son orifice dans le méat inférieur est, pendant la vie, protégé par un repli valvulaire de la muqueuse, la *valvule de Hasner,* et il est situé à deux centimètres et demi, ou environ un pouce, en arrière de l'ouverture de la narine, et un centimètre trois quarts, ou trois quarts de pouce, au-dessus du plancher du nez. L'ouverture pharyngienne de la trompe d'Eustache est derrière le cornet inférieur (Pl. 12, N° 32). Il existe une grande différence entre la forme, les dimensions et les caractères des diverses ouvertures des fosses nasales, telles qu'on les observe sur des crânes secs et telles qu'elles se présentent à l'état frais. Cet état de choses dépend principalement de la disposition de la *membrane pituitaire* ou *schneidérienne,* membrane muqueuse vasculaire qui tapisse les cavités nasales et les conduits qui s'ouvrent dans ces cavités.

Cette membrane se continue en avant avec la peau au niveau des bords internes des narines, en arrière avec la muqueuse du pharynx et avec la conjonctive par le conduit nasal et les canaux lacrymaux; elle se prolonge dans les divers sinus que nous avons vu communiquer avec les fosses nasales. Le coryza, inflammation de la membrane muqueuse nasale, peut, de cette façon, envahir l'une quelconque de ces cavités, et « un rhume de cerveau » ou une attaque de fièvre de foin fournit la démonstration de ces rapports. La muqueuse varie beaucoup comme épaisseur, vascularisation et aspect dans ces différentes parties. Elle est le plus épais et le plus vasculaire sur les cornets du nez, où elle forme des saillies, particulièrement au niveau des parties antérieure et postérieure du cornet inférieur, et, de cette façon, elle diminue les dimensions de la cavité nasale. Elle est aussi très épaisse sur la cloison; mais, dans les intervalles des cornets et sur le plancher des fosses, elle est plus mince. La muqueuse qui tapisse l'intérieur des cellules et des sinus est très mince et pâle, et très différente du revêtement propre du nez. Dans le méat moyen, l'ouverture de l'infundibulum est presque fermée par un repli de la muqueuse, et l'ouverture de l'antre d'Highmore est bien moins grande que sur l'os desséché, car, à l'état frais, c'est ordinairement un trou rond situé à peu près au centre du méat moyen, à environ deux centimètres et demi, ou un pouce, au-dessus du plancher du nez. La muqueuse des cavités nasales a des caractères particuliers dans les narines, dans les méats et dans la région olfactive. Dans les narines, elle présente des papilles, quelques poils et un épithélium squameux; dans les méats, l'épithélium est cylindrique et cilié; mais, sur la portion supérieure du septum et sur les cornets supérieurs et moyens, où les nerfs olfactifs se distribuent, l'épithélium est entièrement cylindrique. Ces cellules cylindriques se terminent par de fins prolongements, entre lesquels le microscope permet de voir des cellules fusiformes à noyau, les *cellules olfactives*.

Les *narines antérieures* sont les ouvertures ovales des cavités nasales sur la face; elles sont placées horizontalement, de façon que pour examiner le septum et les cornets inférieurs, la tête doit être rejetée en arrière (Pl. 53, Fig. 1). Il est très facile d'introduire un doigt dans la narine et de pénétrer assez loin en arrière pour atteindre un autre doigt, introduit dans les narines postérieures par la bouche. Les narines postérieures ont environ la même hauteur que les antérieures (trois centimètres, où un pouce et quart), et mesurent transversalement, à l'état sec, douze millimètres (ou environ un demi pouce) ; mais pendant la vie le revêtement muqueux les diminue considérablement. Une déviation du septum qui existe d'ordinaire peut obstruer une narine plus ou moins et porter atteinte à la clarté de la voix, particulièrement dans le chant. Les planchers des cavités nasales sont généralement plus larges à leur partie moyenne, où les méats sont aussi plus hauts qu'ailleurs ; des corps étrangers s'y logent assez souvent. L'introduction de pinces pour l'enlèvement de ces derniers, ou pour l'extirpation de polypes du nez, doit se faire le long du plancher du méat inférieur, les pinces étant ouvertes de manière à saisir l'objet verticalement.

Les *narines postérieures*, lorsque la bouche est ouverte, sont ordinairement bloquées par les replis du voile du palais qui en s'élevant les sépare du pharynx. Cette disposition permet de se servir de la « *douche nasale* », le liquide introduit dans l'une des narines passant sur le voile du palais et revenant par l'autre narine.

La vascularité de la muqueuse du nez est due à ses nombreux capillaires qui s'anastomosent abondamment. Les artères des cavités nasales sont les branches ethmoïdales antérieure et postérieure des artères ophtalmiques, qui se distribuent à la voûte du nez, aux cellules ethmoïdales, et aux sinus frontaux ; les artères nasales venant de la maxillaire interne, qui nourrissent le septum, les méats et les cornets ; et les artères dentaires postérieures, les branches des artères maxillaires internes, qui sont destinées à l'antre d'Highmore. Les veines de l'intérieur du nez se terminent dans les veines ethmoïdales, qui aboutissent à la veine ophtalmique. Chez les enfants il y a presque toujours une communication entre les veines nasales et le sinus longitudinal supérieur à travers le trou borgne. Cette communication se ferme ordinairement vers l'époque de la puberté ; mais elle peut persister chez l'adulte, et peut expliquer certaines hémorrhagies rebelles ou la propagation de l'inflammation des cavités nasales aux méninges du cerveau. Il existe autour du cornet inférieur un plexus veineux (*rete nasi*) qui ressemble à une espèce de tissu caverneux, très enclin à saigner. Le saignement de nez — ou *épistaxis* — est généralement dû à quelque obstacle apporté à la circulation veineuse. Les veines du nez communiquent aussi avec la veine frontale, et, par le trou sphéno-palatin, avec le plexus zygomatique. La muqueuse du nez est abondamment fournie de nerfs sensitifs. La voûte est innervée par les branches nasales de l'ophtalmique et par des filets des nerfs vidiens; la cloison, par des branches de nerfs nasaux, les ganglions sphéno-palatins (ou de Meckel) (Pl. 3, Fig. 2, N° 6), et les nerfs naso-palatins; le *plancher*, par des branches des nerfs naso-palatins et des nerfs palatins antérieurs ; et les *parois externes*, par des filets des ganglions sphéno-palatins, et des branches des nerfs nasaux, dentaires antérieurs et palatins antérieurs. Les *nerfs olfactifs*, au nombre de vingt environ de chaque côté, viennent des bulbes olfactifs et passent par les trous de la lame criblée de l'ethmoïde. Ils sont disposés sur trois rangées de chaque côté et chaque nerf est muni d'un prolongement fibreux de la dure mère. Les filets de la rangée *interne* vont à la partie supérieure du septum; ceux de la rangée *moyenne* sont les plus petits, et se ramifient sur la voûte du nez ; ceux de la rangée *externe* sont les plus longs et sont divisés en deux groupes, le groupe antérieur innervant la muqueuse du cornet supérieur, et le groupe postérieur se ramifiant sur l'os planum et le cornet moyen. On remarquera que les nerfs olfactifs se distribuent à la partie la plus élevée des cavités nasales, et c'est pour cela que dans l'effort fait pour sentir avec force, les narines sont toujours dilatées. La perte partielle de l'odorat dans quelques cas de paralysie faciale a été attribuée à l'incapacité de dilater les narines. Les nerfs olfactifs se ramifient entre la muqueuse et son chorion ; ils s'anastomosent abondamment entre eux et forment des plexus à mailles allongées. Les fibres de ces nerfs sont dépourvues de myéline et leur névrilemme présente peu de noyaux. On trouve, dispersées entre les cellules épithéliales cylindriques, dans la région olfactive, des cellules particulières munies d'un noyau, et de deux prolongements. Ce sont les *cellules olfactives* ainsi nommées parce qu'un de ces prolongements cellulaires se termine à la surface de la muqueuse et que l'autre est supposé être en connexion avec les filaments terminaux des nerfs olfactifs.

LA RÉGION DE LA FACE

La face (Pl. 1 et 28), en outre des saillies des orbites (page 79) et du nez (page 108), comprend : les éminences malaires et leurs prolongements postérieurs; les arcades zygomatiques, qui supportent les joues; les angles, le bord inférieur et l'éminence mentonnière du maxillaire inférieur; cette dernière saillie donne au menton son relief et sa forme.

La peau de la face est généralement très fine, mince et adhérente aux parties sous-jacentes, excepté sur les paupières, où elle est particulièrement délicate et où le tissu cellulaire sous-cutané est très lâche. Au niveau des ailes du nez et du menton, elle est plus dense et ressemble un peu au cuir chevelu; sur les saillies osseuses, les blessures contuses sont souvent accompagnées d'une déchirure linéaire de la peau ressemblant à une blessure par instrument tranchant. Le peu de densité du tissu cellulaire de la face est démontré par la tuméfaction des joues et de la bouche qui suit une infiltration inflammatoire.

Il existe beaucoup de tissu adipeux dans les tissus sous-cutanés de la face, principalement à la partie antérieure des joues (Planches 18 et 19), au niveau des muscles zygomatiques. Chez les enfants, un amas de lobules graisseux, entourés d'une capsule, se trouve sur chaque muscle buccinateur; on les appelle « coussins de succion » parce qu'on pense qu'ils servent à empêcher la pression atmosphérique de refouler les muscles buccinateurs en dedans, entre les arcades alvéolaires, lorsqu'il se produit un vide dans la bouche. La peau de la face est intimement unie à beaucoup des muscles sous-jacents, et l'usage habituel

Planche XVII

La peau a été enlevée sur le côté gauche du cou pour montrer le muscle peaucier et la position habituelle de la grande veine jugulaire externe.

1. L'artère temporale antérieure vue à travers la peau.
2. Le point où l'artère temporale émerge de la glande parotide.
3. Situation de la glande parotide.
4. Situation de la glande sous-maxillaire.
5. La veine jugulaire externe, montrant son parcours de l'angle de la mâchoire inférieure à la partie moyenne de la clavicule.
6. La saillie du cartilage thyroïde (pomme d'Adam).
7. Le muscle peaucier.
8. Veines superficielles de la fosse sus-claviculaire.
9. L'hélix.
10. La fosse (ovale) de l'anthélix.
11. La fosse (scaphoïde) de l'hélix.
12. L'anthélix.
13. Le tragus.
14. La conque.
15. L'antitragus.
16. Le lobule.

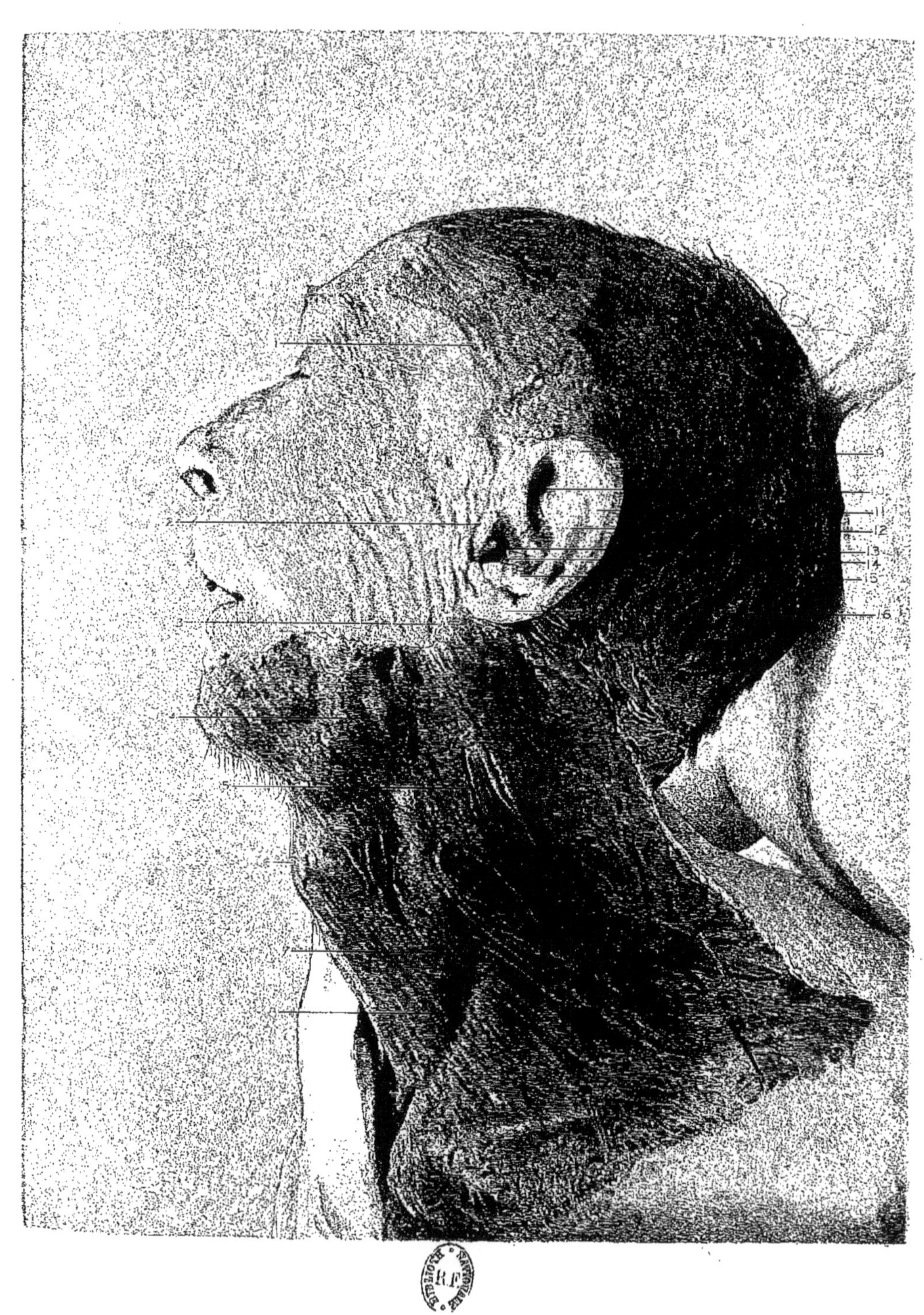

R.F

Copyright, 1891, by George Mc Clellan, M.D.

...s, Photographiées et Coloriées d'après Nature par Georges Mc. Clellan, M. D.

Armstrong & Co L

de quelques uns d'entre eux donne lieu à des sillons et des rides caractéristiques de certaines expressions. Une étude attentive de ces lignes et de leurs diverses modifications sera d'une grande valeur pour aider le médecin à faire un diagnostic dans bien des maladies, principalement chez les jeunes enfants et chez les ignorants, dont l'expression faciale est souvent le seul guide qui permette de reconnaître des symptômes subjectifs. Le seul moyen d'obtenir des informations d'un enfant, qui ne peut communiquer des idées ou décrire des sensations à l'aide de la parole, est d'observer l'expression de la figure et des gestes. Une observation nous apprend que la contraction des sourcils indique de la douleur dans la tête ; l'effilement du nez, de la douleur dans la poitrine ; et le retrait de la lèvre supérieure, de la douleur dans la région abdominale. Certaines lignes (lignes de Jadelot) apparaissent sur la figure d'individus souffrant d'une maladie sérieuse. Au nombre de celles-ci, la ligne qui commence à l'angle interne de l'œil et se dirige en dehors vers l'os de la joue, au-dessous de la paupière inférieure, — la *ligne oculo-zygomatique*, — est associée à un désordre du système nerveux. La ligne qui, partant de l'aile du nez, contourne l'angle de la bouche, — la *ligne nasale* — si elle est observée en même temps qu'un enfoncement marqué de la joue, indique un désordre dans le tube digestif. Cette ligne se trouve surtout chez les enfants. La ligne qui va de l'angle de la bouche à la partie inférieure de sa face, — la *ligne labiale* — est un signe de maladie des organes respiratoires.

Les muscles de la face, particulièrement ceux qui, par suite de leur action, sont appelés muscles de l'expression, ont une structure plus délicate et une couleur plus pâle que la plupart des muscles des autres parties du corps. De plus les muscles de l'expression n'ont pas de tendons propres d'origine ou d'insertion, ils sont dépourvus d'aponévroses ou de gaines, et se réunissent aux muscles adjacents par un entrelacement très complet et très délicat de leurs fibres (Pl. 15), de sorte qu'ils ne présentent pas la même disposition chez tous les individus. Leur développement varie même sur les deux côtés de la face, exerçant ainsi une influence sur le caractère et le degré des expressions. Les muscles du front, des orbites et du nez sont décrits avec l'anatomie de ces régions Les muscles qui entourent la bouche, et qui s'insèrent à ses bords supérieur et inférieur sont remarquables pour leur indépendance (Pl. 15), et leur grande mobilité. Le *muscle orbiculaire de la bouche,* comme les autres sphincters, est composé principalement de fibres circulaires, qui ne se rattachent que faiblement aux os voisins. Les variétés dans la saillie des lèvres chez les différents individus dépendent de la taille et de l'épaisseur de ce muscle. Il est formé par deux parties, très différentes l'une de l'autre quant à l'aspect et à la disposition de leurs fibres. La portion *labiale* de l'orbiculaire est composée de fibres pâles et très minces qui entourent la bouche et qui n'ont pas d'insertion osseuse ; sa portion *faciale* est plus large, et ses fibres, au niveau des bords externes des lèvres supérieure et inférieure s'entremêlent avec les fibres d'autres muscles qui, des parties voisines de la face, convergent vers les angles de la bouche. Cette dernière portion s'insère de chaque côté, aux os, en haut par deux faisceaux qui, de la lèvre supérieure, vont l'un au septum nasal, l'autre au rebord alvéolaire au niveau des dents incisives, et en bas par un seul faisceau qui, de chaque côté de la lèvre inférieure, va s'insérer à la mâchoire inférieure, au niveau de la dent canine.

De petites bandelettes musculaires, une de chaque côté, vont de l'orbiculaire à la partie antérieure du septum nasal, donnant lieu au sillon délicat appelé le *philtre,* qui va du nez à la lèvre supérieure. Ce muscle est l'antagoniste de tous les autres muscles qui meuvent les lèvres, et la mobilité si grande et la variété d'expression de la bouche sont dues à cet antagonisme même. L'action ordinaire de l'orbiculaire consiste à fermer les lèvres, et, par suite de l'adhérence intime qui unit la face externe de ce muscle avec les lèvres et la peau qui les recouvre, sa forte contraction produit, autour de la bouche, des rides rayonnantes de la peau chez les personnes âgées.

Les *muscles élévateurs de la lèvre supérieure et des ailes du nez* proviennent des apophyses nasales des os maxillaires supérieurs, près des bords internes des orbites ; ils se dirigent en bas et se divisent en bandelettes *internes,* qui s'insèrent sur les cartilages des ailes du nez, et en bandelettes *externes,* qui se confondent dans la lèvre avec l'orbiculaire de la bouche et les muscles élévateurs de la lèvre supérieure adjacents. Ces muscles servent à dilater les narines et attirent en haut la lèvre supérieure ainsi que les ailes du nez ; ils donnent à la physionomie une expression d'indignation, de dégoût ou de dérision. Leur fonctionnement répété produit des sillons qui s'étendent des côtés du nez aux angles de la bouche. Les *muscles élévateurs propres de la lèvre supérieure* naissent des bords inférieurs des orbites au-dessous des muscles orbiculaires des paupières, *au-dessus* du trou sous-orbitaire, puis ils passent sur les origines profondes des muscles compresseur du nez et élévateur de l'angle de la bouche, de chaque côté, et se terminent en confondant leurs fibres avec celles de l'orbiculaire de la bouche. Les *deux muscles élévateurs des angles de la bouche* s'insèrent au-dessous des muscles précédents, dans les fosses canines des maxillaires supérieurs, *au-dessous* du trou sous-orbitaire et se confondent aux angles de la bouche avec les muscles contigus. Le *muscle zygomatique* de chaque côté naît de l'os malaire, au niveau de sa jonction avec l'arcade zygomatique, et traverse obliquement la joue dans un lit de tissu graisseux pour aboutir à l'angle de la bouche, où ses fibres s'entrelacent avec celles des autres muscles de la lèvre supérieure. L'action de ce muscle s'exerce quand on rit et quand on gronde. Quelquefois une bandelette musculaire supplémentaire descend de l'orbiculaire palpébral, et se dirige parallèlement au zygomatique : c'est le *petit zygomatique.* Le *muscle dépresseur de l'angle de la bouche* (triangulaire des lèvres) de chaque côté, présente une large insertion sur la ligne oblique du maxillaire inférieur en arrière du trou mentonnier, et ses fibres convergent en haut vers une insertion étroite placée à l'angle de la bouche, où elles s'entremêlent avec celles du zygomatique, et de l'orbiculaire de la bouche, avec la portion supérieure du muscle peaucier, connue sous le nom de *musculus risorius* de Santorini et aussi avec la couche inférieure de l'élévateur de l'angle de la bouche. L'entrecroisement des fibres de ce muscle avec tant d'autres, à l'angle de la bouche, rend cette partie la plus

PLANCHE XVIII

Le fascia superficiel a été enlevé sur le côté gauche de la face, ainsi que le muscle peaucier du cou, pour montrer les vaisseaux et les nerfs superficiels de ces régions, et particulièrement les rapports superficiels de la glande parotide.

1. L'artère sus-orbitaire.
2. La branche antérieure de l'artère temporale.
3. L'artère angulaire.
4. Le muscle compresseur des narines (muscle transverse ou triangulaire du nez).
5. Le muscle élévateur de la lèvre supérieure.
6. L'artère et la veine nasales latérales.
7. Le muscle élévateur de l'angle de la bouche.
8. Le muscle grand zygomatique.
9. L'artère faciale transverse.
10. Le canal de Sténon, sortant de la glande parotide.
11. Les branches sous-orbitaires du nerf facial.
12. L'orbiculaire des lèvres.
13. L'artère labiale inférieure (provenant dans ce cas de l'artère faciale transverse).
14. L'artère faciale.
15. La veine faciale.
16. Le muscle dépresseur de la lèvre inférieure (muscle carré).
17. La veine sous-maxillaire; sa réunion à la veine faciale avec la veine jugulaire externe.
18. Le ventre antérieur du muscle digastrique.
19. Le muscle mylo-hyoïdien.
20. La glande sous-maxillaire.
21. La branche faciale du nerf grand auriculaire.
22. La veine oblique faisant sa jonction avec la veine faciale en même temps que la veine jugulaire interne.
23. La bifurcation de l'artère carotide commune.
24. L'échancrure thyroïdienne (pomme d'Adam).
25. Branches superficielles de l'artère thyroïdienne supérieure.
26. Les nerfs superficiels cervicaux transverses.
27. Le muscle sterno-thyroïdien gauche.
28. Le muscle sterno-hyoïdien gauche.
29. L'aponévrose de la fosse sus-claviculaire.
30. La portion sternale du muscle sterno-cleido-mastoïdien.
31. La portion claviculaire du muscle sterno-cleido-mastoïdien.
32. Les nerfs sternal et claviculaire du plexus cervical.
33. L'aponévrose sur la clavicule.
34. L'aponévrose du muscle grand pectoral.
35. Les nerfs superficiels temporaux.
36. Le nerf auriculo-temporal.
37. L'artère temporale.
38. La branche orbitaire de l'artère temporale.
39. Les branches temporales du nerf facial.
40. La glande parotide.
41. La branche auriculaire du nerf grand auriculaire.
42. La branche mastoïdienne du nerf grand auriculaire.
43. La veine jugulaire externe.
44. Les artères carotides externe et interne couvertes par leurs gaines du fascia profond.
45. Le nerf grand auriculaire.
46. La réunion des veines cervicales superficielles avec la veine jugulaire externe.
47. Le nerf acromial.

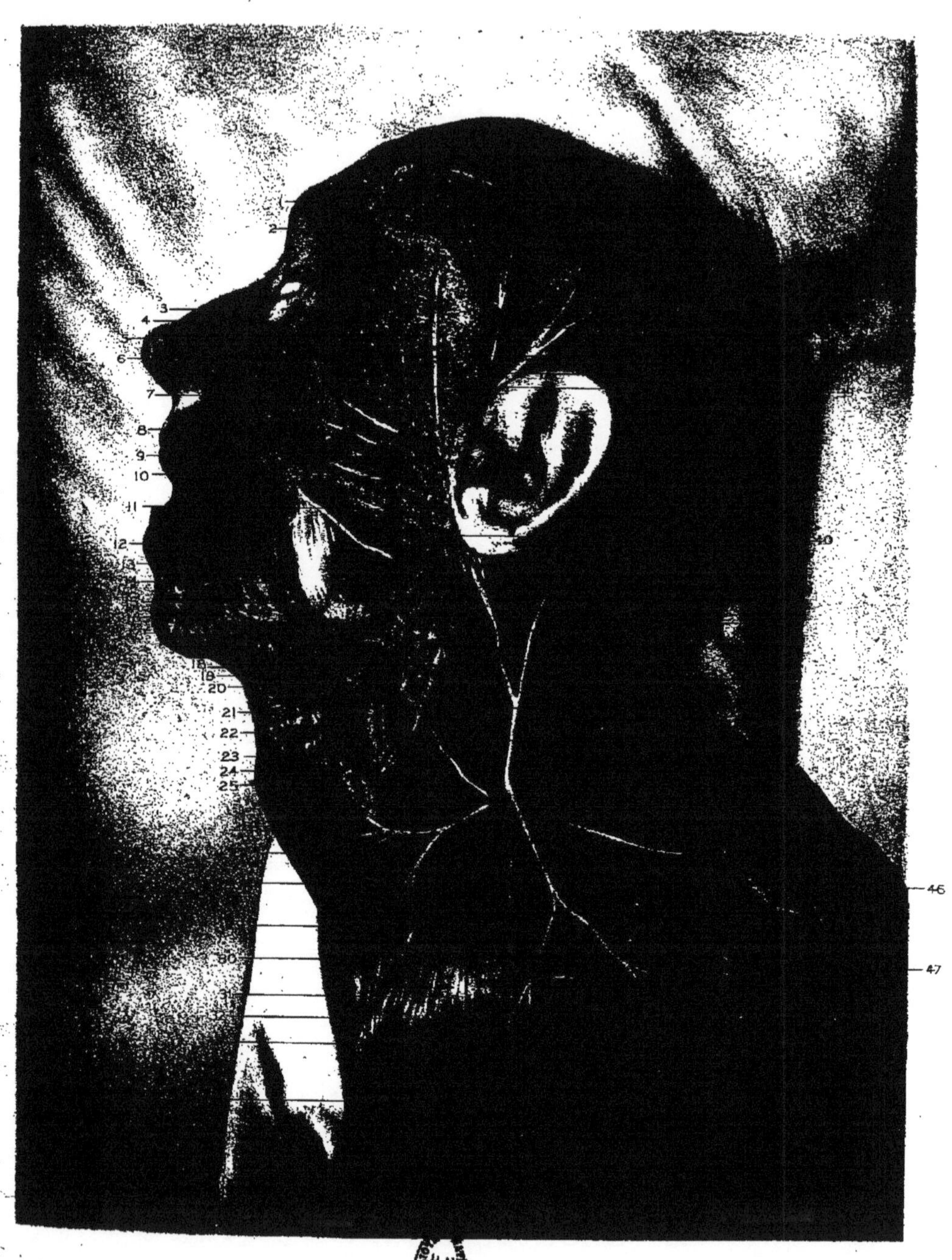

Copyright, 1891, by George Mc Clellan, M.D.

...Photographiées et Coloriées d'après Nature par Georges Mc Clellan, M. D.

Armstrong & Co. Lith Boston

mobile de la face. Le dépresseur de l'angle de la bouche est le plus expressif de tous les muscles de la face ; il joue un *rôle* important dans la mélancolie et dans l'expression de la tristesse.

Les *muscles dépresseurs de la lèvre inférieure* s'insèrent à la mâchoire inférieure, entre la symphyse et le trou mentonnier ; leurs fibres, auxquelles une certaine quantité de graisse est mêlée, s'attachent dans la lèvre inférieure, et s'entrecroisent entre elles ainsi qu'avec la portion externe de l'orbiculaire. Ces muscles attirent la lèvre inférieure en bas et un peu en dehors, comme dans l'expression d'ironie et de sarcasme.

Les *muscles élévateurs du menton* (muscles de la houppe du menton), naissent des fosses incisives de la mâchoire inférieure par un faisceau conique et s'insèrent à la peau de la partie inférieure du menton. Leur action consiste à rider le menton comme dans le doute, et à relever le menton en faisant avancer la lèvre inférieure. Cette dernière action est utilisée pour se raser le menton.

Les deux *muscles risorii* sont constitués par une différentiation des fibres supérieures des muscles peauciers du cou ; ils s'insèrent, aux angles de la bouche dans la couche superficielle des fibres des muscles dépresseurs de l'angle de la bouche et orbiculaire. Quelques fibres des muscles risorii proviennent parfois du fascia qui recouvre les muscles masseter. Lorsque ces dernières sont nombreuses, l'action de ces muscles s'exerce dans le rire, mais tels qu'ils existent ordinairement, ils produisent le sourire de mépris ou de dérision plutôt que celui de la bonne humeur. Il existe souvent une grande différence dans le développement de ces muscles sur les deux côtés de la face du même individu. Au-dessous des risorii et des autres muscles qui se confondent aux angles de la bouche, se trouvent des insertions buccales des *muscles buccinateurs.* Ces muscles ont pour principale mission de retenir les aliments entre les dents, pendant la mastication, et pour cette raison sont plus justement étudiés avec les régions de la bouche (page 172) et du pharynx. Ils naissent des portions molaires des bords alvéolaires des mâchoires supérieure et inférieure, et, en arrière, d'intersections fibreuses qui les séparent des muscles constricteurs supérieurs du pharynx de chaque côté. Ces bandes fibreuses s'étendent des crochets des ailes internes des apophyses ptérygoïdes, aux extrémités postérieures de la crête mylo-hyoidienne de chaque côté de la mâchoire inférieure, près de la dernière molaire. On les appelle *ligaments ptérygo-maxillaires.* Les fibres des muscles buccinateurs se dirigent en avant pour aller s'insérer d'une manière particulière à la face profonde des autres muscles des angles de la bouche. Les fibres supérieures rejoignent les lèvres supérieures et les fibres inférieures, les lèvres inférieures ; tandis que les fibres centrales s'entrecroisent. Différents en cela des autres muscles de la face, les buccinateurs sont recouverts extérieurement d'une gaîne aponévrotique qui augmente beaucoup leur puissance. En rapport avec les muscles masséters, une certaine quantité de graisse, de chaque côté, remplit les fosses zygomatiques, d'où la rondeur de ces parties. Sa résorption produit l'affaissement des joues chez les individus émaciés. Les muscles buccinateurs élargissent l'ouverture de la bouche en tirant sur ses angles, et ils chassent l'air de la bouche dans les actes de siffler et de souffler dans une trompette (de là leur nom).

Les *muscles masseters* proviennent des bords inférieurs de l'arcade zygomatique et des os malaires. Chacun d'eux est formé de deux couches, l'une superficielle, l'autre profonde, qui se croisent, ce qui augmente beaucoup leur puissance. Les fibres *superficielles* constituent la partie principale de chaque muscle et prennent leur origine dans une épaisse aponévrose tendineuse qui s'insère à l'apophyse molaire du maxillaire supérieur et au bord inférieur des deux tiers antérieurs de l'arcade zygomatique (Pl. 16, 18 et 21). Ces fibres se dirigent obliquement en arrière et s'insèrent à l'angle de la mâchoire et à la moitié inférieure de la face externe de sa branche montante. Les fibres *profondes* sont surtout musculaires et proviennent du tiers postérieur du bord inférieur de l'arcade zygomatique, ainsi que de sa face interne tout entière. Elles se dirigent en bas et en avant et s'insèrent sur la moitié supérieure de la branche montante du maxillaire inférieur et sur la face externe de l'apophyse coronoïde en se confondant avec l'insertion des fibres superficielles.

Le bord antérieur du muscle se trouve ainsi formé de deux couches de fibres, et fait une forte saillie que l'on peut facilement sentir avec le doigt, introduit dans la bouche, entre la joue et l'os malaire. La portion profonde de ce muscle est en partie recouverte en avant par la portion superficielle, et se trouve en rapport avec la glande parotide en arrière. Les muscles masseters contribuent largement au développement des contours de la partie inférieure de la face. Leur fonction consiste à élever la mâchoire inférieure et à aider les muscles temporaux dans la mastication. Une couche aponévrotique épaisse, dépendance de l'aponévrose cervicale profonde, recouvre chaque masseter; c'est le *fascia massétérin*. Celui-ci adhère intimement au tendon d'origine de la portion superficielle, et l'applique fortement sur la branche montante de la mâchoire. De même quelques fortes fibres relient l'origine de la portion profonde au tendon du muscle temporal qui s'insère à l'apophyse coronoïde. Les nerfs *moteurs* du muscle masseter viennent comme ceux du temporal (page 14), du nerf maxillaire inférieur. L'endroit où l'application d'une excitation électrique peut produire la contraction réflexe du muscle masseter, est à quatre centimètres, ou environ un pouce et demi, au-devant de l'oreille, sur une ligne tirée du bout du nez au lobule (Pl. 53, Fig. 1, N° 24).

Les ARTÈRES DE LA FACE sont très nombreuses et viennent de la faciale, de la maxillaire interne, et des branches temporales de l'artère carotide externe. L'*artère faciale* ou (*maxillaire externe*) après avoir traversé la glande sous-maxillaire, apparaît sur le côté de la face et franchit le corps de la mâchoire inférieure, en même temps que la veine faciale, au-devant du muscle masseter (Pl. 18, N° 14 et Pl. 19, N° 13). Dans cette région, l'artère est relativement superficielle et ses pulsations peuvent être perçues facilement et être arrêtées par la compression. Pour la ligature de la faciale, l'incision doit être faite parallèlement au bord antérieur du muscle masseter, à environ trois centimètres, ou un pouce et quart, en avant de l'angle de la mâchoire; mais il faut se souvenir que le vaisseau est entouré ordinairement par un tissu graisseux très lâche, et que la peau et le muscle peaucier qui le recouvrent jouissent d'une grande mobilité, de sorte que l'artère glissera facilement de côté. On peut la tendre en abaissant la mâchoire inférieure. Depuis le muscle masseter, l'artère suit un trajet très flexueux jusqu'à l'angle de la bouche, où elle envoie d'ordinaire aux lèvres les artères labiale inférieure et coronaire ; puis elle se dirige en haut en longeant le côté du nez, jusqu'à l'angle interne de l'œil, et se termine par l'artère angulaire (Pl. 19, N° 4). Dans son trajet facial, elle émet des branches destinées aux muscles masseter et buccinateur. *L'artère labiale inférieure* passe sous le dépresseur de l'angle de la bouche et s'anastomose avec les artères mentale, sous mentale et coronaire inférieure. *L'artère coronaire inférieure* naît ordinairement de la faciale près de l'angle de la bouche, par un tronc indépendant ou par un tronc commun avec la coronaire supérieure. Elle passe sous le dépresseur de l'angle de la bouche, perce l'orbiculaire, et, continuant son trajet entre ce muscle et la muqueuse de la lèvre, s'anastomose par inosculation avec celle du côté opposé et avec les artères labiale inférieure et mentale. La *coronaire supérieure* est plus grosse et plus tortueuse que l'inférieure, et se détache de l'artère faciale sous le muscle zygomatique. Elle chemine aussi entre la couche musculaire de la lèvre supérieure et la membrane muqueuse, et, s'anastomosant par inosculation avec celle du côté opposé, forme avec les deux artères coronaires inférieures un *cercle vasculaire* dont on peut percevoir la pulsation à l'intérieur de la bouche, en comprimant les lèvres sur un point quelconque, près de leurs bords libres. La coronaire supérieure envoie des branches à la cloison et aux ailes du nez. Quelquefois ce vaisseau naît de la branche faciale transverse de l'artère temporale (Pl. 19, N° 9), qui se trouve dans ce cas plus grosse et plus superficielle.

L'artère latérale du nez est fournie par la faciale aux ailes et au dos du nez. Elle s'anastomose avec la branche nasale de l'artère ophtalmique, l'artère de la cloison, l'artère sous-orbitaire, et les vaisseaux de l'autre côté du nez.

L'artère angulaire est la terminaison de la faciale, et monte à travers les fibres du muscle élévateur de la lèvre supérieure et des ailes du nez jusqu'à l'angle interne de l'orbite, où elle s'anastomose par inosculation avec la branche nasale de l'artère ophtalmique, au niveau du tendon palpébral, du côté nasal du sac lacrymal. Les anastomoses de l'artère faciale sont si nombreuses que la ligature des deux extrémités d'un vaisseau divisé dans cette région devient nécessaire. La grande vascularité de la face amène une guérison très rapide des blessures dont les bords devront être rapprochés avec soin le plus tôt possible, pour éviter la distorsion. A la même cause doit être attribuée aussi la production de taches et de tumeurs érectiles sur la face. Le succès remarquable de la chirurgie plastique dans cette région est dû à la grande vitalité des lambeaux ; les lésions étendues elles-mêmes, avec perte de substance, sont souvent rapidement réparées.

L'artère faciale et ses branches sont entourées d'un plexus très délié de nerfs vaso-moteurs et dilatateurs, venus du ganglion cervical supérieur du nerf sympathique (Pl. 36, N° 49) : c'est à eux qu'est probablement due la rougeur soudaine ou la pâleur de la figure, qui accompagne les émotions morales, comme la honte ou la peur.

La *veine faciale* commence à l'angle interne de l'œil, où elle reçoit le sang des veines frontale et sus-orbitaire ; elle est appelée *veine angulaire* au point où elle se trouve en rapport avec l'artère angulaire. De là elle descend sur le côté du nez, avec l'artère nasale latérale, et, à partir du cartilage de l'aile, elle suit un trajet oblique vers le bord antérieur du muscle masseter, qu'elle sépare de l'artère faciale, avec laquelle elle a parfois une gaîne commune (Pl. 18, N° 15, Pl. 19, N° 13, et Pl. 21, N° 32). Ordinairement, elle passe sur la terminaison du conduit parotidien (Pl. 18, N° 10). Les veines qui se déversent dans la veine faciale sont les veines tributaires des territoires irrigués par les branches de l'artère faciale ; mais à l'angle de la bouche sa grosseur est augmentée par sa communication avec les veines sous-orbitaire et temporo-maxillaire. L'anastomose la plus importante de la veine faciale est celle qui la fait communiquer avec le *sinus caverneux* à la base du cerveau. Cette communication est double. Il existe une communication directe du sinus avec la veine angulaire par la veine ophtalmique (Page 95) et une communication indirecte par la *veine faciale profonde*, branche du plexus ptérygoïdien, qui est en rapport avec le sinus caverneux au moyen de petites veines qui traversent le sphénoïde par le trou de Vésale et le tissu fibreux du trou déchiré médian. La veine faciale est dépourvue de valvules, et il n'en existe pas non plus à la jonction d'aucune de ses branches, de sorte que lorsqu'elle se trouve blessée l'hémorragie qui en résulte est très abondante. Elle a ceci de particulier, c'est de rester béante après sa section, ce qui la rend plus apte à être infectée. La veine faciale se termine dans la veine jugulaire interne près de la bifurcation de l'artère carotide commune. Les *vaisseaux lymphatiques de la face* convergent principalement vers les ganglions sous-maxillaires, tandis que quelques-uns se rendent à un petit nombre de ganglions lymphatiques qui reposent sur la surface de la parotide (Pl. 16).

Les *nerfs sensitifs de la face* dérivent principalement des branches terminales du cinquième nerf crânien, ou trifacial (Pl. 3, Fig. 2). Une connaissance exacte de la position des trous à travers lesquels ils opèrent leurs sorties sur la face (Pl. 28), et des aires cutanées de leur distribution (Pl. 53, Fig. 1), est de la plus grande importance pour la détermination du siège et le traitement des affections névralgiques de cette région. La division ophtalmique du nerf trifacial fournit les nerfs sus-orbitaire, sus-trochléaire, lacrymal, sous-trochléaire, et naso-lobulaire, qui tous ont été décrits avec leurs régions spéciales.

Le nerf *maxillaire supérieur*, branche du nerf trifacial, se termine sur la face par le nerf sous-orbitaire et le nerf temporo-malaire ; le premier émerge, avec l'artère sous-orbitaire, du trou sous-orbitaire, sous le muscle élévateur de la lèvre supérieure. Le trou sous-orbitaire est à six millimètres, ou environ un quart de pouce, au-dessous du bord de l'orbite, et exactement sur une ligne droite tirée du trou sus-orbitaire (qui est près de la racine du nez, à trois centimètres, ou un pouce et quart environ, de l'apophyse angulaire externe), au trou mentonnier, qui est à la même distance en dehors de la symphyse de la mâchoire inférieure. L'emplacement de ce trou a une importance chirurgicale, car le nerf peut être comprimé à l'intérieur de son canal osseux. Le trou peut être atteint par une incision en forme de volet, parallèle au bord inférieur de l'orbite et faite sur le point qui vient d'être indiqué. Le canal sous-orbitaire, dans lequel le nerf est logé avant de faire issue par le trou, présente des variations considérables, de sorte que la résection du nerf se fera plus facilement en cherchant d'abord le trou, puis en enlevant l'os avec le ciseau de façon à mettre le nerf à découvert dans la partie antérieure de son trajet. En rapport intime avec le trou sous-orbitaire est le plexus formé par les anastomoses des branches profondes du nerf facial, qui innerve les muscles voisins, avec les branches descendantes du nerf sous-orbitaire. Immédiatement après sa sortie du trou, le nerf se sépare en faisceaux de fibres ; quelques-unes, les fibres *palpébrales*, se dirigent en haut, sous le muscle orbiculaire palpébral, pour se distribuer à la paupière inférieure ; d'autres, les fibres *nasales*, se dirigent sur le côté du nez ; d'autres encore, les fibres *labiales*, les plus nombreuses, descendent sous le muscle élévateur de la paupière supérieure et se terminent dans les papilles de la lèvre supérieure et dans la muqueuse de l'orifice buccal. Le *nerf temporo-malaire* naît du nerf maxillaire supérieur dans l'intérieur de la fosse sphéno-maxillaire, puis il entre dans l'orbite et se divise en branches temporale et malaire. La *branche temporale* court dans un sillon de la portion malaire de l'orbite et passe par un trou de l'os malaire. Elle monte sous le muscle temporal, qu'elle traverse ainsi que son aponévrose, à environ deux centimètres et demi, ou un pouce, au-dessus de l'arcade zygomatique, et se distribue à la peau de la tempe et à la partie latérale du front (Pl. 53, Fig. 1, N° 20). La *branche malaire* sort par un trou de l'os malaire ; ce trou varie comme taille et comme position ; traversant ensuite les fibres externes du muscle orbiculaire palpébral, la branche malaire innerve la peau de la joue qui recouvre l'os malaire ; elle est quelquefois appelée le *nerf sous-cutané de la pommette.*

La portion sensitive de la branche maxillaire inférieure du nerf trifacial se termine sur la face par le nerf *auriculo-temporal,* le *nerf buccal* et le *nerf mentonnier*. Le *nerf auriculo-temporal* naît de deux racines, qui entourent l'artère méningée moyenne (Pl. 3, Fig. 2, N° 20), puis ces racines se réunissent pour former un seul tronc, qui passe derrière le muscle ptérygoïdien externe et le col de la mâchoire inférieure. Il monte d'abord sous la glande parotide, puis passe, avec l'artère et la veine temporales, sur la racine de l'arcade zygomatique et se divise en branches antérieure et postérieure (Pl. 18, N° 36 et Pl. 19, N° 20). La *branche antérieure* se distribue à la peau du vertex et de la région temporale : la *branche postérieure* innerve la partie supérieure de la conque et les téguments adjacents. Le nerf auriculo-temporal s'anastomose, près de son origine, avec le ganglion otique.

Il envoie des branches auriculaires au méat externe et à la membrane du tympan (page 65), au tragus et à l'auricule. Il envoie aussi des branches à l'articulation temporo-maxillaire et à la parotide. Le *nerf buccal* naît ordinairement par un tronc commun avec le nerf temporal profond antérieur, et passe sur ou entre les fibres des muscles ptérygoïdien externe et temporal pour atteindre le muscle buccinateur, au niveau duquel ses filaments s'étalent et forment avec les branches buccales du nerf facial un plexus en rapport avec la veine faciale. Le nerf buccal donne la sensibilité à la peau, à la muqueuse et aux glandes buccales de la joue, ce que prouvent plusieurs cas où ce nerf a été observé comme provenant du nerf maxillaire supérieur. Le nerf facial envoie une branche motrice spéciale au muscle buccinateur (page 130). Le *nerf mentonnier* est la terminaison de la branche dentaire inférieure du nerf maxillaire inférieur ; il émerge, avec l'artère mentonnière, du trou mentonnier de la mâchoire inférieure, sous le muscle dépresseur de l'angle de la bouche. Il se divise en faisceaux de fibres, dont quelques-unes innervent les téguments du menton, le reste se distribuant aux papilles et à la muqueuse de la lèvre inférieure. La peau qui recouvre la glande parotide et les parties contiguës de la joue doit sa sensibilité à la grande branche auriculaire du plexus cervical (Pl. 53, Fig. 1, N° 27).

Les NERFS MOTEURS DE LA FACE viennent des branches du nerf de la septième paire crânienne, ou nerf facial, qui émergent du bord antérieur de la glande parotide sur le muscle masseter. L'origine bulbaire du nerf facial (page 41) et son trajet à travers l'aqueduc de Fallope dans l'os temporal (page 69) jusqu'à sa sortie du crâne par le trou stylo-mastoïdien, ont déjà été décrits. Après sa sortie du trou, le nerf facial envoie des branches motrices aux muscles auriculaire postérieur, occipital, digastrique et stylo-hyoïdien, puis, au niveau de la branche montante de la mâchoire inférieure, il se divise en deux branches faciales primaires, appelées, d'après leur distribution, les nerfs *temporo-facial* et *cervico-facial*, qui forment, par leurs anastomoses à l'intérieur de la glande parotide, le plexus appelé par les anciens anatomistes *pes anserinus* (Pl. 19, N° 23), d'après sa ressemblance imaginaire avec le squelette d'une patte d'oie.

Le *nerf temporo-facial* est le plus gros, et, dans son trajet parotidien, il croise l'artère carotide externe et le col de la mâchoire. Il est rejoint par plusieurs rameaux sensitifs de la branche auriculo-temporale du nerf trifacial, et se divise en branches temporales, malaires, et sous-orbitaires. Les *nerfs moteurs temporaux* se dirigent en haut, sur l'arcade zygomatique, innervent les muscles qui entourent l'orbite et ceux des paupières et ont des anastomoses sensitives avec le nerf sus-orbitaire, avec la branche temporale du nerf maxillaire supérieur et avec les nerfs auriculo-temporal et lacrymal. Le point où une excitation peut produire la contraction réflexe du muscle temporal est à deux centimètres et demi, ou environ un pouce, au devant de l'oreille, sur une ligne tirée du sourcil au sommet du pavillon de l'oreille (Pl. 53, Fig. 1, N° 6). Les *nerfs moteurs malaires* croisent l'os malaire à l'angle externe de l'orbite, donnent des filets nerveux à la portion contiguë du muscle orbiculaire et s'unissent à des filaments sensitifs des nerfs lacrymal, sus-orbitaire et malaire sous-cutané. Les *nerfs moteurs sous-orbitaires* sont comparativement de plus grande taille et sont formés de branches superficielles et profondes qui se dirigent en avant sur le muscle masseter, pour se distribuer aux muscles situés au-dessous du bord inférieur de l'orbite et autour de la bouche. Les *branches superficielles* innervent les muscles superficiels de la face, et ont des anastomoses sensitives avec les nerfs nasal et sous-trochléaire, le long du nez. Les *branches profondes* passent sous le muscle zygomatique et l'élévateur de la lèvre supérieure, qu'ils innervent et forment des anastomoses sensitives avec les branches sous-orbitaires du nerf maxillaire supérieur, formant ainsi le *plexus sous-orbitaire* déjà décrit. Le *nerf cervico-facial* est rejoint à l'intérieur de la glande parotide par des filaments sensitifs de la grande branche auriculaire du plexus cervical. Il descend vers l'angle de la mâchoire et se divise en nerfs buccal, sus-maxillaire et sous-maxillaire. Les *nerfs moteurs buccaux* passent sur le masseter pour innerver les muscles buccinateur et orbiculaire de la bouche. Ils s'unissent à des filets des nerfs moteurs sous-orbitaires, et forment des anastomoses sensitives avec la branche buccale du nerf maxillaire inférieur. Les *nerfs sus-maxillaires* passent sous les muscles peaucier et dépresseur de l'angle de la bouche, qu'ils innervent. Ils établissent des communications sensitives avec la branche mentonnière du nerf maxillaire inférieur. Les *nerfs sous-maxillaires* sont formés par plusieurs branches qui décrivent des courbes sous le muscle peaucier, qu'ils innervent, entre la mâchoire et l'os hyoïde. L'une de ces branches s'unit au nerf cervical superficiel du plexus cervical (Pl. 19, N° 27).

LA RÉGION DE LA GLANDE PAROTIDE

La GLANDE PAROTIDE, ainsi appelée parce qu'elle est placée près de l'oreille (Pl. 13 et Pl. 18), est la plus volumineuse des glandes salivaires. Son poids varie d'une demi-once à une once suivant les individus; elle est logée dans un lit pyramidal placé sur le côté de la face, au-dessous et au-devant de l'oreille. Sa face externe est solidement maintenue en place à l'aide d'un prolongement du fascia du muscle masseter, lequel porte ici le nom de *fascia parotidien*, et qui contribue à cacher la forme extérieure de la glande. La constitution solide et résistante de ce fascia rend compte de la douleur intense souvent éprouvée dans les cas d'abcès de la glande, ou dans la *parotidite* (oreillons) : cette douleur résulte de la pression exercée sur les nerfs sensitifs de l'intérieur de la glande. De la face interne du fascia parotidien partent des prolongements qui pénètrent dans la substance de la glande, la cloisonnent et supportent les lobules, la glande appartenant à la variété racémeuse composée. Les lobules sont formés par la réunion des extrémités de canalicules dilatées en forme de cæcum pour former les alvéoles : celles-ci sont tapissées par une couche de cellules épithéliales, et entourées par le tissu conjonctif qui se continue à l'intérieur de la glande, ainsi que nous venons de le dire. Le tissu périlobulaire contient des espaces lymphatiques qui sont en rapport avec les vaisseaux capillaires et les filets nerveux terminaux qui président à la nutrition et aux fonctions sécrétoires du tissu glandulaire. Les canaux sont les conduits excréteurs des lobules, qui se déversent dans le tronc principal de la glande, appelé *canal de Sténon* : ce dernier se dégage de la glande par son bord antérieur sur le muscle masseter. Le canal de Sténon est un cordon creux, blanc et ferme, de la taille d'une plume d'oie ; il est parallèle à l'arcade zygomatique, en rapport intime avec l'artère faciale transverse et suit une ligne tirée du conduit auditif externe, à un point équidistant de l'aile du nez et l'angle de la bouche (Pl. 18, N° 10). Au milieu environ de cette ligne, le conduit, après avoir franchi la veine faciale, se recourbe brusquement en dedans, contourne le bord antérieur du muscle masseter et traverse le tissu adipeux et le muscle buccinateur, pour s'ouvrir par un étroit orifice sur la membrane muqueuse de la bouche, vis-à-vis de la seconde dent molaire de la mâchoire supérieure. La salive sécrétée par la glande parotide est un fluide alcalin, aqueux, qui concourt à la désagrégation mécanique des aliments et possède aussi la propriété de transformer l'amidon en dextrine et en sucre de raisin.

L'espace occupé par la glande est limité en haut par l'arcade zygomatique, en bas par les muscles sterno-mastoïdien et digastrique, en arrière par le conduit auditif externe et l'apophyse mastoïde de l'os temporal. La glande se prolonge antérieurement sur la branche

PLANCHE XIX

La glande parotide a été enlevée du côté gauche de la face pour montrer les branches du nerf facial, et l'aponévrose du triangle cervical postérieur a été enlevée pour montrer plus distinctement les nerfs du plexus cervical superficiel.

1. Le muscle frontal et les branches de l'artère frontale et du nerf sus-trochléaire.
2. L'artère et le nerf sus-orbitaires.
3. La branche antérieure de l'artère temporale.
4. L'artère angulaire.
5. Le muscle compresseur de la narine (muscle transverse ou triangulaire du nez).
6. L'artère et la veine nasales latérales.
7. Le muscle élévateur de l'angle de la bouche.
8. Le muscle grand zygomatique.
9. L'artère transverse de la face.
10. Le muscle masseter.
11. L'artère coronaire supérieure.
12. L'artère coronaire inférieure.
13. L'artère et la veine faciales.
14. Le dépresseur de l'angle de la bouche (muscle triangulaire des lèvres).
15. L'artère carotide recouverte de sa gaine.
16. Le nerf cervical transverse passant sous la veine jugulaire externe.
17. Le muscle sterno-hyoïdien.
18. L'espace compris entre les portions sternale et claviculaire du muscle sterno-mastoïdien.
19. La branche postérieure de l'artère temporale.
20. Le nerf auriculo-temporal.
21. Les branches temporales du nerf facial.
22. L'artère temporale.
23. Les restes de la glande parotide, enlevée pour montrer les rapports du nerf facial et le *pes anserinus*.
24. Les vaisseaux et les nerfs du muscle buccinateur.
25. Le muscle splénius de la tête.
26. Le nerf grand auriculaire.
27. La branche cervicale du nerf facial.
28. L'artère occipitale.
29. Le muscle trapèze.
30. Le nerf petit occipital.
31. Le nerf spinal.
32. Les nerfs cervicaux descendants (branches sternale, claviculaire et acromiale).
33. Le muscle scalène moyen.
34. La veine jugulaire externe.
35. La fosse sus-claviculaire, remplie par de la graisse et les veines superficielles.

N.-B. — L'artère transverse de la face, dans le cas présent, fournit les artères coronaires qui, d'ordinaire, proviennent de l'artère faciale propre.

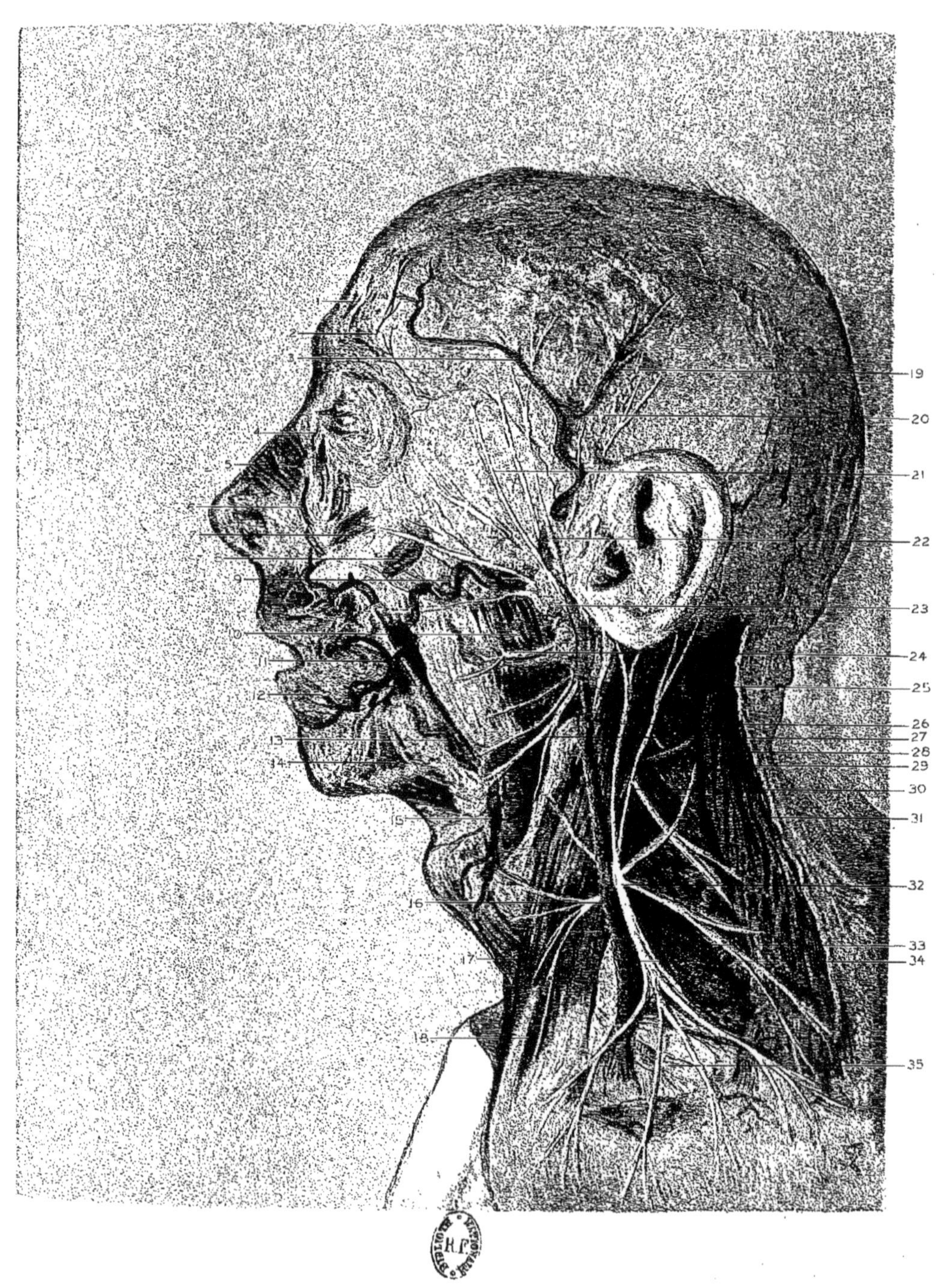

Copyright, 1891, by George Mc Clellan, M.D.

isséquées, Photographiées et Coloriées d'après Nature par Georges Mc. Clellan, M. D.

Armstrong & Co Lith. Boston

de la mâchoire et sur le muscle masseter à une distance variable. Elle se continue souvent avec le tissu de la glande sous-maxillaire, mais en est ordinairement séparée par un repli du fascia cervical profond, le *ligament stylo-maxillaire*. Il existe aussi un prolongement de l'aponévrose cervicale profonde, qui est en rapport avec les gaines des muscles ptérygoïdiens et avec l'apophyse ptérygoïde du sphénoïde. La glande est donc, dans une certaine mesure, renfermée dans une enveloppe aponévrotique. Celle-ci est normalement très mince sur les parties profondes ; mais elle s'épaissit lorsque la glande est affectée d'hypertrophie chronique, et peut être alors considérée comme un sac. En outre, l'aponévrose cervicale profonde s'insinue entre la face antérieure de l'apophyse styloïde et le bord postérieur du muscle ptérygoïdien externe, et va jusqu'à la paroi du pharynx, de sorte que, dans un abcès rétro-pharyngien, on peut constater souvent un gonflement externe dans la région parotidienne. Dans plusieurs cas personnels à l'auteur, où l'abcès pharyngien était si volumineux qu'on pouvait craindre que l'incision faite par la bouche n'entraînât la suffocation par l'entrée du pus dans la glotte, l'on eut recours à un drainage externe : une soigneuse dissection conduisit sur le ligament stylo-maxillaire et on ponctionna l'espace qui vient d'être signalé juste au-dessous du bord inférieur de la glande parotide.

Les dimensions de la loge parotidienne varient avec les mouvements de la mâchoire inférieure et avec les modifications de l'angle du maxillaire qu'on observe dans l'enfance et dans la vieillesse. Chez l'enfant et chez le vieillard, la loge parotidienne est plus grande à sa partie inférieure par suite de l'ouverture plus grande de l'angle de la mâchoire : il en est de même quand la tête est défléchie et la mâchoire projetée en avant. Le contraire arrive dans la flexion de la tête.

Les rapports de la glande parotide sont de la plus grande importance au point de vue chirurgical, car son ablation, lorsqu'elle est malade, est une des entreprises chirurgicales les plus difficiles et les plus périlleuses La peau et l'aponévrose superficielle de cette région sont lâches et mobiles, et contiennent quelques fibres du muscle peaucier à leur partie inférieure. Dans le tissu conjonctif, entre l'aponévrose superficielle et l'aponévrose profonde ou parotidienne, on trouve quelques branches du plexus cervical et plusieurs ganglions lymphatiques qui reçoivent les vaisseaux lymphatiques de la portion environnante du cuir chevelu et des tissus superficiels de la face (Pl. 16). Ce sont les ganglions *lymphatiques extra-parotidiens* dont le gonflement pathologique constitue une forme de fausse tumeur parotidienne. Il y a une autre espèce de tumeur lymphatique de cette région, qu'il est très difficile de distinguer d'un gonflement de la glande elle-même, et qui est formée par les ganglions *lymphatiques intra-parotidiens.* Ces derniers sont ordinairement au nombre de deux ou trois, bien que quelquefois il n'y en ait qu'un ; ils reçoivent la lymphe des parties profondes des régions temporale et maxillaire par des vaisseaux lymphatiques qui accompagnent les vaisseaux sanguins dans les espaces interlobulaires à l'intérieur de la glande.

La face profonde de la glande parotide est très irrégulière, étant formée par des prolongements glandulaires qui se logent dans les espaces que laissent entre elles les parties sous-jacentes. Ces prolongements, qui du corps principal de la glande, sont respectivement appelés : le *lobe glénoïde,* qui se loge dans la portion de la fosse glénoïde de l'os temporal laissée vide par le condyle de la mâchoire inférieure et limitée en avant par la scissure de Glaser, et en arrière par l'apophyse vaginale ; le *lobe ptérygoïdien,* qui se projette derrière la branche montante de la mâchoire, entre les deux muscles ptérygoïdiens, en dedans de l'artère maxillaire interne ; le *lobe carotidien,* qui est en rapport avec la base de l'apophyse styloïde, et qui sépare l'artère carotide externe de l'artère carotide interne et de la veine jugulaire interne ; et le *lobe massétérin,* ou *socia parotidis,* qui est de grandeur variable, et repose sur le muscle masseter, ordinairement au-dessus du canal de Sténon, dans lequel il s'ouvre par un conduit séparé.

L'artère carotide externe, à l'angle de la mâchoire, émet *l'artère auriculaire postérieure,* et se continue en haut sous la glande parotide pendant environ les deux tiers de son trajet ; arrivée au niveau du col de la mâchoire, elle entre dans la glande, la traverse et émerge du bord supérieur, où elle prend le nom d'*artère temporale*. Immédiatement avant de quitter la glande, la carotide externe émet l'*artère maxillaire interne*, qui passe derrière la branche montante de la mâchoire ; tandis que l'artère temporale, au voisinage immédiat du bord supérieur de la glande, émet l'*artère transverse de la face* (Pl. 18, N° 9). La partie inférieure de la face interne de la glande est séparée de l'artère carotide externe par la confluence des veines temporale, maxillaire interne et auriculaire postérieure, qui se déversent dans la veine jugulaire externe à son origine près de l'angle de la mâchoire. La partie supérieure de la glande, à travers laquelle passe l'artère carotide externe, se trouve en rapport immédiat avec l'artère carotide interne et la veine jugulaire interne (Pl. 22, Fig. 2) ; en dedans de ces vaisseaux se trouvent les nerfs pneumogastrique, spinal, hypoglosse et glosso-pharyngien (Pl. 36). Le nerf facial entre dans la glande parotide par son bord postérieur, à la même hauteur que l'artère carotide externe ; il se divise en nerfs temporo-facial et cervico-facial, qui, se ramifiant entre les lobules de la glande, forment la *patte d'oie*, et émergent des bords supérieur et antérieur, pour se distribuer à la région de la face (page 129). La branche auriculo-temporale du nerf maxillaire inférieur pénètre dans la glande derrière le col de la mâchoire, et la branche auriculo-parotidienne du nerf grand auriculaire, rameau du plexus cervical, y entre près du lobule de l'oreille (Pl. 19, N° 20). Ces deux nerfs donnent à la parotide sa sensibilité et s'anastomosent avec le nerf facial à l'intérieur de la glande ; dans les tumeurs de la parotide à développement rapide, non seulement la paralysie faciale peut survenir par compression sur le nerf facial, mais la douleur est souvent apportée aux parties innervées par l'auriculo-temporal, savoir la conque, la tempe, le conduit auditif et l'articulation temporo-maxillaire.

De cette description il ressort que c'est la partie supérieure de la glande qui s'étend le plus profondément vers la base du crâne et qui enveloppe des organes d'une importance vitale.

Dans quelques dissections les prolongements internes de la glande atteignaient une telle profondeur, et adhéraient tellement et si complètement aux parties molles et osseuses voisines, qu'une énucléation, ou extirpation de la masse glandulaire entière, paraissait presque impossible. Mais cette énucléation ne s'est pas montrée telle entre les mains de quelques opérateurs assez audacieux pour l'entreprendre, et leur succès est dû à une connaissance des plus exactes de l'état normal et de l'état pathologique de cette région compliquée : une telle précision de connaissances anatomiques n'est probablement nécessaire pour aucune autre opération de chirurgie. La plupart des tumeurs de la glande font saillie en dehors, en dépit de la résistance du fascia parotidien ; et la portion profonde, bien que le fascia qui la recouvre puisse être épaissi par l'inflammation, est visiblement attirée en avant. Cette constatation repose sur l'observation clinique de l'auteur, et il a pu la vérifier en disséquant une parotide squirreuse sur la table d'autopsie. La cavité laissée par l'extirpation complète de la parotide était plus grande au fond qu'à la surface. L'apophyse styloïde, complètement mise à nu par l'enlèvement des petits muscles qui s'y insèrent, faisait saillie dans la partie postérieure de la cavité ; l'artère carotide interne et la veine jugulaire interne avec les nerfs hypoglosse, glosso-pharyngien et pneumogastrique étaient au fond de la plaie, recouverts par une mince couche aponévrotique.

RÉGIONS PROFONDES DE LA FACE

Les régions profondes de la face comprises dans les régions ptérygo-maxillaire et maxillaire supérieure, offrent un grand intérêt chirurgical étant donnée l'importance de leurs rapports et de leurs connexions. Les limites extérieures de la *région ptérygo-maxillaire* (Pl. 1 et 28) sont les saillies que font l'arcade zygomatique et la mâchoire inférieure. A l'intérieur de la bouche, le doigt peut découvrir à travers la muqueuse, le contour de la branche montante de la mâchoire, son apophyse coronoïde et leurs rapports avec l'aile externe de l'apophyse ptérygoïde du sphénoïde. L'arcade zygomatique est sous-cutanée et sa proéminence dépend du développement de l'os malaire, qui soutient la joue. L'insertion des fibres superficielles et profondes du muscle masseter aux faces inférieure et interne de l'arcade zygomatique a été décrite (page 122), de même que les rapports de l'artère transverse de la face, le canal de Sténon et les branches du nerf facial, qui rayonnent du bord antérieur de la glande parotide (page 131). Sous ces parties, entourée d'un peu de tissu graisseux, lâche, se trouve l'apophyse coronoïde de la mâchoire inférieure à laquelle s'insère le muscle temporal (page 14). L'*échancrure sigmoïde* sépare l'apophyse coronoïde du condyle de la mâchoire, qui s'articule avec la portion antérieure de la cavité glénoïde de l'os temporal, formant ainsi l'*articulation temporo-maxillaire*. Celle-ci est une arthrodie pourvue d'un *fibro-cartilage inter-articulaire,* de forme ovale et plus épais sur son bord qu'à son centre. Entre le fibro-cartilage et la cavité glénoïde, on trouve une synoviale et entre le fibro-cartilage et le condyle de la mâchoire se trouve une autre synoviale plus petite. Quelquefois ces synoviales communiquent par un trou percé au centre du fibro-cartilage. Le fibro-cartilage sert de tampon pour amortir le choc dans la fermeture violente des mâchoires et empêche ainsi que le cerveau puisse être blessé à travers la mince plaque osseuse de la cavité glénoïde.

L'articulation présente deux ligaments latéraux, — l'un court, le *ligament externe,* s'étendant du tubercule de l'arcade zygomatique aux bords externe et postérieur du col de la mâchoire ; l'autre long, plat, le *ligament interne,* qui s'étend de l'apophyse épineuse du sphénoïde au bord interne du trou dentaire sur la face interne de la branche montante de la mâchoire. Ce ligament est plutôt un faisceau aponévrotique qui protège les vaisseaux maxillaires internes et le nerf auriculo-temporal contre la pression résultant de la contraction des muscles ptérygoïdiens dans les mouvements de la mâchoire inférieure.

Le *ligament capsulaire* consiste en quelques fibres qui proviennent du bord de la cavité glénoïde et se confondent en bas avec les ligaments latéraux, principalement avec leurs parties postérieures. Les nerfs de cette articulation viennent du nerf auriculo-temporal, qui est en rapport intime avec le col de la capsule et de la branche massétérine des nerfs maxillaires inférieurs.

La forme de cette articulation lui permet de se mouvoir latéralement, de se porter d'un côté à l'autre, en haut, en bas, en avant et en arrière, de façon à permettre aux dents de triturer complètement la nourriture. La mâchoire inférieure est *élevée* principalement par les muscles temporal et masseter, avec l'aide du muscle ptérygoïdien interne. Le fibro-cartilage conserve son rapport propre avec le condyle, dans les mouvements ordinaires de la mâchoire; mais si l'abaissement de la mâchoire est exagéré comme dans l'action de bâiller, la mâchoire peut se luxer en avant. L'éminence articulaire de la partie inférieure de l'arcade zygomatique est revêtue par du cartilage; elle est en contact avec le fibro-cartilage de l'articulation en avant et d'ordinaire le condyle n'atteint jamais le sommet de l'éminence, bien qu'il glisse en avant lorsque la bouche est largement ouverte. Si, toutefois, l'abaissement de la mâchoire inférieure est encore exagéré, le muscle ptérygoïdien externe se contracte fortement et attire le condyle par-dessus l'éminence dans la fosse zygomatique, laissant le fibro-cartilage derrière. Le condyle est alors plus ou moins fixé dans sa nouvelle position par l'action des muscles élévateurs. Il est nécessaire de connaître exactement le mécanisme de ce déplacement pour pouvoir opérer sa réduction. Pour cela la mâchoire inférieure doit être attirée en avant, fortement abaissée, puis repoussée en arrière et en haut. La face postérieure du col et la portion supérieure de la branche montante de la mâchoire inférieure sont entourées par la glande parotide dont les lobes ptérygoïdien et carotidien sont dirigés en dedans vers la base du crâne (page 134). Les rapports des parties profondes situées au-dessous de l'articulation du maxillaire inférieur sont si intimes qu'ils rendent très difficile l'étude des diverses branches de l'artère maxillaire interne et de leurs rapports avec les nerfs compliqués qui traversent cette région. Pour cette étude il faut enlever l'arcade zygomatique et la branche de la mâchoire inférieure (Pl. 22, Fig. 2) ; mais avant toute chose, il faut se rendre un compte exact des insertions des muscles ptérygoïdiens.

Le *muscle ptérygoïdien externe* a une double origine, son chef supérieur provenant de la surface osseuse qui s'étend de la crête de la grande aile du sphénoïde à la base de l'apophyse ptérygoïde, tandis que son chef inférieur provient de la face externe de l'aile ptérygoïdienne externe. Les fibres qui composent ces deux portions convergent pour s'attacher à la partie antérieure du col de la mâchoire inférieure et s'insérer sur le fibro-cartilage au-dessus du condyle. Le *muscle ptérygoïdien interne* provient principalement de la fosse ptérygoïdienne, et reçoit des faisceaux venus des tubérosités adjacentes des os palatins et maxillaire supérieur. Le muscle ptérygoïdien interne ressemble beaucoup au masséter par sa forme et la direction de ses fibres qui s'insèrent par un fort et large tendon au côté interne de la branche montante de la mâchoire, entre le trou dentaire et l'angle. A leurs origines les muscles ptérygoïdiens reposent l'un sur l'autre et se croisent réciproquement. Lorsque les muscles ptérygoïdiens des deux côtés agissent ensemble, la mâchoire inférieure est attirée en avant de façon à faire avancer les dents inférieures au-delà des supérieures ; quand ils agissent alternativement ils produisent la trituration de la nourriture. Les nerfs moteurs des deux muscles ptérygoïdiens viennent du nerf maxillaire inférieur, comme ceux des muscles masséter et temporal. Le trismus, ou spasme, qui atteint facilement les muscles de la mastication, peut être causé par l'irritation des branches sensitives du nerf maxillaire inférieur. La face externe du muscle ptérygoïdien interne est en rapport intime avec le ligament latéral interne de l'articulation temporo-maxillaire ; sa face interne est en relation avec le muscle péristaphylin externe et est séparée du pharynx par un espace cellulaire. Entre les insertions maxillaires des deux muscles ptérygoïdiens, passent les vaisseaux et les nerfs.

L'*artère maxillaire interne* naît de l'artère carotide externe à l'intérieur de la glande parotide (page 130) au niveau du col de la mâchoire inférieure. Elle a un trajet très compliqué et donne de nombreuses branches qui s'anastomosent avec d'autres artères de la face et de la tête (Pl. 3, Fig. 2, et Pl. 22, Fig. 2). D'abord en rapport avec le col de la mâchoire, et placée entre lui et le ligament latéral interne, l'artère, aussitôt après son origine, émet les branches tympanique, méningée moyenne et petite méningée, et dentaire inférieure.

L'*artère tympanique* entre dans la scissure de Glaser, derrière l'articulation de la mâchoire, pour se distribuer à la caisse et à la membrane du tympan, ainsi que nous l'avons vu avec la région de l'oreille. Parfois aussi elle émet une petite branche, qui traverse un trou creusé dans la paroi antérieure du conduit auditif externe, pour se ramifier dans la peau qui tapisse ce conduit. L'*artère méningée moyenne* monte derrière le muscle ptérygoïdien externe pour entrer dans le trou épineux du sphénoïde, croise dans le crâne l'angle antéro-inférieur de l'os pariétal, et se subdivise en branches qui rayonnent entre la dure-mère et les parois du crâne (Pl. 9, Fig. 2). La *petite artère méningée* naît ordinairement du tronc de la maxillaire interne, bien qu'elle soit souvent une branche de la méningée moyenne. Elle entre dans le trou ovale du sphénoïde par lequel sort le nerf maxillaire inférieur, et fournit des rameaux principalement au ganglion de Gasser du nerf trifacial. L'*artère dentaire inférieure* descend jusqu'au trou dentaire sur la partie médiane de la face interne de la branche montante de la mâchoire, dans laquelle elle pénètre avec le nerf dentaire ; puis, elle passe dans un canal creusé dans le tissu spongieux de la mâchoire, et nourrit les racines de toutes les dents, sortant parfois sur la face par le trou mentonnier (pag. 127), pour devenir l'*artère mentale*. Avant son entrée dans le trou dentaire, l'artère dentaire inférieure émet la branche mylo-hyoïdienne qui accompagne le nerf correspondant jusqu'au muscle mylo-hyoïdien. Sur le muscle ptérygoïdien externe, l'artère maxillaire interne est très tortueuse. Elle passe soit au-dessus, soit au-dessous du muscle (dans quelques cas elle le traverse) et se subdivise en branches massétérine, temporales profonde, antérieure et postérieure, ptérygoïdiennes externe et interne, et buccale. L'*artère massétérine* se dirige en dehors, à travers l'échancrure sigmoïde de la mâchoire, vers la face profonde du muscle masséter ; les *artères temporales profondes* se dirigent en haut vers la face profonde du muscle temporal ; les *artères ptérygoïdiennes* sont destinées aux muscles ptérygoïdiens, et l'*artère buccale* se rend, avec le nerf buccal, au muscle buccinateur. Après avoir quitté le muscle ptérygoïdien externe, l'artère maxillaire interne se continue à travers la fosse sphéno-maxillaire, où elle émet plusieurs branches terminales.

L'*artère dentaire supérieure*, sur la tubérosité du maxillaire supérieur, envoie de très petits rameaux aux pulpes des grosses et des petites molaires de la mâchoire supérieure, et aux portions contiguës des gencives et de l'antre d'Higmore. L'*artère sous-orbitaire* se dirige en haut, à travers la scissure sphéno-maxillaire, et entre dans le canal du nerf sous-orbitaire, qu'elle accompagne dans sa distribution, pour émerger sur la face par le trou sous-orbitaire (Pl. 3, Fig. 2, N° 8). A l'intérieur du canal, elle émet les branches *dentaires antérieures* qui vont aux dents incisives et canines et des ramuscules qui se distribuent en haut aux muscles oblique et droit inférieurs, ainsi qu'à la glande lacrymale. L'*artère palatine descendante*, relativement volumineuse, entre dans le canal palatin postérieur avec le nerf palatin du ganglion de Meckel, et court le long de la voûte de la bouche, en rapport intime avec les alvéoles, se ramifiant dans les gencives, les glandes et la membrane muqueuse du voile du palais et de la voûte palatine (Pl. 13, Fig. 4, N° 12).

L'*artère vidienne* accompagne le nerf vidien. Elle n'est pas constante et elle est toujours insignifiante. L'*artère ptérygo-palatine* passe à travers le canal auquel elle doit son nom et se distribue spécialement à la trompe d'Eustache. L'*artère nasale*, ou *sphéno-palatine*, entre dans le nez avec le nerf du même nom qui vient du ganglion de Meckel, fournit les cellules ethmoïdales, les cornets et l'antre, puis se termine par l'*artère de la cloison*. Il est digne de remarque que les branches de l'artère maxillaire interne, dans la première et la dernière partie de son trajet, passent à travers des canaux osseux ; tandis que les branches de la partie intermédiaire vont directement aux muscles.

PLANCHE XX

Dissection des vaisseaux et des nerfs du côté gauche du cuir chevelu et de la face : le muscle sterno-mastoïdien est détaché de ses insertions sternales et claviculaires pour mettre à découvert les nerfs du plexus cervical profond. La bande aponévrotique qui va à la partie centrale du muscle omo-hyoïdien est également enlevée pour montrer les rapports de l'artère carotide commune et de la veine jugulaire interne.

1. La branche antérieure de l'artère temporale.
2. L'artère angulaire.
3. Le muscle compresseur de la narine (Transverse ou triangulaire du nez).
4. L'artère et la veine nasales latérales.
5. Le muscle élévateur de la lèvre supérieure.
6. Le muscle grand zygomatique.
7. Le muscle orbiculaire de la bouche.
8. L'artère transverse de la face.
9. Les branches sous-orbitaires du nerf facial.
10. La veine faciale.
11. L'artère faciale.
12. Le muscle dépresseur de la lèvre inférieure
13. Le corps de la mâchoire inférieure.
14. L'artère sous-mentale.
15. Le ventre antérieur du muscle digastrique.
16. Le muscle mylo-hyoïdien.
17. L'artère faciale, sortant de la glande sous-maxillaire, au devant du muscle masseter;
18. La réunion de la veine sous-maxillaire à la veine faciale en même temps que la veine jugulaire externe.
19. La situation de l'os hyoïde.
20. La veine oblique qui réunit la veine faciale à la veine jugulaire externe.
21. L'artère carotide externe, immédiatement au dessus de son origine, et un peu renflée, ainsi que le cas se présente souvent en cet endroit.
22. La veine jugulaire interne.
23. La carotide interne recouverte par sa gaine.
24. L'artère laryngée supérieure.
25. L'échancrure thyroïdienne.
26. Le ventre antérieur du muscle omo-hyoïdien.
27. Le muscle sterno-hyoïdien gauche.
28. Le muscle sterno-thyroïdien gauche.
29. Le nerf phrénique.
30. Le nerf pneumogastrique attiré en avant.
31. Le muscle scalène antérieur.
32. La jonction des veines jugulaires interne et externe avec la veine sous-clavière.
33. La clavicule.
34. La fente intermusculaire qui sépare les muscles grand pectoral et deltoïde.
35. Le muscle grand pectoral.
36. La branche postérieure de l'artère temporale.
37. L'artère temporale.
38. Le nerf auriculo-temporal.
39. Les nerfs temporaux superficiels.
40. La branche temporale du nerf facial.
41. Le bord supérieur de la glande parotide.
42. Le muscle auriculaire supérieur.
43. Les restes de la glande parotide.
44. Le muscle masseter.
45. L'artère auriculaire postérieure.
46. La veine temporale.
47. Le nerf auriculaire postérieur.
48. La veine jugulaire externe, attirée de côté, avec la portion supérieure du muscle sterno-mastoïdien.
49. La glande sous-maxillaire.
50. L'artère occipitale.
51. La portion supérieure du muscle sterno-mastoïdien, attirée en dehors.
52. Le deuxième nerf cervical.
53. La branche antérieure du deuxième nerf cervical.
54. Le nerf du sterno-mastoïdien.
55. Le troisième nerf cervical.
56. Le nerf du muscle élévateur de l'angle de l'omoplate.
57. La branche antérieure du troisième nerf cervical.
58. La branche anastomotique du deuxième nerf cervical avec le nerf spinal.
59. Le quatrième nerf cervical.
60. Le muscle scalène moyen avec l'artère cervicale ascendante.
61. Le nerf acromial, branche du quatrième nerf cervical.
62. Le muscle trapèze.
63. Le nerf claviculaire, branche du quatrième nerf cervical.
64. Le nerf sternal, branche du quatrième nerf cervical.
65. L'artère transverse du cou.
66. Le ventre postérieur du muscle omo-hyoïdien.
67. Le plexus brachial.
68. L'artère sus-scapulaire.
69. Le point où le canal thoracique s'ouvre dans la veine sous-clavière.
70. Le point d'entrée de la veine jugulaire externe dans la veine sous-clavière.
71. L'aponévrose du muscle deltoïde.

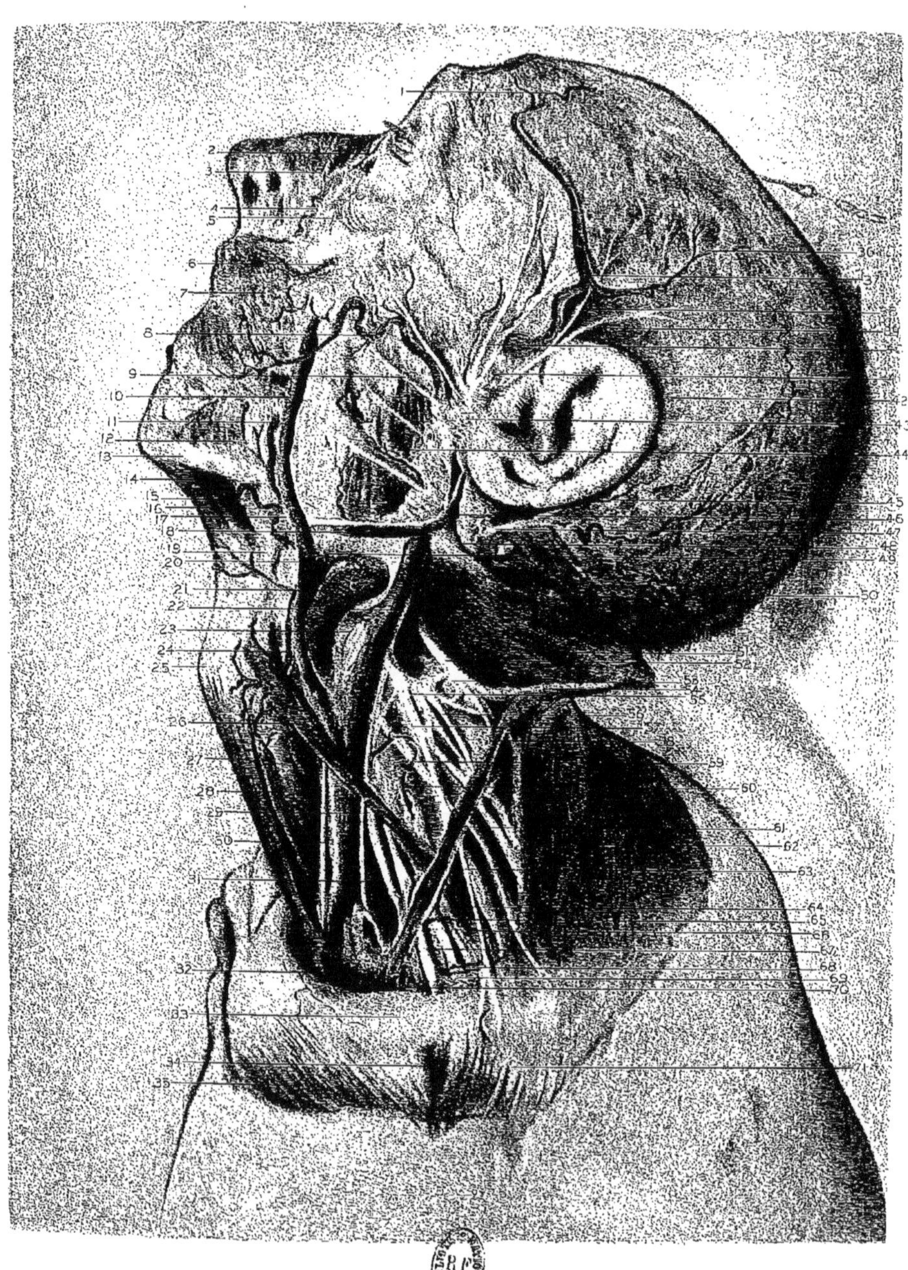

La *veine maxillaire interne* est formée par les veines qui ramènent le sang des territoires irrigués par les branches correspondantes de l'artère maxillaire interne. Ses veines tributaires forment un plexus — le *plexus ptérygoïdien,* — situé dans l'espace qui sépare les muscles temporal et ptérygoïdien externe. Ce plexus communique en haut avec le sinus caverneux, à la base du cerveau, et en avant avec la veine faciale. La veine maxillaire interne s'unit à la veine temporale à l'intérieur de la parotide et elles se déversent ensemble dans la veine jugulaire externe.

Les nerfs qui accompagnent les branches maxillaires supérieures de l'artère maxillaire interne dans leur distribution, sont des branches du *nerf maxillaire supérieur* qui est la deuxième division du cinquième nerf crânien, ou trifacial. Ce nerf quitte le crâne par le trou rond, passe horizontalement à travers la fosse sphéno-maxillaire et entre dans l'orbite par la fente de même nom. A l'intérieur de la fosse sphéno-maxillaire et immédiatement au-dessous du nerf maxillaire supérieur, est situé le GANGLION SPHÉNO-PALATIN OU GANGLION DE MECKEL (Pl. 3, Fig. 2, N° 6). C'est un corps gris rougeâtre, cordiforme, environ de la taille d'un pois. Sa racine *sensitive* provient des branches sphéno-palatines du maxillaire supérieur ; sa racine *motrice* lui vient du nerf faciàl par l'intermédiaire du nerf grand pétreux qui contribue à former le nerf vidien, et sa racine *sympathique* est fournie par les fibres sympathiques du nerf vidien, venues du plexus carotidien. Les nerfs du ganglion de Meckel se distribuent à l'orbite, au palais, au nez, et au pharynx ; ils sont décrits avec l'anatomie de ces régions. *Le nerf vidien* est formé par le nerf grand pétreux, branche du nerf facial (page 69), et par des fibres du plexus sympathique carotidien qui le rejoignent au moment où il se dirige en avant, vers le corps de l'os sphénoïde, dans lequel il pénètre et qu'il traverse par un canal spécial, le canal vidien, pour rejoindre la partie postérieure du ganglion de Meckel.

Le *nerf maxillaire inférieur* est l'un des plus intéressants des nerfs crâniens, par suite de sa ressemblance avec un nerf spinal (page 41). C'est la branche la plus grosse du grand trifacial ou cinquième nerf crânien (Pl. 3, Fig. 2) ; il se compose de filets sensitifs et moteurs, grâce à l'union de la portion propre (sensitive) du nerf, qui vient de l'angle inférieur du ganglion de Gasser, avec la racine motrice spéciale du nerf trifacial, aussitôt après sa sortie par le trou ovale. Le trou ovale est à cinq centimètres, ou environ deux pouces, de profondeur, sur le même niveau que la partie médiane de l'arcade zygomatique. Le nerf maxillaire inférieur est recouvert par le muscle ptérygoïdien externe, et se trouve placé sur le côté externe de la trompe d'Eustache. Presque immédiatement après sa formation, le tronc du nerf se subdivise en deux branches, une branche *antérieure*, formée surtout par des fibres motrices, qui se distribuent aux muscles de la mastication et au buccinateur ; et une branche *postérieure*, formée surtout par des fibres sensitives qui donnent leur sensibilité aux dents et aux gencives de la mâchoire inférieure, à la peau de la tempe et de l'oreille externe, ainsi qu'à la partie inférieure de la face et de la lèvre inférieure. Les rameaux moteurs fournis par la branche antérieure, ont été décrits avec les muscles qu'ils innervent. La branche *sensitive* auriculo-temporale a aussi été décrite en détail en ce qui concerne ses rapports avec la glande parotide et sa distribution sur les parties latérales de la tête. Qu'on se rappelle qu'elle tire son origine, de deux racines qui entourent l'artère méningée moyenne et qui s'unissent ensuite pour former un seul tronc nerveux. Les autres branches sensitives importantes sont le nerf dentaire inférieur et le nerf lingual. *Le nerf dentaire inférieur* quitte le tronc du nerf maxillaire inférieur au-dessous du muscle ptérygoïdien externe ; il descend jusqu'au trou dentaire, par lequel il pénètre dans l'os maxillaire inférieur, et accompagne l'artère dentaire dans sa distribution aux pulpes des dents inférieures (Pl. 3, Fig. 2) et aux gencives adjacentes. A sa sortie par le trou mentonnier, le nerf se divise en branches mentonnière et incisive, qui accompagnent les divisions de l'artère mentalé. *Le nerf mylo-hyoïdien* qui innerve le muscle mylo-hyoïdien et la portion antérieure du muscle digastrique, se détache du nerf dentaire au moment où ce nerf est sur le point d'entrer dans le trou dentaire. Ce nerf tire ses fibres de la racine motrice du nerf trifacial ; et il est renfermé, sur une petite partie de son trajet, dans la gaine du nerf dentaire.

Le nerf lingual se trouve d'abord en rapport intime avec le nerf dentaire inférieur au-dessous du muscle ptérygoïdien externe ; il est situé très profondément pendant son trajet tout entier. A peu près au niveau de l'entrée du nerf dentaire dans le trou dentaire, le nerf lingual est rejoint par *la corde du tympan* (page 69) qui émerge du canal de Huguier, près de la scissure de Glaser. Les nerfs lingual et dentaire inférieur s'anastomosent souvent par une branche qui passe au-dessous de l'artère maxillaire interne. Le nerf lingual descend obliquement de la région ptérygoïdienne au côté interne de la dernière dent molaire de la mâchoire inférieure, où il devient sous-muqueux. On le sectionne quelquefois en ce point pour soulager la douleur atroce du cancer de la langue.

Le ganglion otique est un petit corps ovale, gris rougeâtre, situé en dedans du nerf maxillaire inférieur, immédiatement au-dessous du trou ovale. Le meilleur moyen de le trouver est de suivre l'insertion la plus élevée du muscle ptérygoïdien interne jusqu'à ce qu'on atteigne le nerf de ce muscle. En suivant ce nerf, on trouvera le ganglion près de son origine. Il est très rapproché de la portion cartilagineuse de la trompe d'Eustache ; l'artère méningée moyenne se dirige en haut derrière lui. Les racines *motrices* du ganglion otique viennent du nerf ptérygoidien interne, et la racine *sensitive* provient probablement du nerf glosso-pharyngien ; la racine *sympathique* est fournie par le plexus qui entoure l'artère méningée moyenne. Le ganglion otique est mis en rapport avec le nerf facial par le nerf petit pétreux du plexus tympanique (Page 69). Il envoie une anastomose au nerf auriculo-temporal pendant sa distribution à la glande parotide. Il envoie aussi des filets à la corde du tympan, au muscle péristaphylin externe et au muscle interne du marteau.

La région maxillaire supérieure comprend les os maxillaires supérieurs et les muscles, les vaisseaux et les nerfs qu'ils supportent. Ceux-ci ont été décrits avec l'anatomie générale de la face et de la région ptérygo-maxillaire. Les *os maxillaires supérieurs* ont une structure

Planche XXI

Dissection profonde du côté droit de la tête et du cou destinée à montrer le muscle temporal mis à nu et les rapports du plexus cervical profond et du plexus brachial.

1. Section du bord de l'aponévrose temporale.
2. Le muscle temporal.
3. La crête d'insertion de l'aponévrose temporale.
4. L'artère auriculaire postérieure.
5. Les branches de l'artère occipitale.
6. L'artère occipitale.
7. La portion supérieure du muscle sterno-mastoïdien relevée.
8. Le nerf mastoïdien, branche du deuxième nerf cervical.
9. La veine jugulaire externe, reclinée en dehors.
10. L'anastomose du nerf mastoïdien avec le nerf spinal.
11. Le deuxième nerf cervical.
12. Le troisième nerf cervical.
13. Le nerf spinal.
14. La branche antérieure du troisième nerf cervical
15. Le quatrième nerf cervical.
16. Le muscle trapèze.
17. La branche acromiale du quatrième nerf cervical.
18. La branche claviculaire du quatrième nerf cervical.
19. Le ventre postérieur du muscle omo-hyoïdien.
20. La clavicule droite.
21. Le cordon médian du plexus brachial.
22. Le point d'entrée de la veine jugulaire externe dans la veine sous-clavière.
23. Le muscle deltoïde recouvert par l'aponévrose profonde.
24. Le muscle compresseur des narines.
25. L'artère et la veine nasales latérales.
26. Les branches faciales du nerf facial.
27. L'artère labiale supérieure.
28. Le *pes anserinus* du nerf facial.
29. Le muscle orbiculaire de la bouche.
30. La veine faciale.
31. Le muscle masseter.
32. L'artère faciale.
33. Le muscle dépresseur de la lèvre inférieure (muscle triangulaire des lèvres).
34. L'artère labiale inférieure.
35. Le muscle mylo-hyoïdien
36. Le ventre antérieur du muscle digastrique.
37. Le nerf hypoglosse.
38. L'aponévrose recouvrant la glande sous-maxillaire.
39. La veine sous-maxillaire qui joint la veine faciale à la veine jugulaire externe.
40. Le ventre postérieur du muscle digastrique.
41. La branche descendante du nerf hypoglosse.
42. Le nerf laryngé supérieur.
43. Le nerf pneumogastrique.
44. Division de l'artère carotide commune en artères carotides interne et externe.
45. La veine jugulaire interne.
46. L'artère carotide commune.
47. L'échancrure thyroïdienne.
48. La veine oblique qui unit la veine faciale à la veine jugulaire interne.
49. L'anastomose du troisième nerf cervical avec la branche descendante de l'hypoglosse.
50. Le ventre antérieur du muscle omo-hyoïdien.
51. La veine jugulaire antérieure.
52. Le muscle sterno-hyoïdien.
53. Le muscle sterno-thyroïdien.
54. La clavicule gauche.
55. L'échancrure sus-sternale.
56. La fente intermusculaire qui sépare les muscles grand pectoral et deltoïde.
57. Le muscle grand pectoral.

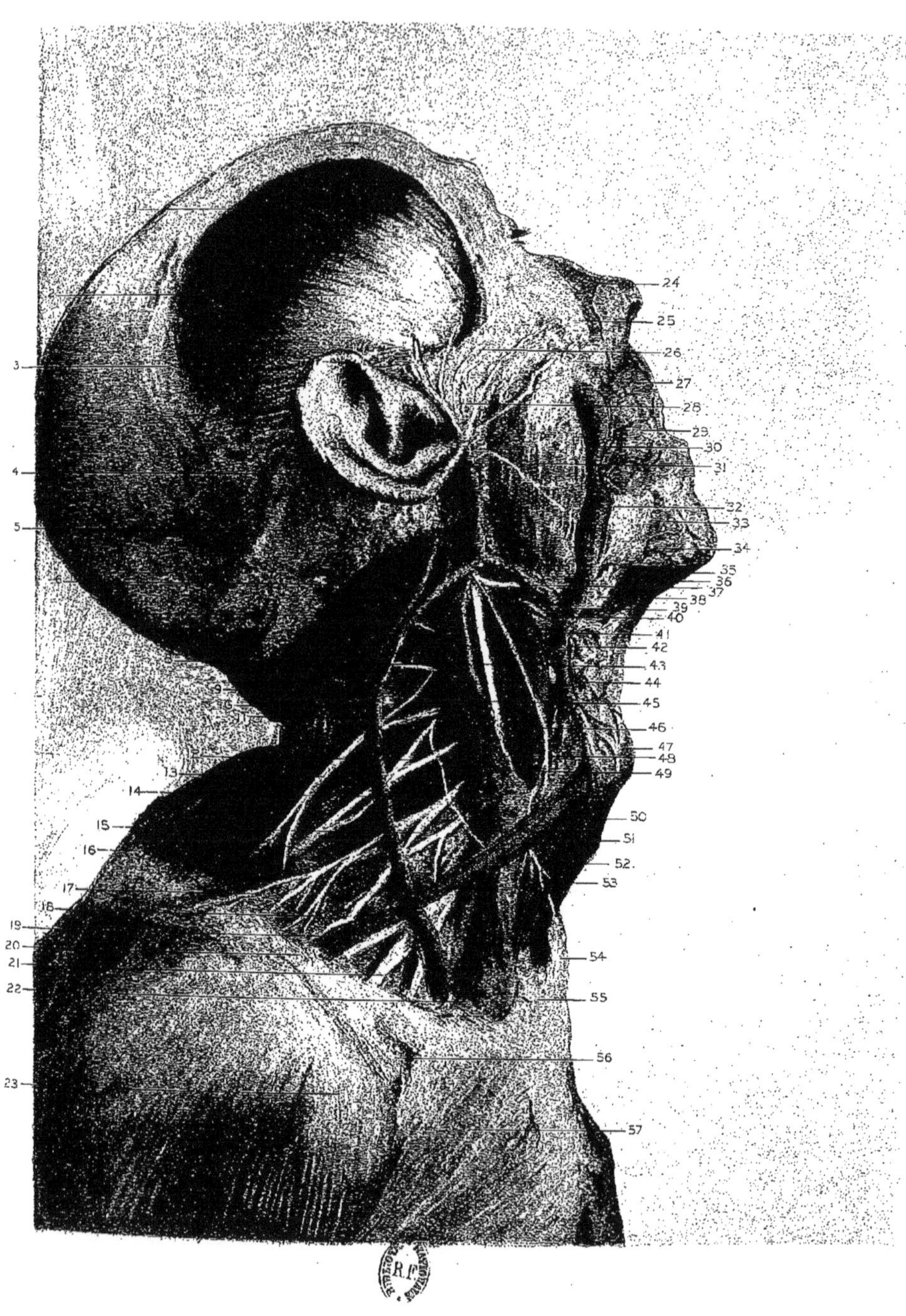

R.F.

spéciale ; ils sont extrêmement fragiles, mais très fermement unis par des sutures aux autres os de la face. Ils sont de forme irrégulière et contribuent à la formation des cavités des orbites, du nez et de la bouche ; ils sont creux dans leurs portions centrales qui forment les *sinus maxillaires* ou *antres d'Highmore*. Chaque antre se développe de très bonne heure, mais ce n'est qu'à la période de la deuxième dentition que la cavité atteint son développement complet. Ses parois faciale, orbitaire et nasale sont très minces et se rompent souvent sous la pression de tumeurs ou de collections liquides développées dans son intérieur. La *paroi faciale* présente sur sa face externe, la *fosse incisive*, l'*éminence canine* et la *fosse canine* (Pl. 28) où s'insèrent beaucoup des muscles qui agissent sur le nez, la lèvre supérieure et les angles de la bouche (Pl. 15). Le *trou sous-orbitaire* est au-dessus de la fosse canine et livre passage aux terminaisons faciales du nerf maxillaire supérieur et de l'artère maxillaire interne. La *paroi orbitaire*, ou *voûte* de l'antre présente, sur le milieu de sa face orbitaire, une gouttière où se logent l'artère et le nerf ci-dessus mentionnés. Cette gouttière se termine à deux centimètres, ou environ un travers de doigt, du bord de l'orbite, dans un canal qui bientôt se subdivise en deux branches, dont l'une, le *canal sous-orbitaire*, se continue en avant pour s'ouvrir sur la face au-dessous du bord recourbé de l'orbite, et donne passage aux *vaisseaux* et aux *nerfs sous-orbitaires* ; et l'autre, le *canal dentaire antérieur*, s'infléchit en bas dans la portion antérieure de l'antre, et conduit les vaisseaux et nerfs dentaires antérieurs aux dents de devant de la mâchoire supérieure.

La *paroi nasale* de l'antre est une cloison incomplète, qui se trouve entre la cavité de l'antre et les fosses nasales. Les rapports de cette portion du maxillaire supérieur sont décrits avec les cavités nasales à propos de la région du nez.

La cavité de l'antre est souvent traversée par une saillie osseuse en forme de tablette, semblable à celles qui existent dans les sinus crâniens, et on trouve sur sa paroi postérieure les *canaux dentaires postérieurs*, qui conduisent les vaisseaux et les nerfs dentaires postérieurs aux dents correspondantes de la mâchoire supérieure (Pl. 3, Fig. 2). Le *plancher* de chaque antre est formé par l'*apophyse alvéolaire,* qui est la portion la plus épaisse de l'os de la mâchoire supérieure; elle est formée de tissu spongieux et creusée de huit petits trous de chaque côté, les *alvéoles,* où s'implantent les dents. Ces alvéoles varient en grandeur et en profondeur, celle qui reçoit la dent canine étant la plus profonde, et celles des molaires étant les plus larges. Elles empiètent sur la cavité de l'antre, principalement les alvéoles des première et deuxième molaires, dont on a vu parfois les racines pénétrer directement dans l'antre; on a tiré avantage de ce fait en enlevant une de ces molaires pour drainer et explorer la cavité du sinus. La connaissance des rapports des diverses apophyses de l'os de la mâchoire supérieure — savoir, les apophyses nasale, malaire, alvéolaire et palatine — est d'une grande utilité pour l'opérateur dans beaucoup des affections auxquelles cet os est sujet. Dans la résection de cet os, il ne faut pas oublier qu'il est uni aux os contigus par des sutures si fortes que l'emploi de la scie ou des pinces à os est nécessaire pour les séparer.

L'arcade de la mâchoire supérieure est formée par l'union des apophyses alvéolaires des deux os maxillaires supérieurs, et correspond à l'arcade, en fer à cheval, de la mâchoire inférieure, dont l'apophyse alvéolaire est continue. L'*apophyse palatine* s'étend en dedans de la base de l'apophyse alvéolaire ; elle forme, par sa face supérieure, la partie antérieure du plancher de la cavité nasale, et par sa face inférieure, en se réunissant à celle du côté opposé, la voûte de la bouche. Les bords postérieurs des apophyses palatines sont dentelés pour s'articuler avec les apophyses horizontales des os palatins. La combinaison de ces apophyses et de ces lames osseuses constitue le *palais dur,* ou osseux, dont la hauteur et la forme varient chez les différents individus. L'apophyse palatine est beaucoup plus épaisse en avant qu'en arrière, et perforée de trous pour le passage des vaisseaux nutritifs. La surface inférieure est concave et rude, elle présente de petites dépressions où sont logées les glandes palatines (Pl. 13, Fig. 4, N° 11), et un canal que suivent les vaisseaux palatins postérieurs et les nerfs palatins qui viennent du ganglion de Meckel. A l'endroit où la voûte de la bouche est formée par la juxtaposition des deux apophyses palatines, il existe sur la ligne médiane, derrière les dents incisives, une grande ouverture appelée *canal palatin antérieur*. Ce canal est divisé par des cloisons en quatre petits trous. Deux de ceux-ci, l'antérieur et le postérieur, sont les *trous de Scarpa* et livrent passage respectivement aux nerfs naso-palatins droit et gauche. Les autres, un de chaque côté, sont les *trous de Stenson*, et sont traversés par les branches terminales des vaisseaux palatins postérieurs qui, de la bouche, se dirigent en haut vers les cavités nasales. Sur la voute du palais de beaucoup de crânes, on peut suivre une suture imparfaite qui derrière le canal palatin extérieur décrit une courbe qui aboutit de chaque côté entre l'alvéole de l'incisive latérale et l'alvéole de la canine. Elle indique la séparation originelle de l'os *inter-maxillaire* ou *incisif*, qui existe à l'état permanent chez quelques animaux. Chez l'embryon humain, il a un centre d'ossification distinct, mais il s'unit généralement de bonne heure avec le reste de l'os maxillaire. Lorsque cette suture palatine existe chez l'homme, elle n'est jamais accompagnée, sur la face antérieure de l'os normal, d'une ligne suturale indiquant la séparation primitive des os. Le fait que la portion incisive de la mâchoire a une origine distincte, est rendu manifeste lorsque survient dans son développement un arrêt qui occasionne une fente du palais ; celle-ci est parfois double, les segments contenant les dents incisives de chaque côté étant séparés du reste du palais par un vide, et attachés en haut au vomer seulement : Cet état s'observe en général en même temps qu'un bec de lièvre double.

LA RÉGION DE LA BOUCHE

L'ouverture buccale est limitée par les lèvres *supérieure* et *inférieure*, qui sont molles et flexibles et sont formées principalement par le muscle orbiculaire de la bouche, entrelacé de petits faisceaux des muscles de la face voisins (Pl. 15). Les lèvres sont recouvertes extérieurement par la peau qui est très adhérente et très mince sur leurs bords, et intérieurement par la muqueuse buccale qui est peu adhérente. Il n'existe pas de graisse dans l'abondant tissu conjonctif des lèvres, ce qui permet un gonflement considérable lorsque ces parties sont enflammées; elles sont très mobiles, étant constituées par des muscles qui n'ont pour ainsi dire pas d'insertions osseuses. Les lèvres se rejoignent de chaque côté, formant les *angles* ou *coins de la bouche* qui se trouvent en rapport avec la première petite molaire quand la bouche est fermée. La longueur et l'épaisseur des lèvres varient beaucoup suivant l'âge, le sexe et la race. La couleur *vermillon* des bords des lèvres est due à la transparence de l'épithélium stratifié qui les recouvre, et à travers lequel on peut voir la vascularisation des tissus sous-jacents, due à de nombreuses papilles et à des plexus capillaires abondants. Les lèvres sont douées d'une sensibilité remarquable par suite de la présence de papilles sensitives, semblables aux corpuscules tactiles et formées par les fibres terminales des nerfs sous-orbitaires dans la lèvre supérieure, et par celles des nerfs mentonniers dans la lèvre inférieure. Les *artères coronaires* (page 124) se ramifient entre la face inférieure du muscle orbiculaire et la muqueuse et forment une vaste anastomose circulaire autour de la partie interne des lèvres. Elles sont grosses et leurs pulsations peuvent être facilement perçues en serrant chaque lèvre entre deux doigts de dedans en dehors; elles peuvent être blessées par les dents quand on reçoit un coup sur la bouche. Lorsqu'elles sont blessées, il est ordinairement nécessaire de faire la ligature de chaque extrémité du vaisseau sectionné. Les veines labiales forment un plexus à larges mailles en rapport avec les artères. Les lèvres, par suite de leur grande vascularité, présentent souvent des *naevi*, et il est digne de remarque, à ce propos, que l'épithélioma de la lèvre inférieure est très fréquent. On trouve, enfouies dans les mailles du tissu sous-muqueux des bords internes des lèvres, un grand nombre de glandes muqueuses en grappe, les *glandes labiales*, qui forment une zone continue et sont plus nombreuses au centre de la lèvre supérieure. Ces glandes ont à peu près la grosseur d'un petit pois, et leurs conduits s'ouvrent par de petits orifices sur la muqueuse. L'oblitération des conduits de ces glandes donne lieu à des kystes muqueux que l'on trouve souvent en cet endroit. Un repli de la muqueuse, situé au milieu de la face postérieure de chaque lèvre — les *freins des lèvres* — unit la lèvre à la gencive voisine. Les lèvres servent d'organes de succion, de préhension et de la parole ; et, grâce au rôle qu'elles jouent dans beaucoup d'expressions de la physionomie, elles constituent souvent un trait caractéristique du visage. Il existe quelquefois une fissure congénitale de la lèvre supérieure, due à un arrêt de développement : c'est le bec de lièvre simple. L'espace qui existe, quand la bouche est fermée, entre les dents et la face interne des lèvres et des parties adjacentes des joues est appelé le *vestibule*. Les *joues* forment les parties latérales de la face en dehors, et de la bouche en dedans ; elles se composent de deux couches de fibres musculaires, avec une quantité variable de tissu graisseux interposé. La couche externe de tissu musculaire est formée par les muscles zygomatique et peaucier, recouverts par la peau qui est peu adhérente ; la couche profonde est formée par le buccinateur, qui est recouvert en dehors par une gaîne fibreuse, s'étendant jusqu'au muscle constricteur supérieur du pharynx, appelée l'*aponévrose bucco-pharyngienne*. La membrane muqueuse est unie à la face buccale du buccinateur par un tissu conjonctif sous-muqueux dense. La muqueuse buccale se continue avec le revêtement de la cavité de la bouche, mais elle est plus mince et moins sensible que celle des lèvres. Elle renferme un grand nombre de petites glandes, — les *glandes buccales* — qui ont la même structure que les glandes labiales, mais sont plus petites et disposées en groupes, particulièrement au niveau de la deuxième dent molaire supérieure, au point où la membrane muqueuse est percée par l'ouverture du canal de Sténon. Ces dernières sont appelées les *glandes molaires* ; elles sont souvent le siège d'abcès, et peuvent se transformer en nodules d'apparence squirreuse, par suite de l'obstruction de leurs conduits. Les joues sont très élastiques, et servent à maintenir la nourriture entre les dents, principalement par l'action des muscles buccinateurs. Elles sont aussi vasculaires à l'intérieur qu'à l'extérieur. A l'intérieur les vaisseaux du tissu sous-muqueux forment de fins plexus vasculaires; tandis qu'à l'extérieur, les vaisseaux sont gros et sont superficiels au niveau du muscle buccinateur. En rapport avec le bord antérieur de l'apophyse coronoïde de la mâchoire inférieure, entre elle et la tubérosité de la mâchoire supérieure, il existe un cul-de-sac dans lequel un abcès profond de la région temporale est porté à se déverser par suite de la densité de l'aponévrose qui recouvre cette région en dehors. Le doigt introduit entre les dents et la joue peut sentir cette collection purulente.

La muqueuse qui se réfléchit sur les arcades alvéolaires des mâchoires est intimement adhérente au périoste et forme les *gencives*. Elle est modifiée dans sa structure et renferme des masses denses de tissu conjonctif réticulé qui entourent les collets des dents. Les gencives sont très vasculaires, elles saignent abondamment lorsqu'elles sont blessées et ce sont elles qui fournissent presque tout le sang perdu à la suite de l'extraction d'une dent. Elles possèdent très peu de sensibilité, sauf quand elles sont enflammées ; à l'état sain elles sont lisses et d'une couleur d'un rose pâle. Elles présentent de fines papilles autour des bords des alvéoles, où se réunit le *tartre*, et dont la vascularisation particulière produit une ligne rouge qui est souvent très apparente chez les personnes atteintes de phtisie. Dans l'intoxication saturnine chronique, une ligne bleue apparaît le long de leurs bords ; elle résulte d'un dépôt de sulfure de plomb, produit par l'action de l'hydrogène sulfuré (provenant de la décomposition de particules alimentaires retenues entre les dents) sur le plomb qui circule dans les vaisseaux capillaires. Les alvéoles sont revêtues par une dépendance de la couche épitheliale externe des gencives, qui adhère fortement à leur revêtement périosté.

Les gencives constituent pendant l'enfance une enveloppe protectrice solide aux dents qui se développent et il existe toujours une séparation entre elles jusqu'au développement ultérieur des arcades alvéolaires et à l'éruption des dents.

Le peu de dimension de la portion faciale du crâne, à la naissance et durant l'enfance, est dû à l'état rudimentaire des mâchoires et des dents. L'ossification des os maxillaires supérieurs et inférieurs est très précoce; le maxillaire inférieur s'ossifiant le premier. Ils se développent très lentement, et subissent diverses modifications jusqu'à ce qu'ils aient atteint leur forme complète à l'époque de la puberté. Il y a deux dentitions, et toutes deux apparaissent à des périodes différentes pendant l'enfance — la première, appelée temporaire, faisant place à la seconde, appelée permanente. Le développement des dents temporaires chez le fœtus commence avec la première formation des mâchoires, — vers la septième semaine environ.

Les dents sont des papilles calcifiées de la membrane muqueuse. Les phases de leur développement ont été plus soigneusement étudiées que ne l'ont peut-être été celles d'aucune autre portion du corps à cette période de la vie. Brièvement énoncée, leur formation peut se résumer de la manière suivante : la gouttière dentaire primitive est produite par une dépression de l'épithélium buccal, formant un sillon sur les bords des mâchoires, et du fond de ce sillon s'élève en même temps une crête de papilles vasculaires. Chacune de ces papilles revêt graduellement la forme d'une future dent et se couvre d'une couronne de cellules épithéliales qui subissent une différentiation de manière à former la dentine, l'émail et le cément. Les changements qui ont lieu dans les os des mâchoires n'ont trait qu'à la formation des alvéoles des dents. Au début il n'y a aucune apparence d'alvéoles; mais au fur et à mesure que les modifications qui doivent produire les dents s'effectuent dans la muqueuse, il se forme, dans la mâchoire elle-même, une gouttière qui s'élargit graduellement et est subdivisée par de minces cloisons osseuses. Les bords des alvéoles se rapprochent l'un de l'autre peu après la naissance, de manière à protéger contre toute lésion le développement des dents temporaires. Les germes des *dents temporaires* font leur apparition de la septième à la douzième semaine de la vie embryonnaire. Ils ne sont pas implantés verticalement vis-à-vis les uns des autres dans les deux arcades dentaires. Car les dents de la mâchoire supérieure se trouvent sur un plan antérieur

PLANCHE XXII

Figure 1

Dissection de la partie postérieure du cou pour montrer les muscles superficiels, les nerfs et les artères du triangle occipital.

1. La protubérance occipitale externe.
2. L'artère occipitale gauche.
3. Le nerf grand occipital gauche.
4. Le muscle trapèze gauche.
5. Le muscle splenius gauche.
6. La veine auriculaire postérieure.
7. Le muscle sterno-mastoïdien gauche.
8. Le nerf petit occipital gauche.
9. Les branches cutanées internes du deuxième nerf spinal.
10. Une des artères dorsales cutanées fournies par la branche postérieure de la deuxième artère intercostale.
11. L'artère occipitale gauche.
12. Le nerf grand occipital droit.
13. Le muscle complexus droit.
14. Le muscle splenius droit.
15. Le nerf petit occipital droit.
16. Le muscle angulaire de l'omoplate droit.
17. Le muscle petit rhomboïde droit.
18. L'artère scapulaire droite.
19. Le nerf de l'angulaire de l'omoplate.
20. Le muscle grand rhomboïde droit.

Figure 2

La région parotidienne profonde. L'os malaire et la branche de la mâchoire inférieure ont été enlevés pour montrer les parties situées en dessous d'eux, en particulier l'artère maxillaire interne (ou artère faciale profonde).

1. L'artère sous-orbitaire.
2. L'artère alvéolaire.
3. L'artère et le nerf dentaires inférieurs.
4. L'artère et la veine faciales.
5. La glande sous-maxillaire en partie disséquée pour montrer les vaisseaux de la face.
6. L'artère linguale et le nerf hypoglosse.
7. L'artère thyroïdienne supérieure.
8. L'artère temporale profonde.
9. Le nerf temporal profond.
10. L'artère méningée moyenne.
11. La glande parotide partiellement enlevée.
12. L'origine de l'artère maxillaire interne.
13. L'artère auriculaire postérieure.
14. La branche linguale du cinquième nerf crânien (ou nerf gustateur).
15. Le muscle stylo-hyoïdien.
16. La portion postérieure du muscle digastrique.
17. Le nerf grand auriculaire.
18. L'artère carotide interne.
19. L'artère carotide externe.
20. La veine jugulaire interne.
21. Le tendon du muscle digastrique en rapport avec l'os hyoïde, le nerf hypoglosse et l'artère linguale.
22. La veine jugulaire externe.
23. L'artère carotide commune, immédiatement au-dessous de sa bifurcation.

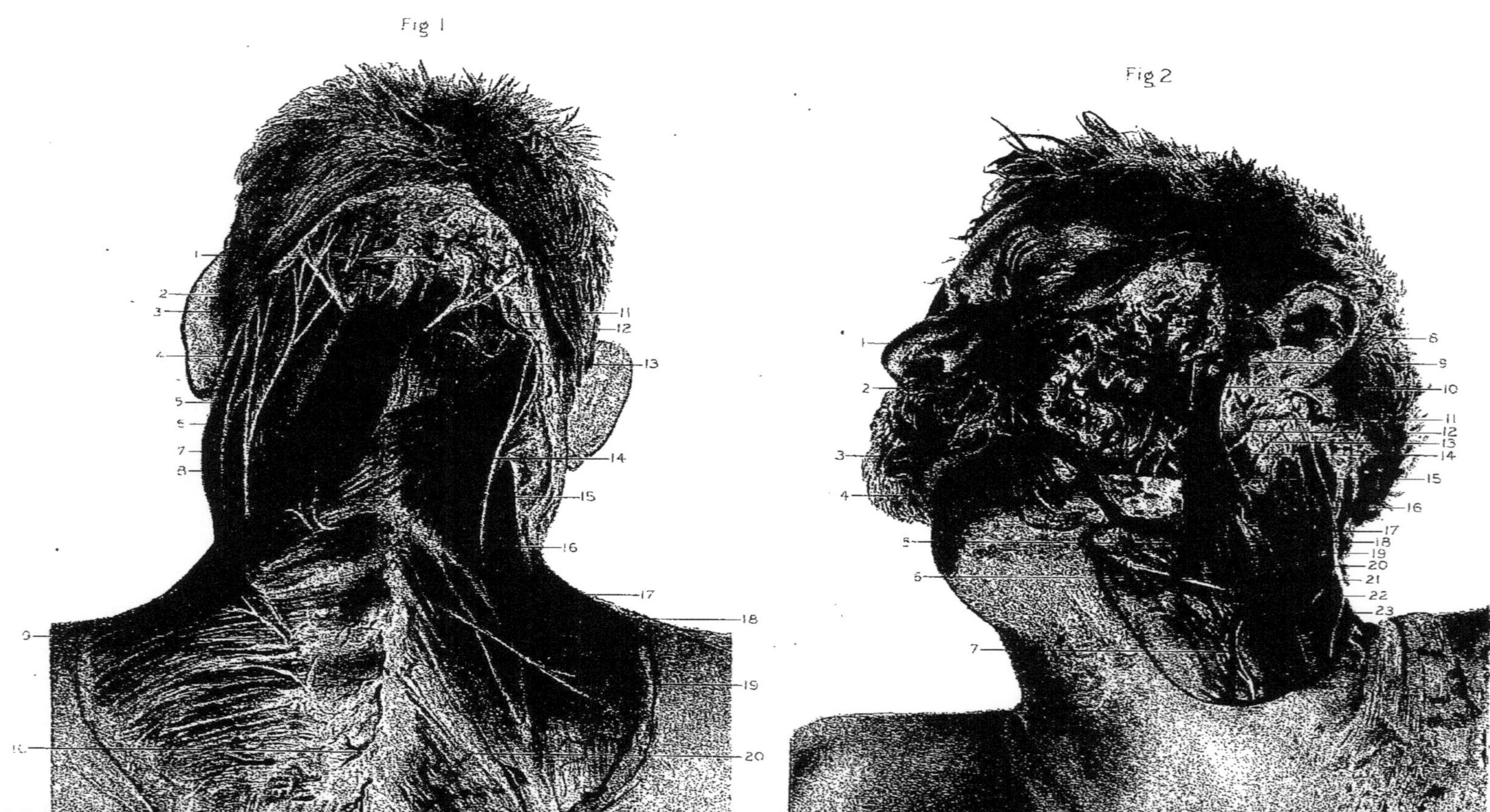
Fig 1
1
2
3
4
5
6
7
8
9
10
11
12
13
14
15
16
17
18
19
20
Fig 2
1
2
3
4
5
6
7
8
9
10
11
12
13
14
15
16
17
18
19
20
21
22
23

à celui des dents de la mâchoire inférieure et elles gardent cette position relative après leur éruption, pendant toute la vie. Les dents temporaires sont très imparfaitement développées à la naissance et ne se forment complètement qu'à l'âge de quatre ans et demi environ. Elles sont au nombre de vingt — quatre incisives, deux canines et quatre molaires dans chaque mâchoire. Elles apparaissent après la naissance, approximativement, les incisives centrales au septième mois, les incisives latérales du huitième au dixième mois, les molaires antérieures du douzième au dix-huitième mois, les canines du quatorzième au vingtième mois, et les molaires postérieures du dix-huitième au trente-sixième mois. Les dents inférieures apparaissent généralement avant les dents supérieures.

Les *dents permanentes* se composent de deux groupes — celles qui sont et celles qui ne sont pas précédées par des dents temporaires. Au premier groupe appartiennent les incisives, les canines et les bicuspides (ou petites molaires) ; au dernier, les molaires. Les incisives, les canines et les bicuspides occupent exactement les positions occupées par les dents temporaires qu'elles remplacent et leur correspondent en nombre. Les molaires, au nombre de trois des deux côtés de chaque mâchoire, sont les dents additionnelles permanentes. Le développement du premier groupe des dents permanentes s'effectue d'une manière analogue à celui des dents temporaires : une deuxième gouttière dentaire garnie de papilles vasculaires se forme dans le revêtement épithélial des gencives. Pendant cette formation, le sac qui entoure chaque germe dentaire s'attache à la face postérieure du sac d'une dent temporaire. Les trois dents additionnelles permanentes, les molaires, se développent par des prolongements successifs du tissu épithélial vers les angles des mâchoires. La calcification des dents permanentes commence à la naissance et se continue jusqu'aux environs de la douzième année de la vie. Les racines des dents temporaires disparaissent par résorption au fur et à mesure que les dents permanentes se développent et les couronnes devenues libres se détachent graduellement, faisant place aux nouvelles venues. L'éruption des dents permanentes s'effectue ordinairement de la façon suivante : la première molaire à six ans et demi, les incisives centrales dans la septième année, les incisives latérales dans la huitième année, les premières bicuspides dans la neuvième année, les deuxièmes bicuspides dans la dixième année, les canines dans la douzième année environ, les deuxièmes molaires de la douzième à la treizième année, et les troisièmes molaires (dents de sagesse) de la dix-huitième à la vingt et unième année, ou plus tard.

Il est impossible de se souvenir de tous ces faits, mais il faut se rappeler que la première dent temporaire fait son apparition dans le septième mois de la vie, et la première dent permanente dans la septième année. Les dents de la mâchoire inférieure paraissent avant les dents de la mâchoire supérieure, comme pour les dents temporaires. Vers la sixième année, avant la chute des incisives temporaires, les mâchoires contiennent toutes les dents temporaires et permanentes, excepté les dents de sagesse. Pendant la croissance des dents, la mâchoire inférieure augmente de hauteur et de longueur et sa forme change. A la naissance cet os comprend deux moitiés latérales unies par du fibro-cartilage; le corps est formé par une simple écorce osseuse et l'angle de la mâchoire est obtus. Aux environs de la première année, les deux moitiés s'unissent au niveau de la symphyse. La mâchoire s'allonge graduellement en arrière du trou mentonnier, de façon à faire place aux trois molaires permanentes additionnelles. L'angle devient aussi de moins en moins obtus jusqu'à l'âge adulte, où il est presque à angle droit. Dans la vieillesse il devient de nouveau obtus. La différence de largeur entre les incisives temporaires et les incisives permanentes est compensée par la petitesse des bicuspides comparées aux molaires temporaires auxquelles elles succèdent.

On trouve rarement les dents en parfait état chez l'adulte, par suite de négligence ou d'abus. Elles sont disposées symétriquement des deux côtés des mâchoires, et sont au nombre de trente-deux, huit en haut et huit en bas de chaque côté. Les quatre dents antérieures de chaque mâchoire sont les *incisives*, les deux incisives médianes sont appelées incisives centrales et celles qui sont en dehors de chaque côté, les incisives latérales. Après les incisives viennent les *canines*, une de chaque côté ; derrière celles-ci sont les deux *bicuspides*, ou *prémolaires*, puis les dernières de toutes, les trois *molaires*. Chaque dent comprend une surface libre, la *couronne*, un *corps*, un *collet* qui est entouré par la gencive, et une ou plusieurs *racines*, qui s'enfoncent dans les alvéoles. La couronne est recouverte par une calotte d'*émail*, qui est la substance animale la plus dure que l'on connaisse, tandis que la racine est recouverte par une couche de véritable tissu osseux, appelé *cément*. La masse d'une dent se compose d'une substance externe dure, la *dentine*, ou ivoire, qui est plus dure que l'os, et est creusée d'une cavité dans laquelle est logée une masse gélatineuse, la *pulpe*. La pulpe a exactement la forme de la dent qui la contient, et est formée par une masse de cellules fusiformes, appelées *odontoblastes*, entourées par de très petits vaisseaux et par les nerfs dentaires qui entrent dans la cavité par des canaux creusés dans les racines (Pl. 3, Fig. 2).

Les *dents incisives* sont construites pour mordre, leur couronne est en forme de ciseau, convexe sur sa face extérieure et ordinairement concave sur sa face intérieure. Elles ont une seule racine, longue et conique, légèrement sillonnée sur les côtés. Les couronnes des incisives centrales portent trois pointes, tant qu'elles ne sont pas usées par l'usage, elles s'arrondissent vers la racine. Les incisives inférieures sont plus allongées que les supérieures, — en fait, ce sont les plus petites de toutes les dents ; — leurs couronnes sont plus étroites et leur bord tranchant est plus droit. Les incisives latérales ont la forme des incisives centrales, bien qu'elles soient plus petites et se ressemblent sur les deux mâchoires. Les bords des incisives supérieures dépassent ceux des incisives inférieures de telle façon que supérieures et inférieures sont toutes usées en forme de biseau, ce qui ne diminue pas leur pouvoir tranchant. Les *dents canines* sont construites pour déchirer, leur couronne est pointue et acérée, convexe en avant, et légèrement creusée en arrière. Elles ont chacune une seule et forte racine, plus longue que celle de toute autre dent, et qui quelquefois pénètre dans le sinus maxillaire. Les dents canines inférieures sont plus petites que les supérieures, leurs pointes sont plus obtuses et leurs racines plus courtes. Les dents canines se recouvrent mutuellement de façon que les supérieures sont usées sur leurs surfaces internes et les inférieures sur leurs surfaces externes. Elles s'émoussent graduellement et parfois leurs bords tranchants sont réduits presque au niveau des incisives. Les dents *prémolaires, bicuspides ou petites molaires* sont plus courtes que les canines et leur couronne porte deux tubercules dont l'un, situé du côté de la joue, est marqué par une crête médiane. Le tubercule placé du côté lingual de la première prémolaire est moins saillant que le tubercule externe. Ordinairement ces dents n'ont qu'une seule racine.

Les *molaires* sont les dents les plus grosses. Leurs couronnes, de forme rhomboïdale, sont pourvues de trois à cinq tubercules ; chaque dent possède de deux à quatre racines. Les tubercules situés du côté de la joue sont plus petits, plus élevés et plus tranchants que ceux qui sont du côté de la langue. La première molaire supérieure a quatre tubercules ; la première molaire inférieure en a cinq, trois externes et deux internes, et possède deux canalicules radiculaires dans sa racine postérieure. La deuxième molaire supérieure n'a ordinairement que trois tubercules, deux externes et un interne. Ses racines externes sont souvent réunies. Sa forme est très variable. La deuxième molaire inférieure a quatre tubercules, et sa racine postérieure est creusée de deux canalicules radiculaires. La troisième molaire supérieure a trois tubercules et ses racines sont en forme de massues très irrégulières. La troisième molaire inférieure a, en outre de ses quatre tubercules, un tubercule rudimentaire postérieur situé du côté de la joue.

Lorsque les dents sont serrées, les dents supérieures dépassent les dents inférieures, tandis que les surfaces des dents molaires se trouvent en contact, de façon que l'arcade formée par les dents de la mâchoire supérieure est un peu plus grande sur les côtés et en avant que l'arcade formée par les dents de la mâchoire inférieure. Les dernières molaires, ou dents de sagesse, sont les seules dents qui se trouvent exactement en contact l'une avec l'autre, chacune des autres molaires venant en contact avec deux dents de l'autre mâchoire. Les incisives supérieures dépassent les incisives inférieures et empiètent sur les canines inférieures ; les dents bicuspides et molaires alternent en haut et en bas, de façon que chacune porte sur deux dents de la mâchoire opposée. Il en résulte que, lorsqu'une dent est perdue, son homonyme de la mâchoire opposée est encore utile à la mastication.

La cavité de la bouche est limitée en avant par les dents et les gencives, en haut par le palais osseux, en arrière par le voile du palais, les piliers du voile du palais et l'entrée du pharynx, et en bas par la langue et les muscles mylo-hyoïdiens. Les parois de cette cavité sont tapissées par une muqueuse, qui se continue avec celle du vestibule par-dessus les gencives et dont la structure varie dans ses différentes parties. Le palais dur ou osseux forme la *voûte de la bouche* (Pl. 12, N° 34 et Pl. 13, Fig. 4, N° 1) ; il résulte de l'union des faces inférieures des apophyses palatines des os maxillaires supérieurs (page 144). Lorsque la bouche se forme, chez le fœtus, il n'existe d'abord aucune séparation entre elle et le nez ; mais la cavité générale se ferme graduellement par les lames horizontales des os palatins et maxillaires supérieurs qui s'avancent l'une vers l'autre, et par la cloison du nez qui descend pour les rejoindre sur la ligne médiane. Normalement la seule trace persistante des scissures primitives est le canal naso-palatin. La fermeture du palais commence en avant et s'étend en arrière, ce qui s'accomplit ordinairement de la huitième à la dixième semaine. Ce que l'on appelle *la division congénitale du palais* est simplement une fermeture imparfaite du trou que l'on trouve dans cette région chez le fœtus. La fente occupe toujours la ligne médiane et empiète souvent sur le palais mou et la luette. Si la fente du palais osseux s'étend jusqu'au bord alvéolaire, elle abandonne la ligne médiane et suit la suture qui existe entre l'os maxillaire proprement dit et l'os incisif. Cette malformation est ordinairement associée à une fente correspondante dans la lèvre supérieure, fente appelée *bec de lièvre*, qu'on n'observe que rarement sur la ligne médiane et elle se trouve toujours placée au niveau de l'intervalle qui sépare les dents incisives latérales et les canines, dans la suture intermaxillaire. Quand la fente de la voûte palatine s'étend de chaque côté de l'os incisif — séparant ainsi complètement cet os — elle est souvent accompagnée d'une fente de chaque côté de la partie médiane de la lèvre supérieure et donne lieu au *bec de lièvre double*. La muqueuse de la voûte palatine est si intimement unie au périoste, qu'on ne peut l'en séparer. Sur la ligne médiane cette membrane est comparativement plus mince que le long des bords des alvéoles, où elle est assez épaisse et où elle renferme une couche compacte de glandes muqueuses, — les *glandes palatines* (Pl. 13, Fig. 4, N° 11); — dont les orifices s'ouvrent à la surface de la muqueuse, particulièrement nombreux à l'endroit où la voûte osseuse du palais et le voile du palais se réunissent l'un à l'autre. La densité du revêtement muco-périosté du palais joue un *rôle* important dans l'opération de la staphylorraphie. La surface de la membrane muqueuse du palais est unie en arrière, mais elle forme des crêtes transversales dans sa partie antérieure : elle est divisée par un léger raphé, qui se termine dans une petite papille immédiatement en arrière de l'intervalle qui sépare les incisives centrales.

Le voile du palais consiste en une cloison mobile formée par du tissu musculaire recouvert d'une membrane muqueuse; il continue directement en arrière le bord du palais osseux d'où il s'étend obliquement en bas entre la bouche et les ouvertures postérieures des fosses nasales, dans le pharynx (Pl. 12). Au milieu du voile du palais est suspendu un prolongement conique, libre, appelé la *luette* (Pl. 13, Fig. 2, 3 et 4); des côtés de la luette partent deux replis de la muqueuse qui contiennent des fibres musculaires, et qui se recourbent en dehors de chaque côté, unissant le palais avec la langue et le pharynx. Ce sont les *arcades* ou *piliers du palais*. Les piliers *antérieurs* se recourbent en bas et en avant vers la langue, tandis que les piliers *postérieurs* se recourbent en bas et en arrière vers le pharynx. La face postérieure du voile du palais se continue avec les planchers des cavités nasales ; dans l'acte de la déglutition elle est attirée en haut par les muscles péristaphylins internes et vient s'appliquer sur la paroi postérieure du pharynx, de façon à fermer l'orifice postérieur des fosses nasales. Le raphé du palais osseux se prolonge sur la ligne médiane du voile jusqu'à la luette, indiquant ainsi sa division primitive en deux moitiés; c'est la ligne suivant laquelle le voile du palais est divisé quand il est fendu congénitalement. La longueur de la luette varie selon l'état de relâchement de ses muscles intrinsèques ; parfois elle reste allongée d'une façon permanente et produit une sensation de picotement dans la gorge et une toux opiniâtre. Les muscles du voile du palais sont situés immédiatement sous la muqueuse ; il est nécessaire de se rendre bien compte de leurs positions relatives et de leurs fonctions pour pouvoir pratiquer toutes les opérations qui portent sur cette région, principalement celle qui a pour but de fermer la division congénitale du palais, car l'action de quelques-uns des muscles tend à élargir la fente, d'où la nécessité de les sectionner avant d'essayer de combler la perte de substance.

Le crochet de l'aile interne de l'apophyse ptérygoïde ou sphénoïde se reconnaît aisément en pressant avec le doigt sur le voile du palais tout près de la dernière dent molaire supérieure ; il constitue un excellent point de repère.

Les *élévateurs de la luette* (*azygos*) ou muscles palato-staphylins sont deux petits faisceaux de fibres musculaires qui pendent côte à côte, suspendus à l'épine nasale postérieure de l'os palatin et à l'aponévrose palatine ; ils sont recouverts par un repli de la muqueuse, et forment ainsi la luette, dont nous avons déjà parlé.

Les *élévateurs du palais*, ou muscles péristaphylins internes, proviennent de la face inférieure du sommet des rochers et de la partie voisine des portions cartilagineuses des trompes d'Eustache. Après avoir passé sur les muscles constricteurs supérieurs du pharynx, ils se dirigent obliquement en bas, et leurs fibres se confondent avec la face postérieure des palato-staphylins. Leur action normale consiste à élever le voile du palais dans l'acte de la déglutition ; et ils rétractent fortement les lambeaux dans les staphylorraphies. Pour sectionner l'un ou l'autre de ces muscles, il faut introduire un bistouri étroit et recourbé à travers les tissus à égale distance du crochet de l'aile interne de l'apophyse et de la trompe d'Eustache et faire une incision oblique en dehors.

Les muscles *tenseurs du palais* (*circonflexes* ou *peristaphylins externes*), sont situés un de chaque côté, en dehors des muscles élévateurs du palais. Ils sont interposés entre les muscles ptérygoïdiens internes et les ailes internes des apophyses ptérygoïdes et s'insèrent principalement dans la fosse scaphoïde et aux épines du sphénoïde. Quelques-unes de leurs fibres viennent aussi des apophyses vaginales correspondantes des os temporaux et des côtés externes des trompes d'Eustache. De ces larges insertions les muscles descendent de chaque côté perpendiculairement jusqu'aux crochets des ailes internes : là ils deviennent quelque peu tendineux, sont maintenus en place par des bandes de tissu conjonctif et glissent sur des bourses synoviales. Ils se dirigent ensuite en dedans, se rapprochent l'un de l'autre et leurs fibres charnues s'entrelacent sur la face antérieure de la base de la luette, tandis que leurs fibres tendineuses s'insèrent sur les apophyses horizontales des os palatins. La fonction de ces muscles est de tendre le voile du palais de sorte qu'ils s'opposent à la fermeture d'une brèche qui le traverse. Leur section peut s'effectuer, de l'un ou l'autre côté, en introduisant un bistouri étroit, le tranchant tourné en haut, immédiatement le long du côté interne du crochet de l'aile interne et en sectionnant en haut sur une épaisseur de quelques lignes. Si dans cette opération, en retirant le bistouri, on l'appuie contre la face postérieure, l'élévateur du palais peut être aussi sectionné, mais il est préférable de couper ce dernier muscle *transversalement*, ainsi que nous venons de le dire, car son pouvoir rétracteur est plus considérable que son pouvoir extenseur.

Les muscles contenus à l'intérieur des plis muqueux des piliers du voile du palais sont les palato-glosses, en avant, et les pharyngo-staphylins en arrière. Les *muscles palato-glosses* viennent de la face antérieure du voile du palais ; ils échangent des fibres l'un avec l'autre à travers la base de la luette, se recourbent en bas et en avant pour s'insérer sur les côtés et le dos de la langue, en se confondant avec les fibres des muscles stylo-glosses. Les *muscles pharyngo-staphylins* naissent tous deux du voile du palais par deux petits faisceaux, qui embrassent les élévateurs du palais dans leur rapport avec la luette, et qui échangent aussi des fibres l'un avec l'autre. Outre ces fibres d'origine, un faisceau inséré à la trompe d'Eustache voisine, le *salpingo-pharyngien*, rejoint souvent chacun de ces muscles. Les pharyngo-staphylins se dirigent en arrière, et, confondant leurs fibres avec celles des muscles constricteurs inférieurs et stylo-pharyngiens, s'insèrent aux bords postérieurs des cartilages thyroïdes. Ces muscles contribuent avec les élévateurs et les extenseurs du voile du palais à séparer les lambeaux dans l'opération de la staphylorraphie; leur section s'exécute en coupant simplement transversalement les piliers, immédiatement au-dessous des amygdales, avec des ciseaux à pointe mousse.

Les *artères* principales du palais osseux, comme celles du voile du palais, sont les branches, palatines postérieures des artères maxillaires internes; ces branches, après avoir parcouru de haut en bas les canaux palatins postérieurs, émergent par les trous palatins postérieurs, et longent de près les bords alvéolaires jusqu'au canal palatin antérieur (Pl. 13, Fig. 4, N° 2). Quand on dissèque les lambeaux muco-périostés pour combler la fente du palais, les incisions latérales doivent être pratiquées aussi près que possible des alvéoles, afin de conserver ces vaisseaux et d'assurer la vitalité des lambeaux.

Les piliers et la partie postérieure du voile du palais reçoivent aussi du sang, de chaque côté, de l'artère pharyngienne ascendante et des branches palatines ascendantes de l'artère faciale. Ces dernières sont en rapport intime avec le muscle péristaphylin interne, et constituent la source principale de l'hémorragie après la section de ce muscle. Les nerfs palatins (du ganglion de Meckel) accompagnent les vaisseaux palatins postérieurs. Le muscle péristaphylin externe reçoit du ganglion otique un nerf spécial qui pénètre le muscle par sa face postérieure.

LA LANGUE est un organe musculaire extrêmement mobile qui

occupe la cavité buccale : elle est utilisée pour des fonctions diverses, mastication, déglutition, goût et parole. Lorsque la bouche est fermée, la face supérieure, ou *dos* de la langue, est convexe et s'adapte pour ainsi dire à la voûte palatine, sa pointe, ou *extrémité*, reposant derrière les dents incisives inférieures (Pl. 12). La partie postérieure, *racine* ou *base* de la langue, s'attache à l'os hyoïde, et est supportée de chaque côté par une sangle musculaire venue de l'apophyse styloïde de l'os temporal et des arcades palatines antérieures. La surface inférieure de l'organe est en rapport avec la symphyse de la mâchoire inférieure. La muqueuse qui recouvre la face supérieure de la langue est revêtue d'une épaisse couche d'épithélium stratifié qui se renouvelle constamment. L'*enduit* lingual qui fait dire communément que la langue est chargée est formé par de l'épithélium détaché et mélangé à des champignons spéciaux dont la croissance varie suivant l'état du canal digestif. L'aspect de la langue est un guide important pour le médecin, et mérite un examen très attentif. Le dos de la langue est divisé en deux moitiés symétriques par un raphé qui se termine au niveau de l'isthme du gosier, dans une dépression, le *trou borgne*, lequel est formé par l'ouverture commune de plusieurs grosses glandes muqueuses. Le tiers postérieur de la face supérieure de la langue est presque lisse comparativement aux deux tiers antérieurs qui sont rudes et couverts de *papilles* de plusieurs espèces distinctes. Ces papilles sont supportées par une couche de tissu conjonctif, le *chorion*, qui est plus épais et plus lâche en arrière qu'en avant, où il adhère très intimement au tissu musculaire. Le chorion est composé d'un réseau serré de tissu conjonctif et élastique, il se continue avec les cloisons intermusculaires, et contient les vaisseaux, les nerfs et les lymphatiques qui se rendent aux papilles.

Les *papilles caliciformes* (Pl. 13, Fig. 4, N° 9) sont de beaucoup les plus grandes et leur nombre varie de huit à douze. Elles sont disposées à la partie postérieure de la langue, sur deux lignes, une de chaque côté, qui convergent vers le trou borgne, formant une sorte de V renversé. Chacune de ces papilles est formée par un corps en forme de cône renversé, dont le sommet repose dans une petite cupule et dont la base est visible à la surface de la langue : cette base est couverte de papilles dans chacune desquelles on peut suivre, au microscope, des filaments du nerf glosso-pharyngien et des branches de l'artère dorsale de la langue. Le revêtement épithélial de ces papilles, ainsi que les parois des cupules qui les contiennent, renferme de nombreux corps en forme de bouteille, appelés corpuscules du goût. L'apparence générale veloutée de la langue est due à d'innombrables *papilles filiformes* répandues sur sa surface. Ces papilles sont formées de saillies coniques qui se terminent par des villosités libres et semblables à des touffes de poil : la plupart forment des rangées parallèles aux papilles caliciformes. Les pointes des papilles filiformes sont dirigées en arrière de sorte qu'elles donnent une sensation rugueuse au doigt promené sur la langue d'arrière en avant. Disséminées sur les côtés et à la pointe de la langue, au milieu des papilles filiformes, se trouvent les *papilles fongiformes* (Pl. 13, Fig. 4, N° 10) ainsi appelées par suite de leur ressemblance avec de petits champignons. Elles sont plus nombreuses à la pointe de la langue et toujours d'une couleur rouge brillant. Dans beaucoup de fièvres éruptives ces papilles fongiformes s'hypertrophient et leur couleur devient intense. Les papilles fongiformes renferment des anses capillaires et des filaments nerveux de la branche linguale du nerf maxillaire inférieur, qui se terminent en corpuscules du goût. Ces derniers sont composés d'un amas de *cellules de support* aplaties, qui enveloppent les *cellules gustatives.*

La muqueuse de la face inférieure de la langue est lisse, mince et lâche, et présente plusieurs replis distincts. En avant, sur la ligne médiane, elle forme un repli qui se réfléchit de la langue à la face interne de la gencive, c'est le *frein de la langue.* Quelquefois le frein se continue plus en avant que d'habitude, ou il peut se trouver anormalement court, la langue est en quelque sorte scellée au plancher de la bouche, ce qui s'accompagne de zézayement de la parole. On peut facilement porter remède à cet état de choses en donnant un coup de ciseaux dans le bord libre du frein avec des ciseaux à pointe mousse, aussi près de la mâchoire que possible de façon à ne pas

PLANCHE XXIII

Figure 1

La peau de la région antérieure du cou est enlevée pour montrer le muscle peaucier et les veines cervicales superficielles.

1. Le raphé médian.
2. Le muscle thyro-hyoïdien droit, vu à travers l'aponévrose superficielle.
3. Le bord antérieur du muscle sterno-mastoïdien droit.
4. La veine jugulaire externe droite.
5. La veine jugulaire antérieure occupant la ligne médiane.
6. Les nerfs claviculaire et acromial.
7. Une artère thoracique perforante.
8. Le bord antérieur du muscle sterno-mastoïdien gauche.
9. Le muscle peaucier du cou.
10. Veines transverses superficielles.
11. La veine jugulaire externe gauche.
12. Le nerf claviculaire.
13. L'artère thoracique perforante antérieure.

Figure 2

Les muscles, les artères et les nerfs cervicaux antérieurs, en rapport avec les veines. Le raphé médian a été sectionné, et les muscles thyroïdiens antérieurs séparés pour mettre en vue les nerfs qui sont sur le larynx et la trachée.

1. L'artère et la veine faciales droites.
2. La portion antérieure du muscle digastrique droit.
3. L'artère faciale traversant la glande sous-maxillaire.
4. La veine oblique unissant les veines jugulaires externe et interne.
5. L'échancrure thyroïdienne.
6. Le muscle thyro-hyoïdien droit.
7. L'artère carotide commune droite, immédiatement au-dessous de sa bifurcation.
8. La veine jugulaire interne droite.
9. Le tronc de l'artère thyroïdienne supérieure droite, passant au dessus du muscle sterno-thyroïdien.
10. L'artère et la veine crico-thyroïdiennes.
11. Le plexus cervical superficiel passant sur le muscle sterno-mastoïdien.
12. Le nerf cervical transverse.
13. La veine jugulaire externe droite.
14. Le muscle omo-hyoïdien droit.
15. Le muscle sterno-hyoïdien droit.
16. Le muscle sterno-thyroïdien droit.
17. Le nerf sternal.
18. La veine jugulaire externe, à l'endroit où elle s'ouvre dans la veine sous-clavière.
19. L'extrémité sternale du muscle sterno-mastoïdien droit.
20. L'échancrure sus-sternale.
21. L'artère et la veine faciales gauches.
22. La portion antérieure du muscle digastrique gauche.
23. L'artère faciale gauche sortant de la glande sous-maxillaire.
24. Le corps de l'os hyoïde.
25. La membrane thyro-hyoïdienne.
26. Le muscle omo-hyoïdien gauche.
27. L'artère carotide externe gauche.
28. L'artère carotide interne gauche.
29. La veine jugulaire interne gauche.
30. Situation du cartilage cricoïde.
31. Le plexus cervical superficiel.
32. Le muscle sterno-mastoïdien gauche.
33. Les branches descendantes des artères thyroïdiennes supérieures
34. La veine jugulaire antérieure.
35. Le muscle sterno-hyoïdien gauche.
36. La veine jugulaire externe gauche.
37. Le bord du muscle sterno-thyroïdien gauche.
38. Les nerfs claviculaires.
39. L'extrémité sternale du muscle sterno-mastoïdien gauche.

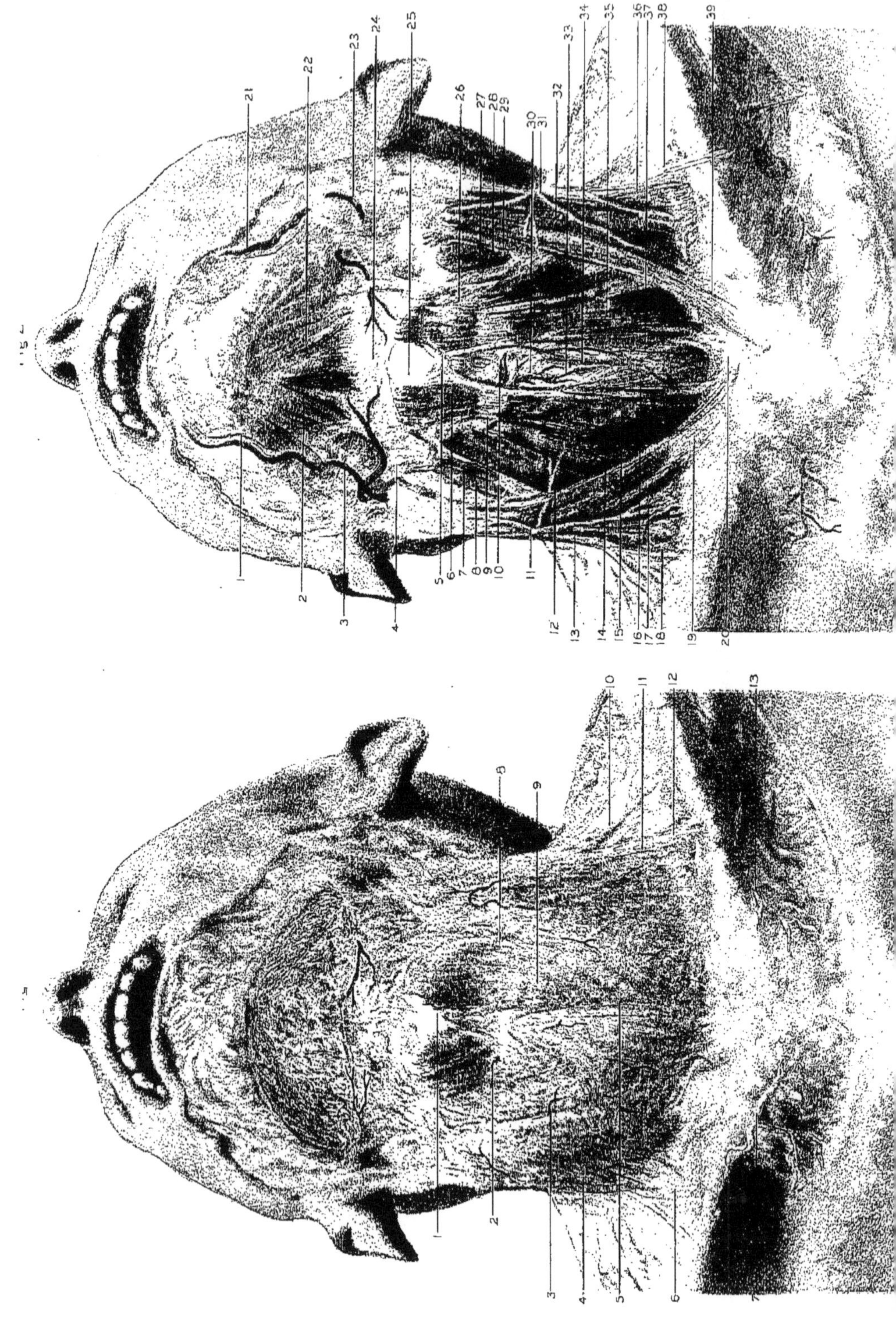

blesser les vaisseaux ranins : ceux-ci sont contenus à l'intérieur des franges de la muqueuse qui font saillie à la face intérieure de la langue et qui s'étendent de chaque côté du frein vers la pointe de la langue. L'artère ranine est située plus profondément que la veine de chaque côté. Si le frein et les fibres musculaires sous-jacentes ont été trop largement divisés dans l'opération du filet, on peut craindre que l'enfant, dans ses efforts de succion, ne déchire ces fibres peu résistantes : il peut alors arriver que la langue, attirée par les muscles de la déglutition, tombe sur l'épiglotte et étouffe l'enfant.

De chaque côté de la langue la muqueuse se réfléchit sur le corps de la mâchoire inférieure et recouvre les muscles mylo-hyoïdiens qui forment le plancher de la bouche. De la partie postérieure de la langue partent des replis muqueux qui de chaque côté vont au voile du palais et qui renferment les muscles palato-glosses : on trouve encore trois replis qui se rendent à l'épiglotte, un repli *droit* et un repli *gauche*, les replis glosso-épiglottiques et un repli médian postérieur, le frein de l'épiglotte. Ce dernier élève l'épiglotte lorsque la langue est projetée en avant (Pl. 13, Fig. 4) et ce fait est utilisé quand on attire la langue hors de la bouche, pour rendre béante l'ouverture pharyngienne des voies aériennes, lorsque la respiration d'un sujet endormi avec l'éther devient stertoreuse. Les orifices des canaux excréteurs des glandes sous-maxillaires s'ouvrent au sommet de petites saillies de la muqueuse sur les bords du frein de la langue ; et les orifices des canaux des glandes sublinguales s'ouvrent dans les sillons situés entre la langue et les gencives. Il existe dans le tissu sous-muqueux de la langue, particulièrement autour de sa racine, de nombreuses glandes muqueuses semblables aux glandes labiales et buccales (page 149). Au-dessous de la pointe de la langue, de chaque côté du frein, il existe un groupe de glandes que l'on croit être des glandes salivaires. Il entre une quantité considérable de tissu conjonctif et de tissu lymphoïde, dans la constitution de la langue. Le dernier tissu se rencontre principalement à la base. C'est à la présence de ces tissus dans cet organe d'ailleurs assez dense, qu'on doit attribuer le gonflement très considérable consécutif à l'inflammation de la langue et son hypertrophie dans l'affection appelée *macroglossie.*

La langue est formée de fibres musculaires intrinsèques, avec une petite quantité de tissu adipeux ; elle présente deux moitiés symétriques, séparées l'une de l'autre par une *cloison fibreuse médiane.* Cette cloison consiste en une couche de tissu fibreux s'étendant verticalement de la base à la pointe et elle renferme quelquefois une lame de fibro-cartilage. Les muscles intrinsèques de la langue sont les *muscles linguaux*, formés par deux couches de fibres *longitudinales*, l'une *superficielle*, l'autre *inférieure* ; la dernière est la plus importante et elle s'étend de l'os hyoïde jusqu'à l'extrémité de l'organe ; ces deux couches sont séparées par des fibres *transversales* et *verticales* entrelacées. Les *muscles* intrinsèques de la langue sont ceux qui produisent principalement ses mouvements si nombreux et si compliqués. Les muscles *génio-hyo-glosses* proviennent des apophyses géni supérieures, situées à la face interne de la symphyse de la mâchoire, et leurs fibres rayonnent à la façon d'un éventail pour aller s'insérer à toute la face inférieure de la langue et à la partie supérieure du corps de l'os hyoïde. L'action des muscles génio-hyo-glosses est multiple. Leurs fibres antérieures rétractent la langue ; leurs fibres postérieures élèvent sa base et aident à la sortie de l'organe. Agissant en même temps que les muscles linguaux, ils dépriment le centre de la langue de la pointe vers la base, comme dans la succion. Les *hyo-glosses* sont des muscles plats quadrilatéraux qui proviennent du corps et des cornes de l'os hyoïde et se confondent avec les autres fibres musculaires sur les côtés de la langue. Les fibres qui viennent du corps de l'os hyoïde se dirigent en haut et en arrière et recouvrent celles qui viennent de la grande corne, ces dernières étant dirigées obliquement en avant. Les *stylo-glosses* proviennent des côtés externes des sommets des apophyses *styloïdes* et des ligaments stylo-maxillaires, et se recourbent en bas sur les côtés de la langue, chacun d'eux se divisant en deux portions, dont l'une se confond avec le lingual et l'autre avec l'hyo-glosse. Les *palato-glosses* sont décrits avec le voile du palais, auquel ils sont plus particulièrement associés.

La glande salivaire sublinguale (Pl. 13, Fig. 2, N° 4) est à peu près de la grosseur et de la forme d'une amande ; elle est située entre la muqueuse et le muscle mylo-hyoïdien, sa portion antérieure reposant dans une dépression derrière la symphyse de la mâchoire. Elle possède environ une douzaine de conduits excréteurs — les *canaux de Rivinus,* — qui s'ouvrent sur le plancher de la bouche, la plupart par des orifices indépendants ; mais l'un d'eux se termine dans le conduit sous-maxillaire et prend le nom de *canal de Bartholin.*

La glande salivaire sous-maxillaire (Pl. 13, Fig. 2, N° 6 et Pl. 18, N° 20) est de forme très irrégulière, et environ deux fois plus grosse que la glande sublinguale. Elle est recouverte en dehors par la peau et le muscle peaucier (Pl. 18) ; elle est en rapport avec le bord postérieur du muscle mylo-hyoïdien, et présente en général un lobe sous-maxillaire situé au-dessous de ce muscle et un lobe buccal situé au-dessus ; de ce dernier part le *canal de Wharton*, long de cinq centimètres, ou environ deux pouces, qui s'ouvre par un étroit orifice sur le côté du frein de la langue. La glande sous-maxillaire est placée un peu en avant de l'angle de la mâchoire et sa partie postérieure est traversée par l'artère faciale qui, après l'avoir quittée, se dirige en haut sur le corps de la mâchoire, au devant du muscle masseter. En arrière les glandes sous-maxillaire et parotide sont séparées par le ligament stylo-maxillaire, bien qu'elles soient souvent réunies ensemble.

Les *muscles génio-hyoïdiens* sont des bandes charnues très grêles qui proviennent des apophyses géni situées derrière la symphyse de la mâchoire et vont s'insérer sur le corps de l'os hyoïde. Ils agissent comme élévateurs de l'os hyoïde. Le *muscle mylo-hyoïdien* provient principalement de la crête mylo-hyoïdienne qui, sur la face interne de la mâchoire inférieure, s'étend de la symphyse à l'alvéole de la dernière dent molaire : il s'attache au corps de l'os hyoïde. Il présente un raphé tendineux au point d'attache de ses fibres antérieures, mais ce raphé est fréquemment absent et les fibres venant du mylo-hyoïdien d'un côté se continuent avec celles du mylo-hyoïdien opposé, établissant ainsi une cloison musculaire ou diaphragme de la bouche. Ce muscle est aussi un élévateur de l'os hyoïde, dans l'acte de la déglutition.

L'os HYOÏDE est un os en forme de fer à cheval, sans attache avec le squelette général, qui se trouve placé au-dessus du larynx, et qui sert de support aux nombreux muscles de la langue. Lorsque la tête est droite, on peut le sentir immédiatement au-dessous du bord inférieur de la mâchoire, et à quatre centimètres et demi, ou un pouce et trois quarts, derrière le menton (Pl. 1). Il se compose d'un corps et de deux cornes, droite et gauche, plus ou moins grandes. Le *corps* est la portion centrale de l'os, il présente en avant une crête verticale médiane, et en arrière une surface unie concave, en rapport avec l'épiglotte. La *grande corne* s'étend en arrière et un peu en haut jusque sur une ligne réunissant les angles de la mâchoire inférieure et ses extrémités sont cartilagineuses et obtuses. La *petite corne*, de chaque côté, est de la grosseur d'un grain de blé et s'unit à l'aide d'une petite articulation munie d'une synoviale, à l'os hyoïde, au niveau du point de jonction du corps et de la grande corne. L'os hyoïde est suspendu par les *ligaments stylo-hyoïdiens*, qui s'étendent des extrémités de l'apophyse styloïde des os temporaux à la petite corne. L'os hyoïde est un point de repère important dans la partie supérieure du cou.

La langue est très vasculaire et reçoit de chaque côté la plus grande partie de son sang par une artère spéciale, appelée *linguale*, qui pénètre dans sa base et se divise à l'intérieur de sa substance en branches nombreuses. Ces branches s'anastomosent entre elles et avec des rameaux des artères faciale et pharyngienne ascendante, mais il n'existe pas de communication d'un côté à l'autre, par suite de l'existence de la cloison fibreuse médiane, excepté peut-être par de très petites branches vers la pointe. L'*artère linguale* se détache de l'artère carotide externe à peu près au niveau de l'os hyoïde, et contourne la grande corne de cet os, après avoir croisé le nerf laryngé supérieur et le muscle constricteur moyen du pharynx. De là elle se dirige en dedans, au dessous du muscle hyoglosse et du nerf hypoglosse, à peu près à l'endroit où le tendon intermédiaire du muscle digastrique perce le muscle stylo-hyoïdien et se réfléchit sur un repli de l'aponévrose profonde qui le rattache à l'os hyoïde. Sur le bord antérieur du muscle hyoglosse, l'artère se dirige, par un trajet très tortueux le long de la face inférieure de la langue, vers la pointe de cet organe, où elle est connue comme *artère ranine*. Les flexuosités de l'artère linguale lui permettent de se prêter à l'allongement et aux mouvements de la langue. Dans son trajet, elle émet près de la grande corne de l'os hyoïde, la petite *artère sushyoïdienne ;* tout près de la petite corne, *l'artère dorsale*, qui se distribue à la muqueuse de la partie postérieure de la langue, de l'amygdale et du voile du palais ; et, au niveau du muscle genio-hyoglosse, *l'artère sublinguale*, qui se rend à la glande sublinguale.

En conséquence de sa vascularité, la langue est souvent le siège de tumeurs vasculaires, et l'amputation de cet organe pour cause de cancer peut être accompagnée d'une hémorrhagie excessive si l'artère linguale n'a pas été liée préalablement. Pour procéder à la ligature de *l'artère linguale* on devra faire sur la grande corne de l'os hyoïde, à environ deux centimètres, ou un travers de doigt, de l'angle de la mâchoire, une incision courbe, parallèle à la grande corne, la tête étant défléchie et tournée du côté opposé. En arrivant sur les tendons du muscle stylo-hyoïdien et de la portion postérieure du digastrique, on rencontre une couche aponévrotique qui recouvre le nerf hypoglosse et à travers laquelle on voit ce nerf décrire une courbe parallèle à l'angle de la mâchoire. On trouve généralement, en ce point, l'artère sous le nerf ; mais si elle naît de la carotide externe plus haut, par un tronc commun avec l'artère faciale, ainsi que cela arrive quelquefois, on la trouvera facilement en attirant en dehors la glande sous-maxillaire. Les *veines linguales* accompagnent les branches de l'artère linguale et forment un réseau autour d'elles, mais au lieu de se réunir pour former un tronc commun, elles rejoignent les veines faciales superficielles et profondes.

Les *veines ranines* sont très grosses et tortueuses ; on les voit aisément lorsque la pointe de la langue est projetée en avant et relevée.

Le *nerf moteur* de la langue est l'hypoglosse qui sort du crâne par le trou condyloïdien antérieur, et, en rapport intime avec le nerf pneumogastrique, s'engage profondément sous la veine jugulaire interne et l'artère carotide interne jusqu'au niveau de l'angle de la mâchoire; il revient alors en avant, entre la veine et l'artère, se met en rapport avec la portion postérieure du muscle digastrique, puis décrit une courbe en passant sur les artères carotides et les artères occipitale et faciale. Au point où il croise l'artère occipitale, il émet une branche appelée la *branche descendante* de l'hypoglosse qui repose pendant une partie de son trajet sur la gaîne des vaisseaux carotidiens et va se distribuer aux muscles dépresseurs de l'os hyoïde (Pl. 21, N° 41). Le muscle hyoglosse sépare le nerf hypoglosse de l'artère linguale, le long du bord supérieur de la grande corne de l'os hyoïde. Après son passage sur le muscle hyoglosse, le nerf hypoglosse s'anastomose avec le nerf lingual, puis il traverse le muscle mylo-hyoïdien et se divise en diverses branches motrices qui se distribuent à tous les muscles linguaux. Le nerf hypoglosse reçoit des anastomoses des deux premiers nerfs cervicaux, et se trouve aussi, à la base du crâne, en rapport avec le nerf pneumogastrique et le ganglion sympathique cervical supérieur. Ces anastomoses ont une portée physiologique importante. La langue doit ses fonctions *sensitives et gustatives* à la distribution des nerfs lingual et glosso-pharyngien. Le *nerf lingual* est une branche du nerf maxillaire inférieur : il descend entre le muscle ptérygoïdien interne et la branche de la mâchoire inférieure (page 143), et se recourbe en avant sur le muscle constricteur supérieur du pharynx et sur la partie supérieure du muscle hyoglosse. Au devant de ce dernier muscle il est plus superficiel que le canal de la glande sous-maxillaire.

A la face inférieure de la langue le nerf lingual se divise en branches nombreuses (Pl. 13, Fig. 2, N° 1) qui se distribuent en fin de compte à la muqueuse et aux papilles fongiformes et filiformes sur les trois quarts antérieurs du dos de l'organe. Il innerve aussi la muqueuse environnante de la bouche et des gencives, et la glande linguale, et s'unit aux branches terminales du nerf hypoglosse vers la pointe de la langue. Dans les affections névralgiques graves de la langue, la section de ce nerf procure quelquefois un soulagement. On peut l'atteindre facilement en faisant une incision à travers la muqueuse, entre la branche verticale de la mâchoire et la dernière dent molaire, ou, si la bouche est trop petite, par une incision extérieure faite à travers la joue sur une ligne prolongeant la commissure de la bouche. Au niveau du muscle ptérygoïdien externe le nerf lingual est rejoint par la corde du tympan qui vient du nerf facial (ainsi que nous l'avons vu, p. 143) ; il envoie quelques filets au ganglion sous-maxillaire près du bord postérieur du muscle mylo-hyoïdien.

Le ganglion sous-maxillaire n'est pas plus gros que la tête d'une épingle, et est situé sur le muscle hyoglosse, derrière le point où le nerf lingual croise le canal de la glande sous-maxillaire. Sa racine *motrice* est la corde du tympan ; ses racines *sensitives* viennent du nerf lingual, et sa racine *sympathique* est formée par une branche du plexus sympathique qui entoure l'artère faciale. Ses branches de distribution vont à la glande sous-maxillaire, au plancher de la bouche, et quelquefois au nerf hypoglosse. Le *nerf glosso-pharyngien* sort du crâne par la partie médiane du trou jugulaire, en avant des nerfs pneumogastrique et spinal, et passe entre la veine jugulaire interne et l'artère carotide interne; il croise ce dernier vaisseau au-dessous de l'apophyse styloïde pour se recourber en avant sur le muscle stylo-pharyngien. Il devient ici intermédiaire aux nerfs lingual et hypoglosse (Pl. 13, Fig. 2, N° 16, et Pl. 36, N° 7); et se divise en branches qui se distribuent à la muqueuse du pharynx, de l'amygdale et de la partie postérieure de la langue.

Deux branches du nerf glossopharyngien innervent la partie postérieure de la langue. L'une se distribue aux papilles caliciformes et à la muqueuse qui les sépare, et à l'épiglotte; l'autre passe le long du côté de la langue et rejoint le nerf lingual.

Planche XXIV

Figure 1

La région antérieure du cou. Les muscles sterno-thyroïdiens et sterno-hyoïdiens ont été enlevés pour montrer la position corps thyroïde (même sujet que Pl. XXIII).

1. L'artère et la veine faciales droites.
2. Muscle digastrique droit.
3. L'artère faciale sortant de la glande sous-maxillaire.
4. L'échancrure thyroïdienne.
5. Le muscle thyro-hyoïdien droit.
6. La veine jugulaire interne droite.
7. Le nerf laryngé supérieur droit.
8. L'artère et la veine thyroïdiennes supérieures.
9. L'artère carotide commune droite.
10. Le muscle sterno-mastoïdien droit.
11. Le muscle omo-hyoïdien droit.
12. Les branches des vaisseaux thyroïdiens supérieurs sur le lobe droit du corps thyroïde.
13. La veine jugulaire antérieure, au point où elle passe sous l'isthme du corps thyroïde.
14. Le nerf claviculaire droit.
15. La veine jugulaire externe droite.
16. L'artère et la veine faciales gauches.
17. Le muscle digastrique gauche.
18. La glande sous-maxillaire gauche.
19. La membrane thyro-hyoïdienne.
20. L'artère carotide interne gauche.
21. L'artère carotide externe gauche.
22. La veine jugulaire interne gauche.
23. Le muscle thyro-hyoïdien gauche.
24. Le nerf laryngé supérieur gauche.
25. L'artère et la veine thyroïdiennes supérieures gauches.
26. Le muscle sterno-mastoïdien gauche.
27. Le muscle omo-hyoïdien gauche.
28. La veine jugulaire externe gauche.
29. Les vaisseaux thyroïdiens supérieurs sur le lobe gauche du corps thyroïde.
30. Le nerf claviculaire gauche.

Figure 2

La région antérieure du cou. L'isthme du corps thyroïde est divisé et les deux lobes réclinés de chaque côté pour faire voir la profondeur de la trachée à la base du cou, et son rapport avec les veines thyroïdiennes profondes transverses (même sujet que Pl. XXIII).

1. L'artère et la veine faciales droites.
2. Le muscle digastrique droit.
3. L'artère faciale droite, sortant de la glande sous-maxillaire.
4. L'artère hyoïdienne droite.
5. Le corps de l'os hyoïde.
6. L'échancrure thyroïdienne.
7. Le muscle thyro-hyoïdien droit.
8. Le nerf laryngé supérieur droit.
9. L'artère et la veine thyroïdiennes supérieures droites.
10. L'artère carotide commune droite.
11. La veine jugulaire interne droite.
12. Le muscle omo-hyoïdien droit.
13. Le muscle sterno-mastoïdien droit.
14. Le lobe droit du corps thyroïde, tiré de côté.
15. Les veines cervicales superficielles.
16. La veine jugulaire externe droite.
17. L'artère et la veine thyroïdiennes inférieures droites.
18. Le nerf laryngé récurrent droit.
19. Les veines thyroïdiennes transverses dans l'échancrure sus-sternale.
20. Le manubrium sternal.
21. L'artère et la veine faciales gauches.
22. Le muscle digastrique gauche.
23. La glande sous-maxillaire gauche.
24. L'artère hyoïdienne gauche.
25. La membrane thyro-hyoïdienne.
26. Le muscle thyro-hyoïdien gauche.
27. L'artère carotide interne gauche.
28. Le nerf laryngé supérieur gauche.
29. L'artère et la veine thyroïdiennes supérieures gauches.
30. L'artère crico-thyroïdienne sur la membrane crico-thyroïdienne.
31. Le cartilage cricoïde.
32. La veine jugulaire interne gauche.
33. Le muscle omohyoïdien gauche croisant l'artère carotide commune.
34. Le lobe gauche du corps thyroïde, tiré de côté
35. Le muscle sterno-mastoïdien gauche.
36. La veine jugulaire externe gauche.
37. La trachée.
38. Le nerf laryngé récurrent gauche
39. Le nerf claviculaire gauche.
40. L'échancrure sus-sternale.

N.-B. — Les dissections représentées Pl. XXIII et XXIV ont été faites sur un homme au cou épais et court, bien développé, âgé de 35 ans, pour montrer les parties spécialement intéressées dans l'opération de la laryngotomie et de la trachéotomie.

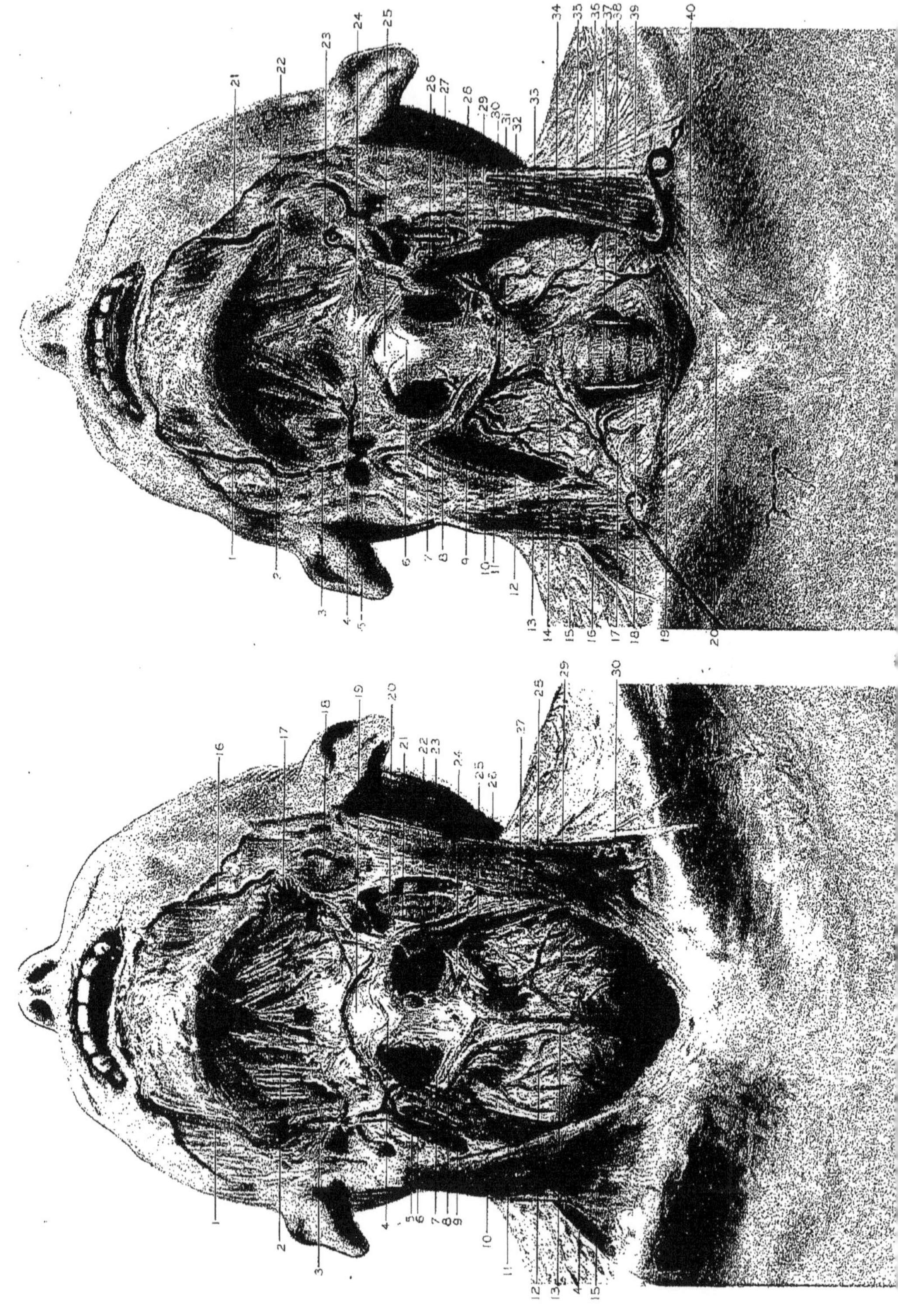

La langue est abondamment pourvue de *vaisseaux lymphatiques*, qui pour la plupart accompagnent les vaisseaux ranins, et qui après avoir traversé plusieurs petits ganglions lymphatiques, situés sur le muscle hyoglosse, se terminent dans les ganglions profonds du cou.

L'espace qui sépare la cavité buccale de celle du pharynx s'appelle le *gosier*, et la partie étroite de cet espace, limitée par les piliers du voile du palais, constitue l'*isthme du gosier*. Dans les intervalles triangulaires qui séparent les piliers antérieurs des piliers postérieurs du palais, de chaque côté, sont situées les amygdales.

Les tonsilles *(Amygdales)* (Pl. 19, Fig. 2, N° 15; Fig. 3, N° 16) sont deux corps glandulaires, de forme ovale, composés d'une agglomération de follicules lymphatiques, entre lesquelles s'ouvrent de petites glandes muqueuses : leur face externe est couverte par une gaîne fibreuse et par un prolongement de la couche sous-muqueuse du pharynx. Normalement elles ne doivent pas dépasser les piliers du voile du palais : leurs faces internes sont marquées de très petites dépressions, qui sont les orifices conduisant dans les cryptes glandulaires, ou follicules. La sécrétion des amygdales, dans l'état de santé, est visqueuse et transparente; mais elle peut devenir blanche et épaisse par suite d'inflammation, comme dans l'amygdalite chronique, et s'accumuler dans les dépressions superficielles, simulant de petits ulcères ou des fragments membraneux détachés. La grosseur des amygdales varie chez les différents individus, et leur enlèvement est si souvent nécessaire que leurs rapports immédiats offrent un grand intérêt. Leur saillie, cependant, se produit en général vers le milieu du gosier, où aucune résistance ne leur est opposée, et c'est la raison qui fait qu'il n'est pas aussi facile qu'on le croit souvent, de sentir une amygdale hypertrophiée à travers de la face externe du cou, où elle se trouve en rapport avec l'angle de la mâchoire. Plusieurs ganglions lymphatiques situés entre les amygdales et la grande corne de l'os hyoïde, reçoivent les vaisseaux lymphatiques des amygdales : ils sont ordinairement tuméfiés lorsque les amygdales sont indurées, et leur gonflement peut facilement les faire prendre pour les amygdales elles-mêmes.

Le muscle constricteur supérieur du pharynx et son aponévrose séparent l'amygdale de l'artère carotide interne et de la branche pharyngienne ascendante de la carotide externe. Cette dernière artère est très rapprochée de l'amygdale, mais, sauf si elle est tortueuse, la carotide interne est réellement hors d'atteinte et ne peut être blessée dans l'excision de l'amygdale ou dans l'ouverture d'un abcès tonsillaire. L'artère carotide externe n'est pas éloignée de la surface externe de l'amygdale, et l'artère faciale est presque toujours en rapport intime avec son bord frontal au niveau duquel elle émet la *branche tonsillaire*, qui est parfois la source d'une hémorrhagie ennuyeuse. L'amygdale elle-même est très vasculaire, car elle reçoit du sang de beaucoup d'artères, les branches tonsillaire et palatine de la faciale, la palatine descendante de la maxillaire interne, la pharyngienne ascendante, et l'artère dorsale de la langue.

Les *veines* de l'amygdale forment, sur le côté externe de la glande, le *plexus tonsillaire* qui se déverse dans la veine palatine inférieure et par suite dans la veine faciale profonde. Les *nerfs* de l'amygdale dérivent du ganglion de Meckel et du nerf glosso-pharyngien. Il existe une chaîne continue de follicules lymphatiques s'étendant d'une amygdale à l'autre, à travers la partie supérieure du pharynx. Les lymphatiques naissent de la substance glandulaire qui entoure les nombreux follicules et passent dans les glandes lymphatiques sous-maxillaires.

Le pharynx (Pl. 12 et 13) réunit la cavité de la bouche à l'œsophage. Il a onze centimètres, ou environ quatre pouces et demi de long, et s'étend depuis la base du crâne jusqu'au niveau du cartilage cricoïde. Il est tapissé par une muqueuse qui se continue avec celle des cavités voisines qui s'y ouvrent, et ses parois sont formées par des fibres musculaires disposées sur trois plans superposés, et par une couche fibreuse, l'*aponévrose pharyngienne*, qui est interposée entre les couches musculaire et muqueuse. La partie la plus large du pharynx se trouve au niveau de la grande corne de l'os hyoïde, où il mesure cinq centimètres, ou deux pouces transversalement; sa partie la plus étroite se trouve à sa jonction avec l'œsophage, elle n'a que dix-neuf millimètres environ ou trois quarts de pouce de diamètre; c'est le lieu, par conséquent, où les corps sont le plus fréquemment arrêtés. Par suite de l'élasticité des parois du pharynx, sa cavité est très dilatable. Le tissu sous-muqueux de l'aponévrose pharyngienne est beaucoup plus épais en haut, où les muscles manquent, qu'en bas, où il cesse graduellement d'exister par suite du rétrécissement du tube. Cette aponévrose s'attache à l'apophyse basilaire de l'os occipital et aux sommets des portions pétreuses des os temporaux. En son milieu l'aponévrose est fortement fixée à l'épine pharyngienne de l'os occipital et elle se continue en bas pour former le raphé postérieur sur lequel s'insèrent les muscles constricteurs. Le *muscle constricteur supérieur*, au point de vue pratique, continue en arrière le muscle buccinateur (page 121), dont ne le sépare que le ligament ptérygo-maxillaire. Ses fibres sont pâles, elles s'attachent au crochet et à la partie inférieure de l'aile interne de l'apophyse ptérygoïde, à la tubérosité de l'os palatin et à la portion postérieure de la crête mylo-hyoïdienne de la mâchoire inférieure, et vont s'insérer principalement à la partie supérieure du raphé postérieur. Le bord supérieur du constricteur supérieur s'attache par quelques fibres à l'épine pharyngienne, puis décrit une courbe au-dessous du muscle élévateur du palais et de la trompe d'Eustache, laissant un espace semilunaire au-dessous de la base du crâne, appelé *sinus de Morgagni*. L'absence de fibres musculaires, dans cet espace, est compensée par un épaississement de l'aponévrose. Le constricteur supérieur, en plus des précédentes, prend encore des insertions sur le ligament ptérygo-maxillaire et le tendon réfléchi du muscle péristaphylin externe. Son bord inférieur est recouvert par le *constricteur moyen*. Ce dernier muscle provient du bord supérieur de la grande et de la petite corne de l'os hyoïde et en partie du ligament stylo-hyoïdien. Ses fibres divergent en rayonnant, pour aller s'insérer au raphé médian, où celles du milieu s'entrelacent avec celles du muscle opposé. Le constricteur moyen est en partie séparé du supérieur par le *muscle stylo-pharyngien*, faisceau long et grêle qui part de la partie

Planche XXV

Figure 1

Dissection profonde de la naissance du cou. Le corps thyroïde et le muscle omo-hyoïdien sont attirés de côté pour montrer les vaisseaux et les nerfs ; la clavicule est détachée du sternum.

1. La portion antérieure du muscle digastrique droit.
2. L'artère et la veine faciales, suivant le bord antérieur du muscle masséter.
3. Le muscle masséter.
4. Le tendon du muscle digastrique, relié à l'os hyoïde par un faisceau de l'aponévrose cervicale profonde.
5. Un groupe de ganglions lymphatiques superficiels.
6. Le muscle omo-hyoïdien récliné.
7. La branche descendante du nerf hypoglosse sur l'artère carotide commune.
8. Le muscle sterno-mastoïdien, renversé en arrière.
9. La veine jugulaire interne.
10. Le muscle scalène antérieur, séparant l'artère et la veine sous-clavières.
11. L'artère thyroïdienne inférieure.
12. L'artère carotide commune.
13. Les cordons du plexus brachial.
14. L'artère sous-clavière.
15. Le vague (ou nerf pneumogastrique).
16. La veine sous-clavière.
17. La veine innominée droite.
18. L'artère innominée.
19. Le muscle sous-clavier.
20. La clavicule, détachée du sternum et attirée en avant.
21. La portion antérieure du muscle digastrique gauche.
22. Le corps de l'os hyoïde.
23. La membrane thyro-hyoïdienne.
24. L'échancrure thyroïdienne.
25. Le muscle crico-thyroïdien.
26. L'artère et la veine thyroïdiennes supérieures.
27. Le nerf laryngé supérieur.
28. Le muscle sterno-mastoïdien gauche.
29. Le cartilage cricoïde.
30. Le corps thyroïde.
31. L'isthme du corps thyroïde.

Figure 2

Dissection profonde de la naissance du cou (La même que Fig. 1, les veines étant enlevées).

1. L'artère faciale.
2. La portion postérieure du muscle digastrique.
3. L'artère carotide externe.
4. L'artère carotide interne.
5. La bifurcation de l'artère carotide commune.
6. Le muscle sterno-mastoïdien attiré en arrière.
7. Le muscle omo-hyoïdien tiré de côté.
8. Le cordon externe du plexus brachial.
9. Le cordon médian du plexus brachial.
10. Le cordon interne du plexus brachial.
11. L'artère sous-clavière.
12. La clavicule.
13. La branche thoracique supérieure de l'artère axillaire.
14. Le ventre antérieur du muscle digastrique.
15. Le corps de l'os hyoïde.
16. L'artère linguale et le nerf hypoglosse.
17. L'échancrure thyroïdienne.
18. Le muscle crico-thyroïdien.
19. L'artère thyroïdienne supérieure.
20. Le nerf laryngé supérieur.
21. Le muscle sterno-mastoïdien gauche.
22. Le cartilage cricoïde.
23. L'artère carotide commune.
24. Le lobe gauche du corps thyroïde.
25. L'artère thyroïdienne inférieure.
26. La trachée.
27. Le muscle scalène antérieur.
28. Le nerf pneumogastrique.
29. L'artère innominée.
30. Le nerf phrénique.
31. Le manubrium sternal.
32. Le premier muscle intercostal externe.

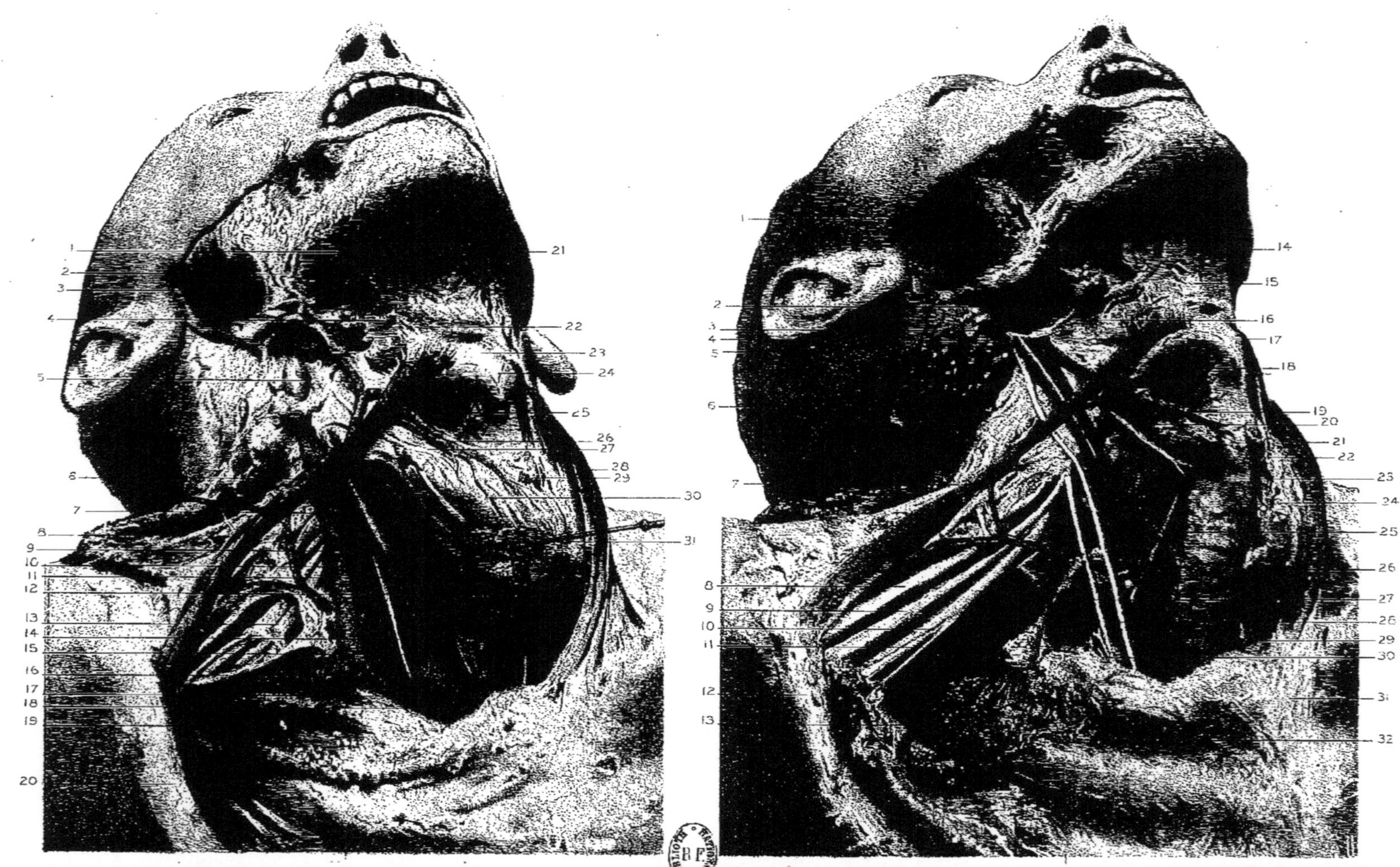

1
2
3
4
5
6
7
8
9
10
11
12
13
14
15
16
17
18
19
20
21
22
23
24
25
26
27
28
29
30
31
1
2
3
4
5
6
7
8
9
10
11
12
13
14
15
16
17
18
19
20
21
22
23
24
25
26
27
28
29
30
31
32

interne de la base de l'apophyse styloïde, et va s'insérer principalement au bord postérieur du cartilage thyroïde, quelques-unes de ses fibres se confondant avec celles des constricteurs. Le bord inférieur du constricteur moyen est recouvert par le constricteur inférieur. L'artère linguale se dirige en avant, entre la face externe du constricteur moyen et le muscle hyoglosse.

Le *muscle constricteur inférieur* est le plus épais des trois constricteurs : il s'insère aux parties latérales du cartilage cricoïde, derrière le muscle crico-thyroïdien, à la ligne oblique de la grande aile du cartilage thyroïde et à sa corne inférieure. Ses fibres divergent dès leur origine et vont s'insérer au raphé postérieur. Les fibres inférieures se confondent avec les fibres circulaires de l'œsophage. Entre les muscles constricteurs moyen et inférieur, l'artère laryngée supérieure et le nerf du même nom traversent la membrane thyro-hyoïdienne pour se distribuer au larynx, et, après avoir passé sous le bord inférieur du muscle constricteur inférieur, le nerf laryngé récurrent pénètre dans le larynx. L'action des muscles constricteurs est de comprimer le pharynx de haut en bas. La cavité du pharynx est divisée en avant par le voile du palais en une portion supérieure, le *naso-pharynx*, et une portion inférieure, l'oro-pharynx. La membrane muqueuse diffère sur ces deux parties, et s'adapte particulièrement à leurs usages : la première, donnant passage à l'air, est tapissée par un épithélium cylindrique cilié et très délicat, et la dernière, où passent les aliments, est pourvue d'un épithélium aplati comme celui de la bouche. Sur toute l'étendue du pharynx, il existe de nombreuses glandes muqueuses dont la sécrétion lubréfie la surface de la cavité. Dans le voisinage des trompes d'Eustache, il existe des amas de glandes muqueuses et de follicules lymphatiques qui constituent les *amygdales pharyngiennes*. Cette partie du pharynx est particulièrement sujette à s'épaissir et se tuméfier dans le catarrhe. La muqueuse des parties latérales de la partie supérieure du pharynx est déprimée en forme de poche, appelée *cul-de-sac pharyngien*.

La trompe d'Eustache qui conduit l'air dans la caisse du tympan (page 65), de chaque côté, s'ouvre par une fente elliptique verticale, longue de douze millimètres, ou environ un pouce, vis-à-vis de la partie postérieure du cornet inférieur, dans le naso-pharynx (Pl. 12, N° 32). Le muscle péristaphylin externe occupe le côté externe et antérieur de la trompe, et le péristaphylin interne, son côté interne et postérieur. Son orifice est ordinairement fermé, mais pendant la déglutition, le péristaphylin externe l'ouvre probablement. La muqueuse fait derrière l'ouverture de la trompe d'Eustache une légère saillie, formée par le péristaphylin interne. Autour de l'ouverture du larynx, la membrane muqueuse forme des plis qui permettent l'expansion de cette partie du pharynx pendant la déglutition. La membrane muqueuse du pharynx s'enflamme facilement grâce à sa grande vascularité, et le processus inflammatoire peut se propager au larynx par contiguïté. En arrière, le pharynx est séparé des muscles prévertébraux et de leur aponévrose par l'aponévrose post-pharyngienne, lâche mais résistante, qui est en rapport avec les gaînes des vaisseaux carotidiens de chaque côté (Pl. 13) ; cette aponévrose présente un prolongement externe, qui passe à travers la brèche de l'aponévrose cervicale profonde, brèche qui met les parois du pharynx en rapport avec la région parotidienne, comme nous l'avons vu à propos des abcès rétro-pharyngiens (page 133). Dans le tissu conjonctif situé entre la partie postérieure du pharynx et la vertèbre axis, on trouve un petit ganglion lymphatique, qui devient quelquefois le siège d'une collection purulente.

Dans la couche aréolaire qui sépare l'aponévrose pharyngienne et les muscles constricteurs, se trouve le *plexus des veines pharyngiennes,* composé de nombreuses veines anastomosées qui se ramifient dans toutes les directions et se terminent dans les veines jugulaires internes.

Les tissus du pharynx reçoivent leur sang artériel de branches des artères palatine ascendante et pharyngienne ascendante. Les parois latérales du pharynx sont très rapprochées, de chaque côté, de l'artère carotide interne et des nerfs pneumogastrique, glosso-pharyngien et hypoglosse (Pl. 13, Fig. 2 et 3).

Les muscles constricteurs sont tous innervés par des filets nerveux du plexus pharyngien, le constricteur inférieur recevant en outre des rameaux des nerfs laryngés externes et récurrents. Les vaisseaux lymphatiques du pharynx se déversent dans les ganglions lymphatiques cervicaux profonds, qui forment une chaîne le long de la gaîne de l'artère carotide et de la veine jugulaire interne.

RÉGION DU LARYNX

A la partie postérieure de la langue, et derrière le repli muqueux qui contient la chaîne de follicules étendue entre les amygdales, se trouve l'ouverture pharyngienne du larynx. C'est un orifice triangulaire, dont la base est dirigée vers la langue, et la CAVITÉ DU LARYNX, dans laquelle il conduit, s'étend jusqu'au bord inférieur du cartilage cricoïde.

LE LARYNX constitue le commencement des voies respiratoires, c'est aussi l'organe de la voix, dans lequel se produisent les vibrations sonores causées par l'air venant des poumons, des bronches et de la trachée. Il est triangulaire et large en haut, étroit et cylindrique en bas et aplati en arrière et sur les côtés. Il est formé par une charpente cartilagineuse, composée de neuf pièces séparées, unies par des ligaments et mues par de nombreux muscles. Sa cavité est tapissée d'une muqueuse qui se continue avec celle du pharynx, de la bouche et du nez en haut, et avec celle de la trachée en bas, mais qui est spécialement modifiée en cette région pour servir à la phonation. Le pharynx, la bouche et le nez forment l'appareil auxiliaire qui modifie le son après sa production dans le larynx et le rend articulé.
LE CARTILAGE THYROÏDE est le plus grand cartilage du larynx et comprend deux portions latérales de forme quadrilatérale, les *ailes*, qui s'unissent en avant à angle aigu, de façon à former une saillie verticale médiane. Cette saillie est la *pomme d'Adam* (Pl. 1 et Pl. 53, Fig. 1); elle est sous-cutanée, plus marquée chez l'homme que chez la femme, et constitue toujours un point de repère important à la partie anté-

rieure du cou. Elle est d'ordinaire séparée de la peau par une bourse muqueuse; la partie supérieure de cette saillie présente en outre une *échancrure médiane, l'échancrure thyroïdienne* (Pl. 23, 24 et 25), qui permet au cartilage de glisser, dans l'acte de la déglutition, derrière l'os hyoïde, situé au-dessus de lui ; ce glissement s'accomplit grâce au mode d'attache d'une membrane large, fibro-élastique, la *membrane thyro-hyoïdienne*, qui s'étend du bord supérieur du cartilage hyoïde au bord postérieur et supérieur de l'os hyoïde, une petite bourse synoviale se trouvant interposée entre la membrane et l'os. Le bord postérieur de chaque aile du cartilage thyroïde est libre et se prolonge en haut par une saillie cylindrique, obtuse, la *corne supérieure*, qui est reliée à la grande corne correspondante de l'os hyoïde par le *ligament postérieur thyro-hyoïdien ;* il présente aussi en bas une saillie plus courte, la *corne inférieure*, qui se recourbe en avant et s'articule avec la face externe du cartilage cricoïde. Les bords supérieur et inférieur des ailes sont échancrés en avant de leurs cornes respectives et présentent des lèvres convexes qui se renversent en dehors en se rapprochant l'une de l'autre, en avant, sur la ligne médiane. Le bord inférieur donne insertion à la membrane crico-thyroïdienne qui unit les cartilages thyroïde et cricoïde. La face externe de chaque aile est lisse et marquée d'une faible ligne oblique, qui de la base de la corne supérieure se dirige en bas et en avant et à laquelle s'attachent les muscles sterno-hyoïdien et thyro-hyoïdien. Le muscle constricteur inférieur du pharynx s'insère aussi à cette face, derrière la ligne oblique. La face interne de chaque aile est légèrement concave, lisse et recouverte par une muqueuse. Le cartilage thyroïde tire son nom de sa ressemblance avec un bouclier, et du fait qu'il protège d'importants organes.

Le CARTILAGE CRICOÏDE ressemble beaucoup à une bague munie d'un chaton (d'où son nom); il est situé au-dessous du cartilage thyroïde, la partie annulaire étant dirigée en avant, et il est en contact intime avec l'anneau supérieur de la trachée. La portion postérieure du cartilage cricoïde, large et semblable à un sceau, a deux centimètres et demi de hauteur et occupe l'intervalle qui existe entre les bords postérieurs des ailes du cartilage thyroïde. La portion étroite, annulaire, du cartilage cricoïde peut facilement se sentir au-dessous de la peau, car elle est saillante chez les sujets, maigres ou gras, et à toutes les périodes de la vie ; c'est pourquoi elle constitue toujours un point de repère important à la région antérieure du cou. La surface du bord supérieur du cartilage cricoïde est dirigée obliquement en haut et en arrière, et donne insertion à la membrane crico-thyroïdienne, qui est plus épaisse en avant que sur les côtés, et composée principalement de tissu élastique jaune. On trouve de chaque côté, sur la face externe du cricoïde, une fossette saillante qui s'articule avec la corne inférieure du cartilage thyroïde, et qui, étant munie d'une membrane synoviale et d'un ligament capsulaire, forme une articulation distincte grâce à laquelle les deux cartilages peuvent basculer l'un sur l'autre. Sur le bord supérieur de la portion large et postérieure du cricoïde, sont situées deux surfaces ovales et convexes qui s'articulent avec les bases des cartilages aryténoïdes, l'espace intermédiaire étant occupé par le muscle aryténoïdien. Les cartilages aryténoïdes sont ainsi appelés parce que, lorsqu'ils sont rapprochés par l'action de ce dernier muscle, ils ressemblent à l'embouchure, ou bec, d'une cruche. Leur forme est pyramidale et ils jouent un rôle important dans le fonctionnement du larynx. Ces cartilages sont placés symétriquement sur la face supérieure et la partie postérieure du cartilage cricoïde et occupent par conséquent la partie supérieure de l'intervalle qui existe entre les bords postérieurs des ailes du cartilage thyroïde. Leurs sommets sont dirigés en arrière et en dedans, et leurs faces antérieures et postérieures sont respectivement convexes et concaves. Leurs faces internes sont presque plates : elles se font vis-à-vis et sont recouvertes par la muqueuse du larynx. Sur leurs faces postérieures s'insère le muscle ary-aryténoïdien. Leurs faces antérieures sont irrégulières et donnent insertion au *muscle thyro-aryténoïdien*, de chaque côté, et au repli de la membrane muqueuse appelée la corde vocale supérieure ou *fausse* corde vocale. Au point où la face antérieure du cartilage aryténoïde touche au cartilage cricoïde,

PLANCHE XXVI

Figure 1

Le sternum et les cartilages costaux ont été enlevés pour montrer le médiastin antérieur, et en particulier les rapports de la plèvre avec le péricarde.

1. Le nerf pneumogastrique droit.
2. Le nerf laryngé récurrent droit.
3. L'artère innominée.
4. La veine innominée droite.
5. La veine cave supérieure.
6. La face costale de la plèvre droite.
7. L'extrémité sternale de la première côte droite.
8. Le cul-de-sac pleural droit recouvrant le péricarde.
9. L'extrémité sternale de la sixième côte droite.
10. La face supérieure du diaphragme.
11. Le nerf pneumogastrique gauche.
12. Le muscle scalène antérieur droit.
13. L'artère sous-clavière gauche.
14. La veine sous-clavière gauche.
15. La veine innominée gauche.
16. Le sac pleural gauche.
17. Le péricarde, sur les gros vaisseaux à la base du cœur.
18. Le péricarde sur le ventricule droit du cœur.
19. L'extrémité sternale de la cinquième côte gauche.

Figure 2

Dissection du système vasculaire d'un fœtus de cinq mois et demi.

N.-B. — L'injection a été introduite par la veine ombilicale et la photographie est de grandeur naturelle.

1. L'artère carotide commune, le nerf pneumogastrique et la veine jugulaire droits.
2. L'artère innominée.
3. L'entrée de la veine cave supérieure dans l'oreillette droite du cœur.
4. Le poumon droit sur la partie postérieure de la cavité thoracique.
5. Le canal veineux allant à la veine cave inférieure.
6. La veine cave inférieure.
7. Les veines hépatiques.
8. La veine porte.
9. La veine ombilicale.
10. Le cordon ombilical.
11. L'artère carotide commune et la veine jugulaire gauches.
12. La crosse de l'aorte montrant l'origine des grosses artères.
13. Le canal artériel.
14. La branche gauche de l'artère pulmonaire.
15. L'artère pulmonaire.
16. Le poumon gauche à la partie postérieure de la cavité thoracique.
17. Le cœur, avec les vaisseaux coronaires droits et gauches.
18. Le diaphragme.
19. L'aorte abdominale.
20. Le rein gauche.
21. La veine rénale gauche.
22. L'artère hypogastrique droite.
23. La vessie.
24. L'artère hypogastrique gauche.

Figure 3

Dissection d'un enfant âgé de trois semaines montrant particulièrement les rapports du thymus et des capsules sur-rénales.

1. Les artères crico-thyroïdiennes.
2. Le cartilage cricoïde.
3. Le corps thyroïde.
4. L'artère mammaire interne droite et ses veines, sur la face interne de la paroi thoracique qui est rejetée en dehors.
5. La veine innominée droite.
6. Le thymus recouvrant la crosse de l'aorte et la veine innominée gauche.
7. Le poumon droit.
8. L'oreillette droite du cœur.
9. La capsule sur-rénale droite.
10. La veine rénale droite.
11. Le rein droit.
12. La veine cave inférieure.
13. L'artère carotide commune et la veine jugulaire gauches.
14. Les vaisseaux mammaires internes sur la face interne de la paroi thoracique, rejetée en dehors.
15. L'artère pulmonaire.
16. Le poumon gauche
17. Le ventricule droit du cœur.
18. La capsule sur-rénale gauche.
19. L'aorte abdominale.
20. Le hile du rein gauche.
21. Les branches de l'artère mésentérique supérieure.

Figure 4

Photographie d'une préparation personnelle, montrant une disposition remarquable du cœur et les origines indépendantes de tous les gros vaisseaux de la racine de l'aorte.

N.-B. — Ce spécimen provient du corps d'un jeune homme, âgé de vingt-sept ans, qui mourut de phtisie. L'aorte n'a pas de crosse, et le cœur occupait une position verticale dans l'intérieur du thorax, ainsi que le montre la figure. Il n'existe qu'une oreillette et un ventricule. Les autres artères étaient toutes normales.

1. L'artère carotide externe droite.
2. L'artère carotide interne droite.
3. L'artère thyroïdienne supérieure droite.
4. L'artère carotide commune droite.
5. Le tronc artériel thyroïdien droit.
6. L'origine indépendante de l'artère sous-clavière droite.
7. L'artère carotide externe gauche, se ramifiant en artères linguale, faciale et temporale.
8. L'artère carotide interne gauche.
9. L'artère thyroïdienne supérieure gauche.
10. L'artère carotide commune gauche.
11. L'artère vertébrale gauche.
12. Les artères transverse du cou et sus-scapulaire gauches.
13. L'artère sous-clavière gauche.
14. L'origine indépendante de l'artère sous-clavière gauche.
15. L'oreillette du cœur.
16. Le ventricule du cœur.
17. L'aorte descendante.

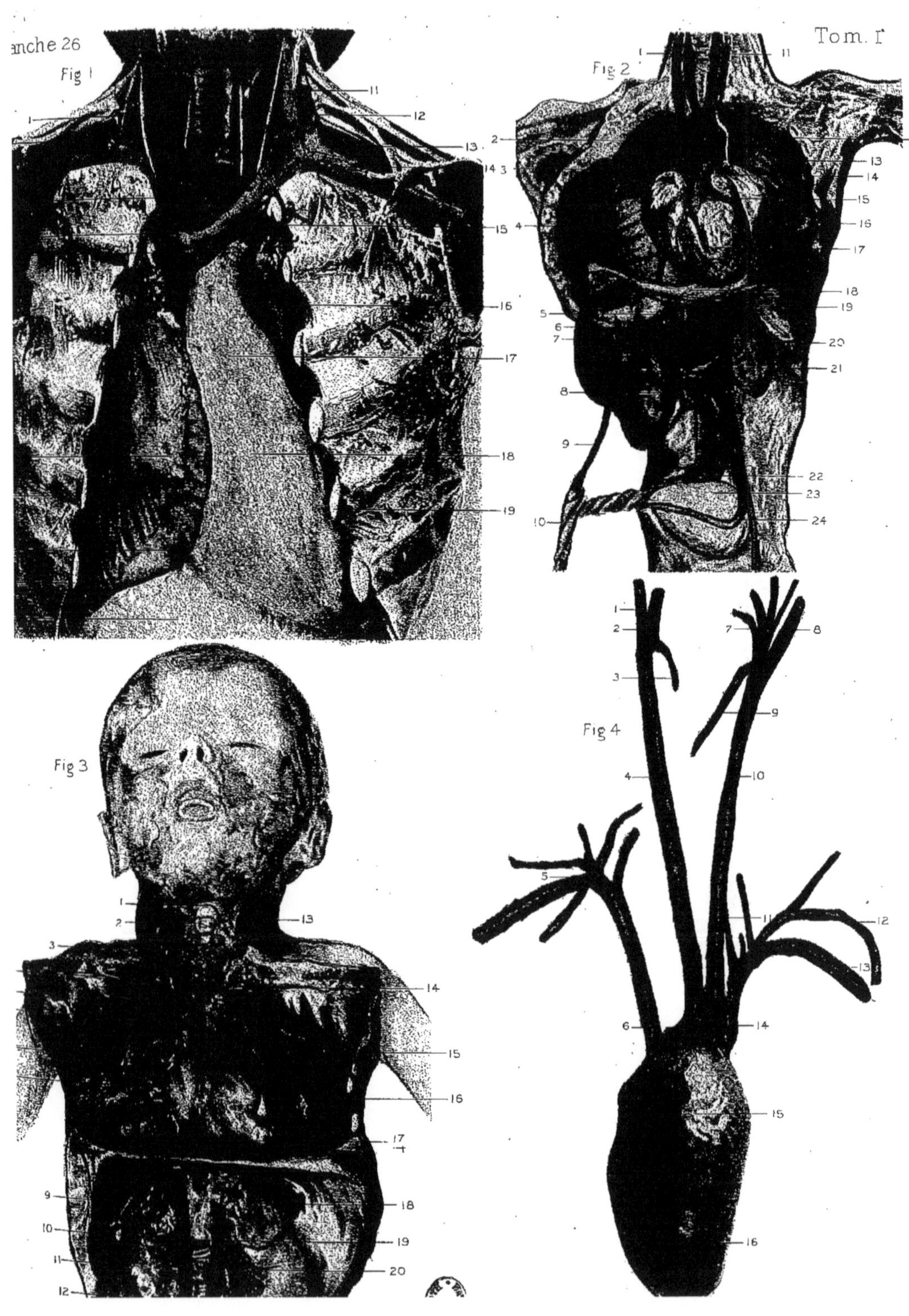

anche 26
Tom. I
Fig 1
Fig 2
Fig 3
Fig 4

il existe une saillie angulaire pointue (l'apophyse vocale) à laquelle s'attache la *vraie* corde vocale. Le sommet de chaque cartilage aryténoïde est surmonté d'un nodule, les *cartilages corniculés* (de *Santorini*), qui prolongent le cartilage aryténoïde en haut et en dedans.

L'ÉPIGLOTTE est une lame fibro-cartilagineuse mince, ovale, en forme de feuille, dont le bord libre arrondi peut être vu, par la bouche, lorsque la langue est projetée en avant (Pl. 13, Fig. 4, N° 17); elle ferme la glotte à la manière d'une trappe, pendant la déglutition, et empêche ainsi les aliments de s'introduire dans le larynx. Son extrémité inférieure est allongée et étroite, et est reliée par le *ligament thyro-épiglottique* avec l'angle du cartilage thyroïde, immédiatement au-dessous de l'échancrure médiane, entre les deux ailes et au-dessus des cordes vocales. Un lien fibreux la relie également à la face postérieure de l'os hyoïde, c'est le *ligament hyo-épiglottique*. La membrane muqueuse forme en s'étendant de la base et des côtés de la langue sur la face antérieure de l'épiglotte trois replis, qui constituent les *ligaments glosso-épiglottiques* médian, droit et gauche. La face postérieure de l'épiglotte est couverte de nombreuses petites glandes muqueuses, logées dans des dépressions, et la muqueuse épiglottique se réfléchit de chaque côté en replis lâches, qui vont au cartilage aryténoïde et forment les *replis aryténo-épiglottiques*. La fonction de ces glandes muqueuses est de maintenir humides les parties attenantes : elles ont une disposition particulière à s'enflammer chez les personnes parlant beaucoup en public et sont le siège du « mal de gorge des ecclésiastiques ». Le relâchement des replis aryténo-épiglottiques est dû à la grande quantité de tissu conjonctif qui entre dans leur composition : ce tissu permet un gonflement considérable dans la laryngite aiguë, et devient le siège d'un état dangereux connu sous le nom d'« œdème de la glotte ». Des corps étrangers de taille considérable sont souvent retenus pendant longtemps dans les plis de la muqueuse. A l'intérieur des replis aryténo-épiglottiques, on trouve de petits nodules blanchâtres cartilagineux, un de chaque côté, en rapport immédiat avec le sommet du cartilage aryténoïde, et connus sous le nom de *cartilages cunéiformes* (de Wrisberg). Il existe parfois de très petites lames cartilagineuses accessoires, situées près des bords antérieurs des cordes vocales dans le larynx de la femme, auxquelles a été attribuée la puissance du chant dans les « notes de tête » (Seiler). Les cartilages principaux du pharynx, le thyroïde, le cricoïde et les aryténoïdes, appartiennent à la variété hyaline et ont une tendance à s'ossifier dans la vieillesse ; mais l'épiglotte, les tubercules de Santorini et les cartilages cunéiformes ne changent pas, étant formés de tissu fibro-élastique jaune. Entre la charpente cartilagineuse et le revêtement muqueux, est interposée une couche de tissu conjonctif élastique appelée l'*aponévrose laryngée.*

Si on regarde dans la cavité du larynx, on voit que la muqueuse présente sur la ligne médiane, au-dessous de l'épiglotte, une élévation appelée le *coussin* ou *pulvinar* de l'épiglotte : de ce point part de chaque côté un repli en forme de croissant recourbé en bas, qui contient un peu de tissu graisseux et des fibres ligamenteuses : ce sont les *ligaments thyro-aryténoïdiens supérieurs* ou *fausses cordes vocales.* Au-dessous de ceux-ci, il existe une autre paire de replis plus saillants, qui s'étendent de chaque côté de l'angle antérieur de la base du cartilage aryténoïde à la partie latérale de la fosse thyroïdienne moyenne. Ces derniers replis, les *ligaments thyro-aryténoïdiens inférieurs* ou *vraies cordes vocales,* se composent de tissu fibro-élastique, recouvert d'une couche très mince et intimement adhérente de membrane muqueuse, à travers laquelle les bords internes libres des ligaments apparaissent comme des bandes d'un blanc brillant. L'espace qui existe de chaque côté entre les cordes supérieure et inférieure, est appelé le *ventricule du larynx;* les ventricules s'ouvrent dans une petite poche, le *sac laryngien* (de Morgagni), et permettent aux vraies cordes vocales de vibrer librement. Le sac laryngien de chaque côté se dirige en haut entre la fausse corde vocale et la face interne du cartilage thyroïde, presque jusqu'au bord supérieur de ce cartilage sur le côté de l'épiglotte. Il contient un certain nombre de glandes folliculaires dont la sécrétion lubréfie les vraies cordes vocales par suite de l'action du *muscle compresseur du sac laryngien.* La force et la gravité du son dépendent probablement du développement des ventricules.

L'espace situé, dans la cavité du larynx, entre les cordes vocales inférieures ou vraies cordes vocales, est la GLOTTE. Elle a la forme d'un triangle dont le sommet est dirigé en avant, lorsque les parties sont en repos ; mais sa forme varie, elle se rétrécit ou s'élargit, selon que les cordes vocales sont tendues ou relâchées par l'action musculaire. La glotte commence sur la face postérieure du cartilage thyroïde, elle est limitée de chaque côté par les bords internes des vraies cordes vocales et par l'intervalle qui sépare les cartilages aryténoïdes. Elle est limitée en arrière par la muqueuse qui se refléchit sur le muscle ary-aryténoïdien. La portion antérieure de l'ouverture, entre les cordes vocales, est appelée l'*aire vocale,* et la portion postérieure comprise entre les cartilages aryténoïdes, l'*aire respiratoire*. La longueur de la glotte varie chez l'homme et chez la femme; elle mesure après la puberté, chez le premier, un peu moins de deux centimètres et demi ou un pouce ; et, dans le sexe féminin, elle mesure environ deux centimètres ou trois quarts de pouce. La largeur dépend du degré de dilatation ou de contraction des cordes vocales. Lorsqu'elles sont au repos, la partie la plus large de la glotte n'excède pas quatre ou cinq lignes, chez l'homme, et deux ou trois lignes chez la femme: d'où le nom de *fente de la glotte*. Pendant la parole ou le chant, la glotte est rétrécie et les cordes vocales sont presque parallèles. Au-dessous des vraies cordes vocales, la cavité du larynx s'élargit et devient presque circulaire au niveau du bord inférieur du cartilage cricoïde. Les cordes vocales mesurent, chez l'homme adulte, un peu plus de douze millimètres, ou un demi-pouce de longueur et chez la femme un peu moins. A la puberté elles subissent des modifications marquées, en même temps que le reste de l'appareil vocal se développe.

Les *muscles intrinsèques* qui agissent sur le larynx, et sont surtout destinés à produire dans les cordes vocales des modifications par lesquelles ils changent le son, forment quatre paires : ce sont de chaque côté les muscles crico-thyroïdien, thyro-aryténoïdien, crico-aryténoïdien postérieur et crico-aryténoïdien latéral, et un muscle médian, le muscle aryténoïdien. Les muscles crico-thyroïdiens

(Pl. 23, 24 et 25) naissent de la partie antérieure et des parties latérales du cartilage cricoïde et se dirigent obliquement de chaque côté pour aller s'insérer au bord inférieur et à la corne inférieure du cartilage thyroïde. Agissant de haut en bas, ces muscles élèvent l'anneau du cartilage cricoïde, et, ce faisant, abaissent les cartilages aryténoïdes, de façon à tendre et à raidir les vraies cordes vocales, le cartilage thyroïde étant en même temps fixé par les muscles extrinsèques thyro-hyoïdiens (page 236).

Les muscles crico-thyroïdiens reçoivent leurs filets moteurs de la branche externe du nerf laryngé supérieur, et ce sont les seuls muscles du larynx innervés par ce nerf, dont les autres branches, étant sensitives, se distribuent à la muqueuse du larynx. Il y a cependant des filets anastomotiques entre le nerf laryngé supérieur et le nerf laryngé inférieur, ou récurrent, qui innerve au point de vue moteur tous les autres muscles intrinsèques du larynx.

Les *muscles thyro-aryténoïdiens* sont formés chacun de deux faisceaux plats qui se recouvrent. Le faisceau *externe* naît des ailes du thyroïde et de la portion contiguë de la membrane crico-thyroïdienne, et se dirige en arrière pour aller s'insérer, par quelques fibres transversales, au cartilage aryténoïde, et par quelques fibres obliques au repli aryténo épiglottique ; quelques unes de ces dernières fibres passent à l'épiglotte de chaque côté, et sont pour cette raison, appelées quelquefois *muscles thyro-épiglottiques.* Le faisceau *interne* naît de l'insertion antérieure des vraies cordes vocales et de la fossette adjacente du cartilage thyroïde, et, passant en arrière, va s'insérer à l'angle antérieur de la base du cartilage aryténoïde. Leurs fibres sont parallèles aux vraies cordes vocales ; beaucoup d'entr'elles se confondent avec les ligaments thyro-aryténoïdiens, ce sont les fibres vocales, et les autres rayonnent au-dessous de la membrane muqueuse, sur les ventricules du larynx. Par suite de la diversité d'origine de leurs fibres, les muscles thyro-aryténoïdiens ont une action complexe. Leur rôle principal est d'attirer en avant les cartilages aryténoïdes et de relâcher ainsi les cordes vocales ; mais, par suite des rapports de leurs faisceaux internes avec les cordes, on suppose que le degré de tension de ces dernières est modifié par l'action indépendante des fibres vocales de ces muscles. L'action successive des diverses fibres, agissant en même temps des deux côtés, produit une rotation en dedans du cartilage aryténoïde, de sorte que la glotte se rétrécit et que les cordes vocales se rapprochent pour prendre la position nécessaire à la phonation.

Les *muscles crico-aryténoïdiens postérieurs* naissent des faces aplaties du cartilage cricoïde, de chaque côté de la crête médiane postérieure. Leurs fibres sont disposées aussi en faisceaux, la plupart d'entr'elles convergeant vers les angles externes des bases des cartilages aryténoïdes; mais quelques-unes des fibres inférieures vont souvent s'insérer aux cornes inférieures du cartilage thyroïde. L'action de ces muscles est mise en jeu à chaque inspiration pendant la vie, et contribue à faire pivoter les cartilages aryténoïdes en attirant leurs angles externes vers la ligne médiane, et, par conséquent, en éloignant de la ligne médiane leurs angles antérieurs, auxquels les cordes vocales sont attachées, de façon à dilater la glotte. Les *muscles crico-aryténoïdiens latéraux* sont beaucoup plus petits que les postérieurs. On ne les aperçoit qu'en enlevant les ailes du cartilage thyroïde. Ils proviennent des côtés du bord supérieur du cartilage cricoïde, et s'insèrent, par leurs fibres convergentes, aux angles externes des bases des cartilages aryténoïdes, au-devant des muscles crico-aryténoïdiens postérieurs. Ils servent à attirer les cartilages aryténoïdes en dedans et en avant, et de cette façon à rapprocher et relâcher les cordes vocales. L'unique *muscle aryténoïdien* s'attache aux faces postérieures des cartilages aryténoïdes, et est formé principalement de fibres transversales qui rapprochent l'un de l'autre les cartilages et produisent ainsi la contraction de la glotte. Il existe d'autres fibres musculaires intimement unies aux précédentes, qui naissent des angles externes des cartilages aryténoïdes et montent obliquement d'un côté à l'autre, de façon à s'entrecroiser, quelques-unes s'attachant au sommet du cartilage aryténoïde opposé, tandis que d'autres se continuent à l'intérieur des replis aryténo-épiglottiques, jusqu'aux parties latérales de l'épiglotte; ces dernières sont appelées quelquefois *muscles aryténo-épiglottiques*. Les fascicules inférieurs de ces derniers constituent les *muscles compresseurs du ventricule*, ou *muscles de Hilton*, que nous avons déjà mentionnés. On trouve encore, dans les plis de la muqueuse en rapport avec l'épiglotte, d'autres faisceaux de fibres musculaires, plus ou moins développés, dont la fonction a donné lieu à beaucoup d'hypothèses; ils ont relativement peu d'importance, n'ayant probablement rien de commun avec les modifications de la voix, mais contribuant plutôt à abaisser l'épiglotte pendant la déglutition. A l'époque de la puberté, les muscles du larynx ne se développent pas aussi rapidement que les cartilages, circonstance à laquelle est due la « mue de la voix ». Ces muscles acquièrent de la force par l'usage, suivant les efforts des chanteurs et des orateurs.

Les *muscles extrinsèques du larynx* sont ceux qui s'insèrent à l'os hyoïde et au cartilage thyroïde, qu'ils contribuent à fixer de façon à permettre aux muscles intrinsèques d'agir. Ils sont décrits avec la région antérieure du cou.

Les *artères du larynx* proviennent de l'artère thyroïdienne supérieure ou descendante, branche de l'artère carotide externe, et de la branche thyroïdienne inférieure ou ascendante, branche du tronc thyroïdien de l'artère sous-clavière. L'artère thyroïdienne supérieure fournit la plus grande partie du sang nécessaire au larynx, au moyen de l'*artère laryngienne supérieure* ; celle-ci se dirige en dedans, au-dessous des muscles extrinsèques du larynx et, après avoir passé entre les muscles constricteurs moyen et inférieur du pharynx, traverse la membrane thyro-hyoïdienne, puis envoie des branches aux muscles intrinsèques et à la muqueuse du larynx. Ce vaisseau perfore quelquefois les ailes du cartilage thyroïde. Ses rameaux s'anastomosent abondamment avec ceux de l'artère opposée et avec ceux des artères thyroïdiennes inférieures : la muqueuse est donc très vasculaire, ce que démontrent son engorgement rapide et le changement de sa couleur rose ordinaire en un rouge brillant, qui se produisent à l'occasion de la plus légère irritation. L'artère laryngée supérieure se continue en dehors jusqu'au bord inférieur du cartilage thyroïde, au niveau duquel elle court sur la membrane crico-thyroïdienne, et prend le nom d'*artère crico-thyroïdienne* (Pl. 20, 23, 24 et 25). Ce vaisseau forme une petite anse qui communique avec son semblable du côté opposé, et est ordinairement très insignifiant ; comme l'anse elle-même est plus près du cartilage thyroïde que du cricoïde, on peut l'éviter dans une opération urgente de laryngotomie en introduisant la lame du bistouri parallèlement au bord supérieur du cartilage cricoïde et immédiatement au-dessus, puis tournant le tranchant en bas sur la ligne médiane. Parfois, cependant, l'artère crico-thyroïdienne est très grosse (Pl. 24, Fig. 2, N° 30), ou il peut se trouver une branche anormale de l'artère thyroïdienne supérieure (Pl. 25), qui occupe sa place, de sorte que, si on en a le temps, il est plus sûr de ne pas ouvrir le larynx avant d'avoir fait une incision cutanée préliminaire et mis à nu la crico-thyroïdienne dans le but de l'examiner. Chez les enfants l'espace crico-thyroïdien est très petit et le cercle du cartilage cricoïde devra être tranché si l'on veut introduire une canule. Le revêtement muqueux, au sommet de la trachée, est si peu adhérent, qu'une canule pourrait être introduite entre la muqueuse et la trachée, au lieu d'entrer dans la trachée. Ce qui, de fait, est arrivé à des opérateurs habiles. Les *veines du larynx* accompagnent les artères, et se terminent dans les *veines thyroïdiennes supérieures, moyennes* et *inférieures.*

Les *nerfs du larynx* sont les rameaux des branches laryngées supérieure (ou descendante), et inférieure (récurrente ou ascendante) du nerf pneumogastrique. Le *nerf laryngé supérieur* provient du ganglion inférieur du nerf pneumogastrique, descend sur le côté du larynx, entre les muscles constricteurs moyen et inférieur, en rapport intime avec l'artère laryngée supérieure, et se divise en nerfs laryngés interne et externe. Le *nerf laryngé interne* traverse la membrane thyro-hyoïdienne, avec la branche interne de l'artère, et donne à toute la muqueuse du larynx sa sensibilité, qui est normalement très vive dans les replis environnant l'épiglotte, ce qui, lors de la déglutition, contribue à empêcher les aliments de tomber dans le larynx. Lorsqu'un corps étranger, tel qu'une miette de pain ou une arête de poisson, touche la muqueuse du larynx, elle provoque une toux spasmodique et un effort d'expulsion involontaire. La sensibilité de la muqueuse de revêtement est cependant variable, et chose remarquable, lorsque des corps étrangers sont retenus dans ses plis, non seulement leur présence est tolérée, mais le patient, au bout de peu de temps, n'en a plus conscience. C'est ce qui rend possible le tubage, destiné à remédier à la sténose du larynx. Il est probable aussi que la sensibilité habituelle de la muqueuse est diminuée lorsque les parties sont œdématiées par l'inflammation. Les branches du nerf laryngé interne forment des plexus situés sous la couche épithéliale de la muqueuse; elles se terminent par une extrémité renflée ou par un corpuscule ressemblant aux corpuscules du goût de la langue, et sont entourées de cellules ganglionnaires. Ces branches sont moins nombreuses sur les vraies cordes vocales que dans toute autre partie du larynx. Ce nerf est en rapport avec le nerf laryngé inférieur par un filet anastomotique qui se dirige en bas, derrière l'aile du cartilage thyroïde, et un autre de ses filets traverse ordinairement le muscle aryténoïdien, auquel il se distribue sans doute. Le *nerf laryngé externe*, après être descendu au-dessous des muscles dépresseurs du larynx, innerve principalement le muscle crico-thyroïdien. Il fournit aussi un rameau au lobe adjacent du corps thyroïde.

Les *nerfs laryngés inférieurs* (ou *récurrents*) se détachent des nerfs pneumogastriques à la racine du cou (Pl. 32, 33, 35 et 40), mais leurs rapports sont différents sur les deux côtés. Le nerf laryngé inférieur *droit* quitte le pneumogastrique au niveau du bord inférieur de l'artère sous-clavière, à l'endroit où cette artère naît de l'artère innominée, et se dirige obliquement en haut, vers la partie latérale de la trachée, en passant au-dessous des artères sous-clavière et thyroïdienne inférieure. Le nerf laryngé inférieur *gauche* quitte le pneumogastrique au niveau du bord inférieur de la crosse de l'aorte, à peu près au commencement de la portion descendante de ce tronc; après s'être enroulé au-dessous de la crosse, il se dirige en haut et gagne la trachée. Des deux côtés les nerfs laryngés inférieurs occupent la gouttière située entre la trachée et l'œsophage (Pl. 24, Fig. 2); ils entrent dans le larynx au-dessous du muscle constricteur inférieur et envoyent des branches à tous les muscles laryngés intrinsèques, excepté au crico-thyroïdien, ainsi que déjà nous l'avons dit (page 180).

Le trajet *récurrent* des nerfs laryngés inférieurs a attiré l'attention des anatomistes depuis Galien et beaucoup d'explications différentes ont été proposées. Il dépend probablement des variations qui surviennent dans cette région et qui sont proportionnées au développement des arcs branchiaux de l'embryon ; le trajet *normal* de ces nerfs, à droite et à gauche, tel que nous l'avons décrit ci-dessus, est la conséquence des rapports des grosses artères de la racine du cou. On remarque que, lorsque ces artères ont une origine anormale, particulièrement la sous-clavière droite, le nerf laryngé inférieur droit n'est pas récurrent, mais quitte le pneumogastrique au niveau du cartilage cricoïde.

Les *vaisseaux lymphatiques du larynx* accompagnent les veines et se terminent dans les ganglions lymphatiques cervicaux voisins des lobes latéraux du corps thyroïde.

Situé entre la trachée et l'os hyoïde, qui supporte la langue, le larynx est par suite subordonné aux mouvements de cet organe. La mobilité du larynx est nécessaire aux actes de la déglutition et de la parole. Pendant ce dernier acte, le larynx est élevé dans l'émission des sons aigus et abaissé dans les sons graves. Pendant la déglutition, le larynx s'élève en haut et en avant. En se portant en avant il ouvre l'orifice du gosier de façon à ce qu'il puisse recevoir le bol alimentaire, et en se portant en haut, il rencontre la base de la langue, qui rabat l'épiglotte sur la glotte, de sorte que des particules alimentaires en peuvent entrer dans l'appareil respiratoire.

La mobilité du larynx rend très difficiles les opérations pratiquées sur cet organe, et il est essentiel, pour y procéder, que l'organe soit préalablement immobilisé autant que possible.

La trachée est décrite avec la région antérieure du cou (page 236).

RÉGION DU COU

Le *squelette du cou* (Pl. 1 et 28) est si bien recouvert par les tissus mous environnants (Pl. 12 et 14), que ses saillies sont moins visibles extérieurement que celles d'aucune autre région du corps. Les rapports des parties qui constituent le cou sont considérablement influencés par la position du crâne, supporté un peu en arrière de son axe, par la partie la plus flexible de la colonne vertébrale. Il faut se rappeler qu'une ligne tirée d'un côté à l'autre au-devant des apophyses mastoïdes, divisera en deux parties égales les apophyses condyloïdiennes, et que les dents de la mâchoire supérieure se trouvent sur le même plan que le trou occipital à la base du crâne. Si l'on pratique une coupe horizontale du cou à peu près au niveau de la cinquième vertèbre cervicale (Pl. 14, Fig. 1, N° 1), le corps de cette vertèbre se trouvera sur la *partie antérieure* de la coupe, en même temps que l'œsophage, la trachée, les gros vaisseaux, les nerfs et les ganglions, tandis que les muscles qui maintiennent la tête droite sur l'épine dorsale, occuperont surtout sa *partie postérieure*.

Les POINTS DE REPÈRE OSSEUX DU COU sont très peu nombreux, mais ils sont très importants. Il peuvent être constatés, si on exerce des pressions, ou par la palpation, et si on modifie les positions relatives de la tête et du tronc pendant ces recherches.

Lorsque le corps est droit, les épaules d'aplomb et la tête maintenue de façon à ce que la face regarde droit en avant, une ligne tirée obliquement, le long du corps de la mâchoire inférieure, depuis la protubérance occipitale jusqu'au menton, est à peu près parallèle à une ligne tirée du bord inférieur de la première vertèbre dorsale au sommet du sternum; ces deux lignes peuvent être considérées comme les limites supérieure et inférieure de cette région. La vertèbre atlas ne peut être perçue à la partie postérieure du cou à travers les parties molles, mais en inclinant la tête en avant ou en arrière, on peut facilement sentir les apophyses épineuses des six vertèbres cervicales suivantes. La saillie de la septième vertèbre est toujours si bien marquée (Pl. 1, N° 15), que cet os a reçu la désignation spéciale de *vertèbre proéminente.* L'apophyse épineuse de la cinquième vertèbre se trouve, par suite de sa direction oblique, au même niveau que le disque qui sépare les corps de la cinquième et de la sixième vertèbres. Sur les côtés, l'apophyse transverse de l'atlas peut être perçue au-devant et au-dessous de l'apophyse mastoïde, et une pression profonde, exercée dans la fosse sus-claviculaire, permet de sentir l'apophyse transverse de la septième vertèbre. A environ un travers de doigt au-dessus de cette dernière, on sentira, si l'on fait mouvoir la tête d'un côté à l'autre, le tubercule antérieur de la sixième vertèbre cervicale qui, en raison de son rapport avec l'artère carotide placée au-devant de lui, est connu sous le nom de « tubercule carotidien ».

A la partie *antérieure du cou,* l'os hyoïde et les cartilages externes du larynx, les cartilages thyroïde et cricoïde, sont des points de repère utiles pour déterminer la position des vaisseaux profonds et des parties attenantes; mais, par suite de la mobilité de ces organes qui leur permet de s'accommoder aux efforts de la déglutition et de la respiration, et étant donné les changements de position qui résultent de la mobilité des vertèbres cervicales, il faudra noter avec soin leurs rapports avec le menton en haut, et avec la partie supérieure du sternum en bas. Chez *l'adulte,* lorsque la tête est droite, le corps de l'os hyoïde, ainsi que ses grandes cornes, peut être perçu immédiatement au-dessous du corps de la mâchoire inférieure. A environ deux centimètres, ou trois quarts de pouce, au-dessous de lui, se trouve le sommet du cartilage thyroïde, dont l'échancrure antérieure, ou *pomme d'Adam,* est reconnaissable, mais toujours plus proéminente chez l'homme que chez la femme. Au niveau du bord inférieur du cartilage thyroïde, il existe une dépression qui correspond à la membrane crico-thyroïdienne, celle-ci réunissant ce bord à la partie annulaire du cartilage cricoïde (page 177). Ce dernier constitue le point de repère le plus important de la partie antérieure du cou, car on le trouve facilement sur les individus gros aussi bien que sur les sujets maigres, dans les deux sexes, et à toutes les périodes de la vie. Lorsqu'on compare l'état de ces parties chez l'enfant et chez l'adulte, il ne faut pas perdre de vue que le larynx n'est pas développé avant la puberté, et que les modifications des mâchoires, en ce qui concerne la grandeur et la forme de leurs branches et le développement progressif des bords alvéolaires, contribuent beaucoup à changer la position relative de quelques-unes des parties voisines. En inclinant la tête en arrière *chez l'adulte* (Pl. 53, Fig. 1 et Pl. 23 et 24), l'espace qui sépare du menton la partie supérieure du sternum est environ double de ce qu'il mesure lorsque la tête est dans la position naturelle, et son augmentation porte surtout sur la partie comprise entre le menton et le cartilage cricoïde. Chez l'enfant, cependant, la tête étant placée de la même façon, l'espace entre le cartilage cricoïde et le sommet du sternum augmente, parce que chez l'enfant le cartilage cricoïde est relativement plus élevé dans le cou, par suite de la petite taille du larynx. A mesure que le larynx se développe, le cartilage cricoïde descend vers le sternum, et la trachée, ainsi que les autres parties du cou, prennent la situation qu'elles ont chez l'adulte. La distance qui sépare le cartilage cricoïde et le sternum ne dépasse pas quatre centimètres, ou un pouce et demi, dans le port ordinaire de la tête, et lorsque le cou est étendu, il augmente d'à peu près douze millimètres, ou un demi pouce. La portion supérieure de la trachée peut ordinairement être perçue immédiatement au-dessous du cartilage cricoïde, mais ses anneaux séparés ne peuvent être distingués, parce que la trachée s'éloigne de la superficie en descendant, de sorte que, à la naissance du cou, elle est à une distance considérable de la surface (Pl. 24 et 25). Lorsque la tête est droite, le cartilage cricoïde se trouve à peu près au niveau de l'épine de la cinquième vertèbre cervicale (Pl. 1 et 12) ; lorsque la tête est inclinée en arrière, de façon à étendre complètement le cou, le cartilage cricoïde est élevé jusqu'au niveau de la quatrième vertèbre ; et lorsque la tête est penchée en avant jusqu'à faire toucher le menton à la poitrine, le cartilage cricoïde est abaissé, et correspond à la sixième vertèbre. Le développement général du cou varie chez les différents individus, et est proportionné à la taille.

Les variations individuelles dans la longueur du cou chez l'adulte sont quelquefois plus apparentes que réelles, et résultent souvent de quelque particularité dans la conformation des épaules. Sa largeur est souvent variable. Chez les enfants, la longueur relative de cette région est due au peu de développement de la face, le larynx se trouvant rapproché de la langue et de l'os hyoïde ; il est important de noter que dans l'enfance la partie supérieure du manubrium du sternum est plus élevée par rapport à la colonne vertébrale que chez l'adulte.

La peau de la *partie antérieure* de la région cervicale est mince, délicate et très élastique, et elle est reliée si faiblement par le fascia superficiel à l'aponévrose profonde, qui enveloppe les tissus profonds, qu'elle se laisse facilement soulever en plis. La quantité de graisse qui existe dans le tissu sous-cutané varie suivant les points considérés, mais elle a une tendance à devenir diffuse au-dessus de l'os hyoïde, où elle forme la saillie que l'on a appelée « double menton ». La peau de la nuque forme un contraste frappant avec celle de la partie antérieure du cou, elle est très épaisse et adhère aux gaînes des muscles situés au-dessous, de sorte que quand la tête est défléchie en arrière, la peau est refoulée en plis transversaux (Pl. 53, Fig. 1). L'épaisseur particulière et le peu de vascularité du fascia superficiel en cet endroit le rend susceptible de devenir le siège d'anthrax, ce qui lui a fait quelquefois donner le nom de « tissu carbonculaire ».

En rapport intime avec la peau de la partie antérieure et des côtés du cou on trouve le mince muscle cutané appelé *muscle peaucier du cou* (Pl. 17, N° 7 et Pl. 23, Fig. 1, N° 9). Ce muscle provient ordinairement de la peau qui recouvre le menton, le corps de la mâchoire, la joue et l'aponévrose du masséter. Ses fibres se dirigent en bas et en dehors et forment un feuillet continu qui s'étend sur la portion latérale du cou et s'insère dans le tissu sous-cutané qui recouvre les muscles grand pectoral et deltoïde. Quelques-uns des faisceaux

Planche XXVII

Relevé topographique de la face antérieure du corps d'un homme adulte et bien développé, fait surtout en vue de l'étude clinique des rapports des viscères thoraciques et abdominaux. On voit aussi les rapports des os avec la surface de l'extrémité supérieure du membre supérieur droit et la localisation des aires de distribution des nerfs sensitifs à la face antérieure du bras et de l'avant-bras gauches.

1. Le sommet du poumon droit au-dessus de la clavicule.
2. La situation de l'artère innominée.
3. La situation de la grosse tubérosité de l'humérus.
4. La situation de la tête de l'humérus droit.
5. La situation de la petite tubérosité de l'humérus.
6. Point où les bords antérieurs des poumons se rapprochent l'un de l'autre, sur la base du cœur, dans l'inspiration forcée.
7. La jonction du troisième cartilage costal droit avec le sternum, correspondant à la situation de la base du cœur.
8. La situation des valvules semilunaires de l'aorte.
9. La situation de la valvule auriculo-ventriculaire droite.
10. Le mamelon droit.
11. La position de la face supérieure du foie, en rapport avec l'arcade droite du diaphragme.
12. La situation de la petite courbure de l'estomac.
13. Le point jusqu'où descend le lobe inférieur du poumon droit pendant une inspiration profonde, parallèlement au bord inférieur du cartilage de la sixième côte.
14. Le cartilage de la septième côte droite.
15. La position du lobe droit du foie.
16. Le condyle interne de l'humérus droit.
17. La position de la grosse extrémité de la vésicule biliaire en rapport avec le huitième cartilage costal droit.
18. La position de la tête du radius.
19. La situation de l'extrémité inférieure du rein droit.
20. La position de la partie inférieure de la veine cave inférieure.
21. L'épine antéro-supérieure de l'os iliaque droit.
22. Endroit où sont situés le cæcum et l'appendice vermiforme.
23. La situation du ligament de Poupart.
24. La tête du fémur droit.
25. Le grand trochanter du fémur.
26. Le petit trochanter du fémur.
27. Le sommet du poumon gauche au-dessus de la clavicule.
28. L'aire cutanée de distribution du nerf sous-claviculaire externe.
29. L'échancrure sus-sternale.
30. La situation de l'artère carotide commune gauche.
31. La situation de l'artère sous-clavière gauche.
32. La crête qui sépare la poignée et la lame du sternum.
33. La situation de l'artère pulmonaire.
34. La situation des valvules semilunaires de l'artère pulmonaire.
35. La situation de la valvule auriculo-ventriculaire gauche.
36. L'aire de distribution du petit nerf cutané.
37. L'aire de distribution cutanée du nerf circonflexe.
38. Le mamelon gauche.
39. Le point de jonction de la cinquième côte gauche avec son cartilage.
40. Le point où l'on sent les battements de la pointe du cœur.
41. L'aire cutanée de distribution du nerf intercosto-huméral.
42. La pointe de l'appendice xyphoïde.
43. Point jusqu'où descend le lobe inférieur du poumon gauche pendant une inspiration profonde.
44. Le cartilage de la septième côte gauche.
45. L'aire cutanée de distribution du nerf brachial cutané interne.
46. La situation de la rate en rapport avec les huitième, neuvième et dixième côtes gauches.
47. La situation de l'estomac en rapport avec la paroi antérieure de l'abdomen.
48. Le cartilage de la neuvième côte gauche.
49. La situation de l'extrémité inférieure du rein gauche.
50. La situation de l'aorte abdominale, au niveau du corps de la deuxième vertèbre lombaire.
51. L'ombilic.
52. La distribution cutanée du nerf musculo-cutané à la face antérieure de l'avant-bras.
53. La partie inférieure de l'aire de distribution cutanée du nerf musculo-spiral (branche cutanée du radial).
54. La situation de l'S iliaque.
55. La situation de l'ouverture abdominale du canal inguinal.
56. La partie inférieure de l'aire de distribution cutanée du nerf musculo-cutané.
57. La situation de l'orifice externe du canal inguinal.
58. La partie supérieure de l'aire de distribution cutanée du nerf radial.

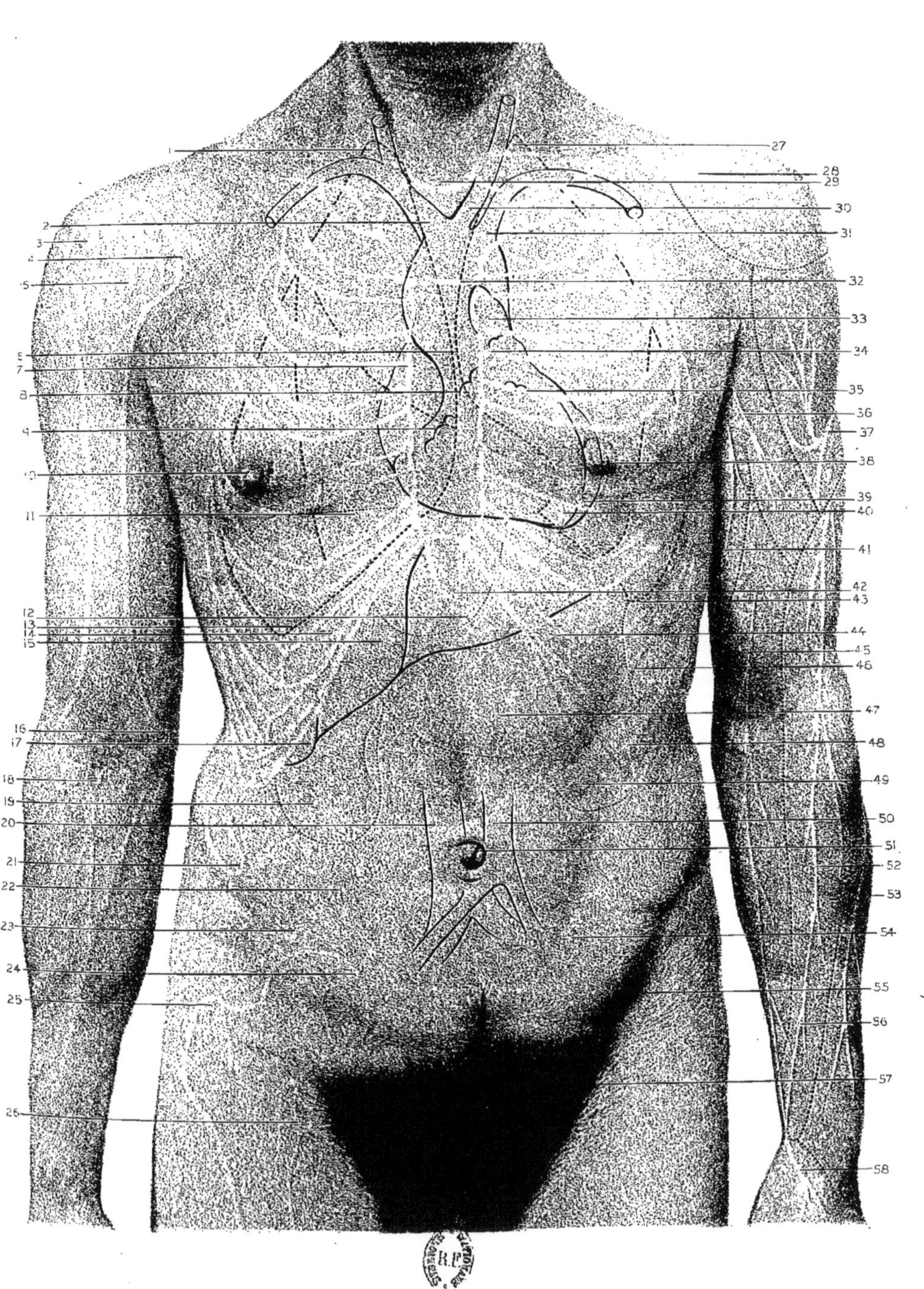

R.F.

Copyright, 1891, by George McClellan, M.D.

de la portion supérieure se confondent avec les muscles de l'angle de la bouche, et rayonnent en arrière, séparés du reste du muscle, pour former le *muscle risorius* (page 121). En avant les fibres du peaucier sont très clairsemées et minces, et croisent celles du muscle peaucier du côté opposé ; au-dessous du menton elles se développent fréquemment en bandes musculaires, formant le *sphincter du cou*. Ce muscle sert de revêtement protecteur au cou. Il est innervé par des nerfs du plexus cervical et par la branche cervicale du nerf facial, qu'il recouvre. A travers les mailles du peaucier on voit apparaître la veine jugulaire externe, lorsqu'elle suit son trajet habituel, sur une ligne partant de l'angle de la mâchoire et allant au milieu de la clavicule (Pl. 17, N° 5). Le contour bleu de cette veine est presque toujours perceptible pendant la vie à travers la peau ; il est particulièrement prononcé pendant la parole, le chant et la toux. De même aussi, lorsque la respiration est retenue et que l'on fait un grand effort, on voit se gonfler ces veines, ainsi que celles du front. Lorsque l'on enlève le peaucier, on met à nu le fascia cervical profond qui forme au cou un revêtement intime, sur lequel sont situées les branches superficielles du plexus cervical et les veines jugulaires externes et antérieures (Pl. 23, Fig. 2, N° 34). La *veine jugulaire externe* est formée par la réunion des veines temporale et maxillaire interne dans l'intérieur de la parotide (page 134), au bord inférieur de laquelle elle reçoit les veines transverses de la face et la veine auriculaire postérieure. Elle croise obliquement le muscle sterno-mastoïdien, et généralement suit un trajet vertical jusqu'à environ un demi pouce au-dessus du milieu de la clavicule, point où elle traverse l'aponévrose profonde, et se termine dans la veine sous-clavière. Quelquefois cette veine rejoint la veine jugulaire commune avant de se jeter dans la sous-clavière, auquel cas la jugulaire externe suit le bord postérieur du muscle sterno-mastoïdien. La jugulaire externe est munie de deux paires de valvules ; la paire *inférieure*, placée près de sa terminaison, est imparfaite, mais la paire *supérieure* située à quatre centimètres, ou environ un pouce et demi, au-dessus de la clavicule, est plus complète. Près de l'angle de la mâchoire, la veine *sous-maxillaire* (Pl. 18, N° 17) établit une communication entre les veines jugulaire externe et faciale. La jugulaire externe reçoit vers sa partie médiane la veine occipitale, et est rejointe dans la fosse sus-claviculaire, par des veines qui viennent de la région scapulaire : ces dernières sont importantes, parce qu'elles recouvrent l'artère sous-clavière à l'endroit où on la cherche ordinairement (Pl. 17, N° 8). Le *nerf grand auriculaire* contourne le bord postérieur du muscle sterno-mastoïdien, au point ou il est croisé par la veine jugulaire externe, puis il se dirige en haut vers la glande parotide, en s'appliquant sur la veine. Le *nerf cervical superficiel* passe en ce point sous la veine et se divise en branches cutanées qui innervent la face antérieure du cou (Pl. 18, N° 26 et Pl. 23, Fig. 2, N° 31). La *veine jugulaire antérieure* est ordinairement insignifiante, mais son volume est en raison inverse de celui de la veine jugulaire externe, car il augmente lorsque cette veine est petite ou insuffisante. Il existe quelquefois deux veines jugulaires antérieures, qui sont parallèles et situées le long du raphé médian antérieur du cou, et qui communiquent par de courtes anastomoses au dessus du sternum. La jugulaire antérieure se termine soit dans la jugulaire externe, soit dans la sous-clavière au-dessous de l'extrémité sternale du muscle sterno-mastoïdien.

Les nerfs cutanés du cou sont les branches superficielles du plexus cervical, qui est formé par des anastomoses des branches antérieures des quatre nerfs cervicaux supérieurs : ce plexus est situé au-dessous du muscle sterno-mastoïdien, et ne peut être vu que si on attire ce muscle de ce côté (Pl. 20 et 21).

Les nerfs cervicaux supérieurs, dont le plus important est le *grand nerf occipital*, appartiennent plus particulièrement à la nuque (Pl. 22, Fig. 1, Nos 3 et 12). Les nerfs qui se distribuent à la partie antérieure du cou apparaissent sur le bord postérieur du muscle sterno-mastoïdien et se divisent en branches qui se dirigent en haut, en avant et en bas, formant ce que l'on appelle quelquefois la *patte d'oie cervicale* (*pes anserinus cervicis*). Les nerfs grand auriculaire et cervical superficiel viennent des deuxième et troisième nerfs cervicaux, et ont été décrits en même temps que la veine jugulaire externe. Le *petit nerf occipital* vient du deuxième nerf cervical ; il monte le long du bord postérieur du muscle sterno-mastoïdien jusqu'à la partie postérieure de l'oreille et s'anastomose avec les nerfs grand occipital et auriculaire postérieur (Pl. 53, Fig. 1). Il envoie aussi une branche profonde au nerf spinal. Les branches descendantes du plexus viennent des troisième et quatrième nerfs cervicaux, et se divisent en nerfs *sternal, claviculaire* et *acromial*, qui innervent respectivement la peau dans le voisinage du sternum, de la clavicule et de l'acromion (Pl. 18, 19 et 23). La branche cervicale du nerf facial (Pl. 19) traverse l'aponévrose profonde au niveau de la glande parotide, et, passant près de l'angle de la mâchoire, décrit une courbe sur la partie supérieure du cou ; elle innerve le peaucier et la peau, puis rejoint le nerf cervical superficiel.

Il existe sur la face externe de l'aponévrose cervicale profonde, quelques ganglions *lymphatiques superficiels*, en rapport avec les veines jugulaires externe et antérieure.

Le Fascia profond de la région cervicale, comme partout ailleurs, constitue une enveloppe aponévrotique à toutes les parties profondes, les retient en place et conserve leurs rapports entre elles. De sa face inférieure partent des prolongements qui se réfléchissent sur les organes et s'adaptent à leurs fonctions diverses, de sorte qu'ils les enchassent dans des gaînes spéciales. Ces prolongements sont plus fortement développés sur certains points que sur d'autres et par leurs insertions spéciales jouent un rôle important dans le fonctionnement de cette région compliquée. En d'autres endroits ils forment des cloisons épaisses disposées de façon à offrir une protection contre les effets nuisibles de la pression atmosphérique. Il doit être entendu que ce n'est pas une membrane ininterrompue, formée par des feuillets complets, et que non seulement elle est modifiée et adoptée aux besoins des muscles, des vaisseaux, etc., mais qu'elle est aussi çà et là traversée par des vaisseaux et des nerfs sur lesquels elle est réfléchie et qu'elle établit ainsi des communications entre ses propres culs-de-sac et ceux des régions adjacentes, le thorax et les aisselles.

PLANCHE XXVIII

Vue de la face antérieure d'un squelette (ligamenteux) naturel d'un Européen âgé de trente-huit ans, montrant les points de repère osseux et leurs rapports avec les parties molles.

1. La crête temporale droite.
2. Le trou sus-orbitaire droit.
3. La suture écailleuse.
4. L'apophyse angulaire externe de l'orbite.
5. La scissure sphénoïdale à la partie postérieure de l'orbite droit.
6. Le trou sous-orbitaire.
7. L'os malaire droit.
8. Les dents incisives.
9. L'angle de la mâchoire inférieure — le *gonion*.
10. Le trou mentonnier.
11. La clavicule droite.
12. Le manubrium du sternum.
13. L'extrémité sternale de la première côte.
14. La deuxième côte.
15. La jonction du cartilage de la troisième côte avec le sternum (correspondant à la situation de la base du cœur).
16. La troisième côte.
17. La quatrième côte (cette ligne passe sur le mamelon droit).
18. L'humérus droit.
19. La cinquième côte droite.
20. La sixième côte droite.
21. Le cartilage ensiforme ou appendice xiphoïde.
22. La septième côte droite.
23. La douzième côte droite.
24. La huitième côte droite.
25. La neuvième côte droite.
26. Le cartilage de la dixième côte droite.
27. Le radius droit.
28. L'épine antérieure et supérieure de l'os iliaque.
29. L'épine iliaque antérieure et inférieure.
30. Le grand trou sciatique.
31. Le petit trou sciatique.
32. Le grand trochanter du fémur.
33. Le ligament ilio-fémoral, sur le ligament capsulaire de la hanche.
34. Le petit trochanter du fémur.
35. L'éminence frontale gauche.
36. La glabelle.
37. Le nasion.
38. La scissure sphénoïdale derrière l'orbite gauche.
39. La cloison du nez.
40. Le trou sous-orbitaire.
41. La branche montante de l'os maxillaire inférieur.
42. Le trou mentonnier.
43. La symphyse de la mâchoire inférieure.
44. L'apophyse acromiale de l'omoplate.
45. L'apophyse coracoïde de l'omoplate.
46. L'extrémité sternale de la première côte.
47. La fosse sous-scapulaire gauche.
48. La crête sternale à la jonction de la première et de la deuxième pièces du sternum.
49. La lame ou corps du sternum.
50. La quatrième côte (cette ligne passe sur le mamelon gauche.
51. La jonction de la cinquième côte gauche avec son cartilage (à l'endroit où bat la pointe du cœur pendant la vie).
52. La sixième côte gauche.
53. Le cartilage de la septième côte gauche.
54. Le condyle interne de l'humérus gauche.
55. La tête du radius.
56. Le radius gauche.
57. Le cubitus gauche.
58. Le ligament de Poupart gauche.
59. L'apophyse styloïde du radius.
60. Le carpe gauche.

N.-B. — Dans cette préparation, l'effet de la dessiccation est cause que les deuxième, troisième et quatrième cartilages costaux ne se trouvent pas sur le prolongement rectiligne de leurs côtes, contrairement à ce qu'on observe à l'état frais.

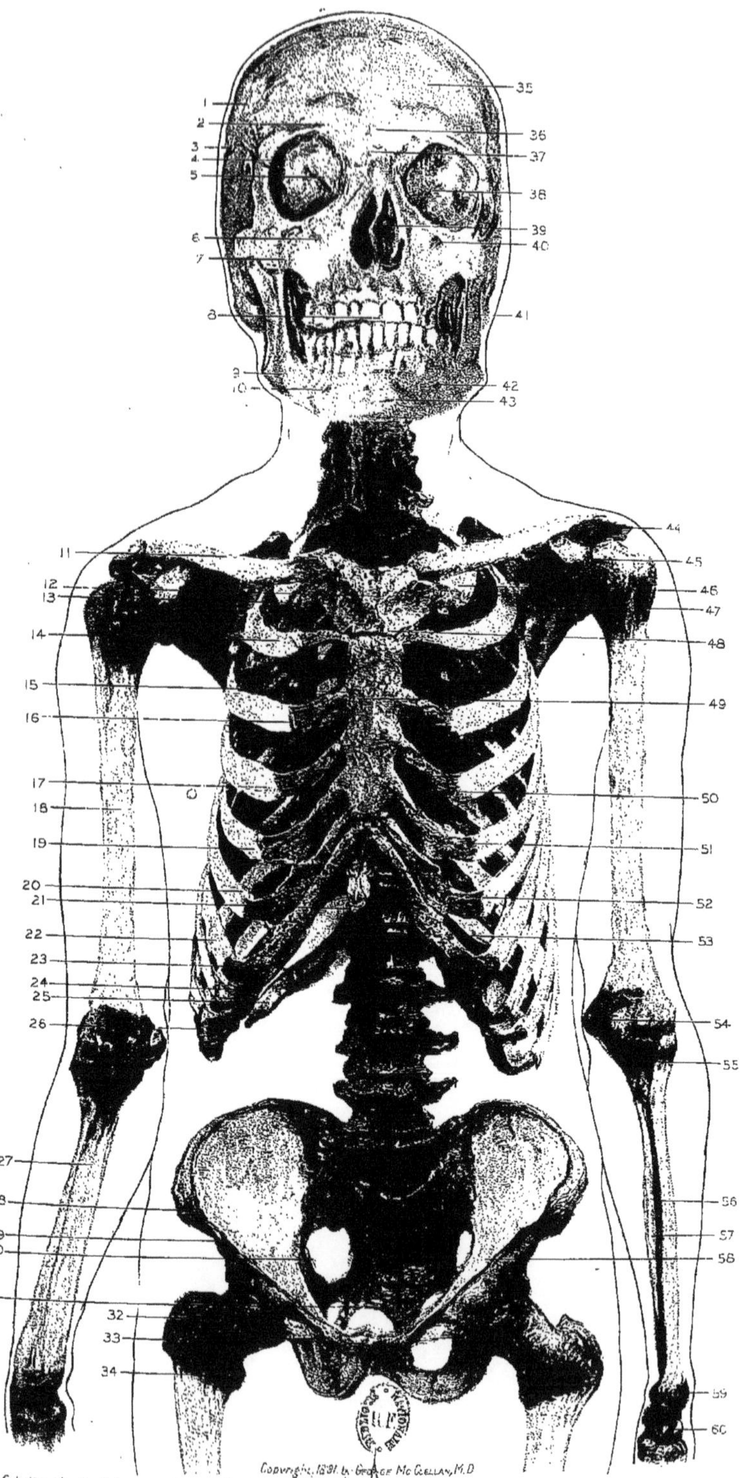

Copyright, 1891, by George McClellan, M.D

s, Photographiées et Coloriées d'après Nature par Georges Mc Clellan M.D.

Armstrong & Co Lith Boston.

Les endroits dans lesquels l'aponévrose profonde est particulièrement forte et résistante se trouvent vers l'angle de la mâchoire, au devant de la trachée et dans la fosse sus-claviculaire. Les insertions spéciales de ce fascia ont de l'intérêt, car elles donnent souvent une explication du trajet que suit le pus lorsqu'il s'en forme dans le cou ; mais on leur a accordé une importance exagérée sous ce rapport, car il s'en faut qu'elles constituent toujours des barrières efficaces contre l'envahissement du pus et qu'elles forment des voies que suivrait naturellement le pus ainsi qu'on l'écrit ordinairement. Il est vrai cependant, ici comme ailleurs, qu'une inflammation peut donner lieu à un épaississement plastique du fascia profond qui limite le développement de la tuméfaction et modifie la direction de son trajet. L'aponévrose s'attache en arrière au ligament de la nuque et aux apophyses épineuses des vertèbres cervicales, elle adhère intimement aux muscles de la nuque qu'elle recouvre et passe en avant jusqu'au muscle sterno-mastoïdien. Là elle se divise en deux couches, une *externe* et une *interne*, qui passent respectivement sur la face externe et la face interne du muscle sterno-mastoïdien, puis elle se reconstitue sur son bord antérieur, de manière à envelopper ce muscle d'une gaîne distincte, et se divise de nouveau en lames, qui se séparent à leur tour en feuillets. La *lame externe de l'aponévrose profonde* s'attache *en haut* à l'apophyse mastoïde et à la partie adjacente de l'occipital, à l'arcade zygomatique (formant, au niveau de la glande parotide, l'aponévrose parotidienne (page 130), et au bord de la mâchoire inférieure. Sur la ligne médiane du cou, cette lame se confond avec la lame correspondante du côté opposé, et s'unit intimement avec le corps de l'os hyoïde. Elle donne des gaînes aux muscles sterno-hyoïdien et sterno-thyroïdien et s'attache en bas à la clavicule et au sommet du sternum. Au-dessous du corps thyroïde, la lame externe de l'aponévrose se divise en deux feuillets qui s'insèrent aux bords antérieur et postérieur du sommet du sternum, et qui ont entr'eux l'insertion sternale du muscle sterno-mastoïdien de chaque côté. Celle-ci correspond à l'échancrure sus-sternale, et l'intervalle qui sépare les lames de l'aponévrose en cet endroit contient quelques ganglions lymphatiques enfouis dans une quantité variable de graisse, et est, de plus, traversé par la veine jugulaire antérieure. La *lame interne de l'aponévrose profonde* est très compliquée, car elle se sépare en beaucoup de subdivisions qui, dans quelques cas, se prolongent pour rejoindre des subdivisions correspondantes venues du côté opposé de l'aponévrose, et, dans d'autres cas, se confondent avec l'aponévrose profonde des régions voisines. En haut elle s'attache à la base du crâne, et s'étend de l'apophyse styloïde à l'angle de la mâchoire, formant le *ligament stylo-maxillaire.* Elle se prolonge, sous forme d'*aponévrose prévertébrale,* sur les muscles longs du cou, qu'elle sépare de la paroi postérieure du pharynx, et descend derrière l'œsophage dans le thorax, où elle se joint au ligament spinal commun antérieur. Elle s'étend sur la trachée au-dessous des muscles sterno-hyoïdiens et revêt le corps thyroïde.

Le tissu cellulaire situé entre l'aponévrose prévertébrale et les muscles constricteurs du pharynx est lâche, et peut être le siège d'abcès post-pharyngiens ou rétro-pharyngiens, qui, au lieu de s'ouvrir dans le pharynx, sont souvent guidés par l'aponévrose derrière les vaisseaux carotidiens jusqu'à la face externe du cou. Une partie de l'aponévrose prévertébrale se réfléchit, s'attache aux apophyses transverses des vertèbres cervicales, forme des gaînes aux muscles scalènes et passe sur les cordons du plexus brachial pour aller se confondre avec la membrane costo-coracoïdienne qui recouvre le muscle sous-clavier. Le nerf sympathique se trouve entre les lames prévertébrale et post-pharyngienne de l'aponévrose.

Au niveau de l'artère carotide, de la veine jugulaire externe et du nerf pneumo-gastrique, se détache de la face inférieure de la gaîne du muscle sterno-mastoïdien une expansion fibreuse, qui se confond avec un feuillet de l'aponévrose prévertébrale, et se condense considérablement de façon à former une gaîne commune pour ces deux vaisseaux et ce nerf, qui se trouvent en outre séparés l'un de l'autre par de délicates cloisons. Cette lame de l'aponévrose cervicale profonde se continue avec le péricarde au moyen de la gaîne carotidienne, et le cœur est ainsi suspendu de chaque côté du cou.

Un faisceau de l'aponévrose se réfléchit pour embrasser le tendon intermédiaire du muscle omo-hyoïdien, qu'il relie à la première côte, et se prolonge sur les vaisseaux sous-claviers dans l'aisselle. En arrière du sternum, il existe un prolongement de cette lame de l'aponévrose profonde qui passe le long du médiastin antérieur : le pus provenant d'un abcès cervical voyagera quelquefois le long de cette route et aboutira sur les côtés de l'appendice xiphoïde à la surface de l'abdomen. La disposition des lames de l'aponévrose cervicale profonde est telle, au niveau du sommet du sternum, de la première côte et de la clavicule, que les parties molles de l'orifice supérieur de la poitrine sont protégées contre la pression de l'atmosphère pendant l'inspiration.

L'aponévrose cervicale profonde n'est pas normalement forte et résistante, et ne saurait être comparée au fascia lata, mais elle peut devenir plus solide sous l'influence de la compression et de l'inflammation ; et, dans beaucoup de cas où la marche des tumeurs et des abcès dans cette région a été influencée par la résistance du fascia environnant, la tumeur ou l'abcès avait lui-même déterminé cet épaississement. Ceci s'observe surtout quand l'évolution morbide est d'allure chronique.

Le *muscle sterno-cleido-mastoïdien* (Pl. 16, 18, 19 et 23) est le point de repère musculaire qui, sur les côtés du cou, sert de guide pour la recherche des vaisseaux importants avec lesquels il est en rapport immédiat. Il s'insère sous forme d'un tendon rond et épais à la face supérieure et externe du manubrium du sternum, en dedans de l'articulation claviculaire, et, sous forme d'un faisceau plat formé de fibres musculaires et tendineuses, à la portion adjacente de la clavicule. Entre ces origines il existe un intervalle variable, comblé par une double couche du fascia cervical. Les fibres sternales s'élèvent au devant de l'articulation sterno-claviculaire et s'unissent avec les fibres claviculaires, de sorte que, vers son milieu, le muscle est fort et quelque peu arrondi, mais vers son insertion il s'aplatit pour s'attacher à l'apophyse mastoïde, à l'os temporal derrière cette apophyse, et à la partie contiguë de la ligne courbe supérieure de l'occipital. Si on examine attentivement les fibres composant les portions sternale et claviculaire, on trouvera que ces deux parties se recouvrent l'une l'autre, de sorte que les fibres sternales occupent la position la plus externe et la plus en vue; tandis que les fibres claviculaires sont plus profondes, et, pour la plupart, s'insèrent au sommet de l'apophyse mastoïde. Ces particularités des insertions de ce muscle expliquent les différents mouvements qu'il peut produire. On comprendra mieux tout cela en se reportant au squelette articulé (Pl. 1) qu'en examinant un crâne détaché (Pl. 2); il faut aussi se souvenir qu'une ligne tirée d'une apophyse mastoïde à l'autre, divisera les condyles en deux parties égales, ainsi que nous l'avons vu antérieurement, et que l'axe vertical du crâne correspond à une ligne perpendiculaire allant du vertex à la ligne inter-mastoïdienne. Ordinairement l'action combinée des deux muscles sterno-mastoïdiens maintient la tête droite, la face dirigée en avant; mais si l'action des fibres sternales, qui sont attachées de chaque côté aux os temporal et occipital derrière l'apophyse mastoïde, est la plus forte, la tête sera défléchie en arrière, la face tournée en haut; tandis que si l'action des fibres claviculaires, qui sont insérées au sommet de l'apophyse mastoïde, prédomine, la tête sera fléchie en avant. Cette action est marquée lorsque la tête s'incline et se relève et ces deux actions peuvent être démontrées au moyen de l'excitation électrique (Pl. 53, Fig. 1). Lorsqu'on étudie l'action du muscle sterno-mastoïdien il ne faut pas oublier l'existence du prolongement de l'aponévrose profonde, qui unit la partie supérieure de son bord antérieur à la mâchoire inférieure, car, selon toute probabilité, il aide à l'action matérielle des fibres claviculaires. La contraction d'un seul muscle sterno-mastoïdien tourne la tête obliquement vers l'épaule opposée, ce qui est aussi le résultat de l'action du muscle splénius de l'autre côté. L'état désigné sous le nom de « Torticolis » est généralement dû à la contraction spasmodique de l'un des muscles sterno-mastoïdiens. Lorsque la tête est fixée les muscles sterno-mastoïdiens élèvent le sternum pendant l'inspiration forcée. Chaque muscle est innervé principalement par le spinal, qui le pénètre près de l'apophyse mastoïde, en même temps que la branche sterno-mastoïdienne de l'artère occipitale. Il reçoit également des nerfs des deuxième et troisième nerfs cervicaux et des branches des artères thyroïdienne supérieure et sus-scapulaire.

La région latérale *du cou* peut être considérée comme divisée par la direction oblique du muscle sterno-mastoïdien en espaces triangulaires, les triangles cervicaux antérieur et postérieur Le *triangle cervical antérieur* est renversé, sa base étant formée par le corps de la mâchoire inférieure, et ses côtés par la ligne médiane et le bord antérieur du sterno-mastoïdien. Le *triangle cervical postérieur* a la clavicule pour base, tandis que ses côtés sont formés par le bord postérieur du sterno-mastoïdien et le bord antérieur du muscle trapèze (Pl. 16). Le cou est en outre subdivisé en triangles plus petits par la disposition des muscles digastrique et omo-hyoïdien au-dessous du sterno-mastoïdien. Le muscle digastrique est formé par deux corps musculaires, unis par un tendon intermédiaire, lequel traverse le tendon du muscle stylo-hyoïdien et s'attache au corps de l'os hyoïde au moyen d'une boucle de l'aponévrose profonde (Pl. 25, N° 4). La partie *postérieure* provient de la fosse digastrique de l'os temporal, derrière l'apophyse mastoïde. La partie *antérieure* s'attache au bord de la mâchoire inférieure, près de la symphyse. Ces deux portions forment, avec le corps de la mâchoire inférieure, le *triangle sous-maxillaire* ou *digastrique*. Lorsqu'on a enlevé le peaucier, on voit que l'aponévrose profonde forme un solide revêtement aux organes contenus dans ce triangle, organes dont le principal est la *glande sous-maxillaire* (Pl. 18, N° 20, et Pl. 13, fig. 2, N° 6), déjà décrite (page 64) de même que les rapports des artères faciale et linguale, en vue desquels cet espace triangulaire est ordinairement décrit topographiquement. La veine sous-maxillaire qui rejoint la veine faciale avec la jugulaire externe, se trouve dans l'aponévrose superficielle tout près de la mâchoire (Pl. 18, N° 17) ; et il existe en ce point six à dix ganglions lymphatiques (Pl. 16), quelques-uns au-dessus et d'autres au-dessous de la glande salivaire : ils reçoivent les vaisseaux lymphatiques de la face, de la langue et des amygdales, dont il a déjà

Planche XXIX

La partie antérieure du thorax et la partie supérieure de l'abdomen ont été enlevées pour montrer les rapports du cœur, des poumons, du diaphragme, du foie, de l'estomac et de la rate avec les côtes et leurs cartilages sternaux. Les poumons sont insufflés (tels qu'ils sont dans une inspiration profonde), pour indiquer l'aire de matité du cœur. D'après un sujet âgé d'environ quarante ans, dont les organes étaient normaux.

1. L'échancrure sus-sternale.
2. La première côte droite.
3. La deuxième côte droite.
4. Le lobe supérieur du poumon droit.
5. La troisième côte droite.
6. La base du cœur.
7. La situation des valvules tricuspides.
8. La quatrième côte droite.
9. Le mamelon droit.
10. L'oreillette droite du cœur.
11. Le lobe moyen du poumon droit.
12. La cinquième côte droite.
13. Le lobe inférieur du poumon droit reposant sur le diaphragme et recouvrant le foie.
14. La sixième côte droite.
15. L'appendice xyphoïde.
16. La face supérieure du diaphragme vue à travers l'espace qui sépare la sixième et la septième côte.
17. Le cartilage de la sixième côte droite.
18. La septième côte droite.
19. Le lobe gauche du foie.
20. La huitième côte droite, qui dans ce cas est une *vraie côte* puisqu'elle possède un cartilage sternal indépendant.
21. Le cartilage de la neuvième côte droite dans ses rapports avec le fond de la vésicule biliaire.
22. Le cartilage de la dixième côte droite.
23. Le bord inférieur du lobe droit du foie.
24. Le grand épiploon.
25. Le manubrium ou poignée du sternum.
26. La première côte gauche.
27. La seconde côte gauche.
28. La crête qui indique la jonction du manubrium et du corps du sternum et qui correspond aux cartilages des deuxièmes côtes.
29. La troisième côte gauche.
30. La situation des valvules pulmonaires.
31. Le lobe supérieur du poumon gauche.
32. La quatrième côte gauche.
33. La position de la valvule mitrale.
34. Le mamelon gauche.
35. La cinquième côte gauche.
36. Le ventricule droit du cœur.
37. L'endroit où la pointe bat chez l'adulte.
38. La face supérieure du diaphragme, vue entre la cinquième et la sixième côtes.
39. La sixième côte gauche.
40. Le bord inférieur du poumon gauche.
41. Le cartilage de la huitième côte gauche, qui se réunit au sternum par un cartilage spécial.
42. La septième côte gauche.
43. La huitième côte gauche.
44. L'estomac modérément distendu.
45. Le cartilage de la neuvième côte gauche.
46. Le cartilage de la dixième côte gauche.
47. Le bord inférieur de la rate dans ses rapports avec le cartilage de la dixième côte.
48. Les branches de l'artère gastro-épiploïque droite.

N.-B. — Le sujet sur lequel cette dissection a été pratiquée présentait l'anomalie rare d'une huitième côte vraie de chaque côté. Le fait est très bien démontré sur cette planche.

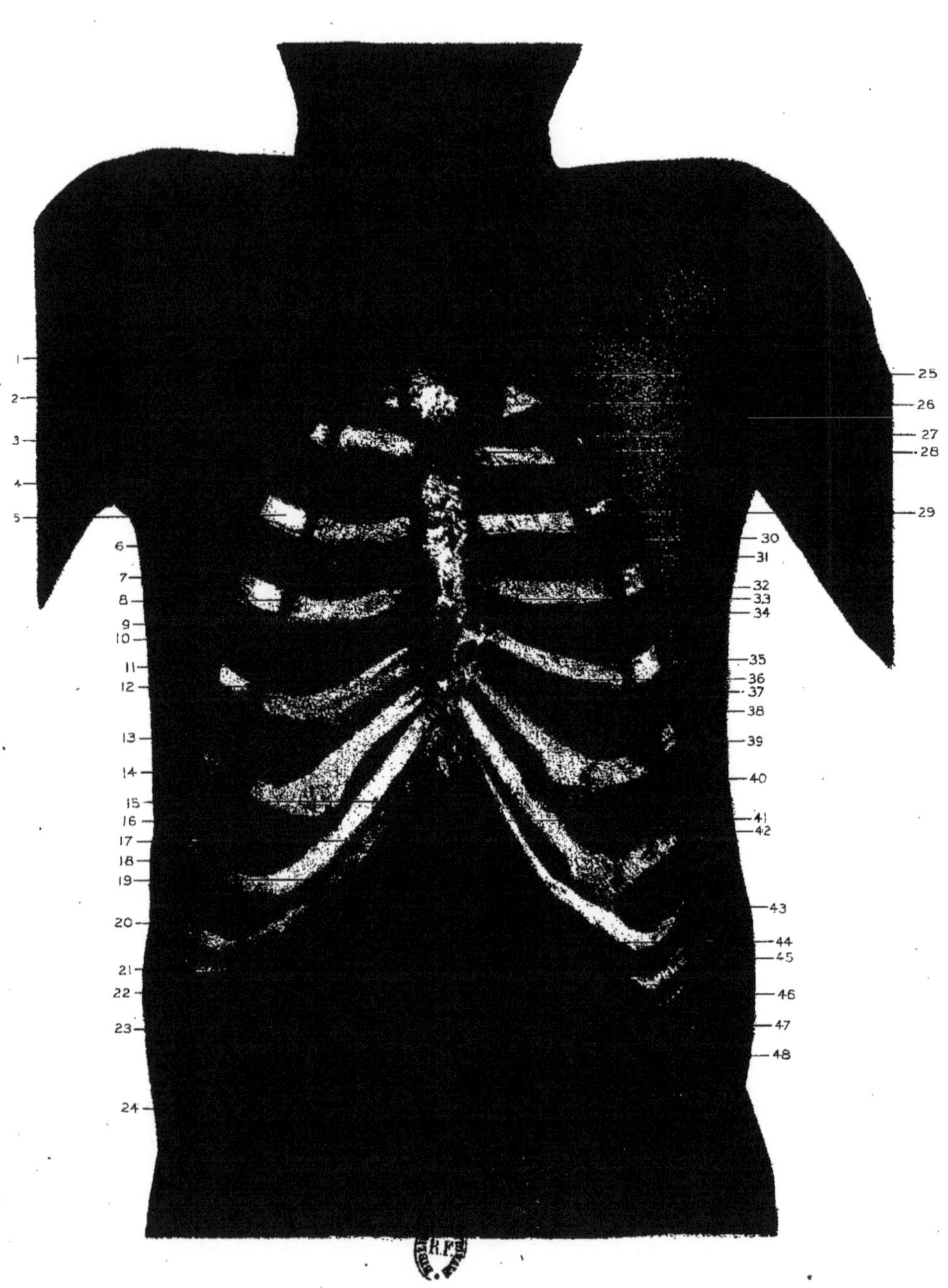

Copyright, 1891, by George Mc Clellan, M. D.

ures, Photographiées et Coloriées d'après Nature par Georges Mc. Clellan, M. D.

Armstrong & Co. Lith Boston.

été fait mention dans la description de ces parties. Le *muscle stylo-hyoïdien* est un grêle faisceau de fibres qui se sépare à son origine de la portion postérieure du digastrique, avec laquelle il est en rapport intime sur son côté interne. Son insertion supérieure se fait aux faces externe et postérieure de l'apophyse styloïde, et son insertion inférieure, au corps de l'os hyoïde, près de la petite corne, où il est traversé par le tendon intermédiaire du digastrique. Les nerfs qui innervent la portion postérieure du muscle digastrique et le muscle stylo-hyoïdien viennent du nerf facial, et quittent le bord inférieur de la glande parotide immédiatement au-dessus. Ces muscles recouvrent les artères carotides externe et interne, la veine jugulaire externe et les nerfs pneumo-gastrique et hypoglosse (Pl. 13, Fig. 2, et Pl. 22, Fig. 2). La portion antérieure du muscle digastrique est superficielle, et repose sur le muscle mylo-hyoïdien, en avant de la glande sous-maxillaire (Pl. 23 et 25). Les bords internes des portions antérieures des deux muscles digastriques sont souvent réunis par des fibres charnues, mais en général ils sont reliés par du tissu conjonctif seulement. Leurs nerfs viennent des nerfs mylo-hyoïdiens. Les portions antérieure et postérieure du muscle digastrique agissent toujours de concert, mais l'effet de leur action dépend des deux insertions, qui, sur trois, restent immobiles. Si la mâchoire et le crâne sont tous deux fixés, le muscle élève l'os hyoïde comme par exemple dans la déglutition ; si le crâne et l'os hyoïde sont immobilisés, la mâchoire inférieure est abaissée comme dans le bâillement ; si le menton est soutenu, de façon à ce que la mâchoire et l'os hyoïde se trouvent immobilisés, le muscle peut attirer le crâne en arrière. Les muscles digastriques et stylo-hyoïdiens, ainsi que les muscles mylo-hyoïdiens et génio-hyoïdiens décrits plus haut avec la langue (Pl. 65), sont classés comme muscles *sus-hyoïdiens*.

Le *muscle omo-hyoïdien* est un muscle digastrique, formé de deux portions charnues, unies par un tendon intermédiaire. Sa portion *postérieure* s'insère, sous le muscle trapèze, au bord supérieur de l'omoplate, et cette insertion recouvre d'ordinaire l'échancrure sus-scapulaire et son ligament ; puis, il se dirige en avant et en haut jusqu'au niveau du cartilage cricoïde et est relié à la clavicule par un pli de l'aponévrose profonde qui forme une boucle autour de son tendon intermédiaire, sous le muscle sterno-mastoïdien. Sa portion *antérieure* se dirige verticalement en haut, contre le bord externe du muscle sterno-hyoïdien, et s'insère au bord inférieur de l'os hyoïde. Le trajet de ce muscle ne change pas pendant sa contraction, et il forme toujours un angle obtus, de sorte que c'est un guide sûr pour aller à la recherche des gros vaisseaux carotidiens ; il passe en effet immédiatement sur la gaîne de la carotide à l'endroit où les portions antérieure et postérieure du muscle se réunissent, à la hauteur du cartilage cricoïde, comme il vient d'être dit. L'expansion aponévrotique, qui relie le tendon central du muscle à la clavicule, est ordinairement réfléchie jusqu'à la première côte, et semble offrir une résistance à la pression atmosphérique qui tend à s'exercer sur la veine jugulaire externe et sur le sommet de la plèvre, que cette expansion recouvre. Des fibres charnues se développent parfois dans cette partie réfléchie du fascia. La contraction des muscles omo-hyoïdiens ne se produit que durant l'inspiration seulement, et, par suite de leur action sur le fascia qui enveloppe les gros troncs veineux de la naissance du cou, une dilatation de ces vaisseaux coïncide avec la dilatation du thorax, ce qui facilite le retour du sang vers le cœur. Ceci montre aussi qu'il est à craindre que l'air n'entre dans les veines quand elles sont blessées. Les subdivisions des parties latérales du cou qui peuvent être délimitées par la disposition du muscle omo-hyoïdien portent les noms de triangles carotidiens supérieur et inférieur, en avant du muscle sterno-mastoïdien, et de triangles occipital et sus-scapulaire, en arrière du susdit muscle. Les trois côtés du *triangle carotidien supérieur* sont formés par la partie postérieure du muscle digastrique, le muscle sterno-mastoïdien, et la portion antérieure du muscle omo-hyoïdien. Le *triangle carotidien inférieur* est limité par les muscles omo-hyoïdien et sterno-mastoïdien, en haut et en bas, et en avant par la ligne médiane du cou.

Ces *triangles carotidiens* ont été ainsi dénommés parce qu'ils étaient considérés comme fournissant des indications sur le trajet de l'artère carotide et de la veine jugulaire, et comme facilitant l'étude topographique de cette très-complexe région. Ils sont des plus trompeurs et souvent c'est du temps perdu que d'essayer de reconnaître ou de se rémémorer leurs limites. L'artère carotide ne se rencontre nullement dans les limites du triangle inférieur, l'extrémité sternale du muscle sterno-mastoïdien recouvrant complètement la gaine des grands vaisseaux, laquelle, en réalité, est en rapport avec l'espace qui existe entre les origines sternale et claviculaire de ce muscle. Une aiguille introduite, au-dessus de la clavicule à travers cet intervalle, percerait du côté droit, la bifurcation de l'artère innominée, et, du côté gauche, traverserait l'artère carotide commune (Pl. 14, Fig. 2, N° 6). Le trajet des artères carotides depuis ce point jusqu'à leur bifurcation est identique des deux côtés, et peut être considéré comme correspondant à peu près au bord antérieur du sterno-mastoïdien, lorsque ce muscle est mis en relief en tournant la tête du côté opposé. Une ligne tirée transversalement à travers le cou, de la cinquième vertèbre cervicale au cartilage cricoïde, indiquera l'endroit où le muscle omo-hyoïdien traverse la gaîne des gros vaisseaux. Au dessus de ce point l'artère carotide est superficielle ; au-dessous elle est située profondément et recouverte d'une certaine quantité de tissu graisseux contenant plusieurs veines, des nerfs et des lymphatiques. C'est ce point, où l'artère croise le muscle omo-hyoïdien, qu'il faut rechercher dans toute opération pratiquée sur l'artère carotide ; et en faisant une incision sur le niveau du cartilage cricoïde, le long du bord du muscle sterno-mastoïdien, on le trouvera facilement. La *bifurcation* de la carotide commune en artères carotidiennes externe et interne est ordinairement au niveau du sommet du cartilage thyroïde qui se trouve à la hauteur du corps de la troisième vertèbre cervicale, mais elle peut être située un peu au dessus ou au dessous de ce point. Cette bifurcation est souvent le siège d'un anévrysme, ou dilatation, en conséquence de l'obstacle qu'elle offre naturellement au courant sanguin. *L'artère carotide externe* émet d'abord, immédiatement après son origine, l'artère pharyngienne ascendante qui s'élève entre les carotides externe et interne jusqu'au point où elle se distribue au pharynx (page 175), puis elle fournit successivement, en avant, les artères thyroïdienne supérieure (page 184), linguale (page 166), et faciale (page 123), et se divise dans la glande parotide en deux artères terminales, la maxillaire interne et la temporale (page 134). Les branches postérieures de la carotide externe sont les artères occipitale et auriculaire postérieure (page 8). Les rapports réciproques des artères carotides externe et interne méritent d'être soigneusement notés. D'abord, elles se trouvent sur le même plan, mais bientôt la carotide externe croise la carotide interne, en avant de laquelle elle passe, pour pénétrer dans la parotide, par la face inférieure de la partie supérieure de cette glande. La carotide interne, appliquée sur la partie latérale du pharynx, monte jusqu'à la base du crâne (Pl. 13, Fig. 1 et 3), dans lequel elle entre par le canal carotidien qui se trouve au sommet de l'os temporal. Entre les artères carotides externe et interne, immédiatement au dessus de leur bifurcation, on trouve un corps allongé, de couleur grisâtre, le *corps inter-carotidien,* qui consiste en un réseau de très petits vaisseaux venus de la carotide externe et entrelacés avec quelques fibres nerveuses sans myéline, des cellules ganglionnaires et du tissu conjonctif. Ce sont les restes de l'une des fentes viscérales du fœtus. La *veine jugulaire interne* reçoit le sang du cerveau par l'intermédiaire du sinus latéral, et commence au trou jugulaire où elle est rejointe par le sinus *pétreux* inférieur, et où elle présente une légère dilatation, le *sinus jugulaire.* Le trou jugulaire est formé par la juxtaposition des fosses jugulaires des os occipital et temporal, et est situé derrière l'orifice du canal carotidien, à deux centimètres et demi, ou environ un pouce, de la surface externe de l'apophyse mastoïde. La veine descend sur le côté externe de l'artère carotide interne, et, après avoir reçu la veine temporo-faciale, s'entoure d'une gaîne qui lui est commune avec l'artère carotide primitive : elle continue sa course, sous le nom de *veine jugulaire commune,* en dehors de cette artère, jusqu'au point où elle se jette dans la veine sous-clavière à angle droit, formant ainsi la veine innominée, ou tronc veineux brachio-céphalique. La jugulaire interne reçoit le sang des veines pharyngienne, occipitale, faciale, linguale, thyroïdienne supérieure et thyroïdienne moyenne. C'est encore par le trou jugulaire que sortent du crâne les nerfs pneumo-gastrique, spinal et glosso-pharyngien.

Le *nerf pneumogastrique* (Pl. 21, N° 43 ; Pl. 36, N° 61 et Pl. 37, N° 32) à l'intérieur du trou, est renfermé dans une gaîne qui lui est fournie par la dure mère et l'arachnoïde, et qui lui est commune avec le nerf spinal. Il existe sur sa *racine* un petit ganglion (ganglion d'Arnold) qui reçoit une branche du nerf qui l'accompagne. A environ douze millimètres, ou un demi-pouce, au-dessous du ganglion radiculaire, il existe un autre renflement ganglionnaire, le *ganglion du tronc* du pneumogastrique, qui n'occupe qu'une partie du nerf. A son origine le pneumogastrique est probablement un nerf sensitif seulement ; mais comme il est rejoint par des filaments du nerf hypoglosse et des premier et deuxième nerfs cervicaux, et aussi par des branches du ganglion cervical supérieur du sympathique, il devient un nerf mixte et ressemble à un nerf spinal. Il descend sur les muscles grand droit antérieur de la tête et long du cou, au devant des vertèbres cervicales ; et à la partie supérieure du cou, il s'entoure d'une gaîne qui lui est commune avec l'artère carotide interne et la veine jugulaire interne en arrière desquelles il est placé. Cette position du nerf pneumogastrique est maintenue, en ce qui concerne l'artère carotide primitive et la veine jugulaire interne, jusqu'à la naissance du cou, où les rapports du nerf, de même que ceux des vaisseaux, sont différents sur les deux côtés, comme on le verra page 317. A la partie supérieure du cou, le nerf pneumogastrique fournit des branches à l'oreille, au pharynx et au larynx. La *branche auriculaire* (nerf d'Arnold) provient de l'extrémité inférieure du ganglion jugulaire, et, passant au travers d'un canal creusé dans la paroi externe de la fosse jugulaire de l'os temporal, entre dans l'aqueduc de Fallope : ce nerf sort de l'os par la fissure auriculaire, où il communique avec le nerf auriculaire postérieur ; et se distribue à la face postérieure de la conque (Page 63). La *branche pharyngienne* provient de la partie supérieure du ganglion du tronc, puis, après avoir reçu des filets anastomotiques des nerfs

PLANCHE XXX

Les poumons insufflés de manière à démontrer le rapprochement de leurs bords en avant du cœur, tel qu'il a lieu pendant l'inspiration.

1. L'artère carotide commune droite.
2. La veine jugulaire interne droite.
3. Le muscle scalène antérieur droit.
4. Un tube en caoutchouc introduit dans la trachée dans le but d'insuffler les poumons.
5. L'artère et la veine cervicales transverses droites ou scapulaires postérieurs.
6. Le nerf pneumogastrique droit.
7. L'extrémité sternale de la clavicule droite.
8. L'artère innominée.
9. L'artère et la veine sous-clavières droites.
10. L'extrémité sternale de la première côte droite.
11. La veine innominée droite.
12. La portion ascendante de l'aorte.
13. La deuxième côte droite.
14. La troisième côte droite.
15. La scissure qui sépare les lobes supérieur et inférieur du poumon droit.
16. Le poumon droit.
17. La quatrième côte droite.
18. La cinquième côte droite.
19. La scissure de la partie inférieure du poumon droit, indiquant sa division en lobes moyen et inférieur.
20. La sixième côte droite.
21. Le bord inférieur et antérieur du poumon droit (tel qu'il est en pleine inspiration).
22. La face supérieure du diaphragme.
23. La septième côte droite.
24. L'artère carotide commune gauche.
25. Le plexus brachial gauche.
26. La veine jugulaire interne gauche.
27. La trachée à la naissance du cou.
28. Le muscle scalène antérieur gauche.
29. Le nerf pneumogastrique gauche.
30. Les restes de la membrane coraco-claviculaire gauche.
31. L'extrémité sternale de la clavicule gauche.
32. L'artère sous-clavière gauche.
33. La veine sous-clavière gauche.
34. L'extrémité sternale de la troisième côte gauche.
35. La veine innominée gauche.
36. Le nerf pneumogastrique gauche.
37. La deuxième côte gauche.
38. Le rapprochement des bords des poumons qui, sur la ligne médiane, recouvrent la base du cœur, ainsi que cela a lieu en pleine inspiration.
39. La troisième côte gauche.
40. Le lobe supérieur du poumon gauche.
41. La quatrième côte gauche.
42. L'échancrure du bord antérieur du poumon gauche en rapport avec la pointe du cœur.
43. La cinquième côte gauche.
44. Le ventricule droit du cœur recouvert par le péricarde.
45. La sixième côte gauche.
46. Le bord inférieur et antérieur du poumon gauche (tel qu'il est en pleine inspiration).
47. La septième côte gauche.
48. La huitième côte gauche.

N.-B. — Cette planche et les suivantes (XXXI, XXXII et XXXIII), ont été faites d'après un sujet âgé d'environ trente-deux ans, qui mourut de suffocation. Les poumons étaient absolument sains. Les plèvres ont été enlevées par la dissection.

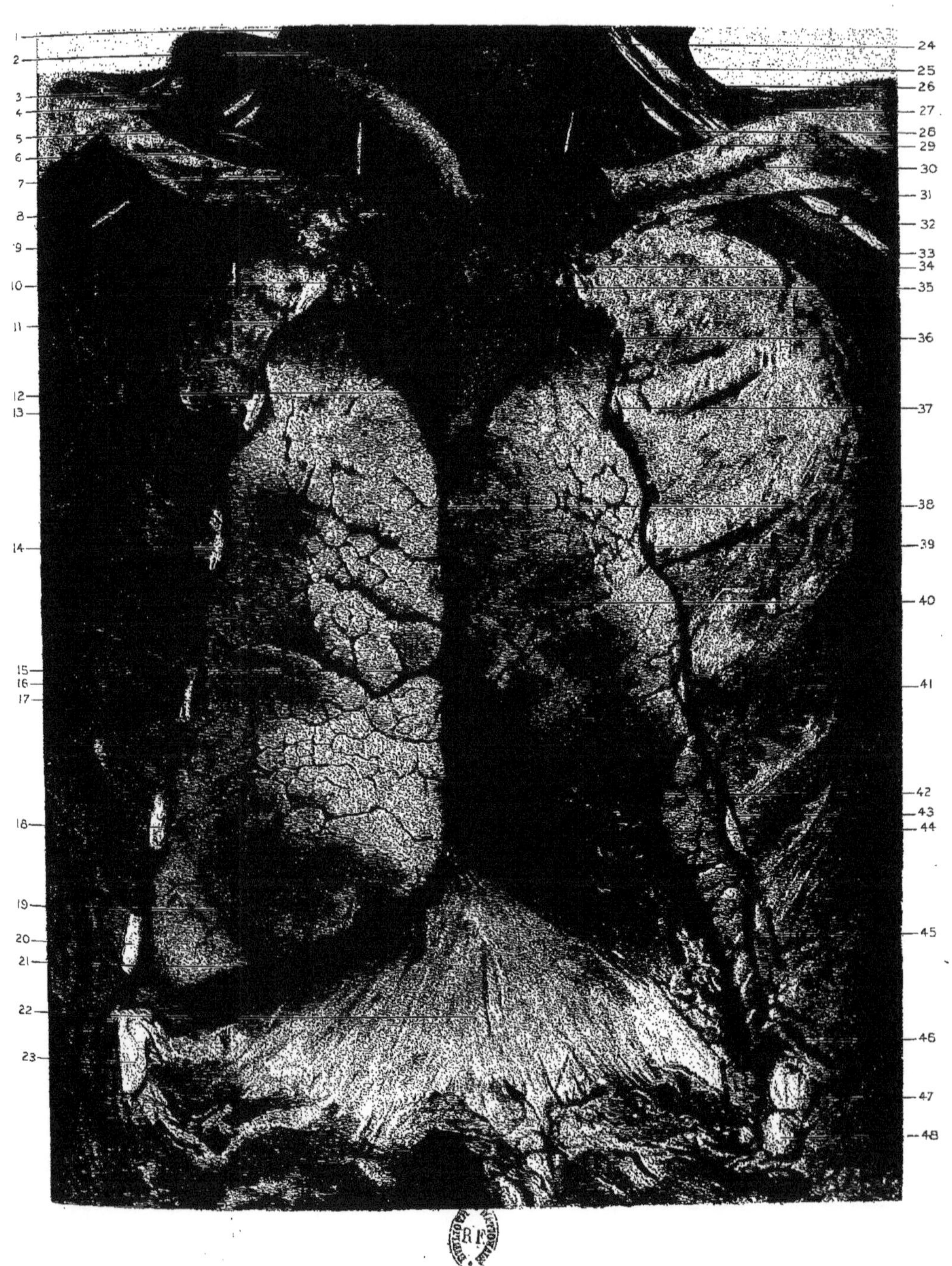

RF

cervicale superficielle qui de l'artère transverse du cou va au muscle trapèze, se dirigent en dehors à la partie inférieure de cet espace.

Le *plexus cervical profond* (Pl. 20 et 21) est formé par des branches anastomotiques qui relient entre elles les divisions antérieures des quatre nerfs cervicaux supérieurs ; il est situé sur les muscles élévateur de l'angle de l'omoplate et scalène moyen, près des apophyses transverses des quatre vertèbres cervicales supérieures. Chaque nerf constituant le plexus, à l'exception du premier, se divise en branches ascendante et descendante. Les nerfs *superficiels* du plexus sont déjà décrits (page 193). Les nerfs *profonds* ont des branches externes et internes. Les branches *externes* sont, outre les filets nerveux anastomotiques qui vont au spinal, des nerfs musculaires qui se rendent aux muscles contigus, savoir : le sterno-mastoïdien, le scalène moyen, l'élévateur de l'angle de l'omoplate et le trapèze. Les branches *internes* sont formées par les rami communicantes (des deuxièmes et troisièmes nerfs), qui forment une anse autour de la veine jugulaire interne et rejoignent la branche descendante de l'hypoglosse, — par les branches musculaires qui du premier nerf vont aux muscles prévertébraux, savoir : au droit antérieur, au droit latéral et au long du cou, — par des branches qui vont à l'hypoglosse, au pneumogastrique et au sympathique — et par le *phrénique,* qui provient des troisième, quatrième et cinquième nerfs cervicaux et descend vers la naissance du cou sur le muscle scalène antérieur.

Le *triangle sus-claviculaire*, appelé aussi *triangle sous-clavier,* parce qu'il contient l'artère sous-clavière, est limité en bas par la clavicule, en avant par l'insertion claviculaire du sterno-mastoïdien et en haut par la portion postérieure du muscle omo-hyoïdien, L'étendue de l'espace ainsi limité est variable, et dépend de l'obliquité du muscle omo-hyoïdien et de l'étendue des insertions claviculaires des muscles sterno-mastoïdien et trapèze. Le contenu du triangle sus-claviculaire est décrit avec les autres parties de la naissance du cou. Comme le contenu du triangle occipital, il repose sur les muscles profonds du cou, le splénius (de la tête et du cou), l'élévateur de l'angle de l'omoplate, les scalènes moyen et postérieur et une partie du grand dentelé.

Le *muscle splénius* (Pl. 16, N° 7; Pl. 19, N° 25; Pl. 22, Fig. 1, Nos 5 et 14) naît par des faisceaux tendineux des apophyses épineuses des six premières vertèbres dorsales et de la septième cervicale, du ligament sus-épineux, et de la portion inférieure du ligament de la nuque. Les fibres charnues sont dirigées en haut et en dehors, et sont divisées en deux parties, une interne et une externe. La portion *interne* s'insère à l'apophyse mastoïde et à la partie externe de la ligne courbe supérieure de l'os occipital, au-dessous du muscle sterno-mastoïdien, et a reçu le nom de *splénius de la tête*. La portion *externe* s'insère aux tubercules postérieurs des apophyses transverses des trois premières vertèbres cervicales, et est appelée le *splénius du cou*. Ces muscles sont innervés par les branches externes des divisions postérieures des nerfs cervicaux. L'action des muscles splénius aide celle des muscles sterno-mastoïdiens. Lorsque les deux muscles des deux côtés se contractent ensemble, ils contribuent à maintenir la tête droite. L'action de l'un ou de l'autre (les deux portions agissant ensemble) consiste à attirer de son côté la tête et les vertèbres cervicales supérieures. Lorsque cette contraction est permanente, elle peut produire le « torticolis » et peut être confondue avec l'action du muscle sterno-mastoïdien opposé, qui produit le même effet (page 198).

L'*élévateur de l'angle* de *l'omoplate* (Pl. 16, N° 8) s'insère par des fibres tendineuses aux apophyses transverses des quatre premières vertèbres cervicales, les deux tendons supérieurs étant les plus importants. Ces tendons s'unissent pour former un muscle prismatique qui descend le long de la partie latérale du cou pour aller s'insérer au bord postérieur de l'omoplate, depuis l'angle supérieur jusqu'à la racine de l'épine. Il reçoit des branches des troisième et quatrième nerfs cervicaux, du plexus cervical profond, et une branche du cinquième nerf cervical. Lorsque ce muscle est mis en action, il élève l'angle postérieur de l'omoplate, comme dans le haussement des épaules.

La *portion cervicale* du *muscle trapèze* recouvre les muscles qui précèdent. Elle est superficielle (Pl. 22, Fig. 1, N° 4) à la partie postérieure du cou, et forme cette saillie latérale que l'on voit de chaque côté de la dépression médiane qui existe sur les épines des artères cervicales.

Le *trapèze* s'insère à la partie interne de la ligne courbe occipitale supérieure, sur une étendue variable, au ligament de la nuque, à l'apophyse épineuse de la vertèbre proéminénte, et aux épines de toutes les vertèbres dorsales et de leurs ligaments sus-épineux. Chaque muscle trapèze est de forme triangulaire, mais réunis ils forment un trapèze, et entre la sixième vertèbre cervicale et la troisième vertèbre dorsale leur origine présente une aponévrose brillante, de forme presque ovale, le *speculum rhomboïdeum*. Les fibres de chaque muscle, partant de leur insertion verticale si étendue, convergent vers l'épaule, pour aller s'insérer sur l'omoplate, et cette insertion correspond exactement à celle du deltoïde (Pl. 16, N° 10). Les fibres supérieures se dirigent en bas et en dehors, pour aller s'insérer au bord supérieur de la clavicule, généralement sur son tiers externe, mais souvent aussi leur insertion s'étend en avant aussi loin que le bord postérieur de la portion claviculaire du muscle sterno-mastoïdien ; les fibres moyennes se dirigent en dehors transversalement vers le bord inférieur de l'apophyse acromiale et vers le bord supérieur de l'épine de l'omoplate ; les fibres inférieures se dirigent en haut et en dehors et vont s'insérer par un mince tendon au tubercule de l'épine de l'omoplate. Il y a toujours une couche de tissu conjonctif lâche ou une bourse séreuse entre ce tendon et la partie triangulaire de la face postérieure de l'omoplate. Le trapèze est innervé par le nerf spinal et par les branches profondes du plexus cervical. Ses artères proviennent de l'artère cervicale superficielle et des branches dorsales des artères intercostales (Pl. 22, Fig. 1, N° 10). Quand les deux trapèzes agissent d'en bas ils tirent la tête en arrière et un seul de ces muscles agissant de la même manière tournera la tête en arrière vers le côté correspondant. L'ensemble de chaque muscle a comme action d'attirer l'omoplate vers la ligne médiane et, par sa rotation, d'élever l'épaule.

Au-dessous des muscles trapèze et splénius, à la partie postérieure du cou, est le puissant *muscle complexus*. Ce muscle est large et épais, et naît, en général, par sept tendons, des extrémités des apophyses transverses des trois premières vertèbres dorsales et de la vertèbre proéminente et des apophyses articulaires des sixième, cinquième et quatrième vertèbres cervicales. Il s'insère dans la dépression qui sépare les deux lignes courbes occipitales près de la crête médiane. Très souvent ce muscle présente une intersection tendineuse transversale, et un faisceau séparé est quelquefois détaché du bord épineux de ce muscle. Ce faisceau est appelé le *biventer cervicis*, parce qu'il renferme en son centre un tendon longitudinal. Ce muscle est séparé de son semblable par le *ligament de la nuque*, qui est en somme une continuation supérieure du ligament sus-épineux. Ce ligament de la nuque est formé de tissu fibro-élastique, et s'étend des apophyses épineuses de toutes les vertèbres cervicales, excepté l'atlas, jusqu'à la protubérance occipitale externe. Dans un petit nombre de cas on a trouvé des fibres musculaires au lieu de ce ligament, mais chez l'homme, il représente à l'état rudimentaire le ligament élastique puissant qui permet à certains animaux de supporter le poids de leur tête.

Sur le côté externe du complexus se trouvent les *muscles trachelo-mastoïdien* (ou petit complexus) et *transversaire du cou* qui sont des portions accessoires du muscle long dorsal prolongées jusqu'à la tête et au cou.

Le muscle *trachelo-mastoïdien*, ou muscle petit complexus, part des apophyses articulaires des quatre vertèbres cervicales inférieures par des faisceaux tendineux qui s'unissent pour aller s'insérer à la partie postérieure de l'apophyse mastoïde sous les muscles sterno-mastoïdien et splénius. Le muscle *transversaire du cou* naît des apophyses transverses des six premières vertèbres dorsales par des tendons délicats et va s'insérer par autant de tendons aux tubercules postérieurs des apophyses transverses des six vertèbres cervicales inférieures. Ces deux derniers muscles sont innervés par des branches externes des divisions postérieures des nerfs cervicaux, le complexus recevant des branches internes de ces nerfs, ainsi que des branches des nerfs sous-occipital et grand occipital. L'action des muscles petit complexus et transversaire du cou aide les muscles qui les recouvrent à tenir la tête droite ou à la tirer en arrière et de l'un ou de l'autre côté suivant que les deux paires de muscles agissent ensemble ou que chaque muscle agit individuellement. *L'artère occipitale,* après avoir quitté le sillon qu'elle suit dans l'os temporal en arrière de l'apophyse mastoïde, passe horizontalement sous les muscles sterno-mastoïdien, splénius et trachelo-mastoïdien et va jusqu'au grand complexus (Pl. 22, Fig. 1), sur la surface extérieure duquel elle remonte ; puis, traversant l'insertion du trapèze, elle décrit des flexuosités sur l'occiput, et se divise en nombreuses branches qui se distribuent à la partie postérieure du cuir chevelu. Le point où l'artère occipitale atteint le cuir chevelu (Pl. 21, N° 6) est à peu près à moitié chemin entre la protubérance occipitale externe et l'apophyse mastoïde, et il correspond aussi à la position du grand nerf occipital, avec lequel l'artère est en rapport intime. L'artère occipitale fournit des vaisseaux nutritifs aux muscles digastrique, stylo-hyoïdien, splénius, trachelo-mastoïdien et sterno-mastoïdien. Elle envoie aussi une branche à la partie postérieure de la conque, et une ou plusieurs branches *méningées* qui entrent dans le crâne par le trou mastoïdien ou par le trou jugulaire, pour se distribuer à la partie avoisinante de la dure-mère, mais la branche la plus importante est la *princeps cervicis,* qui descend de l'occipital entre les muscles complexus et splénius, et se divise en deux branches. Une de ces branches est superficielle : elle pénètre dans le splénius, fournit du sang au trapèze et s'anastomose avec la branche cervicale superficielle de l'artère cervicale transverse ; l'autre branche est située profondément entre les muscles grand complexus et semi-spinalis du cou, et s'anastomose avec la vertébrale et souvent avec la branche cervicale profonde de l'artère intercostale supérieure. C'est surtout par ces anastomoses que la circulation collatérale se rétablit après la ligature de l'artère carotide ou de la sous-clavière.

Les muscles profonds situés sous le complexus, sont des prolongements de la masse des muscles spinaux. Leur développement est variable chez les différents sujets, et ils sont intéressants parce qu'ils

PLANCHE XXXI

Les rapports des poumons, modérément gonflés, avec le péricarde, tels qu'ils sont dans la respiration ordinaire. Cette figure montre aussi les gros vaisseaux et les nerfs de la naissance du cou. Le sternum et les cartilages sternaux sont enlevés.

1. Les vaisseaux thyroïdiens supérieurs droits et le nerf laryngé supérieur.
2. L'échancrure médiane du cartilage thyroïde.
3. La veine jugulaire interne droite.
4. L'artère carotide commune droite.
5. Le muscle scalène antérieur droit.
6. Le cordon médian du plexus brachial.
7. Le nerf pneumogastrique droit.
8. L'artère et la veine cervicales transverses droites.
9. Le nerf phrénique droit.
10. Le plexus brachial, l'artère et la veine sous-clavières, au-dessous de la clavicule.
11. L'artère innominée.
12. Le nerf laryngé récurrent droit.
13. L'extrémité sternale de la première côte droite.
14. La veine innominée droite.
15. L'extrémité sternale de la deuxième côte droite.
16. L'aorte, recouverte par le péricarde.
17. La troisième côte droite.
18. Le poumon droit.
19. La quatrième côte droite.
20. La cinquième côte droite.
21. La sixième côte droite.
22. La face supérieure du diaphragme.
23. Le corps de l'os hyoïde.
24. Les vaisseaux thyroïdiens et le nerf laryngé supérieurs gauches.
25. La veine jugulaire interne gauche.
26. L'artère carotide commune gauche.
27. Le plexus brachial gauche, au-dessus de la clavicule.
28. Le nerf phrénique gauche.
29. Le muscle scalène antérieur gauche.
30. Le nerf pneumogastrique gauche.
31. Le muscle deltoïde gauche.
32. Le plexus brachial gauche, au-dessous de la clavicule.
33. L'extrémité sternale de la clavicule gauche.
34. L'artère et la veine sous-clavières gauches.
35. Le muscle petit pectoral gauche.
36. L'extrémité sternale de la première côte gauche.
37. La veine innominée gauche.
38. La veine cave supérieure.
39. La situation de l'artère pulmonaire recouverte par le péricarde.
40. La deuxième côte gauche.
41. Le lobe supérieur du poumon gauche.
42. La troisième côte gauche.
43. La position de l'oreillette droite, recouverte par le péricarde.
44. La quatrième côte gauche.
45. La cinquième côte gauche.
46. Le ventricule droit du cœur, recouvert par le péricarde.
47. La sixième côte gauche.
48. La septième côte gauche.

he 31

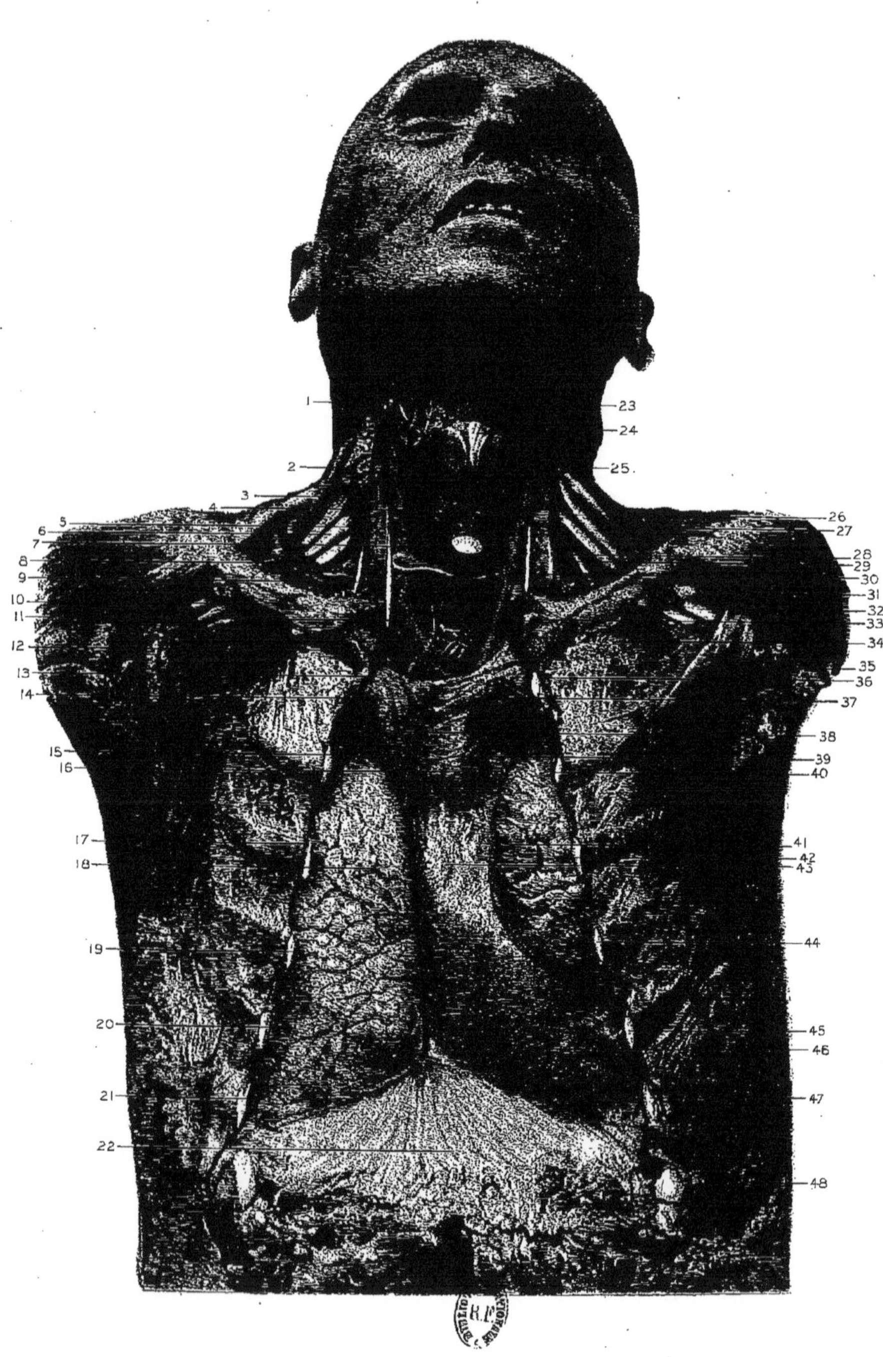

B.F.

aident les muscles plus superficiels à tenir la tête dans les différentes positions qu'elle peut prendre, pendant que le corps est droit. Le *muscle cervical ascendant* est la continuation supérieure du muscle accessoire du sacro-lombaire : il naît des angles des quatre ou cinq côtes supérieures et s'insère par des tendons aux tubercules postérieurs des apophyses transverses des sixième, cinquième et quatrième vertèbres cervicales. Le muscle épineux du cou (spinalis colli) manque souvent, mais, lorsqu'il existe, il rejoint entre elles les épines des vertèbres cervicales inférieures comme le muscle spinalis dorsi et va s'insérer à l'apophyse épineuse de l'axis. La portion cervicale du *multifidus spinæ* (muscle transversaire épineux), se compose d'une série de faisceaux musculaires qui s'insèrent aux apophyses articulaires des quatre vertèbres cervicales inférieures ; chacun de ces faisceaux se dirige obliquement en haut pour s'insérer à l'apophyse épineuse de la vertèbre située au-dessus et aux parties contiguës des lames vertébrales.

En plus de ces muscles, il y a les *inter-épineux* et les *inter-transversaires*. Les premiers sont plus prononcés au cou que dans le dos et s'étendent entre les apophyses épineuses des six vertèbres cervicales inférieures, tandis que les derniers réunissent leurs apophyses transverses. Les portions antérieures des inter-transversaires correspondent aux muscles intercostaux. Il y en a sept au cou où ils sont aussi très prononcés et ils sont arrangés par paires entre les tubercules antérieur et postérieur des vertèbres contiguës. Tous ces muscles profonds sont innervés par des rameaux des branches postérieures internes des nerfs cervicaux.

Tout-à-fait en haut du cou il y a sur chaque côté plusieurs petits muscles qui agissent dans les mouvements de la tête sur l'atlas et l'axis. *Le muscle grand droit postérieur de la tête* est le plus important : il s'attache à la partie latérale de l'apophyse épineuse de l'axis et va s'insérer à la partie extérieure de la ligne courbe inférieure de l'occipital et à la surface rugueuse qui est au-dessous. Le *petit droit postérieur de la tête* est situé plus profondément que le précédent et en dedans de celui-ci : il naît par un tendon mince du tubercule postérieur de l'atlas et s'insère par une expansion en forme d'éventail entre la portion interne de la ligne courbe inférieure et le grand trou occipital. L'action de ces muscles est de relever la tête. Le muscle *oblique inférieur de la tête* va de l'épine de l'axis à la surface inférieure de l'apophyse transverse de l'atlas. Le muscle *oblique supérieur de la tête* s'étend de la face supérieure de l'apophyse transverse de l'atlas, immédiatement au-dessus de l'insertion du précédent jusqu'à l'intervalle qui sépare les lignes courbes occipitales. L'action de l'oblique inférieur est de tourner la tête de son côté par la rotation de l'atlas sur l'axis. Le grand nerf occipital lui envoie une branche au moment ou il contourne son bord inférieur. L'action de l'oblique supérieur est de tirer l'occiput vers l'épine. Ce muscle et les deux droits postérieurs reçoivent des branches du nerf sous-occipital, qui est en rapport intime avec eux. Le *triangle sous-occipital* est formé par la disposition relative des deux muscles obliques et du muscle grand droit postérieur de la tête, l'oblique supérieur est sur le côté externe, le grand droit postérieur de la tête occupe le côté interne et l'oblique inférieur le côté inférieur. Ce triangle contient l'arc postérieur de l'atlas, et l'artère vertébrale repose dans un sillon creusé sur la face supérieure de cet arc (page 215). La branche postérieure du nerf sous-occipital (premier nerf spinal) est placée entre l'artère et l'os.

Sous les muscles multifidus ou transversaires-épineux, entre eux et les lames des vertèbres cervicales, se trouve de chaque côté du cou un plexus de grosses veines, les *veines spinales cervico-dorsales*, qui communiquent librement avec les veines du canal vertébral à travers les ligaments interlaminaires. Les *ligaments interlaminaires*, ou ligaments jaunes, sont des masses épaisses de tissu fibreux élastique jaune qui comblent les intervalles qui séparent les arcs postérieurs des vertèbres. Ils vont du bord supérieur de chaque vertèbre à une crête rugueuse qui se trouve sur la face antérieure de la vertèbre située au-dessus. Le ligament d'un côté se continue avec son semblable du côté opposé. Dans la région cervicale, ces ligaments sont plus minces qu'ailleurs et se dirigent en dehors vers les bords internes des apophyses articulaires. Les *ligaments inter-épineux* ne sont pas très développés à la région cervicale, et paraissent être des prolongements que le ligament de la nuque envoie entre les apophyses épineuses. Il n'y a pas de ligament interépineux entre l'axis et l'atlas, ni entre l'atlas et l'os occipital. Le ligament interlaminaire qui relie l'atlas et l'axis, le *ligament atloïdo-axoïdien postérieur*, et celui qui réunit l'occipital et l'atlas, le *ligament occipito-atloïdien postérieur*, ne renferment pas de tissu élastique et sont composés principalement de tissu conjonctif dense qui est très adhérent en avant à la dure-mère de la moelle épinière.

Les *nerfs de la partie postérieure du cou* sont les divisions postérieures des nerfs cervicaux.

La division postérieure du *premier nerf cervical*, le nerf *sous-occipital*, sort du canal vertébral en passant entre l'arc postérieur de l'atlas et l'artère vertébrale ; elle pénètre ensuite dans le triangle sous-occipital, et émet des branches musculaires, comme nous l'avons déjà décrit. La division postérieure du *second nerf cervical*, ou *nerf grand occipital*, passe entre les arcs postérieurs des vertèbres atlas et axis. Les divisions postérieures des six nerfs cervicaux inférieurs se divisent en nerfs externes et nerfs internes. De ces branches, les internes sont les plus grandes, et celles des second, troisième et quatrième nerfs forment, sous le muscle complexus, le *plexus cervical postérieur*, lequel, après avoir innervé les muscles, se termine dans la peau qui recouvre le trapèze. Les trois nerfs cervicaux inférieurs émettent aussi des branches cutanées.

Il y a *huit paires de nerfs cervicaux spinaux*, et leurs origines médullaires ne peuvent être vues qu'en enlevant les segments postérieurs des vertèbres cervicales (Pl. 4, Fig. 2). L'enlèvement de ces segments met à nu la *theca vertebralis*, ou portion cervicale de la dure-mère spinale, que traversent les nerfs spinaux ; les deux racines antérieure (motrice) et postérieure (sensitive) de chaque nerf, traversent par des trous distincts la membrane, qui leur fournit des prolongements ou gaînes. Les racines *antérieures* sont les plus petites, et ne présentent pas de ganglions, tandis que les racines *postérieures* sont plus grosses, et ont chacune un ganglion, à l'exception quelquefois de la racine postérieure du premier nerf cervical. Les deux racines de chaque nerf se réunissent aprèsle ganglion ; le *nerf mixte* ainsi formé sort par le trou intervertébral correspondant et se divise en une branche *antérieure* destinée à la partie antérieure du cou et une branche *postérieure* qui se distribue à la partie postérieure, chaque nerf étant composé de fibres des deux racines. Les ganglions sont de forme ovale et de grosseur proportionnée à celle des troncs nerveux auxquels ils s'adjoignent, et ils sont en général situés dans les trous intervertébraux à l'extérieur de la dure-mère (Pl. 4, Fig. 2). Cependant quand le premier nerf présente un ganglion sur sa racine postérieure, ce renflement est d'ordinaire à l'intérieur de la dure-mère.

La moelle épinière présente au niveau de la cinquième vertèbre cervicale, un renflement d'où partent les nerfs qui forment le plexus brachial de chaque côté. L'anatomie de la moelle épinière est décrite avec la région dorsale dans le Vol. II.

Les artères vertébrales, après leurs origines des artères sous-clavières, ont un court trajet ascendant de chaque côté entre le muscle long du cou et le scalène antérieur, puis elles entrent dans le trou de l'apophyse transverse de la sixième vertèbre cervicale en général et se dirigent en haut à travers les trous vertébraux jusqu'à ce que l'intervalle qui sépare l'axis de l'atlas soit atteint. Ici chaque artère se recourbe brusquement en arrière, se loge, dans le triangle sous-occipital, dans des sillons qui creusent l'arc postérieur de l'atlas et entre dans le grand trou occipital après avoir perforé le ligament occipito-atloïdien postérieur et la dure-mère (Pl. 4, Fig. 2, Nos 9 et 25). A l'intérieur du crâne, les deux artères vertébrales s'unissent pour former l'artère basilaire qui occupe le sillon médian antérieur du pont de Varole (page 46). Les branches cervicales des artères vertébrales sont petites, quelques-unes se rendent aux muscles profonds et les autres, les *artères spinales latérales*, se distribuent à la moelle épinière et à ses méninges au niveau des trous intervertébraux, ainsi qu'aux parties contiguës des corps des vertèbres. Les veines vertébrales ont leur origine dans des rameaux qui viennent des muscles qui entourent le grand trou occipital et descendent *en avant* des artères à travers les trous vertébraux. Elles sont souvent mises en rapport avec le sinus latéral par des veines émissaires qui traversent le trou condyloïdien postérieur sur l'un ou l'autre côté.

La courbure caractéristique de la portion cervicale de l'épine dorsale est due principalement à la forme des disques des *fibro-cartilages intervertébraux* qui sont ici plus épais en avant qu'en arrière. Ces disques, comme tous ceux de la colonne spinale, se composent de couches concentriques extérieures de fibro-cartilage qui entourent un noyau pulpeux de tissu élastique. Le noyau n'est pas tout à fait au centre de chaque disque et contient une petite cavité de forme irrégulière. Les fibres de la circonférence s'entrecroisent et leur direction est oblique d'un côté à l'autre. Sur les bords des disques les couches fibreuses sont solidement attachées aux bords contigus des corps vertébraux en haut et en bas. Les corps des vertèbres et les disques intervertébraux, sont fortement unis en avant par le *ligament vertébral commun antérieur*, et en arrière, par une bande similaire qui est dans le canal vertébral, le *ligament commun postérieur*. Le *ligament antérieur* est formé de plusieurs couches; les couches superficielles se composent de fibres longues, qui réunissent plusieurs vertèbres, et les couches profondes sont constituées par des fibres courtes qui vont d'une vertèbre à l'autre. Ce ligament est plus épais au niveau du corps des vertèbres qu'au niveau des disques intervertébraux, il s'attache en haut à l'axis, et est en rapport avec les muscles longs du cou. Chaque articulation qui unit les apophyses articulaires des vertèbres cervicales, est pourvue d'une membrane synoviale entourée d'un *ligament capsulaire* peu serré pour pouvoir se prêter aux mouvements étendus du cou. Pour la même raison, l'articulation qui unit l'os occipital et les vertèbres atlas et axis présente des ligaments spéciaux. Le ligament commun antérieur est prolongé en haut, depuis la partie supérieure de l'arc antérieur de l'atlas jusqu'au bord antérieur du grand trou occipital, par le *ligament occipito-atloïdien antérieur* dont la partie médiane est plus forte que les parties latérales. Nous avons déjà décrit le *ligament occipito-atloïdien postérieur* (page 213). Si on sectionne les arcs postérieurs des deux vertèbres supérieures et l'os occipital, on met à découvert le *ligamentum latum axiale* ou ligament occipito-axoïdien. C'est une forte bande fibreuse séparée du ligament commun postérieur. Sous ce large ligament de l'axis se trouve un ligament remarquablement résistant, le *ligament transverse*, qui s'étend transversalement entre les tubérosités de l'atlas, derrière l'apophyse odontoïde : une bourse synoviale et une mince couche de fibro-cartilage s'interposent entre l'apophyse et le ligament. Quelques fibres se détachent de la partie moyenne de ce ligament et se dirigent en haut pour aller s'attacher à l'apophyse basilaire : quelques autres se dirigent en bas vers le corps de l'axis. Les ligaments *occipito-odontoïdiens* ou *ligaments d'arrêt* se trouvent au-dessus du ligament transverse et s'étendent de la partie interne de chaque condyle occipital à la partie supérieure et latérale de l'apophyse odontoïde. Ils se tendent quand on tourne la tête d'un côté ou de l'autre. Quelques fibres fibro-cartilagineuses vont du sommet de l'apophyse odontoïde à la partie antérieure du grand trou occipital et sont appelées *ligament suspenseur de l'axis*. Outre ces ligaments, les surfaces articulaires de l'occipital et de l'atlas sont pourvues de synoviales et de ligaments capsulaires. La *courbure cervicale* de l'épine dorsale est considérée comme étant la conséquence de l'extension du cou pendant le développement et s'étend de l'atlas au disque intervertébral qui sépare la seconde et la troisième vertèbres dorsales. Le point le plus faible, non seulement de la colonne cervicale, mais aussi de toute la colonne vertébrale, est situé entre la seconde et la troisième vertèbres cervicales.

Les organes en rapport immédiat avec la partie antérieure de la portion cervicale de la colonne vertébrale sont les muscles prévertébraux et l'aponévrose prévertébrale (Pl. 11, Fig. 1). Le *muscle long du cou* est formé surtout d'une portion *verticale* dont les fibres naissent par des tendons qui s'attachent aux crêtes latérales que l'on trouve sur les corps des trois vertèbres dorsales supérieures et des deux vertèbres cervicales inférieures, en dehors du ligament épineux commun : ces fibres vont s'insérer d'autre part, à l'aide de tendons courbes, aux corps des quatrième, troisième et deuxième vertèbres cervicales, et au tubercule antérieur de l'atlas. Il existe, en plus de celle-ci, des portions accessoires. La *portion oblique inférieure* naît des trois vertèbres dorsales supérieures en même temps que les tendons de la portion cervicale et va s'insérer aux apophyses transverses des sixième, cinquième et quatrième vertèbres cervicales. Ces fibres, qui sont insérées à la sixième vertèbre, recouvrent l'artère vertébrale au point où elle pénètre dans le trou de l'apophyse transverse de cette vertèbre. La portion *oblique supérieure* tire son origine des apophyses transverses des cinquième, quatrième, troisième vertèbres et quelquefois de la seconde, et va s'insérer en même temps que la portion cervicale aux corps des deux vertèbres supérieures et à l'arc antérieur de l'atlas. Le muscle long du cou est innervé par des branches des nerfs cervicaux inférieurs, et son action consiste à incliner en avant la colonne cervicale.

Le *muscle grand droit antérieur de la tête* tire son origine des apophyses transverses des cinquième, quatrième, troisième et seconde vertèbres cervicales, et va s'insérer à la portion basilaire de l'occipital près de l'épine pharyngienne. Sous ce muscle, il y en a un beaucoup plus petit, le *petit droit antérieur de la tête*, qui naît de la partie antérieure de la racine de l'apophyse transverse de l'atlas et va s'insérer à l'apophyse basilaire de l'occipital derrière le muscle précédent. Les deux *droits antérieurs* sont innervés par les branches de la division antérieure du nerf sous-occipital, et par quelques filets du plexus cervical profond, et leur action contribue à fléchir la tête en avant. Le *muscle droit latéral de la tête* s'étend de l'apophyse transverse de l'atlas à l'apophyse jugulaire de l'occipital, et est en réalité le plus élevé des *muscles intertransversaires* de la région cervicale : ces muscles vont d'une apophyse transverse à l'autre, en passant en avant des trous de sortie des nerfs vertébraux et sur l'artère vertébrale. Les droits latéraux font pencher la tête légèrement de côté.

La *portion cervicale du nerf sympathique* se compose de chaque côté d'un tronc nerveux continu, qui présente trois ganglions et est situé en avant des apophyses transverses des vertèbres cervicales. Le *ganglion supérieur* est le plus gros des trois, et est à peu près au niveau des deuxième et troisième vertèbres cervicales, sur le muscle grand droit antérieur de la tête, derrière l'artère carotide interne et en dedans du nerf pneumogastrique (Pl. 36, N° 49). C'est un corps allongé gris-rougeâtre, généralement long de trois centimètres, ou environ un pouce et quart. Il est quelquefois marqué par des rétrécissements, et reçoit en dehors quatre branches communiquantes des quatre nerfs cervicaux supérieurs. Il envoie des branches aux ganglions supérieur et inférieur du nerf pneumogastrique (page 204), ainsi qu'au ganglion d'Andersch, situé sur le nerf glosso-pharyngien, (page 205) et au nerf hypoglosse. Au-delà de la partie supérieure du ganglion supérieur, le sympathique se continue jusque dans le canal carotidien avec l'artère carotide interne, pour former le plexus sympathique carotidien. Des filets partent du bord antérieur du ganglion supérieur : ils accompagnent les branches de l'artère carotide externe, sur lesquelles ils forment des plexus, et ils se distribuent aux territoires que nourrissent ces artères. Une branche est aussi envoyée au corps inter-carotidien. Le *nerf cardiaque supérieur* sort de la partie inférieure du ganglion supérieur, et descend sur le muscle long du cou derrière la gaîne des vaisseaux carotidiens, en rapport intime avec le tronc du sympathique.

Le *ganglion cervical moyen* est très petit et inconstant, et, quand il existe, il est situé en face de la sixième vertèbre cervicale, près de l'artère thyroïdienne inférieure, et presqu'au niveau du point où le nerf croise le muscle omo-hyoïdien. Il reçoit des branches des nerfs cervicaux adjacents, et émet des branches thyroïdiennes et le *nerf cardiaque central,* qui descend avec le nerf cardiaque supérieur, soit au-dessus, soit au-dessous de l'artère sous-clavière, pour rejoindre le plexus cardiaque.

Le *ganglion cervical inférieur* est profondément situé entre l'apophyse transverse de la vertèbre proéminente et le col de la première côte (Pl. 36, N° 22). Il reçoit des filets nerveux des septième et huitième nerfs cervicaux, et émet des branches qui forment les plexus des artères sous-clavières et vertébrales, et le *nerf cardiaque inférieur,* qui rejoint le plexus cardiaque profond.

Les *muscles scalènes* s'étendent des apophyses transverses des vertèbres cervicales, jusqu'aux deux côtes supérieures, ils forment de chaque côté un triangle scalène, et peuvent être comparés aux muscles intercostaux, à la fois pour leurs insertions et pour leurs fonctions. Le *scalène* antérieur naît des tubercules *antérieurs* des apophyses transverses des troisième, quatrième, cinquième et sixième vertèbres cervicales, et va s'insérer par un tendon plat au bord interne et à la face supérieure de la première côte (Pl, 31, 32, 34, 35 et 36). Ce muscle est ordinairement décrit comme étant inséré au tubercule de Lisfranc, sur la première côte, et on a beaucoup insisté sur l'importance de ce tubercule, comme point de repère dans la recherche des vaisseaux adjacents ; mais, après avoir examiné plusieurs centaines de spécimens, l'auteur se souvient de n'avoir rencontré que quatre ou cinq fois une première côte sur laquelle on voyait quelque chose qui ressemblait à un tubercule.

Le *scalène moyen* naît des tubercules postérieurs des apophyses transverses des six vertèbres cervicales inférieures, et va s'insérer aussi sur la première côte, en arrière du scalène antérieur. C'est le plus fort des trois muscles scalènes. Le *scalène postérieur* tire son origine des tubercules *postérieurs* des apophyses transverses des trois vertèbres cervicales inférieures, et s'insère sur la deuxième côte en dehors de son angle. Ces muscles reçoivent leurs nerfs des nerfs cervicaux inférieurs, qu'ils entourent au moment où ils quittent les sillons qu'ils occupaient sur les faces supérieures des apophyses transverses. Leur action combinée est de soulever le thorax dans l'inspiration profonde, et, si leur insertion inférieure est immobilisée, ils peuvent courber les vertèbres cervicales, comme lorsqu'on se relève de la position couchée. Le scalène antérieur sert de guide pour trouver la situation des organes importants avec lesquels il est en rapport intime à la racine du cou. L'insertion inférieure du scalène antérieur est généralement recouverte par la portion claviculaire du muscle sterno-mastoïdien, mais, en abaissant les épaules et en tendant le cou, le bord externe du premier muscle est facilement senti au toucher.

L'artère sous-clavière et la veine sous-clavière sont séparées par

PLANCHE XXXII

Rapports des poumons, en partie distendus (comme dans la respiration ordinaire), avec le péricarde. On voit aussi les vaisseaux et les nerfs de la naissance du cou.

1. L'artère faciale droite.
2. La veine faciale droite.
3. L'artère linguale droite.
4. L'artère thyro-hyoïdienne droite.
5. Le nerf laryngé supérieur droit.
6. L'artère carotide externe droite.
7. L'échancrure thyroïdienne.
8. Le cartilage thyroïde.
9. L'artère thyroïdienne supérieure droite.
10. La veine thyroïdienne supérieure droite.
11. L'artère carotide commune droite.
12. Le muscle scalène antérieur droit.
13. Le muscle trapèze droit.
14. La veine jugulaire interne droite.
15. Le plexus brachial droit.
16. Le nerf pneumogastrique droit.
17. Le nerf phrénique droit.
18. Les artères et les veines sus-scapulaires.
19. Le nerf laryngé récurrent droit.
20. Le muscle deltoïde droit.
21. Le plexus brachial, au-dessous de la clavicule.
22. L'artère axillaire droite.
23. La veine axillaire droite.
24. La veine innominée droite.
25. L'extrémité sternale de la première côte droite.
26. La veine cave supérieure.
27. Le nerf phrénique droit.
28. L'extrémité sternale de la deuxième côte droite.
29. Le lobe supérieur du poumon droit.
30. L'oreillette droite couverte par le péricarde.
31. L'extrémité sternale de la troisième côte droite.
32. Le lobe moyen du poumon droit.
33. L'extrémité sternale de la quatrième côte droite.
34. La hauteur à laquelle le diaphragme se voûte sur le côté droit.
35. L'extrémité sternale de la cinquième côte droite.
36. Le lobe inférieur du poumon droit.
37. L'extrémité sternale de la sixième côte droite.
38. Les branches du nerf phrénique droit sur le diaphragme.
39. L'artère faciale gauche.
40. La veine faciale gauche.
41. L'artère thyro-hyoïdienne gauche.
42. L'artère carotide externe gauche.
43. La veine jugulaire interne gauche.
44. L'artère thyroïdienne supérieure gauche.
45. Le muscle trapèze gauche.
46. L'artère crico-thyroïdienne gauche.
47. Le cartilage cricoïde.
48. Le plexus brachial gauche.
49. Le nerf phrénique gauche.
50. Le muscle scalène antérieur gauche.
51. Le nerf pneumogastrique gauche.
52. Le muscle deltoïde gauche.
53. La trachée.
54. L'artère carotide commune gauche.
55. La veine axillaire gauche.
56. L'artère innominée.
57. La veine innominée gauche.
58. L'extrémité sternale de la première côte gauche.
59. L'artère thoracique longue.
60. Le muscle petit pectoral.
61. Le nerf phrénique gauche.
62. La base du cœur recouverte par le péricarde.
63. L'extrémité sternale de la deuxième côte gauche.
64. Le lobe supérieur du poumon gauche.
65. L'extrémité sternale de la troisième côte gauche.
66. L'extrémité sternale de la quatrième côte gauche.
67. Le ventricule droit du cœur recouvert par le péricarde.
68. L'extrémité sternale de la cinquième côte gauche.
69. L'extrémité sternale de la sixième côte.
70. Les branches du nerf phrénique gauche sur le diaphragme.
71. L'extrémité sternale de la septième côte gauche.

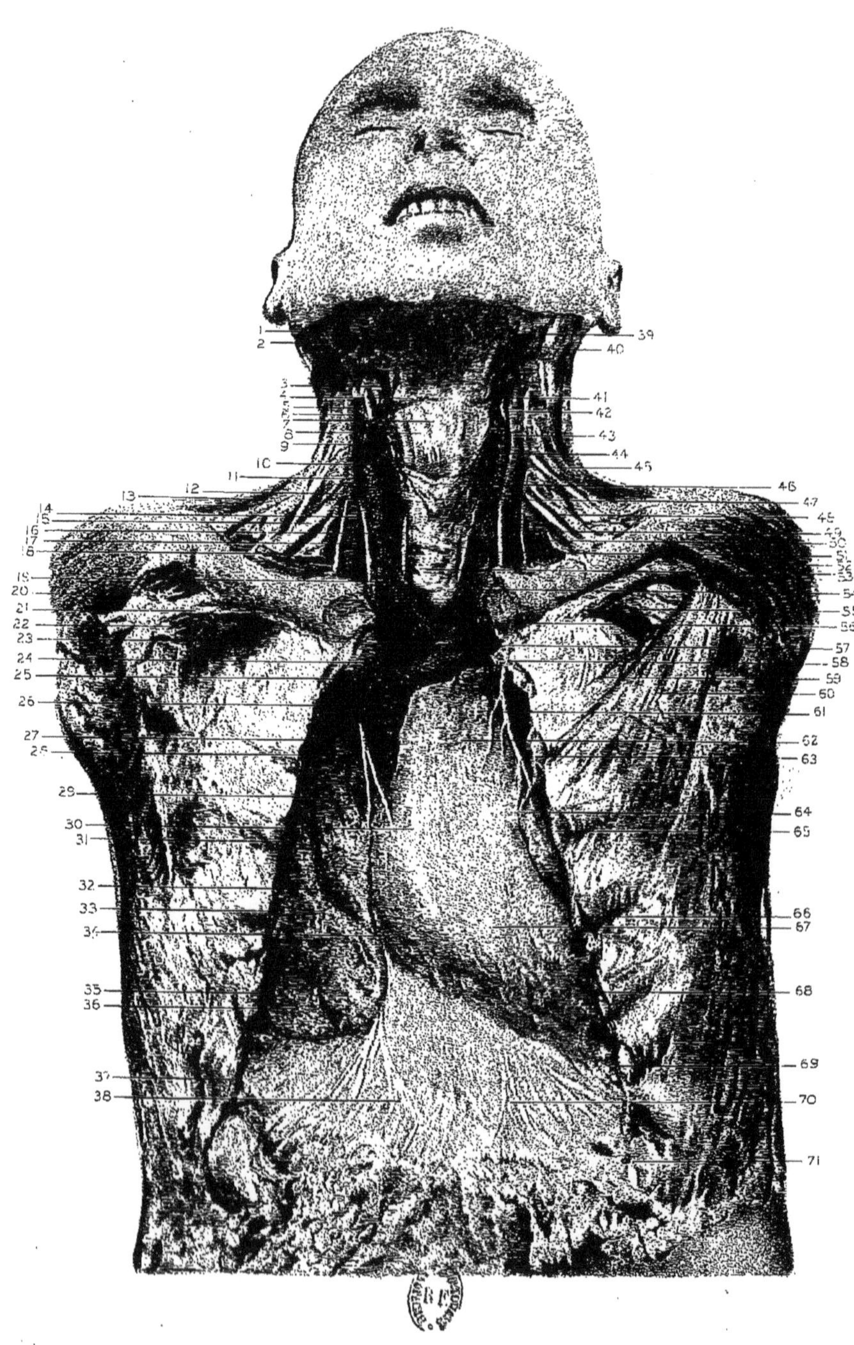
1
2
3
4
5
6
7
8
9
10
11
12
13
14
15
16
17
18
19
20
21
22
23
24
25
26
27
28
29
30
31
32
33
34
35
36
37
38
39
40
41
42
43
44
45
46
47
48
49
50
51
52
53
54
55
56
57
58
59
60
61
62
63
64
65
66
67
68
69
70
71

l'insertion costale du scalène antérieur, au point où ces vaisseaux suivent leurs sillons respectifs sur la première côte, allant vers l'aisselle et en venant. La veine est en avant et l'artère est derrière ; les pulsations de la dernière peuvent quelquefois être senties sur la côte, en pressant avec le pouce dans la fosse sus-claviculaire, sur le bord externe du muscle sterno-mastoïdien. La compression de l'artère sous-clavière peut aussi quelquefois être ainsi effectuée d'une manière satisfaisante, et elle doit être faite de cette façon dans l'amputation de l'épaule. Dans un cas l'auteur a trouvé l'artère et la veine en avant du scalène antérieur ; et dans plusieurs cas qui ont été publiés les rapports des vaisseaux étaient renversés, l'artère étant en avant de la veine.

Comme rapports du muscle scalène antérieur, il faut se rappeler que le *nerf phrénique* (page 209) se dirige obliquement de son bord externe à son bord interne, en avant de ce muscle, pour pénétrer dans la poitrine entre l'artère sous-clavière et la veine sous-clavière (Pl. 25 et 31), et qu'il est rejoint sur la face externe du muscle par un petit rameau de la cinquième branche du plexus cervical ainsi que par un filet du nerf sympathique.

Les artères sus-scapulaire et cervicale transverse (Page 233) passent sur la partie inférieure du scalène antérieur ; entre ce dernier muscle et le scalène moyen, au-dessus de l'artère sous-clavière, sont les cordons du plexus brachial. Son bord interne est en rapport intime avec l'artère vertébrale, qui est recouverte ici par la veine jugulaire interne.

Les *organes rassemblés à la naissance du cou* (Pl. 14, Fig. 2) présentent une disposition complexe qui varie sur les deux côtés, même à l'état normal, par suite du mode de distribution des grandes branches aortiques. Du côté droit l'*artère innominée* quitte l'aorte au commencement de la portion transversale de la crosse, derrière la partie moyenne du manubrium sternal, en face de la quatrième vertèbre dorsale, et monte vers l'articulation sterno-claviculaire, derrière laquelle elle se subdivise en artères sous-clavière droite et carotide commune droite. L'artère innominée a ordinairement une longueur de quatre centimètres, ou environ un pouce et demi, chez un adulte bien développé, mais elle est souvent plus longue d'un demi-pouce et dans quelques cas le vaisseau monte au-dessus de la clavicule près de la trachée avant de se diviser. L'innominée émet quelquefois une branche, la *thyroïdienne inférieure surnuméraire* (Pl. 43), qui monte jusqu'au bord inférieur du corps thyroïde le long de la partie antérieure de la trachée et supplée à l'insuffisance de l'artère thyroïdienne inférieure. Chez l'enfant, par suite de la moins grande densité du tissu conjonctif et de l'existence d'un prolongement de l'aponévrose cervicale, l'artère innominée peut être attirée en haut, dans l'échancrure sus-sternale, par l'extension de la tête et du cou en arrière, mais ceci ne peut se produire chez l'adulte si l'artère est dans sa position normale. Il a été démontré sur le cadavre (Burns) que si l'artère innominée est liée, la circulation collatérale peut s'établir dans le côté droit de la tête et dans le bras droit et l'opération a été faite avec succès sur le sujet vivant (Mott) ; mais c'est une entreprise désespérée, et elle ne doit être tentée que comme dernière ressource. Cette artère se trouve au-dessus de la bifurcation de la trachée et est enveloppée dans une forte gaîne qui est un prolongement de l'aponévrose cervicale profonde qui se continue sur l'artère innominée jusqu'au péricarde. Les *deux veines innominées*, ou *veines brachio-céphaliques droite et gauche*, convergent en avant de l'artère innominée pour se jeter dans la veine cave supérieure, la veine droite descendant sur le coté externe de l'artère et la veine gauche croisant son origine. Ces veines forment ainsi un espace triangulaire (Pl. 31 et 35), dans lequel l'artère apparaît quand on a enlevé l'aponévrose lâche qui la rejoint à la paroi de la veine innominée gauche.

Le nerf pneumogastrique descend dans le thorax entre la veine innominée droite et la bifurcation de l'artère innominée en artère sous-clavière droite et artère carotide commune, et à ce niveau il émet le nerf laryngé récurrent droit, qui contourne l'artère sous-clavière ou l'artère innominée, au-dessous de laquelle il passe pour devenir ascendant, comme il est dit page 186. Il est à remarquer que les grosses veines innominées, avec toutes leurs veines tributaires, occupent un plan antérieur à celui de leurs artères respectives, ce qui est le contraire du rapport des artères et des veines situées au-dessous du diaphragme (Pl. 42), à l'unique exception de la veine *rénale*. Les *veines innominées* sont respectivement formées par la confluence des veines jugulaire commune et sous-clavière de chaque côté. La veine *droite* commence derrière l'articulation sterno-claviculaire droite et descend un peu en avant jusqu'à un point situé au niveau du premier espace intercostal droit, où elle est rejointe, à angle obtus, par la veine *gauche* pour former la veine cave supérieure. Sa longueur est d'environ deux centimètres et demi, ou un pouce, et elle reçoit les veines mammaire interne, intercostale supérieure et thyroïdienne inférieure droites. La veine innominée *gauche* a presque trois fois la longueur de la droite, elle est longue de six centimètres, ou deux pouces et demi, car elle commence derrière l'extrémité sternale de la clavicule gauche et croise les origines de l'artère carotide commune gauche et de l'artère innominée. La veine gauche reçoit par sa face inférieure les veines mammaire interne gauche, thymique et médiastine, et par sa face supérieure les veines thyroïdienne inférieure, vertébrale et cervicale profonde gauches. Les veines tributaires des deux vaisseaux sont munies de valvules simples en forme de croissant à leurs orifices. Chez le jeune enfant la veine innominée gauche est généralement au-dessus du bord supérieur du sternum. Entre les vaisseaux innominés et le sternum, on trouve une quantité considérable de tissu adipeux et connectif, et chez l'adulte les restes de la glande thymus (chez l'enfant, jusqu'à la troisième ou quatrième année, la glande elle-même), avec de nombreuses veines. Ces veines forment un réseau plexiforme, elles sont anastomosées avec les veines thyroïdiennes inférieures, qui occupent l'espace situé entre la trachée et le sommet du sternum et se vident dans les veines innominées droite et gauche. La présence et la proximité de ces veines rendent toute opération en ce point extrêmement périlleuse. Elles sont susceptibles de se dilater et de s'engorger quand il existe un obstacle à la respiration, comme dans le croup membraneux ou sous l'influence de la compression d'un organe voisin. Chez un malade à qui l'auteur enleva avec succès la portion supérieure du sternum et le tiers adjacent de la clavicule pour un ostéo-sarcome, l'hémorrhagie veineuse était effrayante, et ne put être arrêtée que par la compression à l'aide d'une éponge.

Les *artères carotides communes droite* et *gauche* montent de la racine du cou sur les parties latérales de la trachée, divergeant en dehors et s'écartant de la ligne médiane jusqu'à leur bifurcation qui a lieu à la hauteur du sommet du cartilage thyroïde (page 201). Sur le même niveau que la partie supérieure du sternum, à une profondeur de trois centimètres, ou d'environ un pouce et quart, la distance qui sépare les deux carotides est de deux centimètres ou moins d'un pouce, mais au niveau de leurs bifurcations cette distance est de six centimètres ou deux pouces et demi (Pl. 31, 32, 33 et 42). L'artère carotide commune gauche, naissant de la crosse de l'aorte par une origine qui lui est spéciale, est plus longue que l'artère carotide commune droite, et sa portion thoracique a la même longueur que le tronc artériel brachio-céphalique. La partie thoracique de l'artère carotide commune gauche est croisée par la veine innominée gauche et sa face profonde est en rapport avec la trachée, l'œsophage et le canal thoracique (Pl. 39).

Dans le cou, entre la clavicule et le point où elles sont croisées par le muscle omo-hyoïdien, les rapports des deux carotides sont presque identiques. L'artère carotide droite est d'ordinaire un peu plus superficielle que la gauche, et son calibre est plus grand. Les veines jugulaires *communes droite et gauche* occupent un compartiment spécial de la gaîne commune aux vaisseaux carotidiens, et sont placées en dehors des artères qu'elles accompagnent. En approchant du point où elles se terminent dans les veines innominées, elles recouvrent les artères, et ce rapport est plus accentué à gauche qu'à droite, par suite de l'inclinaison que les grosses veines ont de gauche à droite pour atteindre la partie droite du cœur. La veine jugulaire commune droite est d'ordinaire plus grosse que la jugulaire commune gauche, et toutes deux présentent une double valvule à une distance de trois centimètres, ou un pouce et quart, au-dessus de leur terminaison.

Les nerfs pneumogastrique droit et gauche occupent aussi un compartiment séparé de la gaîne aponévrotique, en arrière des cloisons qui séparent l'artère et la veine, mais un peu plus près de la veine que de l'artère. Le trajet des vaisseaux carotidiens de chaque côté peut être indiqué par une ligne qui, partant de la partie supérieure de l'extrémité sternale de la clavicule, aboutirait à la glande parotide entre l'apophyse mastoïde et l'angle de la mâchoire inférieure. Le muscle sterno-mastoïdien s'attache à la face antérieure de la partie supérieure du sternum, par des fibres qui s'entrelacent avec celles de la portion sternale du muscle du côté opposé : il recouvre donc complètement la ligne des vaisseaux carotidiens, dont le trajet correspond en réalité à l'espace qui sépare l'insertion sternale du sterno-mastoïdien de son insertion claviculaire (page 197). La gaîne des vaisseaux carotidiens est séparée du sterno-mastoïdien, à la base du cou, par les insertions sternales des muscles sterno-hyoïdien et sterno-thyroïdien : entre ces muscles et la gaîne elle-même, on trouve encore le plexus des veines thyroïdiennes, et parfois aussi la veine jugulaire externe, qui se rend dans la veine jugulaire interne, toutes deux allant ainsi ensemble se vider dans la veine sous-clavière (Planche 21).

La gaîne des vaisseaux carotidiens est séparée, en arrière, des corps des vertèbres cervicales inférieures, par les muscles longs du cou et droit antérieur de la tête. Elle est en rapport intime avec le cordon cervical du sympathique, et est séparée de l'artère vertébrale par l'artère thyroïdienne inférieure, qui la contourne en se dirigeant en haut et en dedans, de l'artère sous-clavière au corps thyroïde. Au côté interne de la gaîne sont la trachée, le larynx et un lobe du corps thyroïde. A la base du cou, l'œsophage se dévie à gauche de la ligne médiane, de sorte qu'il est en rapport plus intime avec la gaîne carotidienne gauche. Le nerf laryngé récurrent monte vers le larynx, de chaque côté, entre la trachée et l'œsophage, mais il est séparé de la gaîne carotidienne par une quantité considérable de tissu cellulaire (Planche 24, Fig. 2).

Lorsqu'on lie l'artère carotide, il est essentiel d'éviter autant que possible de léser l'enveloppe celluleuse de la gaîne et ses insertions aux replis de l'aponévrose cervicale profonde (page 195). Pour atteindre cette artère, on tournera la tête du côté opposé, sur un coussin, de façon à faire saillir le bord antérieur du sterno-mastoïdien : c'est le long de ce bord qu'on fera une incision longue de trois à quatre pouces et comprenant la peau, l'aponévrose superficielle et le muscle peaucier; cette incision coupera la ligne suivant laquelle le muscle omo-hyoïdien croise la carotide au niveau du cartilage cricoïde. La gaîne carotidienne est immédiatement au-dessous du muscle omo-hyoïdien, et l'on peut, soit sectionner ce muscle, soit ouvrir la gaîne au-dessus ou au-dessous de lui. En pressant avec un doigt sur la veine à la racine du cou, on causera une distension de la veine qui révèlera sa position précise. On ouvrira la gaîne sur le côté qui regarde la trachée et il est bon de soulever la tête et de la tourner du côté où l'on opère, afin de relâcher les tissus avant de passer l'aiguille à ligature et d'éviter ainsi de lier ou de piquer les organes voisins. On voit d'ordinaire, sur la gaîne, la branche descendante de l'hypoglosse, et la branche sterno-mastoïdienne de l'artère thyroïdienne supérieure croise cette gaîne près du muscle omo-hyoïdien. De nombreuses veines la recouvrent aussi à la base du cou, et si on est obligé de lier la carotide en ce point, on doit couper d'abord ces veines entre deux ligatures. Du côté gauche, l'opération pratiquée sur la partie inférieure de l'artère carotide est si difficile, qu'on fera bien de sectionner l'insertion sternale du muscle sterno-mastoïdien, ce qui rend le vaisseau bien plus accessible.

Après la ligature de l'artère carotide commune, la circulation collatérale se rétablit par les anastomoses des branches des carotides externe et interne du côté opposé avec les branches du côté ligaturé; dans ces dernières le cours du sang a lieu en sens inverse de ce qu'il est normalement : le cours du sang se rétablit aussi du même côté, par l'artère vertébrale et la communicante postérieure, par les anastomoses des artères thyroïdiennes supérieures ou inférieures, et par celles de l'artère cervicale profonde avec l'artère occipitale.

Les ganglions lymphatiques profonds du cou (ou glandulae concatenatae) forment une chaîne qui s'étend de la base du crâne à la racine du cou et est enfouie dans le tissu conjonctif qui entoure les gros vaisseaux. Quelques-uns de ces ganglions sont placés directement sur la gaîne des vaisseaux carotidiens et d'autres sont situés entre cette gaîne et les corps des vertèbres cervicales : il en résulte que, lorsqu'ils sont altérés par la maladie, ils sont souvent si adhérents aux organes voisins que leur ablation est pleine de périls. Cette chaîne ganglionnaire se continue avec celles de la cavité thoracique et de l'aisselle. Les ganglions sont le plus nombreux au voisinage de la bifurcation de l'artère carotide commune sur le côté du pharynx, car ils reçoivent en cet endroit les vaisseaux lymphatiques de toutes les parties de la tête et du cou. Les vaisseaux lymphatiques du cou s'unissent de chaque côté sur le bord interne du scalène antérieur et forment les *troncs lymphatiques jugulaires.* Du *côté droit* le tronc lymphatique jugulaire se jette dans la *grande veine lymphatique*, qui est longue de douze millimètres ou un demi pouce et qui se termine au point de jonction des veines jugulaire commune et sous-clavière; *du côté gauche* le tronc s'ouvre en général dans le canal thoracique (page 318) et quelquefois, par un orifice distinct, directement dans l'angle de jonction des veines jugulaire commune et sous-clavière gauche (Pl. 20).

Les artères sous-clavières ne diffèrent pas seulement par leurs origines, mais encore par les rapports qu'elles présentent des deux côtés, à la racine du cou (Pl. 33, 35 et 39). Chacune d'elles à un trajet curviligne et passe derrière le scalène antérieur (P. 221), qui divise chaque artère en trois parties : — la *première* ou partie *pectorale* est située entre son origine et le bord interne du scalène antérieur, — la *deuxième* ou portion musculaire est derrière ce muscle, — et la *troisième* ou portion *cervicale* est comprise entre le bord externe du muscle et le bord inférieur de la première côte, après lequel l'artère se continue sous le nom d'artère axillaire.

L'artère sous-clavière droite quitte d'ordinaire l'artère innominée derrière l'articulation sterno-claviculaire et sa *première portion,* très profondément située, se dirige en haut et en dehors vers le bord interne du scalène antérieur. Tout changement dans le point de bifurcation de l'artère innominée affectera naturellement le point d'origine de cette artère. Elle est recouverte, en plus des couches superficielles du cou, par les insertions des muscles présternaux (Pl. 23). et par un feuillet de l'aponévrose profonde qui se détache du bord interne du scalène antérieur. Au-dessous de cette aponévrose l'artère est croisée par les veines jugulaire commune et vertébrale (Pl. 21), par les nerfs pneumogastrique et phrénique (Pl. 34 et 35) et par les nerfs cardiaques supérieurs du sympathique. Derrière l'artère sont les nerfs récurrent et sympathique (Pl. 36) appliqués sur le muscle long du cou et l'apophyse transverse de la première vertèbre dorsale. Elle est aussi en ce point très voisine du sommet du poumon coiffé par la plèvre (Pl. 39). La veine sous-clavière est au-dessous de l'artère et est recouverte par la clavicule. Trois artères naissent de la première portion de la sous-clavière; ce sont : une artère inférieure, la mammaire interne (page 257), deux supérieures, la vertébrale (page 232) et le tronc thyroïdien qui est l'origine commune de la thyroïdienne inférieure, de l'artère cervicale transverse et de la sus-scapulaire.

L'artère sous-clavière gauche nait directement de la crosse de l'aorte à l'intérieur du thorax et sa première partie est par suite plus longue que la partie correspondante de la même artère droite. Son calibre est moindre et elle est plus profondément située. Dans le thorax sa première partie est appliquée sur le sommet du poumon recouvert par la plèvre. Elle est recouverte par l'extrémité sternale de la première côte, par l'articulation sterno-claviculaire et par la veine sous-clavière gauche qui va rejoindre la veine jugulaire pour former la veine innominée gauche. En ce point le nerf phrénique descend entre la veine et l'artère. Derrière l'artère, et en dedans d'elle, sont la trachée, l'œsophage, le nerf récurrent laryngé, le ganglion cervical inférieur du sympathique et le canal thoracique (Pl. 36 et 39).

Au dessus de la clavicule, les rapports de la première portion de l'artère sous-clavière sont, à gauche, à peu de chose près, les mêmes qu'à droite, et ses branches ont la même disposition. Les *deuxièmes portions* des artères sont très semblables du côté droit et du côté gauche, pendant leur passage entre le scalène antérieur et le scalène moyen, au-dessus de la première côte ; le seul point par lequel elles diffèrent est la hauteur à laquelle l'artère s'élève au dessus de la clavicule, et cette différence est, dans certains cas, de quatre centimètres ou un pouce et demi. L'artère sous-clavière droite est, en général, celle qui monte le plus haut (Pl. 35). Le nerf phrénique se dirige en bas, croise le scalène antérieur et, au niveau du bord antérieur de ce muscle, passe entre l'artère et la veine. L'artère intercostale supérieure est la seule branche que l'artère sous-clavière émette derrière le scalène antérieur.

La *troisième partie des deux artères sous-clavières* est semblable à droite et à gauche. Dans cette région le vaisseau sanguin, qui se dirige en bas par dessus la première côte, devient plus superficiel. Il occupe le triangle sus-claviculaire, formé par le sterno-mastoïdien, l'omohyoïdien et la clavicule : mais il faut se rappeler que les dimensions de ce triangle peuvent être diminuées par le rapprochement des muscles sterno-mastoïdien et trapèze (page 207). Cette partie de l'artère étant la plus accessible, et par suite la plus facile à lier, mérite de nous arrêter spécialement. En plus des téguments, elle est recouverte par un double feuillet de l'aponévrose profonde, formé par l'expansion aponévrotique que l'omohyoïdien envoie à la clavicule et par le prolongement profond de l'aponévrose du scalène antérieur. Cet espace est traversé, en dedans de l'aponévrose superficielle, par les nerfs sus-claviculaires, par l'extrémité inférieure de la veine jugulaire externe, et par les veines cervicale transverse et sus-scapulaire (Pl. 18 et 19). Lorsque le bras est dans sa position ordinaire, la clavicule, le muscle sous-clavier et les vaisseaux sus-scapulaires sont situés directement en avant de cette partie de l'artère sous-clavière ; mais, si l'on tourne la tête et le cou du côté opposé, et si on abaisse l'épaule, l'artère axillaire est attirée en haut et prend la place de la troisième portion de la sous-clavière. L'artère repose

PLANCHE XXXIII

Les rapports des poumons, complètement affaissés, avec le cœur. On voit aussi les rapports profonds des vaisseaux et des nerfs à la naissance du cou. Le péricarde est enlevé et les côtes sectionnées en leur milieu, afin de permettre au regard de pénétrer dans la cavité du thorax. Les clavicules sont également enlevées.

1. L'artère et la veine faciales droites.
2. Le muscle digastrique droit.
3. L'artère linguale droite.
4. Le nerf laryngé supérieur droit.
5. L'artère thyroïdienne supérieure droite.
6. L'artère carotide commune droite.
7. La veine jugulaire interne droite.
8. Le nerf pneumogastrique droit.
9. Le nerf phrénique droit.
10. Le plexus brachial droit.
11. Le muscle scalène antérieur droit.
12. L'artère et les veines sus-scapulaires droites.
13. L'artère sous-clavière droite.
14. L'origine de l'artère sous-clavière naissant de l'artère innominée.
15. La veine sous-clavière droite.
16. L'artère innominée.
17. Le nerf laryngé récurrent droit, contournant l'artère innominée.
18. La veine innominée droite.
19. La partie postérieure du sommet de la cavité thoracique.
20. La veine cave supérieure.
21. Le nerf phrénique droit.
22. La portion ascendante de l'aorte.
23. Le lobe supérieur du poumon droit.
24. L'oreillette droite du cœur.
25. Le lobe moyen du poumon droit.
26. La situation de la valvule tricuspide.
27. Le lobe inférieur du poumon droit.
28. Les branches du nerf phrénique droit sur la face supérieure du diaphragme.
29. Le diaphragme.
30. L'artère et la veine faciales gauches.
31. Le muscle digastrique gauche.
32. Le corps de l'os hyoïde.
33. La membrane thyro-hyoïdienne.
34. L'échancrure thyroïdienne.
35. Le nerf laryngé supérieur gauche.
36. La veine et l'artère thyroïdiennes supérieures gauches.
37. La membrane crico-thyroïdienne et l'artère crico-thyroïdienne.
38. Le cartilage cricoïde.
39. La veine jugulaire interne gauche.
40. L'artère carotide commune gauche.
41. Le nerf laryngé récurrent gauche.
42. Le muscle scalène antérieur gauche.
43. Le plexus brachial gauche.
44. L'artère sous-clavière gauche.
45. La veine sous-clavière gauche.
46. La veine innominée gauche.
47. Le nerf pneumogastrique gauche, au point où il émet sa branche récurrente qui passe sous l'aorte.
48. La partie postérieure du sommet de la cavité thoracique.
49. La portion transversale de la crosse de l'aorte.
50. Le nerf phrénique gauche.
51. L'artère pulmonaire.
52. Le lobe supérieur du poumon gauche.
53. Le ventricule droit du cœur.
54. Le lobe inférieur du poumon gauche.
55. Les branches du nerf phrénique gauche sur la face supérieure du diaphragme.

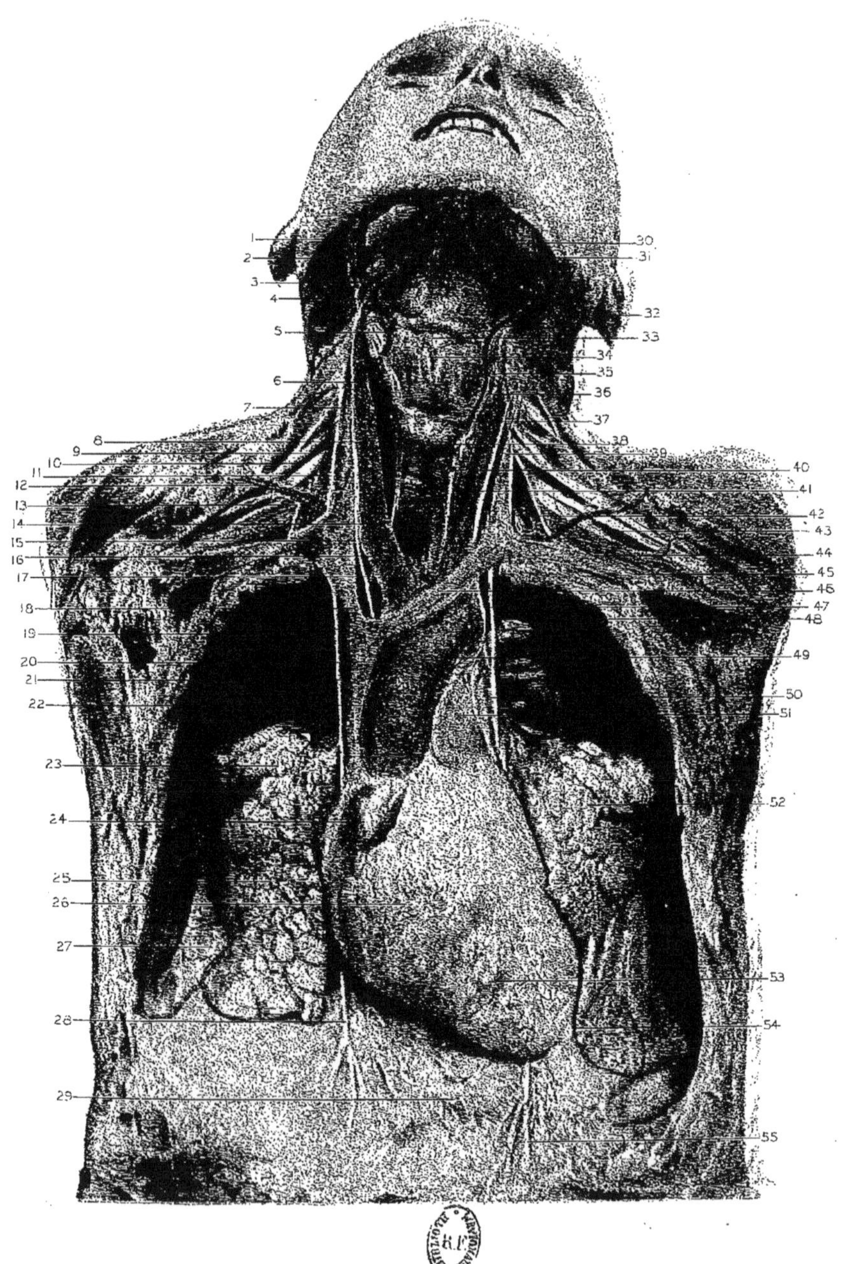
1
2
3
4
5
6
7
8
9
10
11
12
13
14
15
16
17
18
19
20
21
22
23
24
25
26
27
28
29
30
31
32
33
34
35
36
37
38
39
40
41
42
43
44
45
46
47
48
49
50
51
52
53
54
55

directement sur la première côte, dans un sillon creusé pour la recevoir, et le bord externe du scalène antérieur conduit directement sur elle (page 240). La veine sous-clavière est située au-dessous de l'artère, sur un plan antérieur à celui de ce tronc artériel, et est recouverte par la clavicule. Les cordons du plexus brachial et la partie postérieure du muscle omo-hyoïdien sont placés obliquement au-dessus de l'artère. L'artère sus-scapulaire naît d'ordinaire de la troisième portion de la sous-clavière, quoiqu'elle puisse naître parfois, sur le bord interne du scalène antérieur, d'un tronc qui lui est commun avec l'artère thyroïdienne inférieure.

La veine sous-clavière, de chaque côté, ne décrit pas une courbe comme l'artère qu'elle accompagne, mais se dirige presque en ligne droite vers la veine jugulaire commune, avec laquelle elle forme la veine innominée correspondante. Elle s'étend du bord inférieur de la première côte vers un point situé entre l'insertion du scalène antérieur et l'articulation sterno-claviculaire. Les nerfs phrénique et pneumogastrique descendent entre la veine et l'artère sous-clavières des deux côtés du cou et la veine reçoit le sang des veines jugulaires antérieure et externe. Elle présente une paire de valvules avant sa jonction avec la veine jugulaire commune. Il est à remarquer que, sur tout son trajet, la veine sous-clavière est placée sur un plan inférieur à celui de l'artère et en avant de celle-ci. La gaîne des vaisseaux sous-claviers s'attache à la partie postérieure de la clavicule, et, comme elle enveloppe la veine plus solidement que l'artère, il en résulte que la veine suit les mouvements de cet os. Le rapport intime de cette veine avec la clavicule rend possible la lésion de ce vaisseau dans les fractures de cet os. La ligature de l'artère sous-clavière est une opération délicate, même sur un cadavre dont les organes ont leur position normale. Elle l'est donc encore plus sur le vivant, et elle exige, non seulement une connaissance pratique de l'anatomie de la région, mais aussi une connaissance sérieuse des déplacements qui peuvent affecter les organes, lorsqu'un anévrysme ou une tumeur se développe dans cette région.

Pour faire la ligature de la sous-clavière dans son tiers externe, il faut renverser la tête du sujet, soulever les épaules et attirer le bras en bas le plus possible, de façon à abaisser la clavicule. On attire ensuite les téguments en bas et on fait une incision longue de plusieurs pouces directement au-dessus de la clavicule, à travers les couches superficielles. Si le trapèze et le sterno-mastoïdien empiètent sur l'espace sus-claviculaire, il faut les sectionner et les attirer de côté. En faisant cette incision on aura soin de ne pas blesser la veine jugulaire externe, et, comme les veines sus-scapulaires sont souvent en cet endroit, on pourra être obligé de les sectionner entre deux ligatures. On pourra ouvrir l'aponévrose profonde en suivant l'artère jugulaire jusqu'au point où elle la traverse. On perd souvent beaucoup de temps parce qu'on prend l'espace cellulaire qui se trouve au-dessus de l'aponévrose profonde pour celui qui est au-dessous d'elle. C'est dans la partie profonde du dernier que l'artère en question est placée. Il arrive souvent que l'on prend le cordon inférieur du plexus brachial pour l'artère sous-clavière, et il a été lié plusieurs fois ; mais ceci n'arrivera pas si, avant de passer la ligature, on élève le bras en rotation, de façon à relâcher les parties qui peuvent alors être mieux reconnues. Il ne faut jamais se fier à la sensation que l'organe qu'on va lier donne au doigt lorsqu'on le presse sur la première côte. L'opérateur, en général, ne voit pas la veine ; elle est au-dessous de la clavicule. Dans l'espace cellulaire profond on trouve d'habitude une certaine quantité de graisse et des ganglions lymphatiques dont l'hypertrophie peut contribuer à gêner l'opérateur. Quand la sous-clavière est liée dans son tiers externe, la circulation collatérale est maintenue parce que les branches de l'artère axillaire reçoivent du sang par l'intermédiaire de leurs anastomoses avec l'artère intercostale supérieure, avec les artères intercostales aortiques les plus élevées et avec la mammaire interne ; les anastomoses qui existent entre les artères scapulaire postérieure, sus-scapulaire et scapulaire inférieure contribuent aussi à rétablir le cours du sang.

L'*artère vertébrale* naît de la face supérieure et postérieure de la première partie de la sous-clavière. Elle monte derrière la veine jugulaire commune et se place entre le scalène antérieur et le muscle long du cou jusqu'à son entrée dans le trou dont est percée l'apophyse transverse de la *sixième* vertèbre cervicale. Dans ce trajet, elle est croisée par l'artère thyroïdienne inférieure, et, du côté gauche, par le canal thoracique. Le nerf grand sympathique est en rapport intime avec elle ; quelques nerfs très minces, venus du ganglion cervical inférieur, accompagnent l'artère vertébrale et d'autres la croisent pour aller se confondre avec les cordons du plexus brachial. Après son entrée dans l'apophyse transverse de la sixième cervicale, elle continue sa route à travers les trous correspondants percés dans les apophyses transverses des vertèbres cervicales situées au-dessus et monte ainsi jusqu'au niveau de l'atlas, dans le triangle sous-occipital (Pl. 4, Fig. 2) ; en ce point, après avoir passé par le trou de l'apophyse transverse, elle se dirige en arrière autour du condyle de l'occipital, traverse le ligament postérieur occipito-atloïdien, et entre dans l'espace sous-dural à l'intérieur du trou occipital. Dans le crâne, l'artère vertébrale passe entre le nerf hypoglosse et la racine antérieure du premier nerf cervical et monte sur l'apophyse basilaire pour rejoindre la vertébrale du côté opposé (page 22) et former avec elle l'artère basilaire (Pl. 5, Fig. 3).

Le *tronc thyroïdien* est une courte artère qui naît du premier segment de la sous-clavière au niveau du bord interne du scalène antérieur : il se divise d'ordinaire en trois branches, la thyroïdienne inférieure, la cervicale transverse et la sus-scapulaire. L'*artère thyroïdienne inférieure* décrit des sinuosités ascendantes vers le lobe correspondant du corps thyroïde : elle croise dans ce trajet l'artère vertébrale, le nerf récurrent, et le muscle long du cou. Le ganglion cervical moyen du sympathique en est très rapproché lorsqu'elle passe au-dessous de la gaîne des vaisseaux carotidiens. L'artère thyroïdienne inférieure donne des rameaux au pharynx, à l'œsophage, à la trachée, et aux ganglions du médiastin antérieur, et elle émet la petite artère laryngée inférieure, qui accompagne le nerf récurrent : à l'intérieur du corps thyroïde, elle se divise en branches terminales, qui s'anastomosent librement avec celles des autres artères thyroïdiennes. L'*artère cervicale transverse* naît d'ordinaire du tronc thyroïdien et passe sur les scalènes et le plexus brachial, pour atteindre l'angle supérieur de l'omoplate, au niveau duquel elle se distribue aux muscles voisins. Elle est accompagnée de deux veines qui se rendent à la veine jugulaire externe. L'artère cervicale transverse donne l'*artère cervicale superficielle*, qui se dirige en haut sur le bord du trapèze (Pl. 25) et s'anastomose avec la branche descendante de l'artère occipitale : cette dernière artère a également deux veines satellites, qui rejoignent les veines transverses. L'artère *sus-scapulaire* naît quelquefois du tronc thyroïdien et quelquefois de la troisième portion de l'artère sous-clavière, par un tronc indépendant (P. 229). Elle passe derrière la clavicule, et elle est séparée de l'artère sous-clavière par le feuillet de l'aponévrose cervicale profonde, qui se réfléchit en quittant l'omo-hyoïdien : au niveau de l'omoplate, elle entre dans la fosse sus-épineuse. Elle passe ensuite sur le ligament sus-scapulaire et se termine définitivement dans la fosse sus-épineuse. Dans son trajet, elle envoie des branches aux muscles voisins, à la clavicule, à l'acromion, au corps de l'omoplate et à l'articulation de l'épaule. Ce vaisseau est accompagnée par deux veines, qui sont munies de valvules à leur terminaison dans les veines jugulaire externe ou sous-clavière.

Le corps thyroïde est un organe glandulaire, situé dans le cou, en avant et sur les côtés de la partie supérieure de la trachée, s'étendant en haut de chaque côté du larynx. Il est formé de deux *lobes latéraux* ovoïdes, unis près de leur extrémité inférieure par une portion transversale, l'*isthme*. Il est d'une couleur brun-rougeâtre, et pèse chez l'adulte environ deux onces (cinquante-six grammes). Chaque lobe s'étend depuis le sixième ou cinquième anneau de la trachée, en bas, jusqu'à la partie latérale correspondante du cartilage thyroïde en haut : l'extrémité la plus étroite est au niveau de ce cartilage. Chaque lobe a cinq centimètres ou deux pouces de long sur trois centimètres ou un pouce et quart de large. Sa face antérieure est convexe et recouverte par les muscles sous-hyoïdiens, sternohyoïdiens, sternothyroïdien et omohyoïdiens (Pl. 23,

24 et 25) et les bords antérieurs des muscles sternomastoïdiens empiètent sur ses parties latérales. La face postérieure se moule sur les parties de la trachée, du larynx et de l'œsophage qu'elle recouvre et auxquelles elle adhère fortement. La gaîne carotidienne est d'ordinaire de chaque côté en contact avec le bord externe du lobe correspondant, mais très souvent elle est entourée en partie, surtout à droite, par le corps thyroïde.

La forme, la grosseur et la position de l'isthme sont variables et d'ordinaire il recouvre les deuxième et troisième anneaux de la trachée, sur laquelle il est solidement fixé d'abord par une expansion de l'aponévrose cervicale profonde, et de plus par son enveloppe proprement dite qui applique le corps thyroïde sur les côtés de la trachée et sur les cartilages cricoïde et thyroïde. En conséquence de cette étroite solidarité cet organe s'élève et s'abaisse comme le larynx pendant la déglutition et cette constatation nous fournit un excellent moyen de reconnaître une hypertrophie de ses lobes. Très souvent il y a un *lobe pyramidal médian* accessoire, qui se dirige en haut, partant du point de jonction de l'isthme et du lobe gauche, pour aller s'attacher à la membrane thyro-hyoïdienne par un faisceau aponévrotique. Il peut être recouvert par un faisceau distinct du sterno-hyoïdien, que l'on appelle *muscle élévateur du corps thyroïde.*

Le corps thyroïde varie avec les individus et aux différents âges de la vie. Il est relativement plus gros chez l'enfant que chez l'adulte, chez la femme que chez l'homme ; chez les enfants l'isthme est d'ordinaire très petit. La fonction du corps thyroïde est inconnue, mais on suppose qu'il est, en quelque façon, un organe hémato-poiétique et qu'il régularise la production de la mucine. Chaque lobe est formé d'un grand nombre de lobules irréguliers, réunis par un tissu aréolaire formant des cloisons qui se détachent de la face interne de l'enveloppe de la glande. Dans ces cloisons sont les ramifications des vaisseaux, qui sont souvent entourées par une substance colloïde. Les lobules se composent d'un grand nombre de follicules clos, dont le revêtement épithélial sécrète chez l'enfant un liquide séreux. Chez l'adulte le revêtement dégénere et le liquide limpide primitivement est remplacé par de la matière colloïde. De fins ramuscules du sympathique accompagnent les vaisseaux à l'intérieur du corps thyroïde : de nombreux vaisseaux lymphatiques ont leurs origines dans les espaces lymphatiques des cloisons interlobulaires et se terminent dans les canaux lymphatiques des côtés du cou. Le corps thyroïde n'a pas de conduit excréteur. Les *artères* du corps thyroïde sont remarquables par leur nombre, leur grosseur et leurs anastomoses par inosculation. *Les artères thyroïdiennes supérieures* (page 203) naissent des artères carotides externes juste au-dessous des grandes cornes du cartilage thyroïde et se recourbent en bas au-dessous des muscles sous-hyoïdiens pour gagner la face supérieure et antérieure du corps thyroïde (Pl. 24). *Les artères thyroïdiennes inférieures* naissent des troncs thyroïdiens des artères sous-clavières et s'élèvent en serpentant vers la face profonde du corps thyroïde. Parfois on trouve une artère thyroïdienne moyenne, la *thyroïdienne de Neubaüer,* qui naît soit de la convexité de la crosse de l'aorte, soit du tronc brachiocéphalique et qui monte jusqu'à l'isthme, sur la face antérieure de la trachée. *Les veines thyroïdiennes* sont aussi remarquables par leur volume et forment un plexus sur les lobes du corps thyroïde. *Les veines thyroïdiennes supérieures et moyennes* de chaque côté se jettent dans la jugulaire interne. *Les veines thyroïdiennes inférieures* communiquent librement entre elles, par dessus la trachée, à la partie antérieure de la racine du cou, et se terminent dans les veines innominées. Les rapports du corps thyroïde avec les gros vaisseaux et les nerfs du cou expliquent beaucoup des symptômes provoqués par l'hypertrophie d'une de ses parties, comme dans le goître.

La trachée est, dans le cou, recouverte en avant par les muscles sternohyoïdiens et sternothyroïdiens. *Les muscles sternohyoïdiens* sont de minces bandes musculaires formées de fibres parallèles et situées sous la peau: ils naissent de chaque côté de la face postérieure de l'articulation sterno-claviculaire et des portions contiguës de la clavicule et du manubrium sternal. Ils se rapprochent en s'élevant et vont s'insérer par des fibres tendineuses au bord inférieur du corps de l'os hyoïde. *Les muscles sterno-thyroïdiens* naissent, de chaque côté, de la face postérieure de la poignée du sternum, en-dedans des sterno-hyoïdiens, et du cartilage de la première côte, et se dirigent en haut sous la forme de deux rubans musculaires, qui divergent un peu l'un de l'autre pour aller s'insérer à la ligne oblique des ailes du cartilage thyroïde. Parfois ces muscles présentent des intersections fibreuses. *Les muscles thyro-hyoïdiens* continuent en haut les muscles sterno-thyroïdiens dont les sépare un intervalle variable. Ils sont un peu plus larges que les sterno-hyoïdiens et sur les côtés ils s'insinuent sous les insertions des muscles omo-hyoïdiens. Ces muscles entrent tous en jeu dans l'inspiration forcée. Le sterno-hyoïdien aide le muscle omo-hyoïdien à abaisser l'os hyoïde. Le thyro-hyoïdien élève le cartilage thyroïde, qui s'abaisse par la contraction du sterno-thyroïdien. Ces muscles sont innervés par l'anse anastomotique de la branche descendante de l'hypoglosse (Pl. 27). Sur la ligne médiane les gaines aponévrotiques des muscles sterno-thyroïdiens et sterno-hyoïdiens se confondent et forment la ligne blanche du cou, qui est nettement visible quand on a incisé les téguments (Pl. 23).

La trachée est la partie cartilagineuse et membraneuse des voies respiratoires qui commence au cartilage cricoïde du larynx, au niveau de la cinquième vertèbre cervicale (P. 177), et s'étend sur la ligne médiane jusqu'au corps de la quatrième vertèbre dorsale, où elle se divise en bronches droite et gauche (P. 268). Elle est située en partie dans le cou et en partie dans le médiastin supérieur (P. 260). La longueur de la trachée, chez l'adulte, est de dix à onze centimètres et demi, ou de quatre pouces à quatre pouces et demi, et son diamètre mesure environ dix-neuf millimètres ou trois quarts de pouce, d'avant en arrière et un peu plus de droite à gauche. Ces dimensions varient avec l'âge et la stature de l'individu, et, chez la femme, la trachée est plus petite que chez l'homme. D'une façon générale, on peut dire que son calibre correspond à la grosseur de l'index du malade. C'est un tube cylindrique, aplati en arrière, de sorte que sa section représente la forme de la lettre D (Pl. 26, Fig. 2, N° 7). La trachée est formée par une série d'anneaux cartilagineux incomplets, dont le nombre varie de seize à vingt, et qui forment les deux tiers antérieurs de sa circonférence. Au niveau de la partie absente des anneaux, partie par laquelle la trachée est en rapport avec l'œsophage, la paroi du tube est complétée par une membrane fibro-musculaire, ce qui permet à son calibre de croître et de diminuer. Le tissu musculaire de la trachée est disposé en couches de fibres longitudinales et transversales. Les intervalles entre les anneaux sont comblés par une membrane fibreuse, qui renferme en outre du tissu élastique.

Les anneaux de la trachée sont en général parallèles au niveau de la partie antérieure du tube, mais leurs extrémités offrent de grandes variétés dans leur conformation. Quelquefois elles se bifurquent alternativement sur les deux côtés, et quelquefois les extrémités des anneaux adjacents s'unissent entre elles. Le dernier anneau a une forme particulière, et, en général, il se modifie en se prolongeant en avant en forme de V, de façon à se conformer à la disposition des premiers anneaux de deux bronches. L'anneau le plus élevé, toujours plus large que les autres, est solidement relié par du tissu fibreux au bord inférieur du cartilage cricoïde, avec lequel il se confond quelquefois. Les cartilages de la trachée s'ossifient rarement, car ils ne sont pas vasculaires. Ils sont entourés par un périchondre épais qui adhère intimement au tube tout entier. Le revêtement muqueux de cette partie des voies respiratoires est lisse et de couleur rose, quoiqu'il ne soit que peu vasculaire. Dans la couche sous-muqueuse sont les vaisseaux sanguins, les lymphatiques et les nerfs, et de plus une grande quantité de petites glandes muqueuses ramifiées, *les glandes trachéales.* Ces glandes sont surtout réparties dans la muqueuse de la paroi antérieure et le long des bords des anneaux et leurs conduits répandent leur sécrétion sur la surface interne de la muqueuse. Dans la bronchite cette sécrétion augmente beaucoup. Les artères de la trachée sont fournies par les artères thyroïdiennes inférieures et se dirigent en bas, longitudinalement, pour se terminer par des plexus capillaires. Les nerfs viennent des pneumogastriques et des nerfs récurrents. La trachée est plongée dans un tissu conjonctif lâche, surtout chez les enfants, ce qui lui donne une grande mobilité. Cette mobilité de la trachée est une gêne dans la trachéotomie, car il est essentiel de fixer la trachée sur la ligne médiane, qui, ici comme partout ailleurs, est regardée comme non dangereuse au point de vue chirurgical, par suite des faibles anastomoses des vaisseaux d'un côté à l'autre.

Pour faire la *trachéotomie*, la tête du malade sera maintenue droite, renversée en arrière, les épaules élevées sur un coussin résistant, de façon à faire saillir la trachée et à l'immobiliser autant que possible. Les points de repère, qui sont l'échancrure thyroïdienne, l'anneau du cartilage cricoïde, et le sommet du sternum sont faciles à trouver. Les anneaux supérieurs de la trachée ne pourront être sentis à travers les téguments que chez les sujets très maigres. L'isthme du corps thyroïde croise la trachée sur les deuxième et troisième anneaux et leur est d'ordinaire fortement uni. Il faut se rappeler que l'artère crico-thyroïdienne passe sur la partie supérieure de la membrane crico-thyroïdienne (Page 184), que dans certains cas la veine jugulaire antérieure occupe la ligne médiane (P. 192) et que les veines thyroïdiennes inférieures communiquent toujours entre elles au devant de la trachée à la racine du cou (page 235). Ces particularités anatomiques indiquent que c'est au-dessus ou au-dessous de l'isthme du corps thyroïde que la trachéotomie présentera quelques traits intéressants. Dans tous les cas, il est bon de faire grande l'incision des parties superficielles et de la faire rigoureusement sur la ligne médiane. Cette incision divisera la peau au niveau de l'isthme du corps thyroïde, puis on reconnaîtra la situation de la veine jugulaire antérieure, si elle existe, et on mettra à découvert la ligne blanche aponévrotique entre les muscles sterno-hyoïdiens et sterno-thyroïdiens. La membrane crico-thyroïdienne sera ensuite soigneusement examinée pour reconnaître la présence de quelque vaisseau transversal, comme l'artère crico-thyroïdienne ou la thyroïdienne supérieure : on fera quelques tractions sur l'isthme pour tâcher de le refouler en haut ou en bas. Si on ne peut le déplacer, on le sectionnera sur la sonde cannelée,

PLANCHE XXXIV

Préparation destinée à montrer les rapports du cœur avec le péricarde.

1. La membrane thyro-hyoïdienne.
2. L'échancrure thyroïdienne.
3. Le muscle droit thyro-hyoïdien.
4. L'artère thyroïdienne supérieure droite.
5. Le nerf laryngé supérieur droit.
6. Le muscle crico-thyroïdien droit et l'artère crico-thyroïdienne.
7. Le nerf pneumogastrique droit.
8. L'artère carotide commune droite.
9. L'artère sus-scapulaire droite.
10. Le muscle scalène antérieur droit.
11. Le nerf phrénique droit.
12. Le plexus brachial droit.
13. L'artère sous-clavière droite.
14. La première côte droite.
15. Le nerf pneumogastrique droit, passant derrière la veine innominée droite.
16. L'artère innominée.
17. La veine innominée droite.
18. Le lobe supérieur du poumon droit, tiré de côté.
19. La veine cave supérieure.
20. Le nerf phrénique droit.
21. Le lobe moyen du poumon droit, tiré de côté.
22. La situation de l'oreillette droite, recouverte par le péricarde.
23. Le lobe inférieur du poumon droit.
24. Le ventricule droit du cœur, à l'intérieur du péricarde.
25. L'artère thyroïdienne supérieure gauche.
26. Le muscle thyro-hyoïdien gauche.
27. La membrane crico-thyroïdienne.
28. Le cartilage cricoïde.
29. La veine jugulaire interne gauche.
30. L'artère carotide commune gauche.
31. Le nerf pneumogastrique gauche.
32. Le plexus brachial gauche.
33. Le nerf laryngé récurrent gauche.
34. Le muscle scalène antérieur gauche.
35. La trachée.
36. L'artère sous-clavière gauche.
37. La veine sous-clavière gauche.
38. Le nerf phrénique gauche.
39. La veine innominée gauche.
40. Le lobe supérieur du poumon gauche, tiré de côté.
41. La situation de l'artère pulmonaire, à l'intérieur du péricarde.
42. Le poumon gauche, tiré de côté.
43. Le nerf phrénique droit.
44. La pointe du cœur à l'intérieur du péricarde.
45. La portion inférieure du lobe inférieur du poumon gauche, tiré de côté.
46. L'endroit où le péricarde se confond avec le tendon central du diaphragme.

N.-B. — Les côtes ont été sectionnées pour que la vue pénètre mieux dans le thorax.

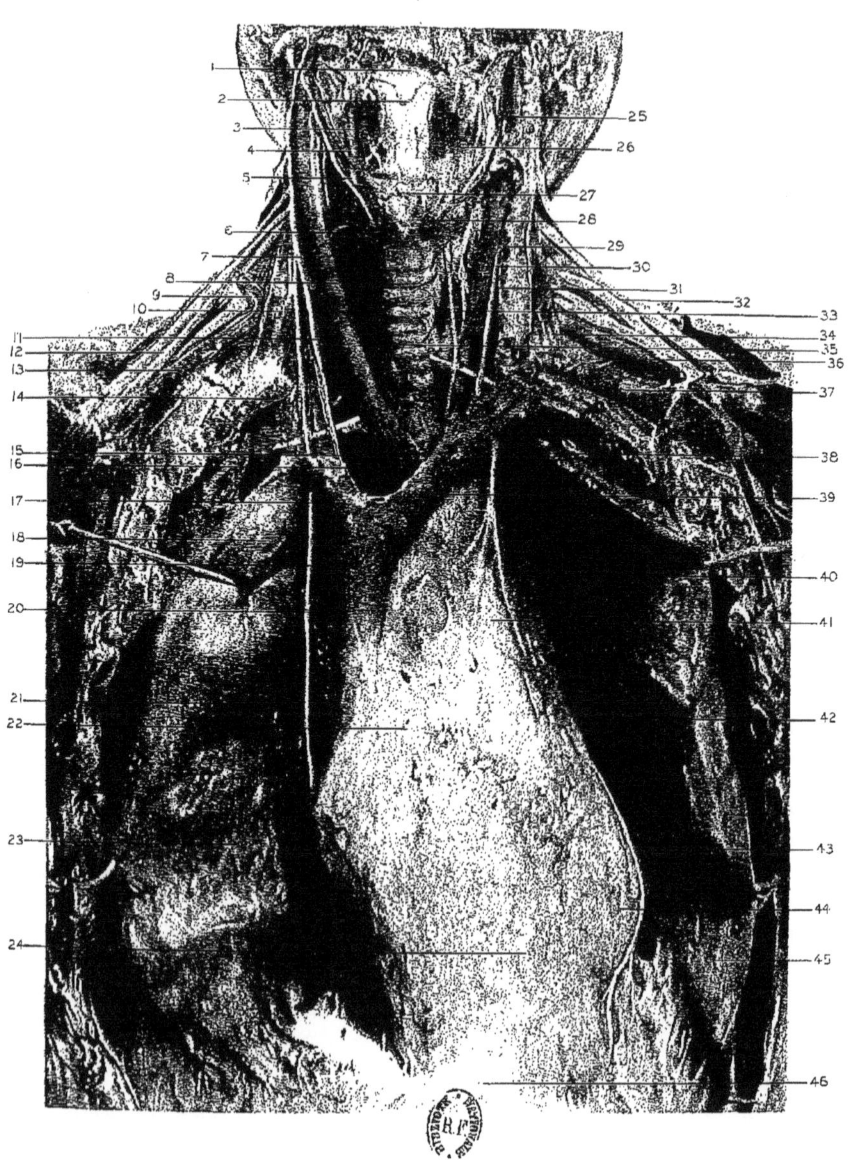
1
2
3
4
5
6
7
8
9
10
11
12
13
14
15
16
17
18
19
20
21
22
23
24
25
26
27
28
29
30
31
32
33
34
35
36
37
38
39
40
41
42
43
44
45
46

et, si c'est nécessaire, entre deux ligatures. Quand la trachée est suffisamment mise à nu, on l'immobilisera à l'aide du stenaculum, et l'on sectionnera les anneaux supérieurs en enfonçant le bistouri à une profondeur de un demi-pouce, de façon à ouvrir largement la muqueuse. Cette précaution est nécessaire lorsqu'il y a des fausses membranes, pour éviter que la canule ne passe entre la muqueuse et la paroi de la trachée, lorsqu'on essayera de l'introduire. Il est dangereux d'enfoncer le bistouri de plus de un demi-pouce, car on pourrait blesser l'œsophage. Il est à noter que, lorsque l'air se précipite dans les poumons par l'ouverture de la trachée, l'engorgement des veines cesse par suite du soulagement apporté au cœur, qui peut ainsi vider son côté droit. Au-dessous de l'isthme du corps thyroïde, la trachée devient plus profonde en descendant derrière le sternum (p. 199), ce qui contribue à augmenter la difficulté qu'on aurait à l'ouvrir en cet endroit. Chez les petits enfants, le cou est d'ordinaire très gras, et, à la racine du cou, outre les veines thyroïdiennes inférieures, la veine innominée gauche et même l'artère innominée peuvent être attirées au-dessus du bord supérieur du sternum, par suite du peu de densité qu'a comparativement le tissu conjonctif. La partie supérieure du thymus est souvent aussi en ce point. Chez l'adulte, cependant, à moins que l'artère innominée n'ait une origine anormale, c'est à peine si elle arrivera jusqu'à la fourchette sternale quand on étendra le cou, comme nous l'avons déjà vu (page 222). Si on opère au-dessous de l'isthme, la présence des veines thyroïdiennes ne devra pas être oubliée, et on introduira le bistouri le dos tourné vers le sternum, pour éviter le thymus et les autres organes situés en cet endroit.

LA RÉGION DU THORAX

Les points de repère de cette région sont tellement masqués par les tissus superficiels qu'on ne peut les reconnaître aisément si on ne possède pas parfaitement la connaissance des parties qui la composent. Ils sont d'une grande importance par suite de leur application médicale à l'examen physique de la poitrine en ce qui concerne le diagnostic des affections des organes thoraciques par l'auscultation ou la percussion. Nous rappellerons donc d'abord la constitution générale du thorax, puis ses principaux organes, avant d'étudier leurs rapports au point de vue topographique.

Le squelette du thorax (Pl. 28) est formé par les vertèbres dorsales, les côtes et les cartilages costaux, et le sternum, et ces os sont disposés de façon à former une charpente conique et mobile, qui donne insertion aux muscles de la respiration et protège le cœur et les poumons. La façon dont les côtes s'articulent avec les vertèbres dorsales en arrière et avec le sternum en avant, par l'intermédiaire de leurs cartilages, est un des mécanismes les plus ingénieux de la nature, car non seulement il leur fait produire des variations continuelles dans la capacité du thorax pendant la respiration, mais aussi il leur fait remplir le rôle d'un support et d'une protection.

Les côtes sont douze paires d'arcs osseux aplatis, qui s'articulent avec la colonne vertébrale depuis le cou jusqu'aux lombes et se dirigent d'arrière en avant, décrivant une série d'arcades dont la longueur augmente de haut en bas jusqu'à la septième côte et qui sont de plus en plus obliques en se rapprochant de la neuvième. L'obliquité des côtes est si grande que l'extrémité sternale de chaque côte est sur le même plan que l'extrémité vertébrale d'une côte située fort au-dessous : par exemple l'extrémité antérieure de la première côte est au niveau de l'extrémité postérieure de la quatrième côte, la cinquième correspond en avant à la neuvième en arrière, la septième à la onzième. Les sept côtes supérieures possèdent des prolongements cartilagineux qui les mettent en rapport avec le sternum et portent le nom de *côtes sternales* ou *vraies côtes,* alors que les cinq côtes inférieures sont appelées *fausses côtes* ou *côtes asternales,* parce qu'elles ne se réunissent pas directement au sternum. Les huitième, neuvième et dixième côtes ont des prolongements cartilagineux qui se réunissent entre eux et se dirigent en haut pour aller rejoindre le cartilage de la septième côte qui les réunit indirectement au sternum. Les onzième et douzième côtes sont dépourvues de cartilages et se terminent dans les parois musculaires de l'abdomen, par des extrémités libres qui leur ont valu le nom de *côtes flottantes*. Très rarement la huitième côte présente l'anomalie d'avoir un cartilage qui la réunit isolément au sternum (Pl. 29) et rentre ainsi dans la catégorie des vraies côtes. Chaque côte à une conformation spéciale suivant sa position dans la série et elles sont, de la première à la dernière, ainsi faites que la légère rotation, qui peut se produire au niveau de leurs articulations vertébrales, non seulement donne lieu à une légère élévation de leurs extrémités sternales, mais aussi rejette en dehors leurs faces latérales, de telle sorte que leur action commune agrandit dans tous les sens la capacité du thorax. Les extrémités vertébrales, ou *têtes*, des côtes intermédiaires sont à peu près toutes semblables et sont recouvertes par un cartilage articulaire, qui, sauf sur la première et les trois dernières, présente une légère crête transversale par laquelle il est divisé en deux facettes : ces facettes s'articulent avec le corps de deux vertèbres contiguës. La facette inférieure est la plus large et est en contact avec le corps vertébral dont le numéro correspond à celui de la côte.

Les *articulations costo-vertébrales* sont pourvues chacune d'un ligament capsulaire et de deux membranes synoviales séparées par un ligament interarticulaire fibro-cartilagineux : ce dernier ligament s'étend du disque intervertébral à la crête transversale qui sépare les facettes de la tête costale. Ces articulations sont renforcées en avant par des fibres qui, du bord antérieur de la tête de chaque côté, s'irradient pour aller s'attacher à la partie latérale du corps de la vertèbre située au-dessus, à la partie antérieure du disque intervertébral et à la partie antérieure du corps de la vertèbre située au-dessous : c'est le *ligament étoilé*. La portion rétrécie qui réunit la tête de la côte au corps de cet os est appelée *le col*. Le col des côtes est lisse en avant et rugueux en arrière, où il donne attache au *ligament postérieur accessoire,* formé surtout de fibres transversales qui réunissent le col à la partie antérieure de l'aponévrose transverse de la vertèbre correspondante. Le col de la côte est long de deux centimètres et demi, ou un pouce, et se termine par une apophyse rugueuse, la *tubérosité* de la côte : cette tubérosité présente à sa face interne une facette ovale lisse qui s'articule avec l'extrémité de l'apophyse transverse de la vertèbre. Cette dernière articulation présente un mince ligament capsulaire et une membrane synoviale.

Les fibres qui relient le col et la tubérosité de chaque côte à l'apophyse transverse correspondante forment *les ligaments costo-transverses antérieur, moyen et postérieur.* Le ligament *antérieur* est formé par une large bande fibreuse qui s'étend du bord supérieur de chaque côté au bord inférieur de l'apophyse transverse située au-dessus. Il est en rapport en avant avec les vaisseaux et les nerfs intercostaux. Le ligament *moyen* consiste en un faisceau de fibres courtes qui vont de la partie postérieure du col de la côte à la face antérieure de l'apophyse transverse adjacente. Le ligament *postérieur* est formé par un court faisceau fibreux qui va obliquement du sommet de l'apophyse transverse au col de la côte immédiatement en arrière de la tubérosité. Les ligaments costo-vertébraux moyen et postérieur qui relient chacune des deux dernières côtes à l'apophyse transverse des vertèbres correspondantes, sont très lâches, et permettent à ces côtes d'exécuter des mouvements étendus. On remarquera à ce propos que les apophyses transverses des vertèbres dorsales deviennent plus obliques, à mesure qu'on descend, et qu'en conséquence l'obliquité du col de chaque côte augmente. Au dela de la tubérosité, chacune des côtes se prolonge en avant, sous forme d'un arc osseux étroit et aplati, qui en forme le *corps.* La face interne du corps est lisse et concave, la face externe est rugueuse. Son bord supérieur est arrondi et épais et donne attache aux muscles intercostaux internes. Le bord inférieur est creusé d'une gouttière, qui loge les vaisseaux et les nerfs intercostaux, et donne attache sur son bord externe tranchant au muscle intercostal externe. Le corps de chaque côte, de la deuxième à la dixième, se recourbe brusquement en avant à une courte distance du col et change la direction de sa courbure. A l'endroit où il change ainsi de direction, on trouve, sur la face externe du corps de la côte, une crête oblique que l'on appelle *l'angle* de la côte : cet angle est situé d'autant plus en dehors que la côte est plus inférieure et correspond à l'insertion des faisceaux du muscle sacro-lombaire. De plus, en se rapprochant du sternum, le corps de chaque côte a une tendance à se tordre autour de son axe, de telle sorte que sa face postérieure qui, en arrière de l'angle de la côte, est inclinée en bas et en dedans devient, vers le milieu du corps, inclinée en bas et en dehors. Cette torsion donne à l'os sa forme spirale, qu'il est facile de constater en considérant une côte isolée, posée sur une surface plane : on s'aperçoit que les deux extrémités ne peuvent toucher le plan en même temps. Par suite de l'obliquité et de la courbure des côtes, un projectile qui frappe l'une d'elles peut être dévié, et, s'il est entré en avant, peut aller se loger dans les muscles du dos ; de même, il pourra venir se loger près du sternum après être entré dans le dos. Les portions sternales des côtes sont plus larges, plus épaisses et plus spongieuses que le reste de l'os et leur extrémité présente une cupule pour recevoir le cartilage costal.

Les côtes qui présentent des particularités individuelles sont les deux supérieures et les trois inférieures de chaque côté. La *première côte* est large, presque plate, et elle décrit une courbe très prononcée, mais sans aucune torsion sur son axe. Sa tête est petite et arrondie, et ne présente *qu'une* facette articulaire par laquelle elle s'articule avec le corps de la première vertèbre dorsale. Son col est long et mince, et se termine par une tubérosité accentuée. Sur certains spécimens, la face supérieure présente, en avant de la partie moyenne du corps, deux dépressions obliques séparées par une légère crête. La dépression postérieure est destinée à l'artère sous-clavière, la partie antérieure de la crête donne attache au muscle scalène antérieur (page 220) et la dépression antérieure est destinée à la veine sous-clavière. Entre la tubérosité de la côte et la dépression de l'artère sous-clavière se trouve une empreinte rugueuse destinée au muscle scalène moyen.

PLANCHE XXXV

Préparation destinée à montrer les rapports du cœur et des gros vaisseaux à la naissance du cou. Le péricarde est ouvert et maintenu de chaque côté.

1. L'échancrure thyroïdienne.
2. L'artère carotide commune droite.
3. Le nerf laryngé supérieur droit.
4. L'artère thyroïdienne supérieure droite.
5. La membrane crico-thyroïdienne, avec l'artère crico-thyroïdienne.
6. Le cartilage cricoïde.
7. L'artère sus-scapulaire droite.
8. Le muscle scalène antérieur droit.
9. L'artère sous-clavière droite.
10. Le plexus brachial droit.
11. La première côte droite.
12. Le nerf pneumogastrique droit.
13. L'artère innominée.
14. Le nerf laryngé récurrent droit.
15. La veine innominée droite.
16. Le nerf phrénique droit.
17. La partie horizontale de la crosse de l'aorte.
18. La veine cave supérieure.
19. Le lobe supérieur du poumon droit, attiré à l'extérieur.
20. Le péricarde attiré au dehors pour montrer la base du cœur.
21. L'oreillette droite du cœur.
22. Le lobe moyen du poumon droit.
23. L'artère coronaire droite du cœur.
24. Le péricarde ouvert et reposant sur le diaphragme.
25. Le lobe inférieur du poumon droit.
26. Le muscle thyro-hyoïdien gauche.
27. L'artère thyroïdienne supérieure gauche.
28. Le nerf laryngé supérieur gauche.
29. La veine jugulaire interne gauche.
30. L'artère carotide commune gauche.
31. Le muscle scalène antérieur gauche.
32. Le plexus brachial gauche.
33. Le nerf pneumogastrique gauche.
34. L'artère sous-clavière gauche.
35. La veine sous-clavière gauche.
36. Le nerf laryngé récurrent gauche.
37. La veine innominée gauche.
38. Le lobe supérieur du poumon gauche, tiré de côté.
39. La portion descendante de la crosse de l'aorte.
40. La portion ascendante de l'aorte.
41. L'artère pulmonaire.
42. La portion supérieure du péricarde attirée de côté pour montrer la base du cœur.
43. L'artère coronaire gauche du cœur.
44. Le lobe inférieur du poumon gauche, tiré de côté.
45. Le ventricule droit du cœur.
46. La pointe du cœur.
47. La partie inférieure du péricarde, attirée de côté pour montrer la pointe du cœur.

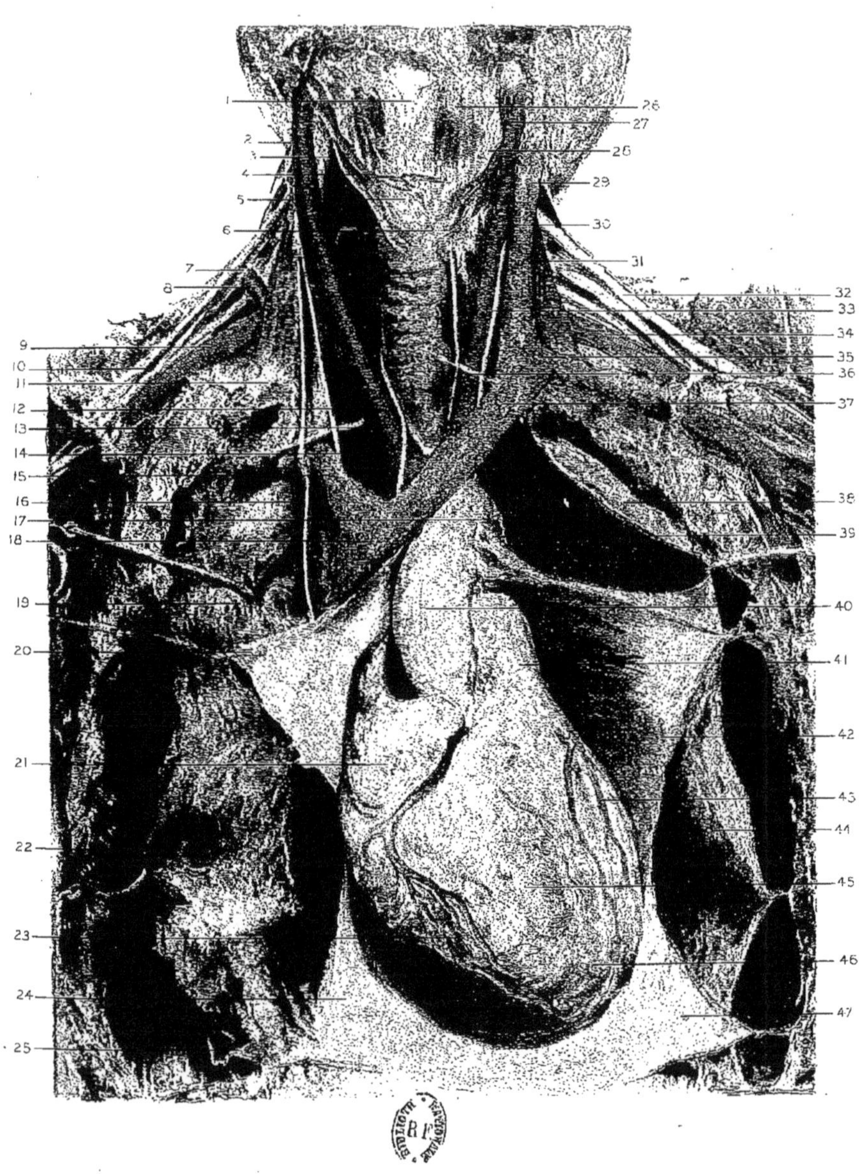

R F

La *deuxième côte* n'est pas si large que la première et sa conformation se rapproche davantage de celle des côtes situées au-dessous, mais elle ne présente pas de torsion et elle est plus aplatie. La tête présente deux facettes qui s'articulent avec les corps de la première et de la deuxième vertèbres dorsales. Vers le milieu du corps est une surface rugueuse à laquelle s'attachent le scalène postérieur et le grand dentelé. L'angle de la première côte et celui de la deuxième sont très peu développés. La *dixième* côte est longue et incurvée et sa tête ne présente qu'une facette articulaire. Les onzième et douzième côtes sont moins développées que les autres, sous tous les rapports, et leur tête n'a qu'une surface articulaire : mais elles ne présentent ni col, ni tubérosité, et se terminent par des extrémités pointues. Elles se distinguent l'une de l'autre en ce que la onzième présente un angle peu accentué et une gouttière sur son bord inférieur alors que la douzième n'en présente pas. Il existe parfois une treizième côte rudimentaire, d'un ou des deux côtés, soit dans la région cervicale, soit dans la région lombaire. Les sixième, septième et huitième côtes sont celles qui se fracturent le plus souvent parce qu'elles sont plus exposées aux chocs que les autres.

Les *cartilages des côtes* (ou *cartilages costaux*), qui les réunissent au sternum, ont la même forme que les extrémités osseuses sternales, auxquelles ils s'insèrent sans articulation : ils sont simplement ajustés à l'extrémité de l'os et enveloppés d'un épais périchondre. Leur longueur augmente en descendant, jusqu'à la septième côte, puis diminue graduellement. Le premier cartilage costal est aussi large que la première côte et comme les deuxième, troisième et quatrième cartilages costaux, qui sont plus étroits, il se continue jusqu'au sternum dans le même plan que la côte. Les cartilages des vraies côtes inférieures, plus étroits également, convergent en haut avant de rejoindre le sternum : le septième est le plus grand et, sur sa face inférieure, vient s'adjoindre à lui le cartilage de la huitième côte, de même qu'au huitième s'adjoint celui de la neuvième et au neuvième celui de la dixième. Les cartilages des côtes flottantes sont rudimentaires. L'union des différents cartilages avec le sternum à tous les caractères d'une articulation, mais elle en diffère sous certains rapports.

La première articulation chondro-sternale est une synchondrose, le cartilage se continuant dans une dépression située à l'angle externe de la partie supérieure du manubrium sternal, ce qui permet peu de mobilité. Ce cartilage est souvent ossifié en partie ou complètement vers le milieu de l'existence. *La deuxième articulation chondro-sternale* se trouve au niveau de l'union de la poignée et du corps du sternum, et présente par conséquent une double facette articulaire, avec un fibro-cartilage inter-articulaire et une membrane synoviale. Cette articulation a une certaine importance topographique, car on peut la reconnaître à travers les parties superficielles, par suite de son rapport avec la crête constante qui sépare le manubrium sternal du corps de l'os (Pl. 28). Les cartilages suivants se joignent aux bords du sternum par une articulation qui rappelle beaucoup celle de la tête de la première côte avec la première vertèbre dorsale. La *septième articulation chondro-sternale* ressemble souvent à la première et n'a que peu de mobilité. Chacune de ces articulations est pourvue d'une capsule que lui fournit le périoste voisin, et cette capsule est renforcée par le *ligament chondro-sternal* antérieur, formé de fibres qui s'irradient des extrémités du cartilage costal sur la face antérieure du sternum : chaque ligament enlace ses fibres, sur le sternum, avec celles des ligaments des articulations placées au-dessus et au-dessous, avec celles des ligaments du côté opposé et avec les insertions tendineuses du muscle pectoral. Le *ligament chondro-sternal postérieur* reproduit, sur la face profonde du sternum, la disposition du précédent. Les cartilages des huitième, neuvième et dixième côtes sont reliés ensemble et au cartilage de la septième côte par *les ligaments interchondraux*. Les cartilages costaux sont très élastiques dans la jeunesse, surtout ceux des côtes inférieures. Dans certains états pathologiques ces cartilages s'ossifient et peuvent se fracturer.

Le *sternum* est formé chez l'adulte par trois os légers, plats, formés de tissu spongieux, qui sont supportés à la partie antérieure de la poitrine, par les cartilages costaux : leur réunion constitue un os étroit et allongé dont la forme rappelle celle d'une épée romaine. La partie supérieure ressemble à la poignée de cette arme et, pour cette raison, est appelée le *manubrium* ou *présternum;* la partie centrale, la lame de l'épée, est appelée le *gladiolus* ou *meso-sternum*, et l'apophyse inférieure, de forme pointue et d'ordinaire de nature cartilagineuse, est l'*appendice ensiforme*, ou *métasternum*, qui a encore reçu le nom d'*appendice xiphoïde*, à cause de la variabilité de sa forme et de sa terminaison fréquemment bifurquée. Le manubrium est la partie la plus large et la plus épaisse du sternum, et présente sur chaque bord latéral trois surfaces articulaires : la facette articulaire supérieure est la plus grande et s'articule avec la clavicule (page 324), la facette moyenne, destinée au cartilage de la première côte, est immédiatement au-dessous de la précédente et la facette inférieure n'est qu'une demi-facette destinée au bord supérieur du cartilage de la deuxième côte. Le bord supérieur du manubrium sternal est sur le même niveau que le bord inférieur de la deuxième vertèbre dorsale : il est lisse et peut se sentir au travers de la peau entre les deux articulations sterno-claviculaires, où il forme une dépression accentuée, l'*échancrure sus-sternale.*

Le *gladiolus*, ou *corps du sternum*, présente sa plus grande largeur entre les articulations des cartilages des cinquièmes côtes. Sur ses bords latéraux sont les échancrures articulaires destinées aux cartilages costaux et les échancrures d'un côté sont reliées à celles de l'autre côté par des crêtes peu marquées qui traversent la face antérieure de l'os et qui sont un indice de sa segmentation primitive pendant le développement. L'appendice xiphoïde est irrégulier, échancré ou bifide, et souvent il se recourbe en avant ou sur le côté : cette déviation est due aux occupations habituelles de l'individu, par exemple à la pression exercée par la forme d'un cordonnier. Le *ligament chondro-xiphoïdien* s'étend, de chaque côté, du cartilage de la huitième côte à la partie latérale de l'appendice.

La différence de longueur du sternum de la femme (dix-sept centimètres et demi ou sept pouces environ) et celui de l'homme (vingt centimètres ou environ huit pouces) porte surtout sur la longueur du corps de l'os, qui, chez la femme (Pl. 41, Fig. 1), est proportionnellement plus court et plus large que chez l'homme (Pl. 28 et 29). La face externe du sternum est légèrement convexe, et sa face interne concave. Si on regarde l'os de profil, on voit que les faces antérieures de ses différentes portions occupent des plans différents, de telle façon qu'il y a une légère coudure à la jonction de la poignée et de la lame. Le plan de la poignée est dirigé un peu en avant, celui de la lame est un peu moins oblique et l'appendice xiphoïde est d'ordinaire vertical, quoique sa direction soit sujette à bien des variations comme nous venons de le voir. La couche extérieure de tissu compact, qui limite la substance spongieuse du sternum, est peu résistante, mais le périoste est très solide et plus épais qu'il ne l'est en général sur les autres os. La réunion du manubruim et de la lame est rarement ossifiée, et souvent on observe un affaissement ou une tendance à s'affaisser en arrière de la partie supérieure du sternum, ce qui dans quelques cas a été à tort considéré comme le résultat d'une fracture. Comme nous l'avons déjà dit, la crête qui marque cette réunion, est constante et très utile pour numéroter les côtes, car, puisqu'elle correspond de chaque côté à l'insertion du cartilage de la deuxième côte, il est facile de compter les côtes au-dessous. La ligne médiane du sternum ne se continue pas avec la ligne médiane de l'abdomen, mais s'incline plutôt à droite.

Les *espaces intercostaux*, au niveau du sternum, sont sensiblement plus larges en haut qu'en bas du thorax. Le *second espace intercostal* est en général le plus large (Pl. 29), mais tous les espaces varient avec l'expansion et la contraction du thorax pendant la respiration. On peut les agrandir en faisant courber le tronc du côté opposé.

Le squelette du thorax, considéré dans son ensemble, est un peu aplati d'avant en arrière, en sorte que sa largeur mesurée dans le sens transversal est plus longue que sa profondeur : ce rapport des diamètres est la caractéristique du thorax humain comparé à celui des quadrupèdes, et il permet à l'homme de se coucher sur le dos. La *face antérieure* du thorax est légèrement convexe, par suite de la direction du sternum et des cartilages costaux qui la constituent.

Ses *faces latérales* sont convexes et formées par les arcs recourbés des côtes et par les espaces intercostaux. Sa *face postérieure* est également convexe dans le sens vertical et est formée par les vertèbres dorsales et les parties des côtes situées en arrière de leurs angles. Les dimensions du thorax s'agrandissent de la première côte à la huitième, au niveau de laquelle son diamètre transversal est le plus grand. La forme du thorax varie beaucoup dans les différentes périodes de la vie et très souvent ses deux côtés ne sont pas symétriques, la circonférence du côté droit étant d'ordinaire plus grande que celle du côté gauche. Chez l'enfant le thorax est relativement plus petit que chez l'adulte, les côtes sont plus aplaties et moins recourbées, et, jusqu'à la fin de la troisième année, la respiration est plus abdominale que thoracique : après cet âge, chez les jeunes gens et chez les hommes, la respiration se fait par suite de la contraction des muscles qui s'insèrent aux sept côtes inférieures en même temps que par suite de celle du diaphragme. Chez les femmes la portion supérieure du thorax est moins comprimée d'avant en arrière et les côtes supérieures entrent naturellement davantage en jeu : la respiration est *thoracique*, même s'il n'y a pas de constriction artificielle de la cage thoracique. Une section horizontale faite à travers la partie moyenne du thorax (Pl. 41, Fig. 2) présente un contour en forme de cœur, par suite de la saillie que font les corps des vertèbres dorsales dans la partie postérieure de la cavité thoracique. Cette coupe montre aussi que les côtes sont sectionnées *obliquement*. Chez un individu du sexe masculin, une coupe passant par les bords inférieurs des troisièmes côtes en avant et à travers le corps de la huitième vertèbre dorsale en arrière, coupera en général les huitième, septième, sixième, cinquième et quatrième côtes (Pl. 41, Fig. 2).

Les *vertèbres dorsales*, ou plus exactement les *vertèbres thoraciques*, présentent des facettes et des demi-facettes spécialement destinées à l'articulation des côtes. La *première* a la même conformation générale que la vertèbre cervicale proéminente, et la *dernière* a les mêmes caractères que la première vertèbre lombaire. Le corps de ces vertèbres est plus épais en arrière qu'en avant, et il en est de même pour les disques intervertébraux dorsaux : il en résulte une courbure naturelle de la colonne dorsale, dont la convexité est tournée en arrière. Les apophyses épineuses dorsales sont très-obliques et il faut se rappeler que le sommet de chacune d'elles ne correspond pas au corps de la vertèbre à laquelle elle appartient. Le sommet de la première est en face du disque qui sépare les corps des première et deuxième dorsales ; celui de la deuxième est au niveau du corps de la troisième ; celui de la quatrième correspond au disque qui sépare les cinquième et sixième dorsales ; les sommets des apophyses épineuses des cinquième, sixième, septième et huitième dorsales sont au niveau des septième, huitième, neuvième et dixième vertèbres dorsales. Celui de la neuvième correspond au corps de la dixième, celui de la dixième au corps de la onzième, et celui de la onzième est au niveau du disque qui se trouve entre la onzième et la douzième vertèbres. Une description plus complète des vertèbres dorsales sera faite avec l'anatomie du dos, dans le vol. II.

Les termes « ouverture supérieure et inférieure du thorax » sont trompeurs, puisque ces ouvertures n'existent que sur le squelette. L'ouverture supérieure, correspondant au sommet du thorax, livre passage aux organes de la racine du cou et au tissu cellulo-fibreux résistant de l'aponévrose cervicale profonde qui se prolonge sur ces organes dans la cavité thoracique. L'ouverture inférieure ou base du thorax, est fermée par le diaphragme, qui est une cloison musculaire tendue entre la poitrine et l'abdomen. Quoique le diaphragme soit très bombé en haut et que sa partie musculaire s'élève et s'abaisse continuellement à l'unisson des mouvements respiratoires, diminuant et augmentant ainsi alternativement la capacité du thorax, l'espace véritablement occupé par les poumons et le cœur est très limité si on le compare à celui qu'indiquerait l'aspect extérieur de la cage osseuse. Le diaphragme (page 320) monte jusqu'à une ligne qui joindrait l'articulation chondro-sternale de la cinquième côte droite à celle de la sixième côte gauche (Pl. 27) : le foie atteint à la même hauteur. Ce muscle s'attache en avant à l'appendice xiphoïde, mais se recourbe en bas pour aller s'insérer à la dernière côte des deux côtés.

La peau qui recouvre la face antérieure du thorax est délicate et très adhérente au fascia superficiel. Elle est tendue et légèrement mobile sur le sternum, mais elle devient très mobile sur les côtes, par suite des tractions exercées sur elle par les muscles sous-jacents, le grand pectoral, le petit pectoral et le muscle long dorsal qui forment les plis de l'aisselle. Chez les hommes à système pileux de couleur foncé, la peau qui recouvre le sternum présente des poils noirs frisés et de grosses glandes sébacées. Le fascia superficiel est en général assez lâche, et ne contient que peu de graisse, sauf au niveau des mamelles ; il se divise en deux couches qui enveloppent ces glandes et envoient de nombreuses cloisons entre leurs lobes. Les *ligaments suspenseurs* sont des faisceaux fibreux qui, de la couche antérieure, vont à la peau qui entoure les mamelons.

Les *glandes mammaires*, chez la femme, s'étendent de la troisième à la sixième côte, de chaque côté, entre l'aisselle et le sternum. Leur volume et leur forme varient avec leur développement fonctionnel et l'état général de l'individu. Quand elles sont complètement développées et recouvertes par la peau, le fascia et la graisse, elles se présentent sous la forme de deux éminences globuleuses, *les seins* ; de chaque sein fait saillie une éminence conique, de couleur brun-rosé, *le mamelon*, et ce dernier est entouré à sa base par une zone de peau colorée, *l'aréole*. Le mamelon est ordinairement placé au niveau du quatrième espace intercostal, à douze centimètres, ou environ quatre pouces et demi, de la ligne médiane : mais sa position est variable et il ne peut servir comme point de repère (Pl. 27). La peau de l'aréole est extrêmement mince et recouverte d'un certain nombre de petits tubercules blanchâtres qui sont percés par les orifices des glandes sébacées. La peau du mamelon est pourvue de papilles sensitives et est formée par du tissu réticulé mélangé à des fibres musculaires lisses. Il est extrêmement vasculaire. Les conduits galactophores s'ouvrent au sommet du mamelon par quinze à vingt orifices. La *glande mammaire* est une glande en grappe, formée de quinze à vingt lobes qui sont supportés par les cloisons que la couche antérieure du fascia sous-cutané envoie dans la glande. Les lobes sont tout à fait indépendants les uns des autres, de sorte que, dans l'abcès du sein, il est souvent nécessaire de faire plusieurs incisions : ces incisions doivent être faites suivant des lignes rayonnant autour du mamelon, afin d'éviter autant que possible, de blesser les produits galactophores.

Les *artères*, qui entrent dans la glande par ses parties périphériques, sont petites et nombreuses, et n'accompagnent pas les canaux excréteurs. Celles des lobes supérieurs viennent de l'artère acromio-thoracique, celles des lobes externes de la thoracique longue et de la mammaire externe, et celles des lobes internes des artères intercostales antérieures (Pl. 44, Fig. 1). Les *veines* profondes accompagnent les artères ; les veines superficielles forment un cercle anastomotique autour de la base du mamelon, et se terminent dans les veines thoraciques supérieures.

Les *vaisseaux lymphatiques* sont nombreux et convergent pour la plupart vers les ganglions axillaires, en suivant le bord externe du muscle grand pectoral (Pl. 44, Fig. 2) ; d'autres vont se terminer dans les ganglions du médiastin antérieur, qui sont en rapport avec les vaisseaux mammaires internes (Pl. 41, Fig. 1), en pénétrant à travers les trois espaces intercostaux supérieurs. Il faut bien comprendre la distinction qu'on devra faire entre les ganglions sous-sternaux et les ganglions axillaires, en ce qui concerne leur envahissement possible par un cancer. Les premiers reçoivent des lymphatiques de la partie interne du sein, et, dans les cas où ils sont envahis, ils constituent un obstacle anatomique à l'efficacité de l'enlèvement d'un sein cancéreux, malgré l'énucléation la plus soigneusement faite des ganglions axillaires. Les lymphatiques superficiels de la peau qui entoure le mamelon, se rendent à un ganglion situé au-dessous du bord externe de la clavicule.

Les *nerfs* mammaires viennent surtout des branches cutanées antétérieures et latérales des nerfs intercostaux. Le fascia superficiel est traversé sur le bord du sternum par les rameaux cutanés antérieurs des nerfs intercostaux ; ces rameaux accompagnent les branches intercostales antérieures de l'artère mammaire interne et les deuxième, troisième, quatrième et cinquième se distribuent à la glande mammaire. Les anastomoses des nerfs intercostaux expliquent la diffusion de la douleur que l'on constate dans bien des affections thoraciques. Chez la femme, il y a toujours une couche de tissu conjonctif lâche, au-dessus de la glande et souvent même, on trouve en ce point une bourse séreuse qui lui permet de glisser librement sur le muscle pectoral, auquel elle n'est pas du tout adhérente à l'état normal. Chez l'homme la glande est rudimentaire, et, comme le tissu conjonctif placé au-dessous d'elle est moins lâche, elle suit davantage les mouvements du grand pectoral. Parfois les mamelles se développent chez l'homme et, dans des cas très rares, on les a vues sécréter du lait : on observe souvent chez la femme des mamelles surnuméraires situées sur le dos, dans l'aisselle, dans l'aîne ou sur la cuisse. Chez la femme les diverses modifications que les seins subissent après la puberté sont analogues à celles qu'ils subissent pendant la grossesse.

Lorsqu'on enlève un sein, il faut tirer le bras en haut et en arrière, de façon à tendre le grand pectoral ; et circonscrire la base de la glande par deux incisions dirigées vers l'aisselle et se réunissant à leurs extrémités. On doit enlever la glande *tout entière*, ainsi que le mamelon, de façon à éviter, autant que possible, une récidive du cancer, et si les ganglions axillaires sont envahis, ce qui a lieu le plus souvent, l'incision sera prolongée de façon à les rendre accessibles. On les trouvera autour des vaisseaux profonds (Pl. 45) et souvent ils adhèrent à la veine axillaire et à ses branches, ce qui rend leur ablation très difficile et périlleuse, alors que l'excision de la glande seule est une opération relativement facile et simple. Lorsque la glande a été enlevée complètement, on voit que sa base est moulée sur la légère saillie faite par le grand pectoral, ce muscle lui-même, intact en général et recouvert par la gaine que lui fournit l'aponévrose profonde, est visible au fond de la plaie.

L'aponévrose profonde de la face antérieure du thorax est mise à nu par l'enlèvement des deux feuillets de l'aponévrose superficielle et de la glande mammaire qui est comprise entre eux. Elle forme la mince gaîne aponévrotique du grand pectoral, dans lequel elle envoie des prolongements qui pénètrent entre les faisceaux musculaires. Cette aponévrose s'attache à la partie antérieure du sternum et à la clavicule. Elle est très délicate sur la partie supérieure du grand pectoral, mais, lorsqu'elle se réfléchit du bord externe de ce muscle à travers le creux axillaire pour aller rejoindre le muscle grand dorsal, elle devient beaucoup plus épaisse. Elle se continue, au-dessous du dernier muscle, jusqu'aux apophyses épineuses des vertèbres dorsales. La partie inférieure de l'aponévrose thoracique profonde est très résistante et se confond avec les gaînes des muscles droits.

Le *muscle grand pectoral* (Pl. 16 et Pl. 44, Fig. 1) est une masse charnue large et triangulaire située sur le côté de la poitrine et formée de deux parties dont les fibres convergent vers l'épaule. *La portion claviculaire* du muscle naît, surtout par des fibres charnues, de la partie antérieure de la moitié interne de la clavicule et de la capsule de l'articulation sterno-claviculaire; elle se dirige obliquement en dehors, quand le bras est allongé sur le côté du corps, jusqu'à l'insertion du deltoïde, avec lequel elle se confond sur la diaphyse humérale et elle envoie aussi un prolongement à l'aponévrose brachiale. Le faisceau claviculaire du grand pectoral est en rapport en haut avec le deltoïde dont le sépare un sillon qui loge la veine céphalique et l'artère huméro-thoracique, branche de l'acromio thoracique. Lorsque ce sillon est très marqué, l'apophyse coracoïde peut être sentie à travers les muscles et devenir un point de repère important (page 330). *La portion sternale* du grand pectoral est intéressante à la fois par l'origine et l'insertion de ses fibres : celles-ci forment deux couches qui sont souvent complètement distinctes l'une de l'autre, étant séparées par un intervalle celluleux. La couche superficielle s'insère à la partie antérieure du sternum par des fibres tendineuses qui s'entrelacent avec celles du muscle opposé et, en général, à la gaîne du muscle grand droit de l'abdomen par une languette musculaire. La couche profonde naît, par des fibres musculaires, des cartilages des cinq ou six premières vraies côtes, et la languette qui s'insère au cartilage de la première côte fait parfois défaut. Les fibres de ces deux couches rayonnent vers leurs insertions, et sont disposées de telle façon, que les fibres de la couche profonde se dirigent obliquement en haut, sous les fibres de la couche superficielle ; il en résulte que les positions relatives des deux couches sont renversées, l'inférieure devenant supérieure au point où elles se terminent par un tendon aplati, qui s'insère *au bord externe* de la coulisse bicipitale, sous l'insertion de la portion claviculaire du muscle. L'insertion de la portion sternale envoie un prolongement délicat qui recouvre la coulisse bicipitale, et est en rapport avec le ligament capsulaire de l'articulation de l'épaule. La partie tordue du faisceau sternal du pectoral forme le bord antérieur, arrondi, de l'aisselle et recouvre les vaisseaux et les nerfs axillaires qui occupent la partie supérieure de cette région.

Le grand pectoral est remarquable par sa tendance à se segmenter en faisceaux radiés, et il envoie souvent des faisceaux accessoires à l'humérus ou à l'aponévrose brachiale. Son action principale tire le bras en avant, et le fait tourner en dedans sur la poitrine. Quand le bras est élevé, il l'attire en bas, et si le point fixe est l'humérus élevé, le muscle peut aider à élever le corps ; il sert aussi comme muscle auxiliaire de la respiration. Les artères de ce muscle viennent des thoraciques longue et courte, branches de l'artère axillaire. Les nerfs viennent des branches thoraciques antérieures du plexus brachial, qui est placé sous le grand pectoral. La *fente* qui sépare les portions claviculaire et sternale du grand pectoral, quand le bras est étendu et dirigé latéralement, est souvent indiquée par une dépression de la peau, et, comme elle correspond à la première partie du trajet de l'artère axillaire, on pourra chercher ce vaisseau en ce point et le lier aisément (Page 343).

Le grand pectoral doit être enlevé si on veut étudier le petit pectoral et le sous-clavier. Le petit pectoral est séparé de la portion sternale du grand pectoral par une quantité de tissu cellulaire lâche, et le sous-clavier est situé sous la portion claviculaire : tous deux sont entourés par l'aponévrose costo-coracoïdienne. Le *muscle petit pectoral* (Pl. 44, fig. 2) est une masse charnue triangulaire composée de fibres qui naissent, par des languettes tendineuses aplaties, des extrémités sternales des troisième, quatrième et cinquième côtes et des aponévroses des muscles intercostaux sous-jacents. Outre ces insertions ce

PLANCHE XXXVI

Dissection du nerf pneumogastrique sur le côté gauche : ses rapports avec les nerfs phrénique et sympathique (D'après une femme âgée de trente-sept ans).

1. La glande parotide.
2. Le muscle digastrique.
3. L'apophyse styloïde.
4. Le muscle stylo-glosse.
5. Le nerf lingual (ou gustateur).
6. Le nerf hypoglosse.
7. Le nerf glosso-pharyngien.
8. L'artère linguale.
9. Le muscle digastrique attaché à l'os hyoïde par une boucle de l'aponévrose profonde.
10. La grande corne de l'os hyoïde.
11. L'insertion du muscle omo-hyoïdien à l'os hyoïde.
12. Coupe à travers la symphyse de la mâchoire inférieure.
13. Le nerf laryngé supérieur.
14. Le muscle crico-thyroïdien.
15. L'artère thyroïdienne supérieure.
16. Le sommet du cartilage thyroïde.
17. La branche descendante de l'hypoglosse.
18. Les muscles sterno-thyroïdien et hyoïdien droits.
19. Le corps thyroïde.
20. La veine jugulaire interne.
21. Le nerf pneumogastrique.
22. Le ganglion cervical inférieur du nerf sympathique.
23. L'artère carotide commune.
24. Le nerf récurrent laryngé.
25. L'artère innominée.
26. L'extrémité sternale de la clavicule droite.
27. La veine innominée gauche.
28. La première côte gauche.
29. Le bord antérieur du poumon droit.
30. La partie ascendante de la crosse de l'aorte.
31. La deuxième côte droite.
32. L'oreillette droite.
33. La troisième côte droite.
34. Le nerf phrénique gauche.
35. La pointe du ventricule gauche du cœur.
36. Les branches de l'artère coronaire postérieure.
37. La cinquième côte droite.
38. La sixième côte droite.
39. Les branches stomacales du nerf pneumogastrique gauche.
40. Le diaphragme recouvrant le foie.
41. La septième côte droite.
42. L'extrémité sciée de la branche montante du maxillaire inférieur.
43. L'artère occipitale.
44. Le nerf spinal.
45. Le muscle trapèze.
46. La veine jugulaire interne.
47. Le deuxième nerf cervical spinal.
48. Le troisième nerf cervical.
49. Le ganglion cervical supérieur du nerf sympathique.
50. L'artère carotide externe.
51. L'artère carotide interne.
52. La branche descendante de l'hypoglosse.
53. Le muscle omo-hyoïdien.
54. Le muscle scalène antérieur.
55. Le nerf sympathique.
56. Le nerf phrénique gauche.
57. Les cordons du plexus brachial.
58. L'artère sous-clavière.
59. La veine sous-clavière.
60. L'insertion du muscle scalène antérieur au bord interne et à la surface supérieure (tubercule ?) de la première côte.
61. Le nerf pneumogastrique.
62. L'œsophage (distendu).
63. La première artère intercostale émise par l'artère sous-clavière.
64. L'artère mammaire interne.
65. La veine innominée gauche.
66. La deuxième artère intercostale et le deuxième nerf intercostal.
67. L'origine de l'artère sous-clavière.
68. La troisième côte gauche.
69. Le nerf sympathique.
70. Le troisième nerf intercostal et la troisième artère intercostale gauches.
71. La partie horizontale de la crosse de l'aorte.
72. La quatrième côte gauche.
73. La quatrième artère intercostale gauche et le nerf correspondant.
74. La cinquième côte gauche.
75. L'artère pulmonaire.
76. La cinquième artère intercostale gauche et le nerf correspondant.
77. L'origine des vaisseaux pulmonaires et des bronches.
78. La sixième artère intercostale et le nerf correspondant.
79. Les branches œsophagiennes du pneumogastrique.
80. Le nerf grand splanchnique.
81. L'oreillette gauche du cœur.
82. La septième artère intercostale et le nerf correspondant.
83. Le nerf petit splanchnique.
84. La veine petite azygos.
85. Le nerf pneumogastrique.
86. La huitième côte gauche.
87. Le diaphragme au-dessus de la rate.
88. Le nerf phrénique.
89. Les branches gastriques du nerf pneumogastrique traversant le diaphragme pour se rendre à l'estomac.
90. Les branches terminales du pneumogastrique.
91. La rate.
92. L'estomac.

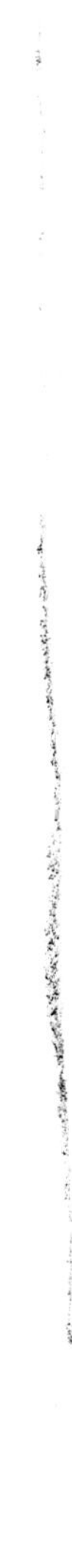

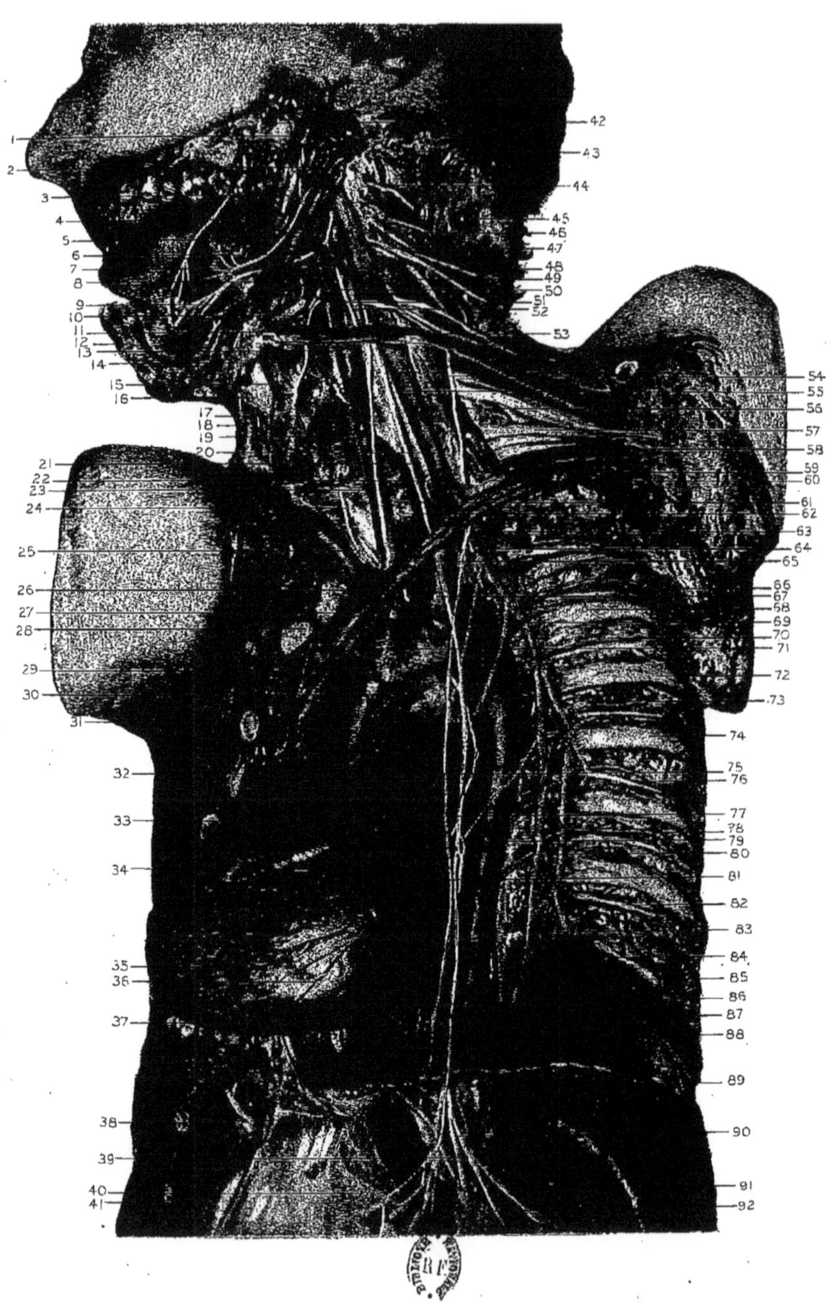
1
2
3
4
5
6
7
8
9
10
11
12
13
14
15
16
17
18
19
20
21
22
23
24
25
26
27
28
29
30
31
32
33
34
35
36
37
38
39
40
41
42
43
44
45
46
47
48
49
50
51
52
53
54
55
56
57
58
59
60
61
62
63
64
65
66
67
68
69
70
71
72
73
74
75
76
77
78
79
80
81
82
83
84
85
86
87
88
89
90
91
92

muscle en a d'autres accessoires qui se font au-dessus ou au-dessous des précédentes. De ces origines, il se dirige en haut et va s'insérer par un tendon étroit et aplati au bord supéro-interne de l'apophyse coracoïde de l'omoplate : il envoie un prolongement fibreux aux insertions coracoïdiennes, du coraco-brachial et du biceps. L'insertion du petit pectoral croise la partie moyenne des vaisseaux et des nerfs axillaires (page 339). Entre le petit pectoral et le grand pectoral sont des branches de l'artère acromio-thoracique et le nerf thoracique interne antérieur. L'artère thoracique longue suit le bord axillaire du petit pectoral. L'action de ce muscle consiste à abaisser l'épaule, en attirant l'omoplate en avant et en bas.

La membrane costo-coracoïdienne est formée par plusieurs feuillets aponévrotiques plus ou moins résistants, qui s'étendent du cartilage de la première côte à l'apophyse coracoïde. En haut elle s'insère aux bords interne et externe de *la dépression sous-clavière,* qui se trouve sur la face inférieure de la clavicule, et entoure ainsi complètement le muscle sous-clavier. Son prolongement externe, plus superficiel, est mince et se dédouble, un de ses feuillets passant en avant, l'autre en arrière de l'insertion coracoïdienne du petit pectoral : l'aponévrose se reconstitue sur le bord axillaire de ce muscle et se continue avec l'aponévrose de l'aisselle, en formant *la partie antérieure* de la gaîne des vaisseaux axillaires. Ce feuillet est traversé par la veine céphalique, l'artère et la veine acromio-thoraciques, les nerfs thoraciques antérieurs et l'artère thoracique supérieure. La partie profonde de cette membrane porte le nom de *ligament costo-coracoïdien* à cause de son aspect fibreux et résistant. Celui-ci forme une arcade au-dessus des vaisseaux et des nerfs axillaires au moment où ils passent sur la première côte.

Le *muscle sous-clavier* est une masse charnue arrondie qui naît, par par un fort tendon, du point de jonction de la première côte avec son cartilage et qui va s'insérer à la dépression sous-clavière de la clavicule, jusqu'au ligament coraco-claviculaire. Il est innervé par les nerfs cervicaux inférieurs et son action contribue à fixer et à abaisser la clavicule.

Quand on a complètement enlevé de la face antérieure du thorax les muscles que nous venons de décrire, on voit une forte aponévrose resplendissante, qui recouvre les espaces intercostaux : elle maintient les muscles intercostaux et contribue à protéger les espaces. Les muscles intercostaux sont formés par deux couches séparées, l'une interne, l'autre externe, dont les courtes fibres charnues se croisent. Il y a onze paires de muscles intercostaux internes, autant d'externes, et leur disposition devient remarquable quand on se rapproche des vertèbres ou du sternum.

Les muscles intercostaux externes commencent au tubercule de la côte et se dirigent obliquement depuis la lèvre externe du bord inférieur de la côte supérieure, jusqu'au bord supérieur de la côte inférieure : en avant ils vont jusqu'aux cartilages costaux et là, les fibres charnues font place à des fibres tendineuses obliques, très résistantes, qui forment un prolongement aponévrotique jusqu'au bord du sternum.

Chaque *muscle intercostal interne* commence au sternum et ses fibres se dirigent obliquement, en sens inverse de celles de l'intercostal externe, du bord interne de la gouttière inférieure de la côte supérieure et du cartilage costal au bord supérieur de la côte située au-dessous : l'intercostal interne va en arrière jusqu'à l'angle de la côte, et, en ce point, il est renforcé par des fibres additionnelles, les *muscles sous-costaux*, qui s'étendent de haut en bas et comprennent une ou deux côtes entre leurs insertions. La direction des fibres des intercostaux externes correspond à celle des fibres du muscle oblique externe de l'abdomen, celle des intercostaux internes est semblable à la direction des fibres du muscle oblique interne. Les intercostaux internes sont plus épais et leurs fibres musculaires plus accentuées en avant qu'en arrière (Pl. 40). Les muscles intercostaux fonctionnent surtout dans la respiration ordinaire. Quand les premières et les deuxièmes côtes sont fixées par les scalènes, l'action des intercostaux externes élève la partie antérieure des côtes et porte en dehors leurs bords inférieurs, ce qui agrandit la cavité du thorax, comme dans l'inspiration. L'action spéciale des intercostaux internes n'est pas bien définie ; ils abaissent probablement les côtes, comme dans l'expiration. Dans la partie cartilagineuse des espaces intercostaux, les deux ordres de fibres aident, croit-on, à l'inspiration. La face interne des espaces intercostaux est recouverte par un feuillet aponévrotique mince et adhérent semblable à celui que nous avons vu sur la face extérieure du thorax. Il est en rapport intime avec la face externe de la plèvre.

A l'intérieur de la cavité thoracique, sur la face profonde du sternum et des cartilages des vraies côtes inférieures, est un muscle mince, aplati, plus ou moins développé, et appelé *le triangulaire du sternum*. Il s'insère à l'appendice xiphoïde et aux parties latérales de la partie inférieure du corps du sternum, ainsi qu'aux cartilages voisins ; il monte obliquement, se dirigeant en dehors, et va s'insérer par des languettes charnues aux cartilages des vraies côtes inférieures, en général de la sixième à la troisième. Les fibres de la languette inférieure se dirigent transversalement en dehors et se continuent en réalité avec la partie antérieure du muscle transverse de l'abdomen. L'action du triangulaire du sternum déprime les cartilages costaux dans l'expiration. Les nerfs viennent des nerfs intercostaux et ses artères sont des rameaux de la mammaire interne qui, des deux côtés, passent entre le triangulaire et les cartilages costaux.

L'*artère mammaire interne* naît, de chaque côté, de la première portion de l'artère sous-clavière, en face du tronc thyroïdien, sur le bord interne du muscle scalène antérieur et descend dans le thorax derrière la clavicule et la première côte : elle est en rapport intime avec le nerf phrénique, qui passe sur elle de dehors en dedans pour descendre derrière cette artère, entre la plèvre et le péricarde (Pl. 39 et 40). La mammaire interne, accompagnée par deux veines placées de chaque côté, suit un trajet parallèle au bord du sternum ; elle est à douze millimètres, ou environ un demi pouce, en dehors de ce bord (Pl. 41, Fig. 1 et 2), et est placée sur la face antérieure de la plèvre, jusqu'au niveau du cinquième ou sixième espace intercartilagineux, au niveau duquel elle s'engage entre le triangulaire du sternum et les cartilages. Cette artère peut se lier facilement dans le deuxième espace intercostal en incisant sur son trajet. Au niveau du septième cartilage costal, elle se divise en branches terminales, *l'artère musculo-phrénique,* qui envoie des rameaux au diaphragme et aux muscles intercostaux inférieurs, et *l'épigastrique supérieure,* qui entre dans la paroi de l'abdomen entre la gaîne du muscle droit de l'abdomen et le fascia sous péritonéal, et qui s'anastomose avec l'épigastrique inférieure. Dans son trajet, l'artère mammaire interne émet une branche qui accompagne le nerf phrénique, *l'artère satellite du phrénique,* des branches qui se rendent aux organes du médiastin antérieur, des branches qui suivent les cinq ou six espaces intercostaux supérieurs et s'anastomosent par inosculations avec les artères intercostales venues de l'aorte, et enfin des artères perforantes qui perforent les espaces intercostaux et se distribuent au muscle grand pectoral, à la glande mammaire (page 250) et à la peau de la poitrine. Au niveau de la première côte la mammaire interne donne une branche latérale sous-costale qui devient quelquefois très volumineuse dans le cas de tumeur intrathoracique. Les *deux veines mammaires internes* sont d'ordinaire de taille inégale et sont munies d'un grand nombre de valvules. Elles se réunissent derrière le premier muscle intercostal et vont se vider, du côté gauche dans la veine innominée, et du côté droit, en général, dans la veine cave supérieure. Dans le voisinage immédiat des vaisseaux mammaires internes sont de six à huit ganglions lymphatiques, qui reçoivent les lymphatiques de la partie supérieure du muscle droit de l'abdomen, du diaphragme, des espaces intercostaux et de la partie interne de la glande mammaire (page 251). Ils se vident dans la grande veine lymphatique à droite et dans le canal thoracique à gauche.

Si on enlève avec précaution le sternum ainsi que les cartilages costaux, on ouvre le thorax par sa partie antérieure de façon à mettre en évidence le prolongement inférieur de l'aponévrose cervicale profonde et la face antérieure des sacs pleuraux droit et gauche. Sur la ligne médiane on trouve un prolongement aponévrotique tubulé qui descend entre les plèvres depuis la région cervicale jusqu'à l'appendice xiphoïde ; et de chaque côté, cette aponévrose devient plus épaisse et s'attache au péricarde, formant ainsi *les ligaments sterno-péricardiques*. La gaîne sous-sternale tubulée est facile à démontrer par l'insufflation et peut permettre au pus d'aller de la naissance du cou jusqu'à la partie supérieure de la paroi abdominale, où il vient se collecter au-dessous de l'appendice xiphoïde. Si l'on fend cette couche aponévrotique, on ouvre la partie de l'espace interpleural appelée le médiastin antérieur (Pl. 26, Fig. 1). C'est un espace peu profond, compris entre les parties antérieures des plèvres, le péricarde et l'aponévrose sous-sternale que nous venons de décrire, surtout la partie de cette aponévrose qui correspond au corps du sternum. Sa direction n'est pas verticale en général, car il s'incline vers la gauche par suite de la position du cœur, et, au niveau des gros vaisseaux de la base de cet organe, il se rétrécit par suite du rapprochement des plèvres. La plèvre gauche s'éloignant de la ligne médiane, cet espace est plus large en bas qu'en haut. On trouve dans le médiastin antérieur les ganglions lymphatiques sous-sternaux, enveloppés par une quantité variable de tissu adipeux et, du côté gauche, les vaisseaux mammaires internes pendant une partie de leur trajet (Pl. 41). Cet espace ne renferme pas à proprement parler les insertions des muscles triangulaire du sternum, sternohyoïdien et sternothyroïdien, car elles sont recouvertes par des prolongements de l'aponévrose endothoracique qui se continue avec l'aponévrose cervicale profonde. On appelle *médiastin supérieur* la partie de l'espace interpleural qui s'étend de la poignée du sternum en avant aux vertèbres dorsales supérieures en arrière, au-dessus du péricarde. Outre les gros vaisseaux et les parties contiguës de la trachée et de l'œsophage, il contient *le thymus* chez l'enfant et ses vestiges chez l'adulte. Il n'est séparé véritablement du médiastin antérieur, que lorsque la dilatation des poumons, à la fin d'une inspiration profonde, amène en contact leurs enveloppes pleurales.

Le THYMUS est un corps mou, couleur gris rougeâtre et lobulé : sa taille et sa forme sont variables, il est placé derrière le manubrium sternal et recouvre les gros vaisseaux du cœur tapissés par le péricarde (Pl. 26, Fig. 3, N° 6). A la naissance, il mesure cinq centimètres, environ deux pouces, de longueur ; il est plus large en bas qu'en haut et il continue à s'accroître jusqu'à la fin de la seconde année, se développant souvent par en haut dans la base du cou, où il atteint parfois le bord inférieur du corps thyroïde. De la deuxième année à la sixième il se modifie peu, mais, passé cet âge, il s'atrophie graduellement, et, au moment de la puberté, il reste très peu de traces du tissu glandulaire primitif qui a été remplacé par une masse adipeuse ne se prolongeant au-dessus du sternum que rarement. Le thymus ressemble beaucoup aux glandes en grappe, mais sa fonction est inconnue. Il semble remplir, pendant le jeune âge, les fonctions d'un gros ganglion lymphatique, car chacun de ses lobes est formé par des lobules et chacun de ces lobules est composé de grappes de follicules lymphatiques entourés par du tissu conjonctif vasculaire et par de nombreuses cellules lymphatiques. Ses artères viennent surtout des mammaires internes.

Les PLÈVRES (Pl. 26, Fig. 1, N°s 6 et 16) sont des membranes séreuses qui entourent les poumons : leur disposition est telle qu'elles forment deux sacs distincts complètement fermés, chacun d'eux ayant une *couche pariétale*, ou *plèvre costale*, qui tapisse la paroi thoracique et une *couche viscérale*, ou *plèvre pulmonaire*, qui tapisse le poumon contenu dans le sac. L'espace compris entre les deux feuillets de chaque plèvre est *la cavité pleurale*, dont les parois sont lisses et humides, mais cette cavité est virtuelle à l'état normal : on la considère à l'heure actuelle comme un grand espace lymphatique analogue à celui du péritoine et elle communique par des stomates avec les vaisseaux lymphatiques sous-pleuraux voisins. Pendant la vie et à l'état normal, les deux feuillets glissent l'un sur l'autre librement et facilitent ainsi les mouvements des poumons. La plèvre costale est la plus épaisse et est réunie surtout avec la face interne des côtes par un tissu conjonctif très net qui permet de l'en détacher facilement. La plèvre pulmonaire est très délicate et transparente, et est également unie au tissu du poumon par du tissu conjonctif élastique : ce tissu conjonctif est sillonné par un plexus capillaire formé par les artères bronchiques et par un plexus lymphatique qui communique avec les espaces lymphatiques que l'on trouve dans le tissu aréolaire des lobules pulmonaires. L'inflammation de la plèvre peut produire un épaississement et un état rugueux de ses surfaces, de sorte que l'expansion du poumon produit un bruit *de frottement*. Les symptômes varient suivant que l'inflammation est due à la distension du sac pleural par de la sérosité (hydrothorax), par du pus (empyème) ou par de l'air (pneumothorax). Quand on veut ponctionner la cavité pleurale pour évacuer l'épanchement qu'elle contient (paracentèse du thorax) on choisit pour cela le sixième ou le septième espace intercostal, à mi-chemin entre le sternum et la colonne vertébrale, et on introduit le trocart au milieu de l'espace intercostal, pendant une inspiration, de façon à éviter les vaisseaux et les nerfs intercostaux. Du côté droit on ponctionnera dans le cinquième espace intercostal, afin d'éviter le diaphragme (Pl. 27). Les cavités pleurales droite et gauche sont distinctes l'une de l'autre, et la partie postérieure de la membrane qui constitue chacune d'elles se réfléchit en même temps qu'un repli de l'aponévrose prévertébrale, en arrière du hile de chaque poumon, jusqu'au diaphragme, formant ainsi un bord curviligne entre le diaphragme et le poumon. C'est ce que l'on appelle le *ligament pulmonaire*. Comme les sommets des poumons s'étendent en haut, dans la base du cou, derrière les insertions des muscles scalènes antérieurs aux premières côtes, leurs plèvres ont, naturellement, un prolongement dans le même sens. Du côté droit la plèvre monte un peu plus haut, en général, que du côté gauche : Dans cette situation elle entre en rapport avec la première portion de l'artère sous-clavière. A la base du cou, l'aponévrose endothoracique forme une sorte de dôme, auquel l'aponévrose cervicale profonde s'insère d'ordinaire. Quelquefois cette aponévrose présente un prolongement qui rattache le dôme à l'apophyse transverse de la septième ou de la sixième vertèbre cervicale et dans lequel on a trouvé quelques fibres musculaires sans doute séparées du scalène postérieur. Le feuillet pariétal de la plèvre, au sommet de chaque poumon, est intimement uni à cette sorte de dôme aponévrotique. La présence de cette aponévrose extrapleurale à la racine du cou et les modifications que peuvent lui faire subir des infiltrations inflammatoires

Planche XXXVII

Le médiastin postérieur, mis à découvert sur le côté droit en enlevant les côtes sectionnées près de leurs angles et en attirant en avant le cœur et les poumons, pour faire voir l'entrée de la grande veine azygos dans la veine cave supérieure, et la distribution des nerfs pneumogastrique et phrénique droits.

1. L'artère occipitale droite.
2. Coupe du muscle sterno-mastoïdien.
3. Le plexus brachial dont les cordons sont coupés.
4. La section de la première côte.
5. La section de la deuxième côte.
6. La section de la troisième côte.
7. La chaîne de ganglions du nerf sympathique.
8. Le canal thoracique, croisant l'œsophage et l'aorte pour se porter du côté gauche.
9. Les vaisseaux et nerfs intercostaux en rapport avec la septième côte.
10. La septième côte.
11. Le canal thoracique.
12. La colonne vertébrale, recouverte par l'aponévrose thoracique.
13. Le nerf grand splanchnique.
14. L'aorte thoracique descendante.
15. Le nerf petit splanchnique.
16. Coupe de la onzième côte.
17. La voûte hépatique du diaphragme.
18. L'artère linguale.
19. L'artère thyroïdienne descendante et le nerf laryngé supérieur.
20. L'échancrure du cartilage thyroïde.
21. L'artère carotide commune.
22. Le tronc thyroïdien.
23. Le cartilage cricoïde.
24. L'artère sous-clavière droite.
25. La première artère intercostale.
26. La trachée.
27. L'œsophage.
28. L'artère innominée.
29. Le nerf phrénique droit.
30. La veine grande azygos, entrant dans la veine cave supérieure.
31. Le cœur à l'intérieur du péricarde, attiré en avant.
32. Le plexus œsophagien du nerf pneumogastrique.
33. L'oreillette droite du cœur, à l'intérieur du péricarde.
34. Le poumon droit attiré au dehors.
35. La veine cave inférieure se déversant dans l'oreillette droite du cœur.
36. Le canal thoracique traversant l'ouverture aortique du diaphragme.
37. Les branches du nerf phrénique droit sur le diaphragme.

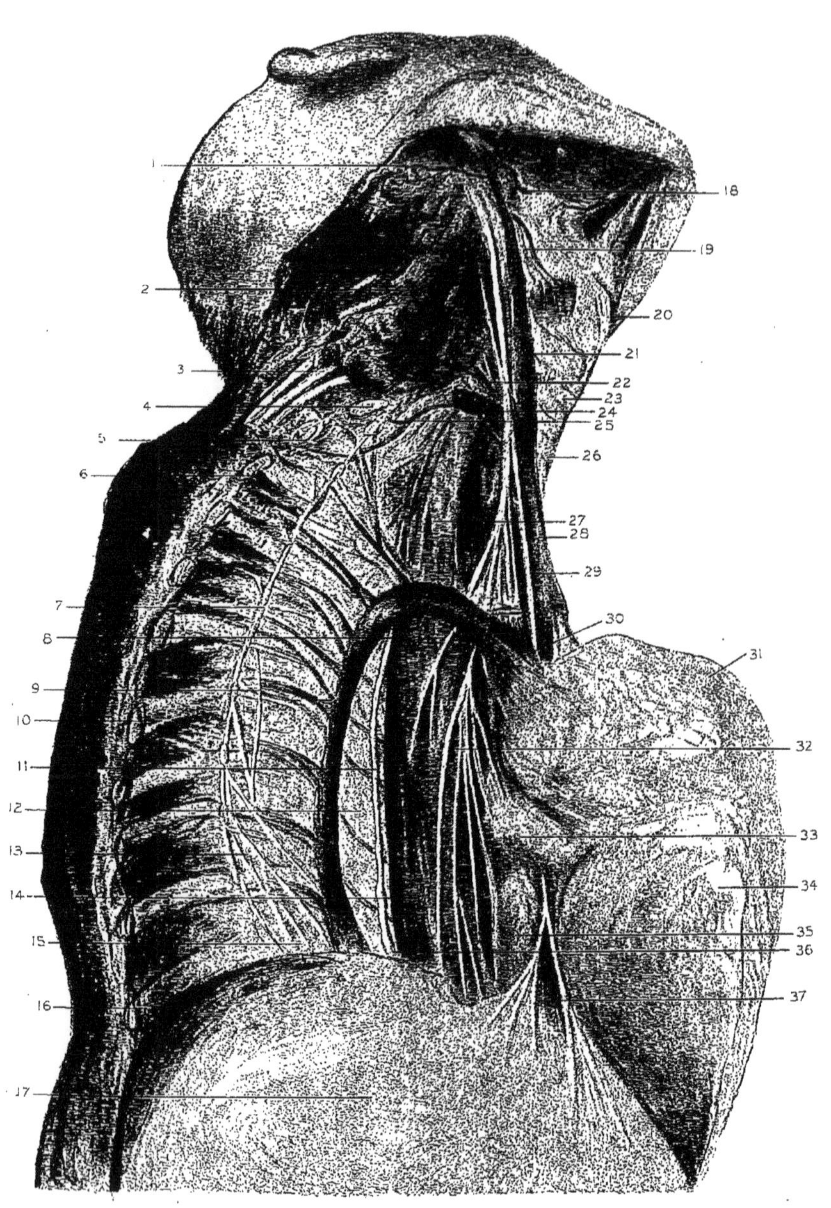
1
2
3
4
5
6
7
8
9
10
11
12
13
14
15
16
17
18
19
20
21
22
23
24
25
26
27
28
29
30
31
32
33
34
35
36
37

sont intéressantes pour le médecin, qui peut être trompé par les bruits adventices qu'elle produit pendant l'auscultation de la même façon qu'il est souvent difficile au chirurgien de distinguer entre les craquements vrais et faux dans les lésions des articulations. L'étendue et les limites de la plèvre pariétale qui se réfléchit sur la paroi interne du thorax sont très difficiles à comprendre d'après une simple description. En bas les plèvres pariétales suivent les insertions du diaphragme qui est recouvert par les plèvres, sauf au niveau de ses bords et de son tendon central. En avant la plèvre droite se rapproche de la ligne médiane et arrive jusqu'au niveau de la jonction de la septième côte et de son cartilage, alors que la côte gauche reste plus ou moins éloignée de ce point et un peu plus bas, par suite de l'interposition du cœur. En arrière les deux plèvres descendent aussi bas que la tête de la dernière côte et sur les côtés elles sont en rapport, la plèvre droite avec le bord inférieur de la neuvième côte, et la plèvre gauche avec le bord inférieur de la dixième. Par suite de cette disposition des plèvres sur le diaphragme il arrive souvent qu'un projectile qui est entré dans la poitrine roule sur le diaphragme jusqu'à la partie la plus déclive de la partie postérieure de la cavité pleurale.

Le feuillet pulmonaire de la plèvre n'a pas de chaque côté une superficie semblable à celle du feuillet costal, sauf pendant l'inspiration forcée. Il y a donc des endroits où la plèvre pariétale est en contact avec elle-même. Ces replis de la plèvre sont les sinus pleuraux, que l'on trouve le long des insertions costales du diaphragme, entre le péricarde et le sternum, et entre le péricarde et le diaphragme (Pl. 26, Fig. 1, N° 18). Sur les bords antérieurs des deux derniers sinus sont des replis qui se confondent avec le tissu du péricarde et à travers lesquels on peut voir, en avant des hiles pulmonaires, les nerfs phréniques se dirigeant vers le diaphragme. Si on fait une coupe transversale du thorax, on remarque que les plèvres ne viennent pas en contact et qu'elles laissent entre elles un espace qui s'étend d'avant en arrière (Pl. 41, Fig. 2). C'est *l'espace interpleural* que l'on subdivise en médiastins antérieur, moyen et postérieur. De ces trois divisions, la plus grande est celle qui est au milieu et qui contient le cœur entouré par le péricarde, les vaisseaux qui vont à la base du cœur et qui en viennent, les nerfs phréniques, la bifurcation de la trachée et les ganglions lymphatiques trachéobronchiques. Le médiastin antérieur est en avant du péricarde et, comme il est visible dès qu'on a enlevé le plastron sternal, il a été déjà décrit (page 259). Le *médiastin postérieur* s'étend derrière le péricarde, entre celui-ci et les vertèbres dorsales, de la quatrième à la douzième, et il contient l'aorte thoracique descendante, l'œsophage, les nerfs pneumogastriques, la grande azygos et la petite azygos, le canal thoracique et des ganglions lymphatiques (Pl. 38).

Les poumons sont deux organes volumineux et spongieux, placés entre les plèvres et qui occupent pendant la vie toute la cavité thoracique de chaque côté du médiastin : ils sont séparés l'un de l'autre par le cœur renfermé dans le péricarde. Leur couleur varie, même à l'état sain, du rose-pâle au gris marbré suivant leur vascularisation et leur état de distension. Ils deviennent en général plus foncés avec l'âge et des taches deviennent visibles à leur surface, par suite sans doute d'un dépôt de particules de charbon qui ont été inspirées. Après la mort les poumons prennent une teinte rouge pourpre, surtout à leur partie postérieure, par suite de l'infiltration du sang veineux. Quand ils sont complètement dilatés, comme dans l'inspiration forcée (Pl. 30), on voit qu'ils ont la forme et les limites de leurs plèvres respectives. Chacun d'eux présente *un sommet* arrondi, qui s'étend dans la base du cou (Pl. 27), sur une hauteur de deux centimètres et demi, ou environ un pouce, et qui est recouvert par le dôme pleural (page 262), et *une base* concave qui se moule sur la voussure du diaphragme qu'elle recouvre. Les poumons comblent les sinus pleuraux quand ils sont complètement dilatés et, en arrière, ils descendent jusqu'à la onzième côte, de chaque côté : le poumon droit est alors en rapport dans la ligne axillaire avec la neuvième côte et le poumon gauche avec la dixième.

Le poumon droit est plus épais et plus court que le gauche, et la concavité de sa base monte plus haut, parce qu'il correspond à la partie de la voussure du diaphragme qui recouvre le foie. Il est souvent échancré sur sa face médiastine, qui présente des dépressions pour loger les veines caves supérieures et inférieures. Le poumon gauche présente, du côté du médiastin, une excavation où se loge le cœur, et son sommet présente une dépression due à l'artère sous-clavière gauche. Le sommet du poumon gauche monte au-dessus de la clavicule moins haut que le sommet du poumon droit. Les bords antérieurs des poumons n'ont pas la même disposition : celui du poumon droit est presque rectiligne et vertical, et celui du poumon gauche est curviligne et oblique. La distance qui les sépare dépend du degré d'expansion pulmonaire. Dans l'inspiration forcée, quand les poumons sont absolument sains, les bords antérieurs des poumons viennent en contact au devant de la base du cœur et des gros vaisseaux recouverts par le péricarde (Pl. 30). Les surfaces pleurales se touchent alors sur une étendue de plusieurs pouces, entre le bord inférieur du manubrium sternal et les articulations des cartilages des quatrièmes côtes avec le sternum. A ce moment, le bord antérieur du poumon droit est absolument vertical et parallèle à la ligne médiane, et l'étendue de la surface du cœur que le poumon gauche ne recouvre pas est limitée au tiers inférieur du ventricule droit. Dans la respiration paisible, les bords antérieurs des poumons n'arrivent pas au contact (Pl. 31 et 32). Quand les poumons s'affaissent, ils n'occupent plus que les parties latérales et postérieures de la cavité thoracique (Pl. 33).

D'après des observations faites avec soin sur des individus vivants et morts, et de différents âges, il semblerait à l'auteur que les poumons ne peuvent se toucher en avant, sur la base du cœur, sous l'influence d'une inspiration profonde, que s'ils sont absolument sains. En général ils laissent entre eux un certain espace dans le médiastin antérieur. Le poumon droit se porte en avant plus aisément que le poumon gauche, de telle sorte que le bord antérieur du poumon droit s'approche davantage de la ligne médiane. La partie inférieure du poumon droit se dilate aussi en refoulant en bas le diaphragme plus facilement que la base du poumon gauche, et le contraire s'observe pour leurs

Planche XXXVIII

Le médiastin postérieur et son contenu tel qu'on le voit lorsque l'on enlève les vertèbres dorsales (de la deuxième à la neuvième), avec les portions contiguës des côtes. Les poumons sont dilatés pour montrer leurs vrais rapports en arrière.

1. Le corps de la première vertèbre dorsale.
2. Le canal thoracique croisant l'œsophage qu'il contourne pour entrer dans le médiastin supérieur.
3. La portion supérieure du poumon gauche.
4. La portion descendante de la crosse de l'aorte, recouverte en haut par le poumon gauche.
5. La veine grande azygos, passant à la droite de l'œsophage.
6. L'œsophage distendu.
7. La veine petite azygos.
8. L'aorte thoracique.
9. Le canal thoracique, après son entrée dans le thorax par l'ouverture aortique.
10. La face supérieure de la voussure du diaphragme à gauche.
11. L'épine de la neuvième vertèbre dorsale.
12. La portion supérieure du poumon droit.
13. La veine grande azygos se jetant dans la veine cave supérieure.
14. L'oreillette gauche du cœur.
15. La portion inférieure du poumon droit.
16. La base du ventricule gauche du cœur.
17. La veine cave inférieure.
18. La face supérieure de la voussure du diaphragme à droite.

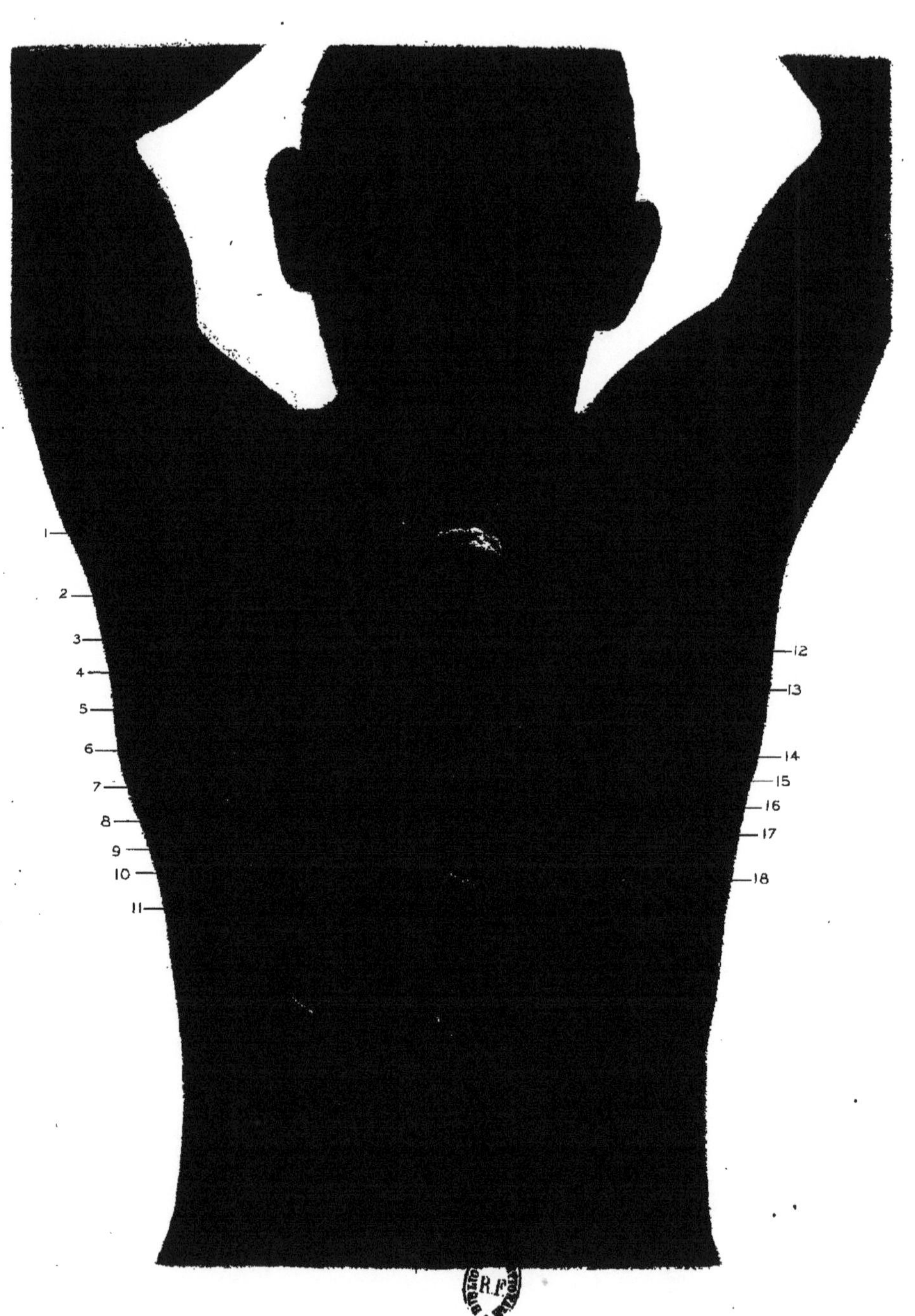

R.F.

Copyright, 1891, by George Mc Clellan, M.D.

...es, Photographiées et Coloriées d'après Nature par Georges Mc. Clellan, M. D.

Armstrong & Co. Lith Bo...

sommets. Non seulement le poumon gauche ne se porte pas en avant aussi facilement que le droit, mais sa portion inférieure ne s'étend que lorsqu'on fait une inspiration prolongée et alors seulement il atteint les limites antérieures du sac pleural, Quand les deux poumons sont normaux et complètement remplis d'air chez un homme adulte bien développé et se tenant droit, le bord antéro-inférieur du poumon droit correspond à peu près à une ligne oblique qui couperait l'espace qui sépare les cartilages de la sixième et de la septième côte (Pl. 27), alors que la partie antérieure du bord inférieur du poumon gauche est en rapport avec le bord inférieur de la septième côte et ne dépasse que très peu l'extrémité sternale de cette côte (Pl. 30). Ces limites sont diminuées de la largeur d'une côte chez l'individu couché sur le dos, et chez la femme et les jeunes gens malingres elles sont encore plus diminuées, de sorte que les bords inférieurs des poumons droit et gauche peuvent, en avant, atteindre respectivement les bords inférieurs de la cinquième et de la sixième côte, hauteur qui correspond à celle de la voussure diaphragmatique normale en rapport avec chacune des bases (page 322). Il faut bien comprendre que, dans la respiration, les surfaces supérieures et postérieures des poumons sont en rapport intime avec la partie correspondante des sacs pleuraux et que les bords antérieurs et inférieurs s'avancent et se retirent, suivant que l'on fait une inspiration ou une expiration, et suivant l'état de la plèvre qui leur permet une liberté de mouvements plus ou moins grande. Il est douteux que les bords inférieurs et antérieurs des poumons remplissent jamais les parties des cavités pleurales qui leur correspondent, et toute adhérence des deux feuillets de la plèvre d'un poumon modifiera l'étendue des mouvements de ce poumon. Dans l'expiration forcée les bords inférieurs des poumons ne remontent pas, en arrière, plus haut que les bords inférieurs *des septièmes côtes*. Une section transversale faite à travers la base du cou, de la première vertèbre dorsale au sommet du sternum (Pl. 14, Fig. 1), montrera que le sommet du poumon droit est plus grand que celui du poumon gauche, et que tous deux ont, en ce point, une forme ovale. Une coupe transversale faite à travers le thorax, de la huitième vertèbre dorsale aux bords inférieurs des troisièmes côtes (Pl. 41, Fig. 2), montre que les deux poumons 'ont un peu, en ce point, la forme de palmes dont les bases sont dirigées vers la colonne vertébrale et les pointes vers le sternum.

Chaque poumon est divisé *en deux lobes, supérieur et inférieur*, par une *grande scissure* qui commence en arrière à environ sept centimètres et demi, ou trois pouces, au-dessous du sommet, au niveau de la quatrième vertèbre dorsale à droite et de la troisième à gauche, et qui descend obliquement en avant jusqu'à la jonction de la septième côte avec son cartilage à droite et jusqu'au niveau de l'extrémité sternale de la sixième côte à gauche. Cependant la disposition relative des scissures pulmonaires varie beaucoup, et on ne peut décrire leurs extrémités d'avance. Il y a en général une échancrure profonde dans le bord antérieur du poumon gauche, sur le péricarde, au point où ce bord est en rapport avec la pointe du cœur (Pl. 30, N° 42), et parfois le poumon droit présente une entaille semblable au niveau du cartilage de la quatrième côte (Pl. 29). Le poumon droit est subdivisé par une scissure secondaire qui commence environ au niveau de la sixième côte, près de son angle, et s'étend d'ordinaire jusqu'au cartilage de la quatrième côte, délimitant ainsi *un lobe moyen*. Les lobes primaires inférieurs des deux poumons sont les plus grands et ils constituent la plus grande partie des bords postérieurs, alors que les parties antérieures de ces organes sont surtout formées par les lobes supérieurs. Parfois le poumon gauche présente une sorte de scissure secondaire, et, dans certains cas, la scissure secondaire du poumon droit fait défaut.

Les faces externes convexes des poumons sont libres d'adhérences, et moulées sur la face interne des parois du thorax : leurs faces internes ou médiastines, concaves, sont reliées au cœur et à la trachée par les bronches et les vaisseaux, les nerfs et les lymphatiques bronchiques et par les artères et les veines pulmonaires. Ces organes forment, par leur réunion, *les racines des poumons* ; ils sont reliés entre eux par du tissu cellulaire et maintenus en bas par des parties réfléchies de la plèvre, les *ligaments larges du poumon*. Les racines des poumons pénètrent dans le poumon par une fente profonde, *le hile du poumon*, qui est située un peu plus près de la face postérieure que de la face antérieure du poumon, au-dessus de la partie moyenne de chaque poumon. Si on ouvre le thorax par sa partie postérieure en enlevant les vertèbres dorsales et les portions voisines des côtes correspondantes (page 39), on voit que la veine grande azygos décrit une courbe au-dessus de la racine du poumon droit, et que l'aorte se recourbe au-dessus de la racine du poumon gauche. Derrière la racine droite on trouve le plexus pulmonaire postérieur formé par le nerf pneumogastrique ainsi que la veine azygos (Pl. 37), et derrière la racine gauche on voit l'aorte descendante et le plexus pulmonaire postérieur formé par le pneumogastrique du même côté (Pl. 36). La branche pulmonaire antérieure du pneumogastrique et le phrénique sont en avant de chaque racine. La veine cave supérieure (Pl. 33) passe aussi en avant de la racine du poumon droit.

A la base du cou, la trachée, superficielle d'abord, devient ensuite de plus en plus profonde, et est placée en avant de l'œsophage jusqu'au point où elle se bifurque en bronches droite et gauche, dans le médiastin supérieur. Cette bifurcation est à peu près sur le même niveau que le corps de la quatrième vertèbre dorsale en arrière et que le deuxième espace intercostal en avant. Dans le thorax, la trachée est croisée par la crosse de l'aorte, dont elle est séparée par les nerfs cardiaques. L'œsophage, à la base du cou, s'incline un peu à gauche de la ligne médiane et il est intimement uni, par du tissu cellulaire, à la trachée qui est placée entre les parties supérieures des deux plèvres. Les nerfs récurrents laryngés, venus des pneumogastriques, montent de chaque côté du cou dans l'angle que forment la trachée et l'œsophage (Pl. 39).

Les bronches diffèrent par leur longueur, leur direction et leur diamètre. La *bronche droite* a une longueur d'environ deux centimètres et demi, ou un pouce ; elle se dirige presque horizontalement, et elle pénètre dans le poumon droit à peu près au niveau du corps de la cinquième vertèbre dorsale. Son diamètre est plus grand que celui de la bronche gauche, et, comme la crête qui sépare ces deux bronches au bas de la trachée est inclinée du côté gauche de la ligne médiane, les corps étrangers qui peuvent s'introduire dans la trachée passent plutôt dans la bronche droite. La *bronche gauche* est longue d'environ cinq centimètres, ou deux pouces, et se dirige obliquement en bas pour pénétrer dans le poumon gauche en face de la sixième vertèbre dorsale. La bronche gauche passe en avant de l'œsophage et du canal thoracique et sous la crosse de l'aorte (Pl. 8). La structure des bronches est analogue à celle de la trachée (page 236), la droite a de six à huit anneaux et la gauche de neuf à douze. Au niveau du hile du poumon, chaque bronche se divise en deux branches, *les tubes bronchiques*, qui correspondent aux lobes primaires du poumon. La branche inférieure de la bronche droite envoie une petite bronche au troisième lobe du poumon droit. La bronche droite, dans la racine du poumon, est derrière l'artère pulmonaire droite et la bronche gauche présente le même rapport derrière l'artère pulmonaire gauche. Des deux côtés les veines pulmonaires sont en avant des artères (Pl. 41, Fig. 1). Dans l'intérieur du poumon, les tubes bronchiques se divisent dichotomiquement en branches antérieures et postérieures, qui se subdivisent à leur tour en branches latérales et ces dernières divergent enfin dans toutes les directions à travers l'organe jusqu'à leur terminaison dans les lobules, où elles prennent le nom de *bronchioles*. Il n'y a pas de communication entre les bronchioles, en sorte que si une des branches s'obstrue, l'air ne peut plus atteindre les vésicules qui en dépendent.

Les vaisseaux pulmonaires et bronchiques, les nerfs et les lymphatiques accompagnent toutes les ramifications des tubes bronchiques auxquelles ils sont unis par du tissu conjonctif, les artères étant toujours en arrière et les veines en avant des tubes. A l'intérieur du *tissu pulmonaire* les tubes bronchiques cessent d'avoir des anneaux cartilagineux réguliers et leurs branches ont des parois formées par des fibres musculaires circulaires avec quelques plaques cartilagineuses disséminées çà et là. Ils sont tapissés à leur face interne par une membrane muqueuse qui se continue avec celle de la trachée et qui est recouverte par un épithélium cylindrique vibratile.

Peu à peu toute trace de cartilage disparaît et les parois présentent des dilatations irrégulières qui commencent par des poches entourant les tubes terminaux. Ces poches s'élargissent et se terminent par *les infundibula*, sorte de canaux dont les parois sont formées de culs-de-sac, les *alvéoles* ou *vésicules aériennes*. Elles sont entourées et réunies entre elles par du *tissu élastique*, dans lequel il n'y a que des traces légères de tissu musculaire et qui est une dépendance du tissu élastique sous-séreux qui revêt la surface du poumon au-dessous de la plèvre. C'est à ce tissu élastique que le poumon doit son élasticité si remarquable. Quand on ouvre le thorax, les poumons s'affaissent, par suite de cette élasticité, au point de n'avoir plus qu'un tiers de leur volume ordinaire (Pl. 33). Ce tissu élastique se prolonge de la surface dans la profondeur de l'organe et délimite ainsi, autour des alvéoles, de nombreux espaces angulaires de tailles variées, appelés les *lobules pulmonaires*. Quand les poumons sont distendus, leur surface présente en tous ses points des aires polygonales, dont l'étendue varie aux différents âges. Ces aires sont divisées en espaces plus petits et moins nets. Elles indiquent, à l'extérieur, les lobules, qui sont plus gros à la surface que dans la profondeur. Quand il a une fois pénétré dans les lobules, l'air ne peut en être complètement chassé, par suite de leur texture spongieuse, et un morceau détaché du poumon flottera si on le plonge dans l'eau : si le poumon n'a pas respiré, le morceau s'enfoncera dans l'eau, et ce fait est souvent utilisé en médecine légale. On se rappellera qu'une partie d'un poumon dont l'air a été chassé par un exsudat pneumonique va aussi au fond de l'eau. Quand on presse entre les doigts un morceau de poumon, l'air, en s'échappant des vésicules, produit de la crépitation. Quand les vésicules aériennes sont rompues, l'air s'épanche dans le tissu interlobulaire et produit *l'emphysème pulmonaire* : quand de la sérosité s'infiltre dans ce même tissu, elle donne lieu à de *l'œdème du poumon*. Si on déchire le tissu pulmonaire, il en sort un liquide rougeâtre et mousseux, formé de mucus, d'air et de sang mélangés.

Les branches terminales de l'artère forment des réseaux de capillaires qui accompagnent les bronchioles dans leur distribution aux alvéoles; ces capillaires sont recouverts par l'épithélium des alvéoles, dans lesquelles ils font saillie. Les *capillaires pulmonaires* sont très nombreux sur les vésicules aériennes et le plexus qui entoure une alvéole forme une seule couche vasculaire qui ne communique pas avec celui d'une autre vésicule. L'air n'est séparé du sang que par la mince paroi de la vésicule et par celle du capillaire, ce qui permet au sang de se purifier par l'absorption de l'oxygène et par l'élimination d'acide carbonique et de vapeur d'eau. Le sang qui circule à travers les capillaires est repris par les *veines pulmonaires*; celles-ci, d'abord très petites, se réunissent pour former des troncs de plus en plus gros qui communiquent entre eux, et, après avoir suivi à peu près le trajet des artères, elles se terminent, dans la racine de chaque poumon, par deux gros troncs qui conduisent le sang oxygéné à l'oreillette gauche du cœur. Les veines pulmonaires n'ont pas de valvules. Outre le système des vaisseaux pulmonaires, les poumons ont encore d'autres vaisseaux sanguins, chargés de les nourrir, qui viennent des petites artères bronchiques. Du côté droit, il n'y a en général qu'une artère bronchique qui est fournie, soit par la première intercostale aortique, soit par l'aorte dont elle naît par un tronc commun avec l'artère bronchique gauche. Du côté gauche, on trouve deux artères bronchiques qui naissent toutes deux de l'aorte. Elles pénètrent dans les racines des poumons, en arrière des bronches, et se distribuent aux parois des ramuscules bronchiques, aux gros vaisseaux pulmonaires, aux ganglions lymphatiques pulmonaires et au tissu élastique interlobulaire.

Les veines bronchiques se jettent pour la plupart, du côté droit dans la veine grande azygos, et du côté gauche dans la veine intercostale supérieure. Cependant quelques-unes versent leur sang dans les veines pulmonaires correspondantes.

Les *vaisseaux lymphatiques du poumon* sont très nombreux et sont disposés en deux réseaux, l'un superficiel, l'autre profond; le premier forme des plexus à la surface de l'organe (lymphatiques sous-pleuraux) et dans le tissu interlobulaire, et communique avec la cavité pleurale par des stomates : le deuxième a son origine dans la muqueuse des tubes bronchiques et accompagne les vaisseaux sanguins. Les lymphatiques profonds se terminent dans les *ganglions lymphatiques pulmonaires*, qui sont situés le long des parois des petits tubes bronchiques et dans les angles de leurs divisions. On en compte environ quarante dans le poumon droit et trente dans le gauche. Les vaisseaux efférents de ces ganglions pulmonaires se joignent aux lymphatiques superficiels et se terminent dans les *ganglions bronchiques* qui sont groupés autour de la racine des poumons et des parties inférieures des bronches et de la trachée. Les vaisseaux efférents des ganglions bronchiques communiquent avec les ganglions du médiastin et sont d'ordinaire noircis par le dépôt de particules de charbon. Les lymphatiques pulmonaires droits se rendent à la grande veine lymphatique par l'intermédiaire des ganglions du médiastin et les lymphatiques pulmonaires gauches rejoignent le canal thoracique.

Les *nerfs pulmonaires* sont fournis de chaque côté par le pneumogastrique et par le sympathique, qui forment les plexus pulmonaires antérieurs et postérieurs en avant et en arrière des racines des poumons. Ils pénètrent dans les poumons avec les tubes bronchiques, dont ils accompagnent les ramifications.

Le péricarde (Pl. 34, et 26, Fig. 1), est un sac dense et fibreux qui entoure le cœur et les gros vaisseaux de la base du cœur. Sa plus grande largeur est au niveau du diaphragme ; il adhère intimement à la foliole moyenne du tendon de ce muscle près de l'ouverture par laquelle passe la veine cave inférieure, et il est moins fortement uni à la partie musculaire, du côté gauche. Il passe dans le médiastin supérieur, et enveloppe les gros vaisseaux avec la gaîne desquels il se continue. En ce point il se confond aussi avec les prolongements inférieurs de l'aponévrose cervicale profonde (page 195) qui se continuent, de chaque côté du péricarde, sous la forme de fortes bandes fibreuses (ligaments suspenseurs) qui vont s'attacher au diaphragme. Ces rapports du péricarde sont très intéressants, car, si le diaphragme tout entier descend pendant la respiration, il doit entraîner le péricarde et par suite tirailler plus ou moins les vais-

PLANCHE XXXIX

Les organes thoraciques vus par derrière, les vertèbres dorsales (de la deuxième à la dixième) ayant été enlevées avec les portions contiguës des côtes. Les poumons sont déplacés pour montrer les rapports du cœur.

1. Le corps de la première vertèbre dorsale.
2. L'artère sous-clavière gauche.
3. La partie supérieure (sectionnée) du canal thoracique, se dirigeant en haut pour aller se jeter dans la veine sous-clavière gauche.
4. L'artère carotide commune gauche.
5. Le nerf laryngé récurrent gauche.
6. La veine innominée gauche.
7. La crosse de l'aorte.
8. Le nerf phrénique gauche.
9. Le poumon gauche, repoussé de côté et en avant, pour montrer la position de la pointe du cœur reposant sur le diaphragme.
10. L'aorte thoracique, avec l'origine des artères intercostales.
11. Le sommet du ventricule gauche du cœur, à l'intérieur du péricarde.
12. La veine petite azygos.
13. L'extrémité inférieure (sectionnée) du canal thoracique sortant de l'ouverture aortique du diaphragme.
14. La partie gauche de la face supérieure du diaphragme.
15. L'artère innominée, se bifurquant en artères carotide commune et sous-clavière droites.
16. L'artère mammaire interne droite.
17. La veine cave supérieure.
18. L'extrémité supérieure (sectionnée) de l'œsophage.
19. Le nerf pneumogastrique droit.
20. Le nerf phrénique droit.
21. La veine grande azygos se déversant dans la veine cave supérieure.
22. La bifurcation de la trachée en bronches droite et gauche.
23. Le poumon droit, repoussé de côté et en avant, pour montrer les rapports de l'oreillette gauche du cœur et de la convexité du diaphragme du côté droit.
24. L'oreillette gauche (ou postérieure) du cœur.
25. La position de la veine cave inférieure.
26. La face supérieure du diaphragme du côté droit.
27. L'extrémité inférieure (sectionnée) de l'œsophage.
28. L'apophyse épineuse de la dixième vertèbre dorsale.

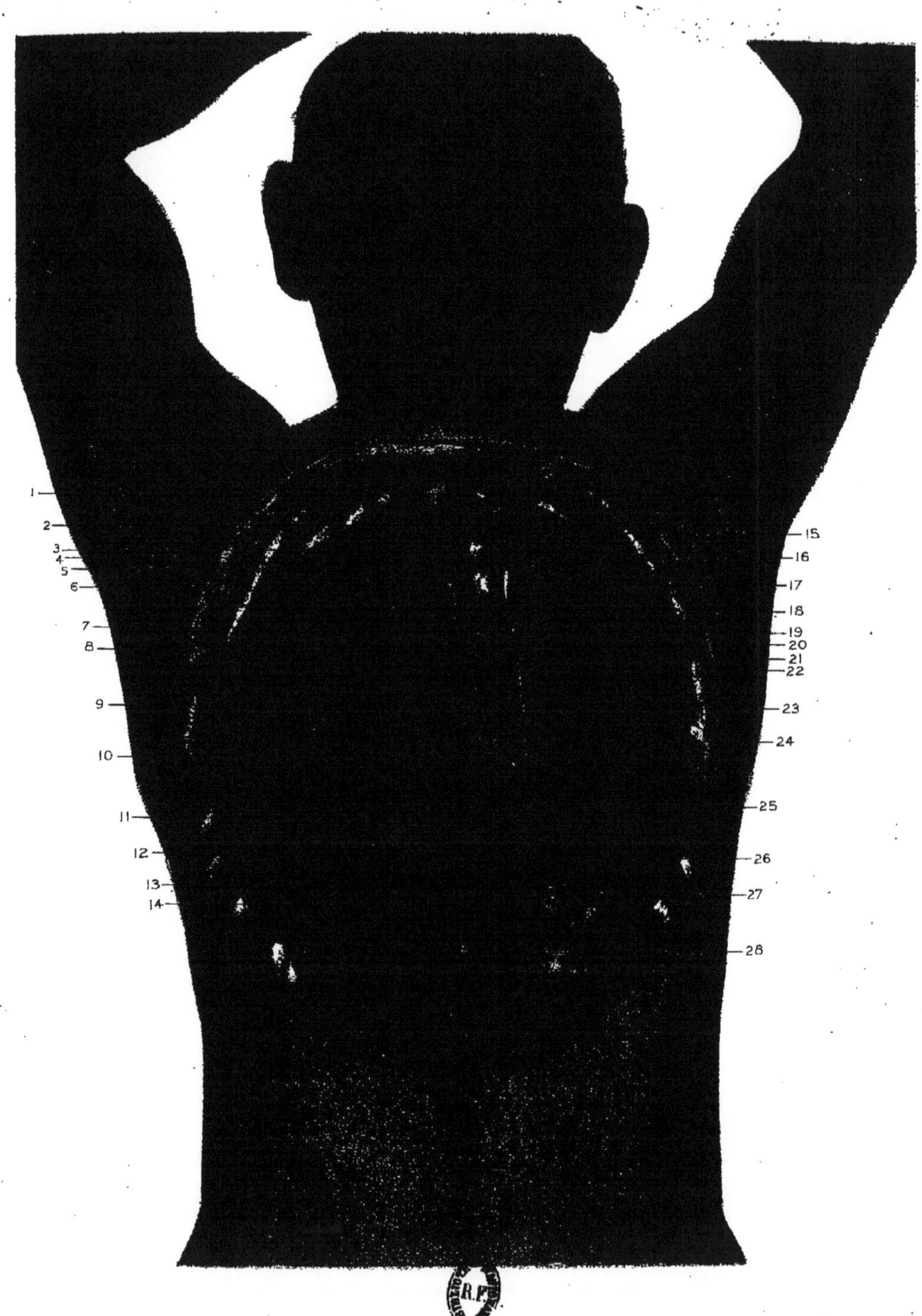

R.F.

Copyright, 1891, by George Mc Clellan, M.D.

...épées, Photographiées et Coloriées d'après Nature par Georges Mc. Clellan, M. D.

Armstrong & Co.

seaux de la base du cœur. L'auteur incline à croire que la portion centrale ou tendon du diaphragme ne descend pas et que seules les parties musculaires latérales s'abaissent. Dans un cas, après l'excision des sixième, septième et huitième côtes droites, il a pu examiner la face supérieure du diaphragme pendant les efforts inspiratoires que provoquait l'éther, et, dans un autre cas, après l'évacuation du contenu d'un énorme abcès du lobe gauche du foie, il a pu, en introduisant sa main dans la cavité de l'abcès, constater le soulèvement latéral du diaphragme et sentir les pulsations cardiaques. Dans ce dernier cas, pendant les efforts de vomissement faits par le malade, on observa que le diaphragme avait des contractions spasmodiques qui l'élevaient et l'abaissaient, mais seulement sur ses parties latérales : les rapports du tendon central paraissaient ne changer que très peu ou même pas du tout. On ne peut guère douter que les rapports directs du péricarde, en bas, avec le tendon central du diaphragme et avec les prolongements de l'aponévrose cervicale profonde, jouent un rôle important dans le maintien de la situation de la crosse aortique, et permettent de brusques changements de position sans qu'il se produise des arrêts nuisibles de la circulation dans les gros vaisseaux de la base du cœur. Le léger abaissement du larynx, que l'on peut constater dans l'inspiration profonde, est probablement dû à l'expansion des parois de la poitrine et à la traction latérale exercée sur les bronches par les poumons ainsi distendus. Les plèvres recouvrent le péricarde en avant, la droite plus que la gauche (Pl. 26, fig. 1) et les nerfs phréniques descendent de chaque côté entre la plèvre et le péricarde. La partie du péricarde qui entoure l'oreillette gauche du cœur est, en arrière, en rapport intime avec l'œsophage. Après la mort, le péricarde paraît beaucoup plus grand que le cœur, mais cette différence est due à ce que la partie gauche du cœur est vide de sang. A l'état sain, quand le cœur est plein, pendant la vie, il remplit presque complètement le péricarde, sauf à la partie inférieure, sur le côté gauche du diaphragme, au niveau de la pointe du cœur, où le sac péricardique est plus ou moins flottant. Quoique le péricarde soit inextensible à l'état normal, il peut arriver à contenir, chez l'adulte, près de dix onces (environ 283 grammes) de liquide, et, dans la péricardite avec épanchement, l'accumulation de sérosité à l'intérieur du sac peut atteindre une pinte (578 grammes) et même davantage: on peut extraire ce liquide en ponctionnant dans le quatrième ou le cinquième espace intercostal à deux centimètres, ou environ trois quarts de pouce, d'un des bords du sternum de façon à éviter les vaisseaux mammaires internes. Le péricarde contient d'ordinaire plusieurs grammes d'un liquide jaune clair.

Les artères du péricarde viennent des mammaires internes, et des artères bronchiques et œsophagiennes: ses veines se jettent surtout dans la veine azygos. Ses nerfs sont fournis de chaque côté par le phrénique. Si on ouvre le péricarde par sa face antérieure (Pl. 35), on met à nu le cœur et la surface humide de la séreuse, qui tapisse le sac fibreux et se réfléchit sur le cœur et les gros vaisseaux de sa base. Ce tissu séreux forme un sac complètement clos et est composé d'une couche pariétale, en contact avec le péricarde fibreux, et d'une couche viscérale, qui recouvre le cœur et sépare les gros vaisseaux les uns des autres par une série de culs-de-sac. La membrane séreuse ne tapisse pas toujours la même étendue des vaisseaux, mais elle leur forme d'ordinaire sept gaînes tubulées. Le péricarde séreux en se réfléchissant sur l'aorte et l'artère pulmonaire, leur forme une gaîne commune qui les enveloppe complètement. La veine cave supérieure est aussi recouverte par cette séreuse, sauf au point où elle croise l'artère pulmonaire derrière laquelle elle passe. La veine cave inférieure n'est recouverte par le péricarde que sur sa partie antérieure, au moment où elle pénètre dans l'oreillette droite, après avoir traversé le diaphragme. Les veines pulmonaires gauches sont presque enveloppées et les veines pulmonaires droites ne sont qu'en partie recouvertes par lui. La séreuse péricardique se réfléchit d'une façon très irrégulière sur les gros vaisseaux. La poche qui s'étend en haut, depuis la veine cave inférieure à droite jusqu'à la face postérieure de l'oreillette gauche, est appelée le *grand sinus oblique*. Il y a d'autres culs-de-sac plus petits entre la veine cave inférieure et la veine pulmonaire droite inférieure, entre les deux veines pulmonaires de chaque côté, entre la veine pulmonaire supérieure droite et la veine cave supérieure, et entre la veine cave supérieure et l'aorte : ce dernier passe sous l'aorte et l'artère pulmonaire et atteint le côté gauche sur l'oreillette gauche ; sa direction lui a fait donner le nom de *sinus transverse*. On trouve encore entre la veine pulmonaire gauche et l'artère pulmonaire gauche un pli de la séreuse, en forme de croissant, profond de deux centimètres et demi et long de deux centimètres : c'est le vestige de la veine cave supérieure gauche de l'embryon. L'enveloppe séreuse, en se réfléchissant ainsi, permet au cœur et aux vaisseaux de la base de garder leur liberté d'action. La partie de la séreuse péricardique viscérale qui est en rapport intime avec le tissu musculaire du cœur est appelée l'*épicarde*. Sa surface présente de nombreux stomates, qui s'ouvrent dans le plexus lymphatique du cœur, surtout le long des bords des oreillettes. L'épicarde contient aussi les vaisseaux nutritifs et les nerfs du cœur, qui sont d'ordinaire plongés dans une quantité plus ou moins grande de graisse accumulée dans les sillons du cœur et à la face profonde de la séreuse. La quantité de graisse qui recouvre le cœur est souvent considérable, même à l'état normal : mais il ne faut pas confondre cette accumulation de graisse avec la dégénérescence graisseuse du tissu musculaire du cœur.

Le cœur, tel qu'on le voit quand le péricarde a été ouvert (Pl. 35), est de forme conique, et ses faces sont convexes, sauf celle par laquelle il repose sur le tendon central du diaphragme dont le sépare le péricarde; cette face est aplatie. Il est situé obliquement par rapport à la ligne médiane de la poitrine. Sa base, à laquelle sont attachés les gros vaisseaux, est dirigée en haut, en arrière et à droite, et elle est solidement maintenue en rapport avec la colonne vertébrale, entre la cinquième et la neuvième vertèbres dorsales, par l'aponévrose cervico-thoracique, forte et résistante, qui se confond avec le péricarde sur l'origine des gros vaisseaux de la base. Partout ailleurs, le cœur est libre à l'intérieur du péricarde : sa pointe se dirige en bas, en avant et à gauche, et elle bat en général dans l'intervalle qui sépare les cinquième et sixième cartilages costaux. La face antérieure du cœur est surtout formée par l'oreillette droite et le ventricule droit, que l'on voit dès que le péricarde est ouvert par sa partie antérieure. On aperçoit aussi la terminaison de la veine cave supérieure, au moment où elle pénètre dans la partie supérieure de l'oreillette droite : sur le côté de cette oreillette est placée la portion ascendante de l'aorte, qui se recourbe en haut et en arrière, au-dessus de l'artère pulmonaire, dont l'origine est recouverte par l'appendice de l'oreillette gauche. Au-dessous de celle-ci, les branches de l'artère coronaire gauche se dirigent vers la pointe du cœur, dans le sillon qui marque la séparation des ventricules droit et gauche. Du côté droit, l'artère coronaire droite naît sous l'appendice de l'oreillette droite qui recouvre la naissance de l'aorte. La pointe du cœur est formée par le ventricule gauche, qui est un peu plus saillant que le ventricule droit et dont les pulsations se transmettent à la paroi du thorax. La face postérieure du cœur est formée surtout par l'oreillette gauche et le ventricule gauche (Pl. 43, Fig. 3).

Les rapports du cœur avec les parois du thorax sont surtout utiles à connaître en ce qui concerne la situation normale des valvules : il nous semble donc utile de rappeler d'abord l'anatomie du cœur enlevé de la poitrine (Pl. 43), pour donner une idée plus nette de ses rapports in situ. La surface extérieure du cœur présente des sillons plus ou moins profonds qui indiquent la division de sa cavité en quatre compartiments, les oreillettes et les ventricules. *Le sillon auriculo-ventriculaire* fait obliquement le tour du cœur et sépare les oreillettes des ventricules. *Le sillon interauriculaire* sépare les deux oreillettes l'une de l'autre, et *le sillon interventriculaire* sépare les deux ventricules : la partie antérieure de ce dernier sillon commence au-dessous de l'appendice auriculaire gauche et se termine à droite de la pointe. Les vaisseaux du cœur, ses nerfs et ses lymphatiques sont en grande partie logés dans les sillons où de la graisse sous-péricardique les enveloppe, comme nous l'avons déjà dit. L'*artère coronaire droite* naît du côté droit de l'aorte, immédiatement au-dessus de son origine, et, passant entre l'artère pulmonaire et l'oreillette droite dans le sillon auriculo-ventriculaire, donne des branches aux vaisseaux contigus et aux portions voisines de l'oreillette droite et du ventricule. *L'artère coronaire gauche* naît de la partie postérieure de l'aorte, un peu plus haut que la droite, et, passant entre l'artère pulmonaire et l'oreillette gauche dans le sillon auriculo-ventriculaire, donne plusieurs grosses branches qui occupent les sillons interventriculaires et s'anastomosent librement avec les branches de l'artère coronaire droite à la surface du cœur. Dans la substance de l'organe, les petites divisions des artères coronaires se terminent par des plexus capillaires qui se vident dans des veinules relativement volumineuses. Il est intéressant d'observer que les origines des deux artères coronaires sont situées *plus haut* que les bords libres des valvules aortiques, la coronaire droite naissant du sinus antérieur de Valsalva et la gauche du sinus postérieur gauche, ce qui assure le libre passage du sang dans ces artères. Les *veines coronaires* reçoivent leur sang des veines cardiaques, qui accompagnent les artères et sont pourvues de valvules simples au niveau de leurs confluents. Toutes se terminent dans le *sinus coronaire*, qui est long de deux centimètres et demi, ou un pouce : ce sinus est placé dans la partie postérieure du sillon auriculo-ventriculaire, et s'ouvre sur la paroi inférieure de l'oreillette, entre l'orifice de la veine cave inférieure et l'orifice auriculo-ventriculaire. A son entrée dans l'oreillette se trouve la *valvule coronaire*.

La forme du cœur, pendant la vie, varie suivant qu'il est en état de dilatation, en *diastole*, ou en état de contraction, en *systole*, mais ses mouvemets n'influent pas sur sa dimension verticale. Les dimensions du cœur varient naturellement suivant l'âge, le sexe et le développement physique de l'individu. En moyenne le cœur d'un homme adulte, bien développé, est long de douze centimètres et demi, environ cinq pouces, de la base au sommet : il mesure huit centimètres trois quarts, ou trois pouces et demi, de large au niveau de la base, et son épaisseur est de six centimètres et demi, ou environ deux pouces et demi, entre sa face antérieure et sa face postérieure.

Les dimensions du cœur augmentent en général jusqu'à l'âge de cinquante ans et diminuent ensuite graduellement. Son poids est dans la plupart des cas d'environ dix onces (280 grammes) chez l'homme, et de huit onces (226 grammes) chez la femme. Mais il dépend de la taille et de l'état général de l'individu. Le bord droit (*margo acutus*) est tranchant et dirigé obliquement en bas, et le bord gauche (*margo obtusus*) est au contraire épais et arrondi et dirigé obliquement en haut. On voit faire saillie, sur la partie antérieure de l'oreillette droite, un petit sac qui arrive jusqu'à la naissance de l'aorte et auquel sa ressemblance avec l'oreille d'un chien de chasse a fait donner le nom d'*appendice de l'oreillette* ou *auricule* : de la partie latérale et supérieure de l'oreillette gauche se détache un appendice semblable qui recouvre la racine de l'artère pulmonaire. Quand on ouvre le cœur d'un adulte de façon à bien voir l'intérieur de ses cavités (Pl. 43, Fig. 2 et 4), on reconnaît que c'est un muscle creux, construit de telle façon que chaque moitié, séparée de l'autre par une cloison, remplit la fonction d'une pompe et chasse le sang pour le faire circuler. La moitié droite du cœur envoie le sang veineux dans les poumons, la moitié gauche distribue le sang artériel à tout le corps. Chaque moitié du cœur est formée de deux cavités, l'oreillette et le ventricule, communiquant par une ouverture, l'*orifice auriculo-ventriculaire*, qui est muni d'une valvule particulière. Les oreillettes sont des réservoirs où s'accumule le sang et leurs parois musculaires sont relativement minces : les parois de l'oreillette gauche sont toujours un peu plus épaisses que celles de l'oreillette droite. Les ventricules, d'autre part, sont composés de fortes parois musculaires capables de chasser avec énergie le sang qui vient des oreillettes et leur épaisseur est proportionnée à l'effort qu'ils doivent produire. Le ventricule gauche est naturellement le plus épais et le plus vigoureux, car il distribue le sang artériel dans tout l'organisme, alors que le ventricule droit envoie le sang veineux dans les poumons. L'*oreillette droite* est formée par une cavité principale, l'*atrium* ou *sinus veineux*, qui présente un diverticule appelé l'auricule. Quand on a enlevé la paroi antérieure, on voit sa surface interne, qui est lisse et brillante, parce qu'elle est tapissée par une séreuse délicate, l'*endocarde*, qui se continue avec la tunique séreuse des vaisseaux que reçoit l'oreillette et avec l'endocarde du ventricule : ce dernier se continue lui-même avec la couche interne de l'artère pulmonaire. *L'orifice de la veine cave supérieure* se trouve à la partie supérieure et antérieure de l'oreillette, à peu près vis-à-vis de l'orifice auriculo-ventriculaire droit, de sorte que le courant de sang veineux qu'elle ramène de la partie supérieure du corps tombe directement dans le ventricule. L'orifice de la veine cave supérieure est le seul des orifices du cœur qui soit dépourvu de valvule. La *veine cave inférieure* s'ouvre à la partie la plus déclive de l'oreillette, et, grâce à la légère courbe que ce vaisseau décrit après son passage à travers le diaphragme, le sang veineux qu'il ramène de la partie inférieure du corps est dirigé vers la dépression ovale, *la fosse ovale*, qui existe dans la cloison interauriculaire. La fosse ovale indique la position du *trou ovale* (trou de Botal) qui, durant la vie fœtale, laissait le sang de la veine cave inférieure passer dans l'oreillette *gauche*. A cette période de la vie, le sang est encore dirigé vers le trou par la *valvule d'Eustachi*, qui est placée sur le bord droit de la veine cave inférieure et qui s'étend jusqu'à la partie antérieure de *l'anneau ovale*, et dont le bord saillant entoure la fosse ovale. Chez l'adulte, cette valvule est représentée par un mince repli endocardique en forme de croissant, et souvent elle n'est plus représentée que par une mince bande rudimentaire, qui indique son ancienne position. Le fond de la fosse ovale est la partie la plus mince de la cloison qui sépare les oreillettes.

Entre les vestiges de la valvule d'Eustachi et l'orifice auriculo-ventriculaire s'ouvre le *sinus coronaire*, dont l'ouverture est large et munie d'un repli de l'endocarde qui forme la *valvule de Thebesius*. La paroi postérieure de l'oreillette présente, outre l'orifice du sinus, un certain nombre de petites ouvertures, les *foramina de Thebesius*, qui sont les orifices de petites veines venant de la substance même du cœur. Quelques-unes de ces veines sont variables, mais l'une d'elles, placée à droite de la cloison, est constante et a reçu le nom de *veine cardiaque de Galien*. Entre l'orifice de la veine cave supérieure et celui

PLANCHE XL

La position normale et les rapports de l'aorte thoracique vue par derrière, les poumons étant enlevés pour montrer leurs racines.

1. Le corps de la première vertèbre dorsale.
2. L'artère sous-clavière gauche.
3. La veine innominée gauche.
4. L'artère mammaire interne gauche.
5. L'artère carotide commune gauche.
6. La crosse de l'aorte.
7. La première côte gauche.
8. Le nerf phrénique gauche.
9. Le bord vertébral de l'omoplate.
10. Le nerf laryngé récurrent gauche, contournant l'aorte.
11. La deuxième côte gauche près de son cartilage.
12. La troisième côte gauche.
13. La racine du poumon gauche.
14. La quatrième côte gauche.
15. La cinquième côte gauche.
16. La pointe du ventricule gauche du cœur (à l'intérieur du péricarde).
17. La face supérieure du diaphragme du côté gauche.
18. Le trou par lequel l'aorte traverse le diaphragme.
19. L'artère sous-clavière droite.
20. L'artère innominée.
21. L'extrémité supérieure (sectionnée) de l'œsophage.
22. L'artère mammaire interne droite.
23. La veine cave supérieure.
24. Le nerf laryngé récurrent droit.
25. La trachée se bifurquant en bronches droite et gauche.
26. La deuxième côte droite.
27. Le nerf pneumogastrique droit.
28. La base de poumon droit.
29. La troisième côte droite.
30. L'oreillette gauche du cœur.
31. La quatrième côte droite.
32. L'aorte thoracique, avec les origines des artères intercostales.
33. La veine cave inférieure.
34. La cinquième côte droite.
35. La face supérieure du diaphragme, du côté droit.
36. L'extrémité inférieure (sectionnée) de l'œsophage à son passage au travers du diaphragme.
37. L'apophyse épineuse de la dixième vertèbre dorsale.

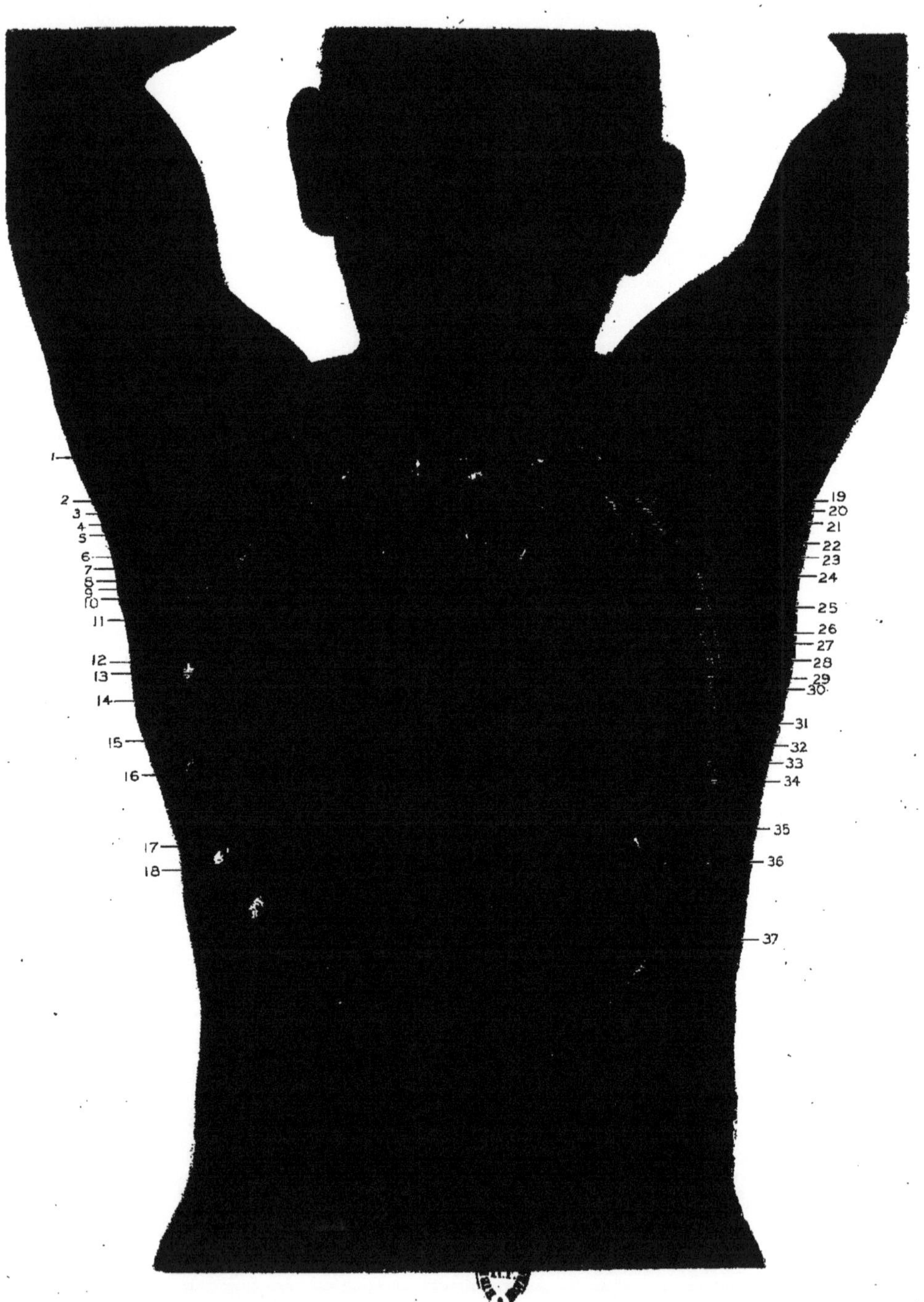

Copyright, 1891, by George McClellan, M.D.

de la veine cave inférieure on trouve une saillie variable appelée le *tubercule de Lower*, qui aide probablement, pendant la vie embryonnaire, le sang de la veine cave supérieure à gagner l'orifice auriculo-ventriculaire. A l'intérieur de l'auricule, et un peu aussi à la partie inférieure de l'atrium, on voit des saillies parallèles formées par des faisceaux musculaires recouverts par l'endocarde, et qui ont reçu le nom de *muscles pectinés*, à cause de leur ressemblance avec les dents d'un peigne.

L'orifice auriculo-ventriculaire droit a une forme ovale et est assez large pour qu'on puisse y engager trois doigts. Il est muni d'une valvule, *la valvule tricuspide*, ainsi nommée parce que, d'ordinaire, le tissu fibreux qui la forme est divisé en trois lames : cet orifice est tapissé par l'endocarde. Mais la disposition de la valvule est souvent bien moins nette qu'on le prétend. Quand on a enlevé la paroi antérieure du ventricule droit, on voit l'intérieur de sa cavité (Pl. 43, fig. 2). A sa partie supérieure on voit un conduit lisse qui mène à l'orifice de l'artère pulmonaire, c'est l'*infundibulum* ou *cône artériel*. Des parois du ventricule, qui sont plus épaisses, en tous leurs points, que celles de l'oreillette, font saillie des faisceaux musculaires, *les colonnes charnues*, dont les caractères et la disposition sont variables. Quelques-unes sont courtes et épaisses, d'autres sont longues et étroites. Ce sont, ou de simples crêtes faisant saillie hors des parois, ou des sortes de ponts musculaires, dont les deux extrémités sont fixes et le milieu libre. On trouve en général un faisceau musculaire qui s'étend de la cloison ventriculaire à la paroi antérieure et qui est appelé *le faisceau modérateur*, ou un certain nombre de faisceaux réticulés qui le remplacent : ces faisceaux sont destinés à maintenir la paroi antérieure du ventricule.

Les plus importantes des colonnes charnues sont celles qui sont appelées *les muscles papillaires*. Il y en a trois, d'ordinaire bien formés, dans le ventricule droit, autant qu'il y a de valves à la valvule tricuspide. Ils s'insèrent par une extrémité aux parois de la cavité et se terminent à l'autre extrémité par des cordes tendineuses, les *cordages tendineux*, qui règlent le fonctionnement de la valvule tricuspide. Les deux muscles papillaires les plus volumineux naissent de la paroi antérieure du ventricule et le plus petit de la cloison interventriculaire. Quelquefois des faisceaux accessoires existent entre les muscles ordinaires et se confondent avec eux.

L'orifice *auriculo-ventriculaire* est entouré par un anneau fibreux qui forme la base de la valvule. Les parties les plus minces des valves sont les bords, auxquels s'attachent les cordages. Fréquemment ces bords sont échancrés et irréguliers, et quelquefois dans les intervalles qui les séparent se trouvent de petits nodules saillants. Ces *valves* sont désignées suivant leur position relative sous les noms de *droite antérieure, gauche antérieure* et *postérieure*. La valve gauche antérieure est la plus grande et la plus mobile, et la valve postérieure est la plus petite et la moins mobile : cette dernière est dirigée vers la cloison. Les cordages tendineux qui s'attachent aux bords adjacents des valves antérieures droite et gauche et à la fente qui les sépare, sont fournis par le muscle papillaire antérieur ; les cordages qui vont aux bords adjacents de la valve antérieure droite et de la valve postérieure, et à la fente qui les sépare, viennent du muscle papillaire postérieur : enfin ceux qui sont destinés aux bords adjacents des valves postérieure et gauche antérieure, ainsi qu'à l'échancrure qui les sépare, viennent du plus petit muscle papillaire, qui s'attache à la cloison interventriculaire, et ces derniers cordages sont souvent renforcés par des cordages indépendants qui naissent de la cloison sans l'intermédiaire d'aucun muscle papillaire. Le mode d'insertion des cordages tendineux aux valves présente un intérêt particulier, car ces tendons servent à appliquer les unes aux autres les valves de la valvule pendant la systole ventriculaire et à empêcher ainsi le sang de retourner dans l'oreillette. Ils sont tous attachés à la face ventriculaire de la valvule, et chacun d'eux se divise en branches qui vont respectivement à la base, à la partie moyenne et aux bords libres des valves, comme nous venons de le voir. De plus, les fibres qui composent les cordages s'entrelacent entre elles dans le tissu fibreux de la valve. Quand le ventricule est vide, les valves sont pendantes et suspendues à l'orifice auriculo-ventriculaire, mais des expériences ont prouvé que, quand le ventricule est plein de sang et se contracte, la pression du liquide repousse les valves en haut et les applique l'une à l'autre, tandis que les cordages tendineux agissent comme des cordes d'arrêt et empêchent les valves d'être rejetées en haut, dans l'oreillette. Leur situation et leur état de tension sont maintenus par l'action des muscles papillaires, car sans ces derniers ils se relâcheraient par suite de la contraction des parois du ventricule.

A la partie supérieure du ventricule droit on voit l'infundibulum qui mène dans l'artère pulmonaire, dont l'orifice est muni de trois *valvules semi-lunaires*, placées l'une en avant et à gauche, et les deux autres en arrière à droite et à gauche. Au-dessus de chaque valve, la paroi de l'artère se dilate en un renflement, le *sinus pulmonaire de Valsalva*. Les valvules sont formées par du tissu fibreux qui se continue avec l'anneau fibreux qui entoure l'orifice, et dont la structure est la même que celle de la base de la valvule auriculo-ventriculaire : ces valvules sont recouvertes par l'endocarde. Leurs bords libres sont dirigés en haut vers la cavité de l'artère, et chacune d'elles est pourvue d'un bord fibreux en forme de croissant, *la lunule*, au milieu duquel est un petit nodule de fibrocartilage, *le nodule d'Arantius*. Les valvules semilunaires sont facilement soulevées par le sang pendant la systole ventriculaire, mais quand le ventricule est relâché, le sang de l'artère revient en arrière, s'engage dans les sinus et exerce une pression sur les lunules des valvules qu'il rapproche l'une de l'autre : la juxtaposition des nodules complète la fermeture.

L'oreillette gauche est plus petite que l'oreillette droite, mais comme celle-ci elle est formée par une cavité, *le sinus*, et un appendice auriculaire. Quand on a enlevé sa paroi postérieure (Pl. 43, Fig. 4), on voit que l'intérieur du sinus est tapissé par l'endocarde qui se continue avec la membrane interne de tous les orifices qui s'ouvrent dans l'oreillette, et, par ces orifices, avec la tunique interne des vaisseaux. Sur la paroi postérieure de cette oreillette sont les orifices des veines pulmonaires, d'ordinaire au nombre de quatre, deux du côté droit et deux du côté gauche, qui ramènent des poumons le sang oxygéné. Quelquefois les veines pulmonaires gauches s'ouvrent par un seul orifice, rarement par trois. Ces ouvertures ne présentent pas de valvules. Sur la cloison interauriculaire est une dépression qui indique la place qu'avait le trou ovale pendant la vie fœtale: ce trou avant la naissance, permettait au sang veineux, que la veine cave ramenait à l'oreillette droite, de passer dans l'oreillette gauche. Les *muscles pectinés* de l'oreillette gauche sont moins nombreux et plus petits que ceux de l'oreillette droite et sont placés seulement à la partie inférieure et postérieure de sa cavité. L'*orifice auriculo-ventriculaire gauche* est de forme ovale et un peu plus petit que le droit: il est placé à la partie antérieure et inférieure de l'oreillette. Il est fermé par la *valvule bicuspide* ou *mitrale*, qui présente deux valves, l'une antérieure, droite, l'autre postérieure, gauche: entre elles, dans les fentes qui les séparent, sont de petits nodules saillants, les *nodules de la valvule mitrale*. La valve droite est la plus grande. L'intérieur du ventricule gauche ressemble beaucoup à celui du ventricule droit: ses parois sont très épaisses, surtout à leur partie supérieure, où elles sont aussi plus larges; elles diminuent graduellement de largeur en se rapprochant de la pointe du cœur. Les *colonnes charnues* sont plus petites, plus réticulées et plus nombreuses que dans le ventricule droit. Deux gros muscles papillaires, de forme variable, se dégagent des colonnes charnues du fond de la cavité du ventricule: le muscle papillaire antérieur sort de la paroi gauche et le muscle postérieur de la paroi droite. Ils se terminent par des *cordages tendineux* qui s'attachent aux valves de la mitrale. La structure de la mitrale est analogue à celle de la valvule tricuspide, mais elle est plus épaisse et plus forte dans toutes ses parties. L'anneau fibreux qui entoure l'orifice auriculo-ventriculaire, les valves elles-mêmes et les cordages tendineux sont tous plus forts qu'à droite. Les cordages s'insèrent aux bords adjacents des valves, le muscle papillaire postérieur fournissant ceux des bords adjacents du côté droit des valves, et le muscle papillaire antérieur fournissant ceux des bords adjacents de leur côté gauche. Ils sont renforcés par des cordages supplémentaires qui viennent des parties voisines des parois et qui ont, ou qui n'ont pas, une origine musculaire. L'action de la valvule mitrale est la même que celle de la valvule tricuspide ; elle empêche le sang de refluer dans l'oreillette pendant la systole ventriculaire. On voit à la partie supérieure et postérieure du ventricule gauche une surface lisse qui conduit à *l'orifice aortique;* cet orifice ressemble à celui de l'artère pulmonaire; il a trois valves semi-lunaires, derrière chacune desquelles la paroi de l'aorte est déprimée pour former *les sinus de Valsalva.* L'orifice aortique est placé dans le sillon qui sépare les deux oreillettes et est très près de l'orifice auriculo-ventriculaire gauche dont le sépare seulement la grande valve antérieure de la mitrale. Comme charpente et structure les valvules semi-lunaires aortiques ne diffèrent de celles qui se trouvent à l'entrée de l'artère pulmonaire que par leur solidité plus grande, qui les rend plus aptes au travail plus considérable qu'elles ont à accomplir: la vigueur plus grande du ventricule gauche est en rapport avec ce travail, qui consiste à envoyer le sang artériel à travers toute l'économie.

La structure du cœur consiste en plusieurs couches de fibres musculaires diversement disposées et supportées par une charpente de tissu fibreux. Cette dernière forme des anneaux autour des deux orifices auriculo-ventriculaires et des orifices aortique et pulmonaire comme nous l'avons déjà vu. Ces anneaux, auxquels s'attache la base des valvules, donnent encore insertion, par leur circonférence externe, aux fibres musculaires qui constituent les parois des diverses cavités. La partie la plus forte du *squelette fibreux* est dans l'espace qui sépare l'orifice aortique des deux orifices auriculo-ventriculaires. Cet espace est triangulaire et chez certains animaux il est remplacé par un nodule osseux, *l'os du cœur. Les faisceaux musculaires du cœur* sont remarquables par le peu de tissu conjonctif qui sépare leurs fibres: ces dernières sont striées et très fortement unies entre elles. Elles forment des couches dont les stries sont longitudinales et transversales. Les faisceaux des oreillettes sont distincts de ceux des ventricules : ils forment *une couche superficielle* qui, en général, tourne autour de la base du cœur, entourant les deux oreillettes à la fois, et *une couche profonde* composée de fibres qui entourent l'appendice auriculaire et les orifices des veines caves à droite, et l'auricule et les orifices des veines pulmonaires à gauche. Les fibres superficielles sont plus prononcées sur la face antérieure et envoient quelques faisceaux en dedans à la cloison interauriculaire. Les faisceaux profonds se confondent avec ceux des ventricules en avant et en arrière des anneaux fibreux auriculo-ventriculaires. Les couches de fibres qui composent *les parois des ventricules* sont très compliquées, et ne peuvent être bien étudiées que si l'on durcit le cœur par une ébullition prolongée qui dissout le tissu conjonctif. Ces faisceaux sont indépendants des oreillettes et sont bien plus épais que ceux de ces cavités. Ils forment différentes couches qui, pour la plupart, commencent aux anneaux de la charpente fibreuse et descendent vers la pointe du cœur, obliquement; ils se tordent l'un sur l'autre de façon à produire ce qu'on appelle *le vortex* et remontent en arrière, sur la partie interne des parois, jusqu'aux anneaux fibreux; dans leur trajet ils détachent des fibres qui forment les colonnes charnues et les muscles papillaires. La couche la plus superficielle des fibres ventriculaires de la partie antérieure du cœur, descend obliquement de droite à gauche; beaucoup des fibres qui la composent, parties du ventricule droit, se réfléchissent en dedans lorsqu'elles arrivent au sillon interventriculaire antérieur, et s'entrecroisent avec les fibres de la cloison interventriculaire : ces dernières sont une dépendance des couches profondes. A la partie postérieure du cœur, les faisceaux musculaires se dirigent en bas de gauche à droite et ne pénètrent pas dans le sillon postérieur interventriculaire. Les couches les plus profondes des fibres musculaires, qui forment la masse principale des parois ventriculaires, sont disposées en lits, dont les faisceaux ont une obliquité variable, moins grande en dedans qu'en dehors : ils s'entrelacent de telle sorte que certaines de leurs fibres sont décrites comme formant des cercles ou des huit de chiffre. Quelques-uns des faisceaux formant les couches profondes semblent ne pas prendre d'insertions sur les anneaux fibreux. La conclusion la plus certaine qu'on puisse tirer des recherches faites pour débrouiller l'arrangement compliqué des fibres musculaires, est que les muscles papillaires font partie intégrante des parois dont ils sortent et se contractent en même temps qu'elles.

Les *nerfs du cœur* viennent, de chaque côté, du pneumogastrique et de sa branche récurrente, ainsi que des trois ganglions sympathiques cervicaux, ces nerfs forment le *grand plexus cardiaque,* situé en avant et en arrière de la crosse aortique. Ils sont formés par des filets nerveux nombreux et déliés, qui s'entrelacent dans toutes les directions et forment, suivant leur position relative, le *plexus cardiaque superficiel* et le *plexus cardiaque profond* (Pl. 36 et 37). On trouve quelquefois, en rapport avec la concavité de la crosse de l'aorte, un ganglion de petites dimensions, le *ganglion cardiaque de Wrisberg.* Les nerfs cardiaques superficiels et profonds s'anastomosent fréquemment entre eux et forment ainsi les *plexus pulmonaires,* au niveau des racines des poumons, et les *plexus coronaires.* Les rameaux nerveux de ces derniers plexus accompagnent les ramifications des artères coronaires en dehors du muscle cardiaque et dans son intérieur. On admet qu'il existe de petits *ganglions intracardiaques,* qui peut-être président à la contraction du cœur.

Les *vaisseaux lymphatiques du cœur,* qui occupent également, pour la plupart, les sillons interventriculaires dans lesquels circulent les nerfs et les vaisseaux, se jettent dans des ganglions lymphatiques placés entre l'aorte et la trachée, puis vont se jeter, de chaque côté de la naissance du cou, dans la grande veine lymphatique et dans le canal thoracique.

La *veine cave supérieure* (Pl. 35) est formée par les veines innominées droite et gauche (page 222) qui se réunissent au niveau du premier espace intercostal sur le bord droit du sternum, et elle descend, légèrement inclinée en arrière, jusqu'à l'oreillette droite dans la partie supérieure et antérieure, de laquelle elle pénètre au niveau du cartilage de la troisième côte droite. Elle est longue de six centimètres et quart, ou environ deux pouces et demi, chez l'adulte, et sa portion inférieure est recouverte par le péricarde (Pl. 34). Au-dessus de cette séreuse, la veine cave supérieure est recouverte, à droite, par la plèvre, dont la sépare le nerf phrénique, se dirigeant verticalement.

Planche XLI

Figure 1

Le thorax d'une jeune femme, dont les deuxième, troisième, quatrième, cinquième et sixième côtes gauches ont été enlevées; le poumon gauche est tiré de côté pour montrer les rapports de la base du poumon et de la pointe du cœur avec le diaphragme.

1. Le manubrium du sternum.
2. Le cartilage de la deuxième côte gauche.
3. L'artère mammaire interne gauche avec ses deux veines satellites.
4. Le cartilage de la troisième côte gauche.
5. Le cartilage de la quatrième côte gauche.
6. Le cartilage de la cinquième côte gauche.
7. La première côte gauche.
8. Le lobe supérieur du poumon gauche.
9. La base du poumon gauche.
10. Le nerf phrénique gauche.
11. L'artère coronaire.
12. Le lobe inférieur du poumon gauche.
13. La pointe du cœur.
14. Les rapports du nerf phrénique avec la pointe du cœur.
15. Le diaphragme.
16. La septième côte gauche.
17. Le diaphragme vu entre la huitième et la neuvième côtes gauches.

Figure 2

Coupe transversale faite à travers le thorax d'un homme adulte, au niveau des bords inférieurs des troisièmes côtes en avant, et à travers le corps de la huitième vertèbre dorsale en arrière : partie supérieure de la coupe.

1. Coupe du corps du sternum.
2. Les vaisseaux mammaires internes droits.
3. Le médiastin antérieur.
4. Coupe de la troisième côte droite.
5. Le lobe supérieur du poumon droit.
6. Le ventricule droit du cœur.
7. L'oreillette droite du cœur.
8. Coupe de la quatrième côte droite.
9. Le nerf phrénique droit.
10. Le lobe moyen du poumon droit.
11. Coupe de la cinquième côte droite.
12. L'œsophage.
13. La grande veine azygos.
14. Le lobe inférieur du poumon droit.
15. Coupe de la sixième côte droite.
16. Coupe de la septième côte droite.
17. La huitième côte droite.
18. L'apophyse épineuse de la huitième vertèbre thoracique.
19. Les vaisseaux mammaires internes gauches.
20. Le bord antérieur du lobe supérieur du poumon gauche.
21. Le lobe supérieur du poumon gauche.
22. Le ventricule gauche du cœur.
23. Le nerf phrénique gauche.
24. Section de la quatrième côte gauche.
25. Section de la bronche gauche.
26. Le nerf pneumogastrique gauche.
27. Le canal thoracique.
28. L'aorte descendante.
29. Le lobe inférieur du poumon gauche.
30. Le corps de la huitième vertèbre thoracique.
31. Le canal vertébral et la coupe de la moelle épinière.
32. La huitième vertèbre thoracique.
33. La huitième côte gauche.
34. Section des muscles dorsaux.

Fig 1

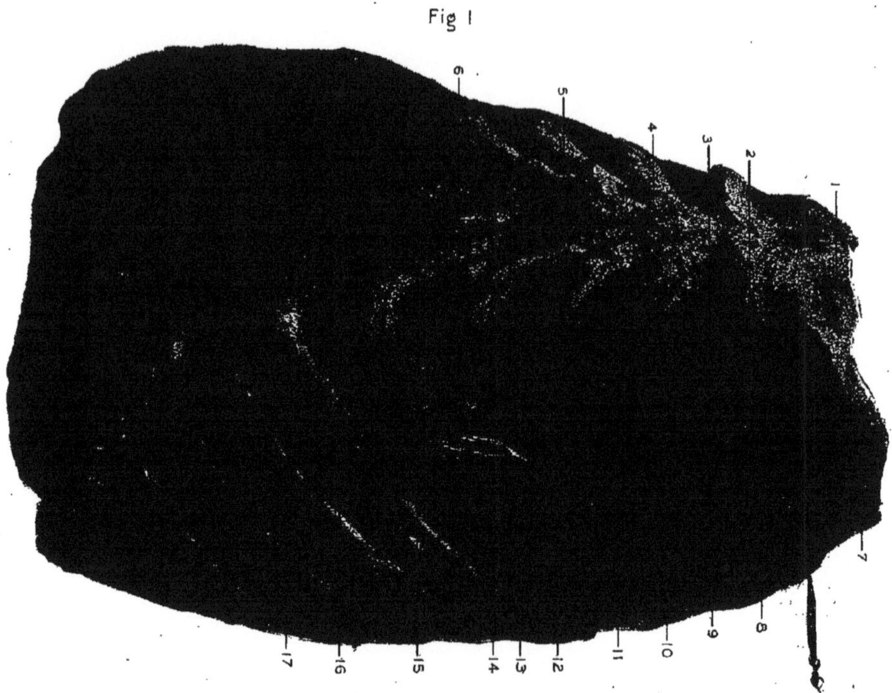

Fig 2

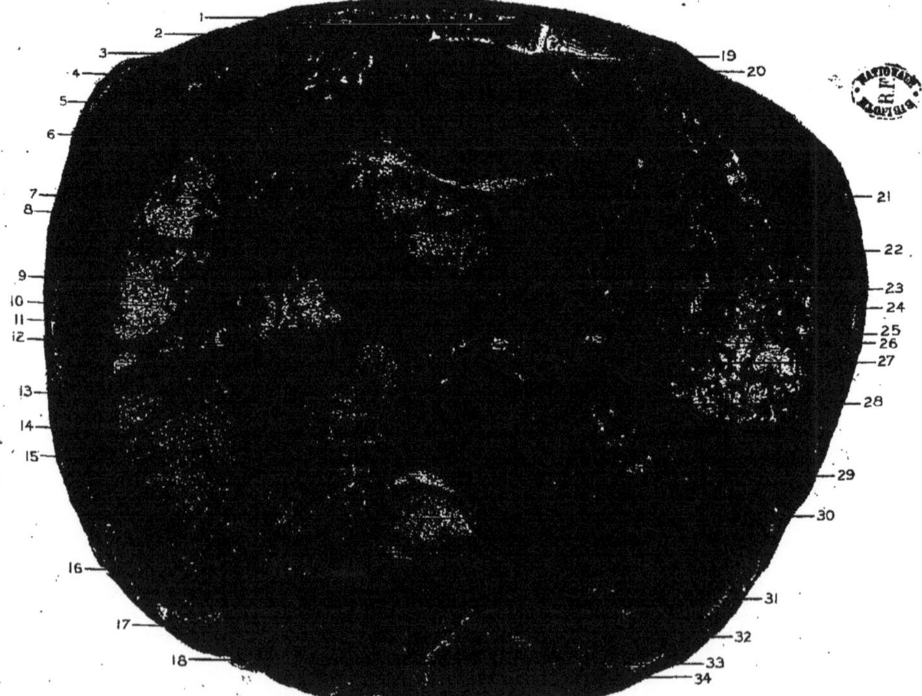

BIBLIOTHÈQUE NATIONALE R.F.

Elle est dépourvue de valvules et reçoit, outre quelques veines péricardiques et médiastines, la *grande veine azygos*, qui décrit une courbe au-dessus de la bronche droite plus haut que le péricarde (Pl. 37, N° 30).

L'AORTE (Pl. 33, 35, 36, 40, 42 et 43) naît au niveau du bord inférieur du *troisième* cartilage costal, à la partie supérieure et postérieure du ventricule gauche, presque à la partie centrale du cœur. Son trajet normal est très singulier et sa forme ressemble beaucoup à celle de la houlette des bergers d'autrefois. A son origine, elle se dilate pour former le *bulbe* de l'aorte, qui résulte des dilatations qu'elle présente au niveau des valvules semilunaires (les sinus de Valsava) : elle se dirige d'abord en haut, sur une étendue de cinq centimètres ou deux pouces, et un peu à droite de la ligne médiane, jusqu'au niveau du bord inférieur du second cartilage costal droit. Cette partie est l'*aorte ascendante ou ventrale*, que le péricarde fibreux enveloppe. Elle est située très près de la face profonde du sternum, dont la séparent le bord inférieur du thymus et la plèvre droite. Le bulbe de l'aorte est recouvert du côté gauche par l'artère pulmonaire, avec laquelle il a une gaîne péricardique commune, et du côté droit par l'auricule droite (Pl. 35). L'aorte ascendante empiète un peu sur la veine cave supérieure et est en rapport en arrière avec les vaisseaux pulmonaires droits et avec la racine du poumon droit. Les artères coronaires du cœur naissent de la première partie de l'aorte comme nous l'avons déjà dit (p. 276). Près de la terminaison de sa portion ascendante, l'aorte présente d'ordinaire une dilatation, *le grand sinus aortique*, et en ce point la coupe du vaisseau devient ovale, de circulaire qu'elle était. Il est digne de remarque que la première portion de l'aorte, dite portion ascendante, n'est vraiment recouverte que par la mince couche séreuse du péricarde, ce qui rend très dangereux un anévrysme développé en ce point : en effet la distension des tuniques de cette artère est facile et rapide en cet endroit, et il y a peu d'obstacles à l'effusion du sang dans le péricarde.

A partir du bord inférieur du deuxième cartilage costal droit, l'aorte se dirige en arrière, d'abord un peu en haut et à gauche, vers le corps de la deuxième vertèbre dorsale, puis, décrivant une courbe qui croise la trachée immédiatement au-dessus de sa bifurcation, elle se dirige en bas, sur le côté gauche de la trachée, jusqu'au bord inférieur de la quatrième vertèbre dorsale Cette portion est *l'aorte transverse* ou *crosse de l'aorte.* Ses rapports sont très importants et très intéressants. A gauche, elle est recouverte par la plèvre gauche, au-dessous de laquelle passe le nerf phrénique gauche, et elle est en rapport intime avec le nerf pneumogastrique gauche, qui émet en ce point le nerf récurrent laryngé gauche (Pl. 36 et 40) qui se recourbe en haut en passant sous la crosse de l'aorte (p. 186). A droite, elle est en contact avec la plèvre droite et en arrière elle est située très près de la trachée, de l'œsophage et du canal thoracique. De la face supérieure de la crosse de l'aorte se détachent trois branches très voisines les unes des autres, *l'artère innominée, l'artère carotide commune gauche* et *l'artère sous-clavière gauche.* La veine innominée gauche croise les origines de ces troncs (Pl. 35). Les orifices de l'artère innominée et de la carotide commune gauche ne sont séparés que par un angle aigu, si on les examine par la face interne de l'aorte. Les nerfs cardiaques qui viennent du sympathique et du pneumogastrique passent au-dessus de la crosse de l'aorte pour se rendre au cœur. Cette portion de l'aorte mesure quatre centimètres trois-quarts, un peu moins de deux pouces, de longueur. Le point le plus élevé auquel atteigne sa surface convexe, chez un individu adulte bien conformé, est situé d'ordinaire à environ deux centimètres et demi, ou un pouce, au-dessous du bord supérieur du sternum, et sa concavité correspond à la crête qui sépare la poignée et la lame du sternum : mais ces points de repère ne sont pas invariables, car divers facteurs peuvent tendre à élever ou à abaisser la crosse, et eux-mêmes sont sujets à des modifications dues à des différences dans leur développement.

Les gros vaisseaux présentent des anomalies variées, qui sont sans doute plus fréquentes qu'on ne le remarque ; on peut les attribuer soit à un arrêt de développement, soit à la persistance d'un quelconque des arcs aortiques primitifs, que l'on trouve chez l'embryon, dans la première partie de la vie intra-utérine. Ces anomalies sont d'ordinaire causées par la transposition de l'artère innominée qui se trouve placée du côté gauche, ou par quelque changement dans le point d'origine de la carotide ou de la sous-clavière, d'un seul ou des deux côtés. Les anomalies du cœur et de l'aorte sont extrêmement rares. L'auteur en a rencontré un cas chez un homme de vingt-sept ans, dont la mort fut causée par la phtisie. La préparation (Pl. 26, Fig. 4) montre qu'il n'existait pas de crosse de l'aorte; les artères carotides et sous-clavières droites et gauches naissaient, par des origines indépendantes, du sommet de l'aorte thoracique descendante, le cœur étant placé verticalement, position qu'il occupait dans la poitrine. Cette disposition des branches de l'aorte est assez analogue à celle qu'on observe d'ordinaire chez le cheval et les ruminants, mais il ne semble pas qu'on l'ait jusqu'ici observée chez l'homme. Le cœur n'était formé que d'une seule oreillette et d'un seul ventricule.

L'*artère pulmonaire commune* (Pl. 35) qui conduit aux poumons le sang veineux du cœur droit, commence à l'infundibulum qui occupe la partie supérieure du ventricule droit (page 279). Cette artère a près de cinq centimètres, ou deux pouces, de long, et, comme nous l'avons déjà établi, elle est renfermée dans une gaîne fournie par la couche séreuse du péricarde, gaîne qui lui est commune avec la portion ascendante de l'aorte. Quand le péricarde est ouvert, on la trouve en avant des gros vaisseaux de la base, entre les auricules droit et gauche (Pl. 33 et 35). Elle se dirige en haut et en arrière vers la concavité de la crosse de l'aorte ; parvenue en ce point, en avant de la bifurcation de la trachée et au niveau de la sixième vertèbre dorsale, elle se divise en branches pulmonaires droite et gauche, qui, traversant le péricarde de chaque côté, entrent dans les racines des poumons. La *branche droite de l'artère pulmonaire* est plus grosse et plus longue que la branche gauche, et elle est séparée de la crosse de l'aorte par les nerfs cardiaques profonds correspondants ; au moment où elle pénètre dans la racine du poumon droit, elle est située en avant et *au-dessous* de la bronche droite (page 268). La *branche gauche de l'artère pulmonaire* passe en avant de l'aorte descendante et pénètre dans la racine du poumon gauche en avant et *au-dessus* de la bronche gauche (page 269). Du point où la branche gauche sort du péricarde part une courte corde fibreuse, qui se dirige en arrière vers l'extrémité gauche de la crosse de l'aorte : elle représente les vestiges du *canal artériel*, par lequel, pendant la vie fœtale, le sang de l'artère pulmonaire passait directement dans l'aorte (page 304). Les *veines pulmonaires*, qui ramènent à l'oreillette gauche le sang oxygéné dans les poumons et devenu ainsi du *sang artériel*, ont leur origine dans un réseau capillaire, qui est situé dans les parois des alvéoles et qui les fait communiquer avec les dernières ramifications de l'artère pulmonaire (page 270). Elles reçoivent aussi une partie du sang des veines bronchiques. Elles s'unissent d'abord pour former un tronc unique pour chaque lobule, et ces troncs se réunissent à leur tour pour former une veine correspondant à chaque lobe : il en résulte que le poumon droit a trois troncs veineux efférents principaux et que le poumon gauche n'en a que deux. D'ordinaire les deux troncs veineux supérieurs du poumon droit se rejoignent dans sa racine, mais ils peuvent rester indépendants l'un de l'autre. Les veines pulmonaires droites sont quelque peu plus longues que les veines du côté gauche, et toutes se terminent dans la paroi postérieure de l'oreillette gauche (page 283). Les orifices des veines qui viennent du poumon gauche sont plus rapprochés l'un de l'autre, et situés plus bas, que ceux des veines du poumon droit. Les plus larges sont l'orifice de la veine pulmonaire droite supérieure et l'orifice de la veine pulmonaire gauche inférieure, qui ont un diamètre de dix-huit millimètres, ou trois quarts de pouce. Chaque paire de veines est placée, dans la racine du poumon correspondant, en avant des artères pulmonaires, et, en se dirigeant horizontalement vers l'oreillette gauche, elles traversent le péricarde, dont la tunique séreuse tapisse leur face antérieure. Les veines pulmonaires sont dépourvues de valvules.

Le cœur est l'organe central du système vasculaire ; par l'intermédiaire des gros vaisseaux de sa base, les artères en partent et les veines y aboutissent : il est donc permis d'exposer en cet endroit l'anatomie générale de ces deux classes de vaisseaux sanguins.

Les artères sont des tubes comparativement durs et élastiques, qui naissent du cœur par deux gros troncs, l'aorte (page 287) et l'artère pulmonaire (page 289) : le premier de ces troncs conduit le sang artériel du ventricule gauche à travers tout le corps, et le second ramène le sang veineux du ventricule droit aux poumons, comme il est expliqué page 306.

Les artères naissent des principales branches que l'aorte envoie vers la tête et les extrémités, ainsi qu'aux divers organes du corps. Elles suivent, en général, depuis leur origine jusqu'au territoire où elles se distribuent, le trajet le plus court, le plus direct et le mieux protégé : ce fait est surtout frappant dans les membres, où les artères sont contiguës aux os et passent du côté de la flexion des membres, ce qui tend à les soustraire aux blessures et à la compression musculaire. Les artères, à l'exception des artères cérébrales et de celles des os, sont pourvues d'un revêtement spécial, dépendant du tissu cellulaire des parties qui les contiennent ; ce tissu conjonctif leur forme des gaînes et, en outre, dans les endroits où elles sont le plus exposées à être blessées, les artères superficielles sont protégées par des expansions tendineuses. Leur diamètre reste le même jusqu'à ce qu'elles donnent une branche et ensuite leur calibre, en général, devient plus petit. On a calculé cependant que la somme des volumes des branches est plus grande que le volume des troncs qui les émettent et qu'il existe en conséquence une diminution naturelle de la rapidité du courant sanguin à mesure qu'on s'éloigne du cœur. En certains endroits, quand les parties sont très mobiles, les artères deviennent tortueuses, ce qui leur permet de se prêter facilement aux changements de position et aux mouvements des parties molles, sans être exposées à se déchirer. C'est ce qui arrive pour les artères faciales, linguales et vertébrales. La division des artères se fait de diverses façons : Si une artère se divise en deux branches d'égale grosseur, celles-ci divergent en formant des angles égaux avec la direction générale du tronc. Si les branches sont inégales, le tronc artériel est dévié de la ligne droite vers le côté opposé à la direction que prend la branche, et le degré de cette déviation varie suivant la grosseur de cette branche. En fait les branches peuvent faire avec l'artère un angle quelconque, mais, en général, à leur origine cet angle est aigu. Les petites artères communiquent souvent entre elles pendant leur trajet par *inosculation* ou *anastomose*. Cette disposition est destinée à éviter des arrêts dans le cours du sang en cas de compression d'une des branches, et c'est grâce à elle que peut s'établir la *circulation collatérale* après la ligature de l'un des vaisseaux principaux.

Les artères du cerveau, de la rétine et des reins sont appelées des *artères terminales*, parce que leurs branches ultimes ne s'anastomosent pas entre elles ; si, par conséquent, une de ces branches est bouchée par une embolie, le territoire auquel elle se distribuait est complètement détruit par la nécrose.

Pendant la vie les artères possèdent une élasticité et une contractilité très grandes, ainsi qu'en témoigne la façon remarquable dont elles évitent d'être lésées dans une blessure pénétrante. A l'état sain les parois des artères peuvent supporter une pression intravasculaire considérable, et leur résistance est évidente, car, quand elles sont sectionnées transversalement, elles ne s'aplatissent pas comme le font les veines. Après la mort elles sont vides de sang et pour cette raison ont été considérées autrefois comme renfermant de l'air. L'élasticité des artères diminue avec l'âge, et en conséquence elles deviennent souvent contournées en spirale et flexueuses, dans les points où elles sont peu soutenues par les tissus. La taille des artères est proportionnée à la quantité de sang exigée par la *fonction physiologique* de la partie à laquelle elles se distribuent. Les plus grosses artères (huit millimètres ou trois huitièmes de pouce de diamètre) sont accompagnées par une seule grosse veine ; les artères de grosseur moyenne (ayant six millimètres ou un quart de pouce de diamètre) ont une ou deux veines satellites, et les plus petites ayant trois millimètres ou un huitième de pouce de diamètre) sont d'ordinaire accompagnées par deux veines. Les *veines satellites* des artères sont en général contenues dans leurs gaînes conjonctives, avec le cordon nerveux qui se rend au même territoire que l'artère. Dans les membres, le trajet des artères suit en général les cloisons intermusculaires, ou les interstices qui existent entre les muscles superficiels et les muscles profonds : de telle sorte qu'un rameau artériel superficiel peut servir de guide pour aller à la recherche du tronc principal, si on le suit vers les parties profondes. On trouvera facilement, par exemple, de cette façon, les artères tibiales antérieure et postérieure dans leur trajet profond : il n'y a pas de moyen plus sûr, pour atteindre l'artère iliaque externe, que de suivre l'artère épigastrique profonde, ou, pour atteindre l'artère axillaire, que de suivre l'artère acromiale. On observe de fréquentes anomalies artérielles par suite de quelque arrêt de développement local, qui occasionne la dilatation des branches anastomotiques et qui s'accompagne de diminution du calibre ou même de l'oblitération du tronc principal ; et il arrive souvent qu'un vaisseau, d'ordinaire peu important, devient anormalement volumineux et peut être pris pour l'artère principale. Il faut savoir aussi qu'une petite branche artérielle naissant d'un gros tronc saignera toujours abondamment et cette hémorrhagie, disproportionnée comparativement à la grosseur du vaisseau, devra être rapidement arrêtée.

Les parois des artères sont formées de trois couches principales, de structure différente et intimement unies entre elles. On les appelle les tuniques interne, moyenne et externe ou tunique adventice. *La tunique externe ou adventice,* dont dépendent principalement la solidité et la fermeté des artères, est formée de couches de tissu fibro-conjonctif condensé ; ce tissu est une dépendance du tissu cellulaire environnant et est disposé en faisceaux entrelacés qui forment des mailles dans lesquelles sont des espaces lymphatiques et des corpuscules du tissu conjonctif. Sur les plus gros vaisseaux, et sur les artères qui sont peu fortement unies aux organes voisins, comme à la face et dans le mésentère, on trouve des fibres musculaires longitudinales mélangées aux autres éléments qui constituent l'adventice : ces fibres musculaires de la tunique externe des artères mésentériques ne rendent pas seulement ces vaisseaux plus épais, mais encore elles leur permettent de renforcer les organes auxquels ils se distribuent, le jejunum et l'iléon, et de supporter les tractions constantes auxquels ils sont soumis par les changements de position des intestins pendant la vie. La *tunique moyenne* est la plus épaisse des tuniques artérielles. Elle est formée surtout de fibres musculaires lisses (d'où le nom de *tunique musculaire*) mélangées à une quantité variable de fibres élastiques. Ces fibres musculaires sont pour la plupart disposées circulairement, excepté dans les artérioles les plus petites sur lesquelles elles forment des spirales. La proportion de tissu élastique diminue avec la grosseur de l'artère et l'inverse se produit en ce qui concerne les fibres musculaires, de telle sorte que les petites artères sont relativement beaucoup plus contractiles que les grosses. Du tissu conjonctif entre encore, sur les gros vaisseaux, dans la constitution de cette couche, et beaucoup d'entre eux sont pourvus d'une lame élastique externe (Henle). Les fibres musculaires de la tunique moyenne des grosses artères sont irrégulières, et à la fois obliques et longitudinales, tandis que celles des petites artères sont toutes plus semblables et montrent au microscope des stries longitudinales: chacune d'elles renferme un noyau elliptique. La *tunique interne* est très mince et délicate, et est formée d'un mélange de tissus élastique et fibreux qui forme plusieurs couches. La quantité de tissu élastique varie aussi suivant la grosseur du vaisseau, et il forme à peine une seule couche sur les plus petites artères. La face interne de cette tunique est formée par une membrane transparente, *l'endartère,* qui ressemble beaucoup à une séreuse et se continue avec l'endocarde. L'endartère est formé de deux couches, *l'endothélium* et *la membrane propre.* Le premier est constitué par une simple couche de cellules fusiformes transparentes, munies chacune d'un noyau central et disposées parallèlement à l'axe du vaisseau. La seconde est formée de fibres conjonctives entrelacées contenant des corpuscules ramifiés. La quantité de tissu musculaire et de tissu élastique qui existe dans les parois des artères varie indépendamment de leur calibre, car la carotide et l'axillaire sont pourvues, dans leur couche moyenne, d'une plus grande quantité de tissu élastique, que ne l'est l'artère fémorale, qui renferme une plus grande quantité de fibres musculaires.

Quand on applique une ligature sur une artère à l'état sain, les couches moyenne et interne se déchirent complètement, et se rétractent pendant que la tunique externe se fronce.

Les artères n'ont pas de valvules.

Les veines ont des parois beaucoup plus minces que celles des artères et leur calibre est plus grand que celui de ces vaisseaux. Elles ramènent, à l'oreillette droite le sang veineux de tout le corps par l'intermédiaire des veines caves supérieure et inférieure (P. 287 et 306), et celui des parois du cœur par l'intermédiaire du sinus coronaire (p. 277), et elles conduisent à l'oreillette gauche, par les veines pulmonaires, le sang artérialisé qui revient des poumons. Les *veines des organes* sont plus nombreuses que leurs artères et la somme de leurs volumes est plus grande. Elles naissent par des veinules, qui reçoivent le sang des capillaires, dans toute l'étendue des tissus et forment en général des réseaux à leur origine. Ces plexus émettent des branches qui s'unissent pour former des troncs, dont la grosseur s'accroît constamment par la réunion de nouvelles veines, à mesure qu'ils s'avancent vers le cœur. On distingue les *veines* en *superficielles* et *profondes*. Les premières sont placées entre les couches du fascia superficiel, au-dessous de la peau et les secondes accompagnent les artères sous le nom de *veines satellites*. Les plus grosses branches sont d'ordinaire accompagnées par une seule veine, mais les artères de taille moyenne et les artérioles ont chacune deux veines satellites, comprises dans la même gaîne que l'artère, comme nous l'avons déjà vu (p. 292). Dans certaines régions, comme dans le cerveau, le canal vertébral, le foie, les veines n'accompagnent pas les artères : dans d'autres endroits, par exemple à la tête et à la face, elles ont un trajet plus direct que celui des artères. Les veines, même les plus grosses, s'anastomosent plus abondamment que les artères : c'est facile à voir pour les veines superficielles, qui forment un réseau sur toute la surface du corps. Les anastomoses des veines superficielles avec les veines profondes sont surtout notables au

Planche XLII

Dissection du système vasculaire d'un enfant âgé de huit mois, montrant les rapports et la situation des artères et des veines principales.

1. L'artère temporale droite.
2. L'artère faciale droite.
3. Branche de l'artère linguale droite.
4. Le corps de l'os hyoïde.
5. L'artère thyroïdienne supérieure, ou descendante.
6. La veine jugulaire interne droite.
7. L'artère carotide commune droite.
8. Le nerf pneumogastrique droit.
9. Le nerf médian du bras droit.
10. Le corps thyroïde.
11. L'extrémité sternale de la clavicule droite.
12. L'artère axillaire.
13. La trachée, à la naissance du cou.
14. La veine sous-clavière droite, branche de la veine innominée droite.
15. La veine innominée droite.
16. Les vaisseaux et les nerfs sous-scapulaires droits.
17. La veine cave supérieure.
18. La base du poumon droit, montrant les vaisseaux pulmonaires.
19. L'oreillette droite du cœur.
20. L'artère et les veines coronaires antérieures.
21. La face inférieure du diaphragme montrant les artères phréniques droites.
22. La veine cave inférieure.
23. Le rein droit, ouvert, montrant les vaisseaux rénaux.
24. La veine spermatique droite se déversant dans la veine cave inférieure.
25. L'artère mésentérique supérieure tirée du côté droit.
26. L'uretère droit.
27. L'artère iliaque commune droite.
28. L'artère spermatique droite.
29. L'artère iliaque interne droite.
30. L'artère mésentérique inférieure.
31. L'artère circonflexe iliaque droite.
32. Le nerf crural antérieur droit.
33. Les vaisseaux fémoraux droits, passant sous le ligament de Poupart.
34. Le cordon spermatique droit.
35. Le muscle couturier.
36. L'artère fémorale, dans l'anneau de Hunter.
37. Le muscle droit interne.
38. L'insertion des muscles couturier, droit interne et demi tendineux.
39. L'artère temporale gauche.
40. L'artère faciale gauche.
41. L'artère linguale gauche.
42. Le muscle sterno-mastoïdien gauche.
43. Le nerf pneumogastrique gauche.
44. La veine jugulaire interne gauche.
45. L'artère carotide commune gauche.
46. L'artère thyroïdienne supérieure gauche.
47. Le nerf médian et l'artère brachiale du bras gauche.
48. L'artère axillaire entourée par les cordons du plexus brachial.
49. L'extrémité sternale de la clavicule gauche.
50. L'artère carotide gauche.
51. La veine innominée gauche.
52. L'artère sous-clavière gauche.
53. Les vaisseaux et les nerfs sous-scapulaires gauches.
54. La crosse de l'aorte.
55. La base du poumon gauche.
56. L'artère coronaire postérieure.
57. La pointe du cœur.
58. L'artère phrénique gauche, sur la face inférieure du diaphragme.
59. L'aorte abdominale.
60. Le tronc cœliaque.
61. Le rein gauche ouvert pour montrer les vaisseaux.
62. La veine spermatique gauche, se déversant dans la veine rénale.
63. L'uretère gauche.
64. L'artère spermatique gauche.
65. L'artère iliaque interne gauche.
66. L'artère mésentérique inférieure.
67. L'S iliaque, tirée en avant.
68. L'artère hémorroïdale supérieure ou rectale.
69. L'artère circonflexe iliaque gauche.
70. La vessie.
71. Le nerf crural antérieur gauche.
72. Les vaisseaux fémoraux gauches.
73. Le cordon spermatique gauche.
74. Le muscle long adducteur gauche.
75. Le couturier gauche.
76. Le muscle droit interne gauche.
77. L'artère grande anastomotique.

N.-B. — La préparation qui a servi pour faire la photographie de cette planche est remarquable, parce qu'elle constitue une véritable démonstration de la circulation sanguine. L'injection, faite avec une solution de cire dans l'éther, fut introduite par l'artère carotide commune au-dessous du corps thyroïde, et, passant par les capillaires, elle a rempli les veines. Il est probable que le trou de Botal n'était pas fermé, ce qui aura contribué à compléter l'injection veineuse. Le canal artériel était oblitéré.

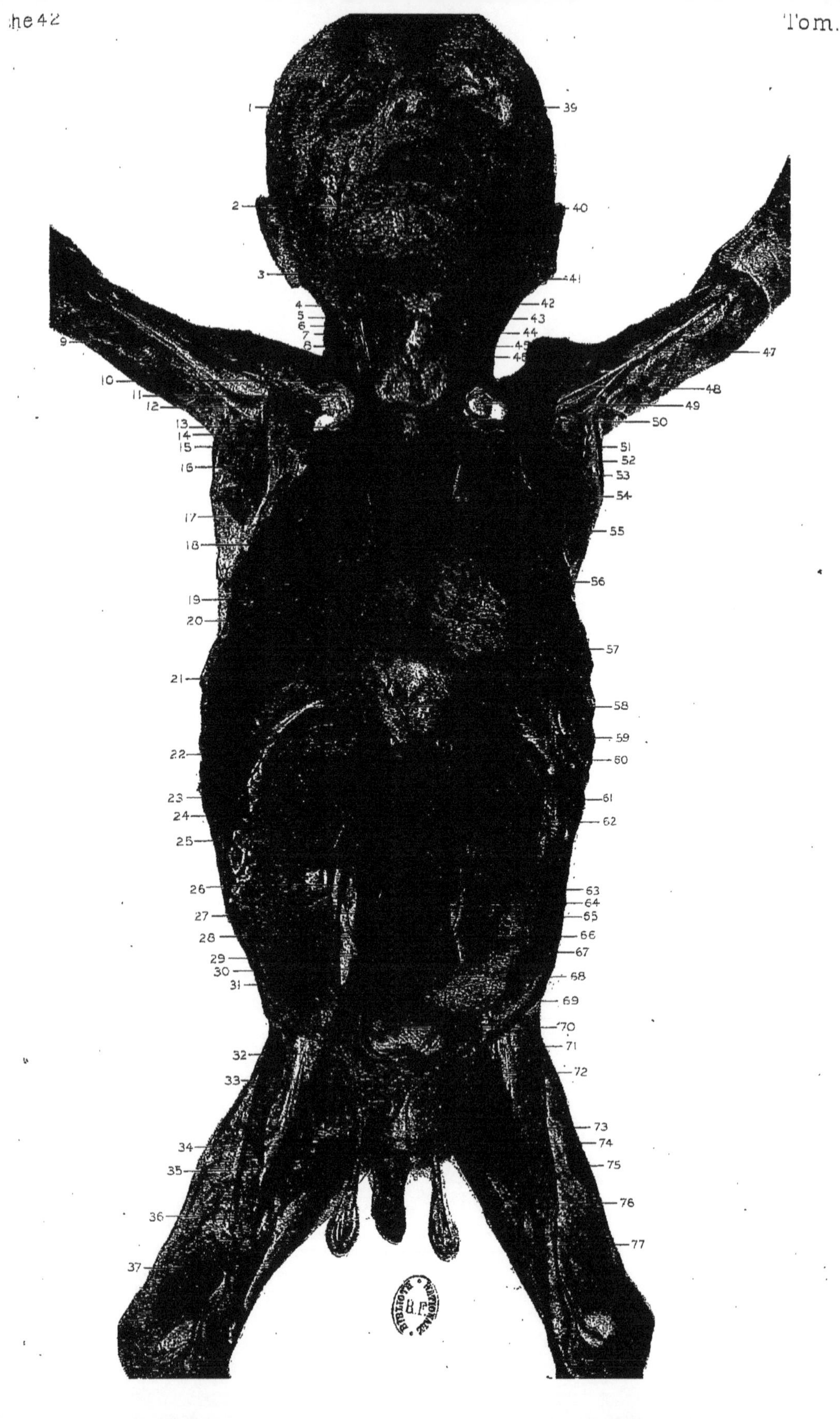

BIBLIOTH. NATIONALE B.F.

niveau des articulations, du côté de la flexion, c'est-à-dire dans les points où les mouvements pourraient mettre obstacle au cours du sang. Ces anastomoses sont aussi très marquées au cou et à l'intérieur du crâne, où toute obstruction veineuse pourrait être suivie d'une stase dangereuse.

Les veines de la dure-mère, à l'intérieur du crâne, sont appelées les sinus ; elles sont formées par un dédoublement de cette membrane et tapissées par un épithélium (p. 18). En certains points où les veines sont contenues dans des masses de tissu aréolaire et sont enveloppées par une épaisse membrane fibreuse, elles peuvent s'anastomoser : mais, leurs parois, étant imparfaites, laissent le sang s'épancher dans des espaces voisins ; c'est ce qui forme le *tissu érectile*, par exemple celui des *corps caverneux du pénis*. Les veines offrent de nombreuses anomalies, mais il est à remarquer que toutes les fois qu'une veine est anormalement petite, il y a une dilatation compensatrice d'une veine voisine. On note souvent cette variation de volume entre les veines jugulaire externe et antérieure (p. 192).

La *structure des parois des veines* comprend trois tuniques, comme celle des artères, mais, considérées dans leur ensemble, ces tuniques sont moins uniformes et plus minces que celles des artères, quoique plus intimement unies. Elles sont cependant fort résistantes, et les parois des veines superficielles sont plus épaisses en général que celles des veines profondes. Il est très difficile de séparer l'une de l'autre les tuniques externe et moyenne. La tunique externe est surtout formée d'une couche compacte de tissu fibro-conjonctif mélangée de mailles de fibres élastiques. La tunique moyenne est constituée principalement de faisceaux irrégulièrement circulaires de fibres musculaires lisses qui occupent les mailles de fibres élastiques. La quantité relative de tissu fibro-conjonctif et de tissu musculaire varie dans les veines des différentes parties du corps, et ces deux tissus sont en proportion variable dans les tuniques externe et moyenne. On ne trouve pas de fibres musculaires dans la grande veine jugulaire et dans la veine innominée à la base du cou. Dans les canaux de

Havers des os, les parois des veines ne sont formées que de tissu fibreux revêtu par un endothélium.

La *tunique interne* des veines est semblable à celle des artères ; elle est constituée par une membrane élastique très délicate, dont la face interne est recouverte par un revêtement endothélial, et qui repose sur une couche de tissu conjonctif strié souvent mélangé à des cellules musculaires. Une des importantes particularités des veines est le développement des valvules que forment leurs tuniques internes en certains endroits : ces valvules empêchent le reflux du sang et contribuent ainsi à le ramener au cœur. Elles sont en général disposées par paires, les deux valvules étant situées vis-à-vis l'une de l'autre sur le trajet du vaisseau, mais il n'y en a qu'une seule au niveau des orifices des branches veineuses. Toutes les veines ne sont pas munies de valvules, et celles-ci sont les plus nombreuses dans les veines superficielles des membres, surtout celles des membres inférieurs, où elles forment souvent des nodosités visibles à travers la peau, lorsqu'il y a des varices. Ce sont des valves en forme de croissant, formées par la tunique interne, et ressemblant à de petites poches. Leur bord convexe s'insère sur les parois de la veine et leur bord libre, concave, est dirigé dans le sens du courant sanguin, de telle manière que si le cours du sang est troublé et que ce liquide reflue, les pochettes valvulaires se remplissent et bouchent la lumière de la veine en se distendant. Les valvules ne sont pas toujours également développées, car l'auteur a pu, dans divers cas, injecter les veines de la main ou du pied en poussant la matière à injection dans les grosses veines du membre : il a même pu, par ce moyen, dans deux cas, traverser les capillaires et remplir les artères avec une solution de cire dans l'éther.

La position des artères et des veines principales relativement les unes aux autres suit la règle générale que nous avons déjà mentionnée (p. 222), c'est-à-dire que, au-dessus du diaphragme, les veines sont en avant des artères, tandis qu'au-dessous de ce muscle, les artères se placent devant les veines, à l'exception toutefois des veines rénales.

Les *capillaires* sont des vaisseaux, fins comme des cheveux, qui, dans les tissus des organes, conduisent le sang des artères aux veines. Ils sont si déliés qu'ils ne peuvent être vus qu'à l'aide du microscope, et si fins qu'il est nécessaire d'en diviser plusieurs pour obtenir une goutte de sang. Quoiqu'ils soient très nombreux en général, leur nombre varie dans les différents tissus suivant les nécessités de la nutrition des organes, et ils sont plus abondants dans les points où l'activité vitale atteint son degré le plus élevé. On n'en trouve pas dans les cartilages, les épithéliums et l'épiderme. D'ordinaire ils forment des réseaux dont les mailles varient, quant à leur largeur, suivant les organes. Ces réseaux sont à mailles très serrées dans les poumons, dans la substance grise du cerveau et de la moelle épinière, dans les muqueuses en général, et dans les tissus musculaires et adipeux. Dans le derme et la choroïde le réseau capillaire est extrêmement fin et serré. Dans les aponévroses, les tendons, les ligaments et le tissu cellulaire sous-cutané les mailles que forment les capillaires sont plus larges, et ces vaisseaux sont moins nombreux. Ils se disposent de façon variable pour se conformer à la structure des tissus auxquels ils se distribuent. Ceci est surtout remarquable dans les lobules pulmonaires, dans les papilles de la peau et les villosités intestinales. Sous leur forme la moins complexe, les capillaires peuvent être considérés comme constitués seulement par une couche endothéliale délicate qui se continue avec celle des artères et des veines. Ils sont à la fois élastiques et contractiles, de sorte que leur calibre varie suivant les circonstances. L'emploi des réactifs chimiques a montré que leurs parois ont une structure cellulaire, les cellules étant disposées parallèlement à l'axe du vaisseau. Ces cellules ont un noyau ovale et sont réunies les unes aux autres par « le cément intercellulaire » qui est pointillé en certains endroits. Quand une inflammation survient, les capillaires s'engorgent, le cément intercellulaire cède au niveau du pointillé, et il en résulte de petits orifices, percés dans les parois des capillaires, les *stomates*, par lesquels les corpuscules blancs du sang ont une tendance à s'échapper dans les espaces cellulaires. Cette particularité de ces vaisseaux est importante, car c'est grâce à elle que sont absorbés et éliminés les éléments utiles ou nuisibles à la nutrition, pendant la croissance et le fonctionnement des organes. Si on examine sous le microscope la membrane interdigitale d'une grenouille ou le mésentère d'un serpent, les capillaires sont visibles sous forme de tubes transparents contenant un liquide clair, qui se meut avec moins de rapidité le long des parois, par suite du frottement, que dans la partie centrale du vaisseau, où les corpuscules sanguins sont disposés sous forme de colonne et se meuvent plus rapidement. Il résulte de cette résistance qu'offrent l'étendue plus grande des parois capillaires et leur petit calibre, que le sang circule dans ces vaisseaux avec bien moins de rapidité que dans les artères. Dans quelques tissus, les artérioles, avant de se terminer dans les capillaires, se divisent en touffes de petits vaisseaux anastomosés, comme on peut le voir dans les glomérules de Malpighi des reins. Dans d'autres, les rameaux artériels séparés et les radicules des veines forment, avant de se terminer dans les capillaires, un réseau qui constitue les différentes formes de *rete mirabile*, par exemple dans la toile choroïdienne et le velum interpositum du cerveau. Les parois des grosses artères et des grosses veines sont pourvues d'artères et de veines qui leur sont spéciales, *les vasa vasorum*, qui naissent des vaisseaux voisins et s'y terminent. Les artères et les veines des tuniques externes sont visibles à l'œil nu, et le microscope montre que des capillaires s'étendent jusque dans la tunique moyenne. Les vaisseaux lymphatiques existent dans les tuniques externes et sur leur face externe; ils forment des plexus dans le voisinage des plus gros vaisseaux.

Les artères et les veines sont aussi munies de nerfs, les *nerfs vaso-moteurs*, qui forment des plexus dans la tunique moyenne ou musculaire, surtout dans les artères. On a démontré qu'ils président à la contraction et à la dilatation des vaisseaux et que leur action explique bien des phénomènes physiologiques, comme la pâleur ou la rougeur de la peau ainsi que les variations de la température locale, dues à leur influence sur le degré de la pression sanguine. Les nerfs vaso-moteurs, quoique paraissant venir des ganglions du grand sympathique, tirent leur origine des nerfs de la moelle épinière, comme l'ont prouvé bien des expériences. On doit probablement leur attribuer le pouvoir inhibitoire manifesté dans l'action physiologique de certains médicaments. Ces nerfs sont à l'heure actuelle considérés comme renfermant des fibres de deux ordres, qui d'après leurs actions contraires, forment *les nerfs vaso-constricteurs* et les *nerfs vaso-dilatateurs*. La rapidité merveilleuse avec laquelle se fait l'excrétion ou la sécrétion de certains organes, et la façon dont est réglée la distribution du sang qui détermine les divers actes physiologiques de la digestion, ne peuvent être comprises que si on tient compte de l'influence de ces nerfs, qui sont formés de fibres entremêlées du sympathique et des nerfs spinaux, et qui sont, sans doute, mis en jeu par l'action d'un centre spécial situé sur le plancher du quatrième ventricule cérébral.

Le sang est un liquide visqueux,. opaque, alcalin et de couleur rouge, qui circule dans le système vasculaire et dont le rôle consiste à fournir aux tissus et aux organes les matériaux nutritifs qui leur sont nécessaires et à leur reprendre les éléments devenus inutiles, mais qui sont capables d'être régénérés et de servir à nouveau. La couleur du sang varie suivant qu'il est renfermé dans les artères, où il est d'un rouge brillant, ou dans les veines, où il est d'un noir bleuâtre ou pourpre. Ces variations de couleur sont dues à la quantité plus ou moins grande d'oxygène qui est combinée avec l'*hémoglobine*, matière colorante du sang. Le sang a un goût salé et une odeur spéciale. Il est dans un état continuel de modification et de mouvement, et la rapidité de sa course est réglée par l'influence des nerfs vaso-moteurs et le calibre des vaisseaux qui le contiennent.

Le sang est formé essentiellement par des éléments cellulaires, les *corpuscules*, et par une substance intercellulaire, le *plasma*. Les corpuscules sont de deux sortes, les *globules blancs* ou *leucocytes*, dont le nombre varie suivant la partie du corps que l'on considère et suivant l'état de santé de l'individu, et les *globules rouges*, qui sont beaucoup plus nombreux que les *leucocytes* chez l'homme sain et qui donnent au sang sa couleur caractéristique. Les *leuco-*

cytes sont des cellules incolores, nucléées, qui, sous le microscope, présentent des mouvements amiboïdes. Les *globules rouges* sont des disques uniformes, homogènes, circulaires et aplatis, concaves sur leurs deux faces et dépourvus de noyau. Le sang renferme encore une quantité de petits disques de forme ovale, les *plaques sanguines*, et de nombreuses granulations, les *hématoblastes*. Le *plasma* est un liquide clair, incolore, alcalin, qui peut traverser les parois des capillaires et se loger dans les espaces cellulaires du tissu conjonctif. Ces espaces sont appelés les *lacunes lymphatiques* parce que c'est dans leur intérieur que se forme la lymphe par suite de la combinaison de plasma inutilisé avec des cellules de tissu conjonctif. Le système des vaisseaux lymphatiques sera décrit avec les vaisseaux chylifères, à propos de l'anatomie du canal intestinal, dans le deuxième volume.

Quand on examine du sang frais, à la température du corps, on voit que la forme et la position des *globules blancs* changent lentement, ce qui leur donne quelque ressemblance avec les animalcules microscopiques, les *amibes*. Ces *mouvements amiboïdes* rendent les corpuscules blancs capables, dans certains cas, de sortir des vaisseaux avec le plasma, et d'aller se loger dans les espaces cellulaires : ces corpuscules prennent alors le nom de *cellules migratrices*. Les globules blancs viennent de la lymphe et sont supposés être l'origine des globules rouges : mais ceci n'est pas encore établi d'une façon satisfaisante. Les *globules rouges* ont une remarquable tendance, quand le sang est frais, à s'empiler les uns sur les autres comme les pièces d'argent dans un rouleau. Le plasma sanguin est formé surtout par un liquide de couleur jaune paille, le *sérum*, et par certains éléments qui produisent la fibrine, le *fibrinogène* et la *fibrino-plastine*. Quand le sang est extrait du corps, et laissé en repos, il se forme, sans doute par suite de la destruction de quelques-uns des globules blancs, un ferment qui cause l'union des éléments fibrineux du sang sous forme de caillot. Le *sérum* est une solution albumineuse contenant des sels, des matières grasses, du sucre, etc., qui se coagule facilement par l'action de la chaleur. Le sang contient aussi en solution de l'oxygène, de l'acide carbonique et de l'azote.

L'*hémoglobine*, ou matière colorante, fait partie des globules rouges : son affinité pour l'oxygène est remarquable, et elle absorbe ce gaz qui traverse la paroi des alvéoles par endosmose quand l'air vient en rapport avec le sang.

Le cœur du fœtus et la circulation du sang avant la naissance. — Dans les premiers temps de la vie fœtale le cœur occupe presque toute la cavité thoracique, et il est, toute comparaison gardée, beaucoup plus gros qu'à la naissance. Les oreillettes sont plus volumineuses que les ventricules, et l'oreillette droite est plus grande que l'oreillette gauche, le ventricule droit étant aussi plus petit que le gauche. Au début de la vie embryonnaire le cœur est placé verticalement dans le thorax. Cependant, immédiatement avant la naissance, ces particularités cessent d'exister et la portion ventriculaire devient plus volumineuse que la portion auriculaire : les parois du ventricule gauche sont les plus épaisses et tout l'organe approche rapidement de son état normal. La disposition des parties internes du *cœur fœtal* diffère surtout de celle du cœur adulte par l'existence d'une ouverture ovale (le *trou ovale*) qui fait communiquer entre elles les oreillettes, et par l'importance plus grande de la *valvule d'Eustacchi* (page 278) qui dirige le sang qui vient de la veine cave vers le trou ovale. Ce dernier se ferme généralement pendant la première semaine ou les dix premiers jours qui suivent la naissance ; mais il peut rester ouvert plus longtemps et, dans certains cas, on l'a trouvé encore légèrement perméable à un âge avancé. La valvule d'Eustacchi s'atrophie rapidement lorsque les poumons ont commencé à fonctionner et que le sang a pris son cours définitif. En même temps que ces modifications dans la disposition intérieure du cœur on voit survenir des changements dans les gros vaisseaux. L'artère pulmonaire du fœtus, après avoir quitté le ventricule droit, donne la branche pulmonaire droite, puis se divise en deux autres branches : l'une va au poumon gauche, l'autre, dont le calibre égale celui de l'artère pulmonaire elle-même, est longue de douze centimètres, ou un pouce, et se dirige directement vers l'aorte qu'elle rejoint au niveau de la partie terminale de la crosse. Cette branche qui réunit l'artère pulmonaire

PLANCHE XLIII

Figure 1

Le cœur, retiré du corps, et l'origine des gros vaisseaux qui naissent de l'aorte, vus par leur partie antérieure.

1. La trachée.
2. L'artère thyroïdienne inférieure supplémentaire.
3. L'artère carotide commune droite.
4. L'artère sous-clavière droite.
5. L'artère innominée.
6. La veine cave supérieure.
7. La portion ascendante de la crosse de l'aorte.
8. L'artère coronaire droite.
9. L'oreillette droite.
10. L'appendice auriculaire droit.
11. L'artère sous-clavière gauche.
12. L'artère carotide commune droite.
13. La portion transverse de la crosse de l'aorte.
14. La portion descendante de la crosse de l'aorte.
15. L'artère pulmonaire commune.
16. L'appendice auriculaire gauche.
17. L'artère coronaire gauche.
18. Le ventricule droit.
19. Le ventricule gauche.
20. La pointe du cœur.

Figure 2

Coupe de l'oreillette et du ventricule droits pour montrer l'intérieur de leurs cavités.

1. L'artère thyroïdienne supplémentaire de Neubauer.
2. L'artère carotide commune droite.
3. L'artère sous-clavière droite.
4. L'artère innominée.
5. La portion ascendante de la crosse de l'aorte.
6. La veine cave supérieure.
7. Les foramina de Thébesius.
8. L'ouverture de la veine de Galien.
9. L'anneau ovale.
10. La fosse ovale.
11. Le tubercule de Lower.
12. La valvule d'Eustacchi.
13. L'orifice de la veine coronaire.
14. Les muscles pectinés.
15. La veine cave inférieure.
16. L'artère carotide commune droite.
17. L'artère sous-clavière droite.
18. La portion transversale de la crosse de l'aorte.
19. La portion descendante de la crosse de l'aorte.
20. L'appendice auriculaire gauche.
21. L'artère pulmonaire ouverte.
22. Les valvules semilunaires.
23. La section du bord du ventricule droit.
24. Le muscle papillaire antérieur.
25. Une soie passée dans l'orifice auriculo-ventriculaire.
26. Les cordages tendineux.
27. La cloison interventriculaire.
28. Les colonnes charnues.
29. La pointe du cœur.

Figure 3

Le cœur, vu par derrière, et ses rapports avec l'aorte thoracique.

1. L'artère carotide commune gauche.
2. L'artère sous-clavière gauche.
3. La portion descendante de la crosse de l'aorte.
4. L'artère pulmonaire.
5. L'appendice de l'oreillette droite.
6. L'artère coronaire postérieure.
7. L'aorte thoracique.
8. La pointe du cœur.
9. L'artère carotide commune droite.
10. L'artère sous-clavière droite.
11. La portion transversale de la crosse de l'aorte.
12. La veine cave supérieure.
13. Le renflement de la veine cave inférieure, au moment où elle entre dans le ventricule droit.
14. La veine cave inférieure.

Figure 4

Les parois postérieures de l'oreillette et du ventricule gauches ont été enlevées pour montrer l'intérieur de leurs cavités.

1. L'aorte.
2. L'artère pulmonaire.
3. Les muscles pectinés.
4. L'auricule droit.
5. La valve antérieure de la valvule mitrale.
6. L'artère coronaire gauche.
7. Une aiguille passée à travers l'orifice aortique.
8. La pointe du cœur.
9. Les veines pulmonaires gauches.
10. Les veines pulmonaires droites.
11. Orifices des veines pulmonaires dans la paroi de l'oreillett gauche.
12. La cloison.
13. Une soie passant à travers l'orifice auriculo-ventriculaire gauche.
14. L'appendice de l'oreillette gauche.
15. La valve postérieure de la mitrale.
16. Le muscle papillaire.
17. Les colonnes charnues.

N.-B. — Le cœur qui a servi pour ces quatre figures était celui d'un individu mâle, adulte, très sain et absolument normal, sauf la petite artère thyroïdienne supplémentaire qui naît de l'artère innominée comme on le voit dans les figures 1 et 2.

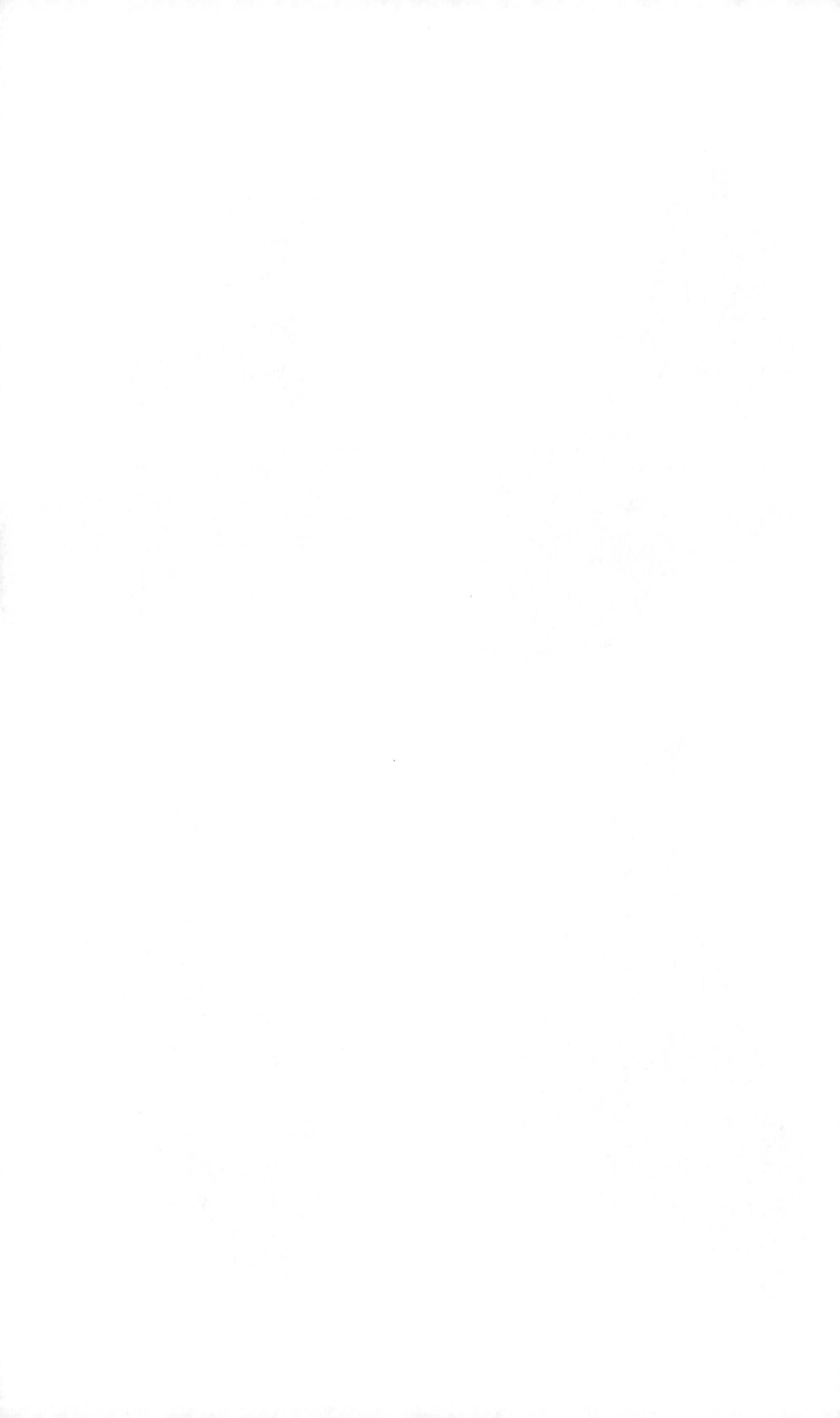

Fig 1
1
2
5
6
7
8
9
10
11
12
13
14
15
16
17
18
19
20

Fig 2
2
3
1
4
5
6
7
8
9
10
11
12
13
14
15
16
17
18
19
20
21
22
23
24

Fig 3
1
2
3
4
5
6
7
8
9
10
11
12
13
14
15

Fig 4
1
2
3
4
5
6
7
8
9
10
11
12
13
14
15
16
17

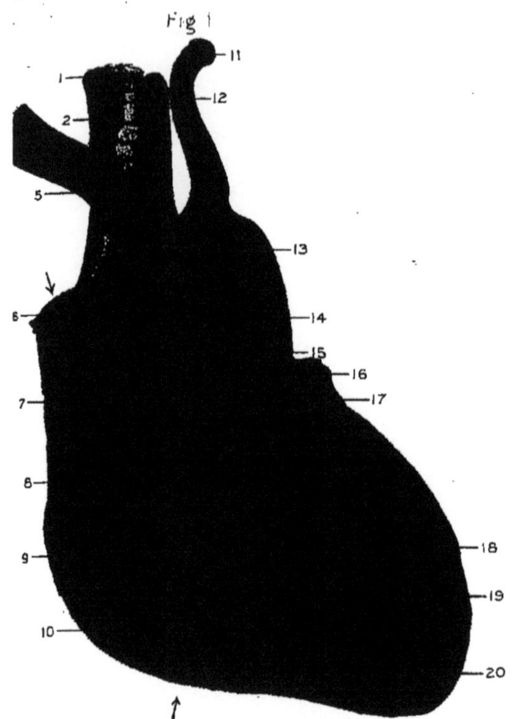

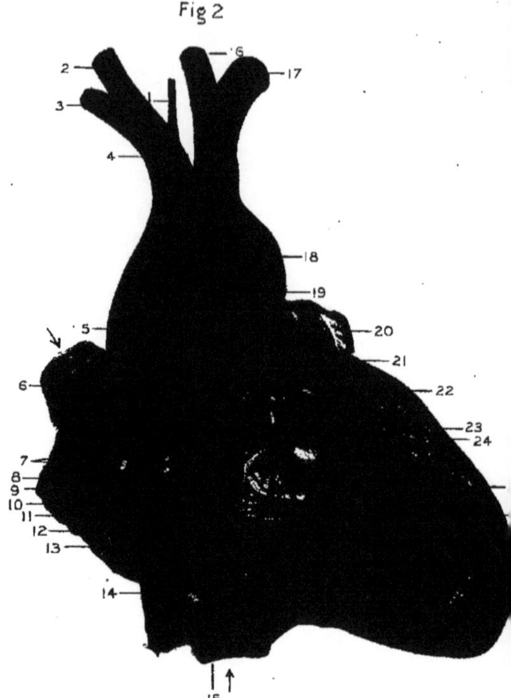

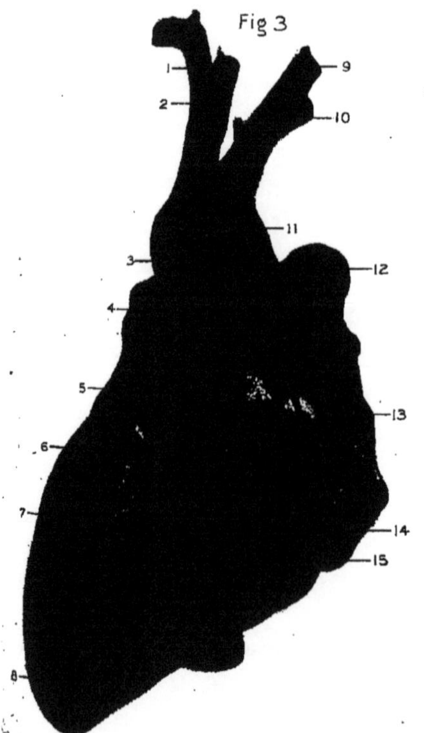

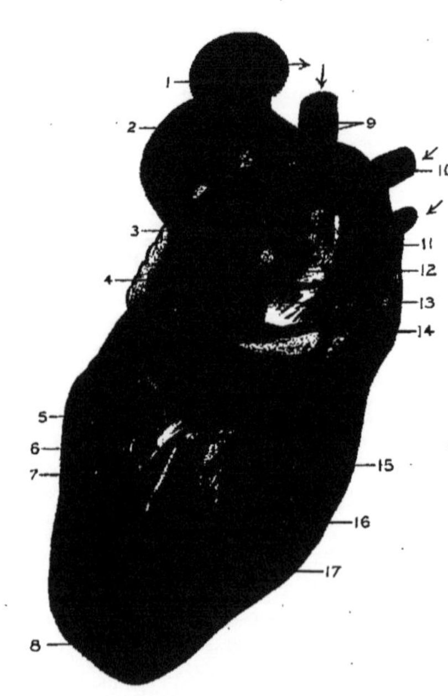

R.F.

et l'aorte, est appelée le *canal artériel*. C'est la continuation de l'artère pulmonaire.

La *circulation fœtale* (Pl. 26, Fig. 2) est formée par le sang *artériel* qui vient du placenta et pénètre dans le corps de l'embryon, par l'ombilic, au moyen de la *veine ombilicale*, laquelle monte jusqu'à la face inférieure du foie.

A l'intérieur de cet organe la plus grande partie du sang se mêle d'abord à celui de la veine porte et des veines hépatiques, puis passe dans la veine cave inférieure ; mais une partie du sang amené par la veine ombilicale est conduit par un petit vaisseau directement à la partie supérieure de la veine cave inférieure, sans traverser le tissu hépatique : ce vaisseau est le *canal veineux* (Pl. 26, Fig. 2, N° 5). La veine inférieure se vide dans l'oreillette droite et son sang est dirigé dans l'oreillette gauche par la valvule d'Eustacchi, à travers le trou ovale. De l'oreillette gauche il passe, par l'orifice auriculo-ventriculaire, dans le ventricule gauche d'où l'aorte le distribue surtout à à la tête, au cou et aux membres supérieurs. Le développement plus grand de ces parties au moment de la naissance est expliqué par ce fait qu'elles reçoivent directement du sang artériel pur. Le sang veineux des parties supérieures du corps est ramené au cœur par la veine cave supérieure, qui le verse dans l'oreillette droite, d'où il passe dans le ventricule droit par l'orifice auriculo-ventriculaire droit. Il quitte ce ventricule par l'artère pulmonaire, et la plus grande partie est conduite par le canal artériel, qui continue cette artère, dans la partie supérieure de l'aorte descendante, où il se mêle sans doute à un peu de sang du ventricule gauche qui a suivi la crosse de l'aorte. Le sang de l'aorte descendante passe par l'aorte abdominale et pénètre dans les artères iliaques. Les artères iliaques externes portent une partie de ce sang aux extrémités inférieures, mais la plus grande partie traverse les artères iliaques internes et est ramené au placenta par les *artères hypogastriques*, qui sont la continuation des branches vésicales supérieures des artères iliaques internes (Pl. 26, Fig. 2, N°s 22 et 24). Ces artères vont à l'ombilic, où, sous le nom d'*artères ombilicales*, elles s'enroulent autour de la veine ombilicale, à l'intérieur du cordon, et ramènent le sang impur au placenta où il redevient oxygéné. La veine ombilicale et le canal veineux deviennent vides à la naissance, s'atrophient et finalement se transforment en des cordons fibreux qui occupent le sillon du canal veineux du foie, dont ils forment le ligament rond. Ils sont oblitérés d'ordinaire vers le cinquième jour après la naissance. Le canal artériel et les artères hypogastriques s'atrophient aussi après la naissance et ne sont plus perméables, le premier en général le dixième jour, et le second vers le troisième ou quatrième jour. Les restes du canal artériel forment le *ligament artériel*, qui s'attache à la concavité de l'aorte vers la partie terminale gauche de la crosse. Les cordons qui résultent de l'oblitération des artères hypogastriques forment les ligaments latéraux de la vessie.

Les *poumons, avant la naissance*, sont absolument massifs et sont tassés dans la partie postérieure de chaque moitié du thorax. Ils ne reçoivent que peu de sang par les branches proprement dites de l'artère pulmonaire et le ramènent à l'oreillette gauche par les veines pulmonaires.

Les modifications du cœur et du système vasculaire, dont dépendent les différences que l'on constate dans la circulation du sang avant et après la naissance, sont graduelles et proportionnées aux progrès du développement. Elles sont presque achevées par l'établissement de la fonction des poumons quand la respiration s'établit et que la communication avec le placenta est coupée. A la naissance, le premier effort inspiratoire paraît dû à l'excitation produite par l'air sur les nerfs périphériques, excitation aussitôt transmise aux nerfs phréniques et pneumogastriques, d'où résultent les phénomènes respiratoires. Le premier mouvement d'expansion des poumons détermine le passage du sang à travers les veines pulmonaires dans l'oreillette gauche ; il en résulte une pression considérable sur la valvule de la cloison, qui est amenée en contact avec le bord du trou ovale, et le sang est en conséquence dirigé par l'orifice auriculo-ventriculaire dans le ventricule gauche. En même temps la pression diminue à l'intérieur des oreillettes, puisque le sang n'est plus ramené par les veines ombilicales, de sorte qu'il y a peu d'obstacle à ce que le sang de la veine cave inférieure se joigne à celui de la veine cave supérieure pour passer dans le ventricule droit par l'orifice auriculo-ventriculaire droit. L'expansion des poumons pendant l'inspiration produit une succion du sang du ventricule droit dans l'artère pulmonaire et du ventricule gauche dans l'aorte. Le passage du sang à travers le canal artériel cesse par suite de l'établissement de la circulation pulmonaire et de l'action mécanique exercée sur les vaisseaux de la racine du cœur par leurs rapports avec l'aponévrose cervicale profonde.

La circulation du sang après la naissance, quand les organes ont atteint leur entier développement, consiste dans la réception de tout le sang veineux, qui revient du corps entier, dans l'oreillette droite où l'amènent les veines caves : il passe ensuite dans le ventricule droit, qui l'envoie dans les poumons par les branches droite et gauche de l'artère pulmonaire. Là le sang est soumis à l'influence purificatrice de l'air, dans les alvéoles pulmonaires, et revient ensuite à l'oreillette gauche par les veines pulmonaires. Ceci constitue la *circulation pulmonaire*. La *circulation générale* est constituée par la distribution, dans tout le corps, du sang qui est lancé par le ventricule gauche dans l'aorte, et par son passage, à travers les capillaires, dans les veines qui le ramènent à l'oreillette droite. Cette dernière circulation, en réalité, est formée de nombreuses petites circulations partielles, consistant chacune en une artère qui amène le sang, des capillaires intermédiaires à l'artère et à la veine, et une veine qui ramène le sang. Le courant sanguin présente des impulsions rythmiques dues à l'élasticité spéciale et à la contraction musculaire des parois des ventricules. Chaque impulsion, qui est transmise au sang et lui fait traverser les orifices qui séparent les cavités et les orifices des vaisseaux par lesquels il quitte le cœur, chaque impulsion est suivie par la fermeture des valvules qui empêchent le reflux du sang : il en résulte des bruits caractéristiques.

Les bruits du cœur, à l'état sain, sont formés par un son long (lub), auquel succède un son bref (dup), qui est immédiatement suivi par un silence égal, en durée, au deuxième son : puis le premier son long se répète, suivi du son bref, et ainsi de suite. Le *premier bruit* est surtout causé par la fermeture des valvules auriculo-ventriculaires, qui est accompagnée de la projection du sang hors des ventricules par suite de la systole ou contraction de ces derniers. Il est synchrone au battement de la pointe contre la paroi de la poitrine. Le *deuxième bruit* est produit par la brusque fermeture des valvules semilunaires, qui suit immédiatement la contraction ventriculaire, et par la pression exercée sur elles par le sang, qui, après avoir été projeté dans l'aorte et la veine pulmonaire, pénètre avec force dans les sinus de Valsalva, en essayant de revenir sur ses pas. La pression exercée sur les valvules semilunaires, qui est proportionnée au volume de sang que renferment les gros vaisseaux, est la raison de la netteté avec laquelle le deuxième bruit est perçu et rend compte de ce qu'on appelle son *accentuation*. Les ventricules droit et gauche se contractent et se dilatent ensemble ; il en est de même pour les oreillettes droite et gauche.

Le *pouls artériel* est produit par la contraction ventriculaire, avec laquelle il coïncide, comme on peut s'en assurer en tenant le pouls en même temps qu'on ausculte le cœur. En conséquence le deuxième bruit, qui est produit par la fermeture simultanée des valvules semilunaires pulmonaires et aortiques, peut être d'ordinaire entendu si on place le stéthoscope sur les carotides à la base du cou, car il se propage depuis leurs origines dans le sens du courant sanguin; si on trouve un murmure pendant la systole ventriculaire, il est probablement dû à un reflux du sang de l'artère pulmonaire ou de l'aorte, ou à quelque rétrécissement d'un des orifices auriculo-ventriculaires. Si en même temps qu'on constate ce murmure le deuxième bruit est absent dans l'auscultation des carotides, on peut conclure à une insuffisance aortique. Le prolongement du premier bruit ou du deuxième, appelé leur *dédoublement*, est dû à un manque de simultanéité dans la fermeture des valvules qui les produisent. Quand l'oreillette et le ventricule d'un côté du cœur se dilatent pour une raison quelconque, une grande traction est exercée sur l'anneau fibreux auquel s'attache la base de la valvule auriculo-ventriculaire et cet anneau est rendu *insuffisant*. La valvule tricuspide est construite de façon à ce que le sang puisse refluer dans l'oreillette quand le ventricule droit est gêné dans sa fonction, et la *troisième valve* de cette valvule a été comparée à une *soupape de sûreté*, car elle permet ce reflux qui empêche l'augmentation exagérée de la pression dans les capillaires pulmonaires. Les maladies de la valvule tricuspide sont rares, sans doute à cause de cette disposition anatomique, mais, quand elle permet le retour du sang veineux du ventricule dans l'oreillette, ce reflux s'accompagne souvent d'une pulsation des veines jugulaires. Cette pulsation est plus facile à voir sur la veine jugulaire droite, car le sang reflue plus facilement dans la veine innominée droite. On observe ce qu'on appelle le *pouls respiratoire*, même à l'état de santé, dans les veines cervicales superficielles, après des mouvements rapides, comme dans la danse; il est dû à ce que, par suite de la rapidité de l'expiration et de l'inspiration, le sang des veines ne peut se déverser facilement dans la veine cave supérieure, avant le rétablissement d'une respiration régulière. Le côté gauche du cœur étant sans cesse occupé à projeter avec force le sang dans toute l'économie, il s'ensuit naturellement que la *valvule mitrale* est apte à souffrir par suite de surmenage. L'*iusuffisance mitrale* est donc la plus fréquente des lésions valvulaires, et le souffle qui la caractérise se produit évidemment pendant la systole ventriculaire. Ce souffle se distingue de celui de l'insuffisance aortique en ce qu'on ne l'entend pas en auscultant les carotides, et en ce qu'il est nettement perçu à la pointe du cœur et au-dessous de l'omoplate gauche, points où le ventricule gauche est le plus près de la paroi thoracique, sans en être séparé par une autre partie du cœur.

Si on veut procéder à UN EXAMEN TOPOGRAPHIQUE DE LA POITRINE pour étudier, au point de vue clinique, les positions relatives des parties importantes du cœur et des poumons, il est bon de se rappeler certains faits établis et de donner une attention spéciale aux points de repère de cette région. Il ne peut y avoir que très peu de variation dans la position normale de la base du cœur chez l'adulte comme nous l'avons déjà vu (p. 273), par suite de la façon dont le péricarde s'attache au tendon central du diaphragme en bas et à l'aponévrose cervicale profonde en haut.

La *pointe* du cœur, au contraire, change sans cesse de position pendant la vie, car elle est libre à l'intérieur du péricarde, et s'étend sur la partie musculaire gauche de la voussure du diaphragme, qui recouvre l'estomac : il en résulte non seulement que la pointe suit les mouvements respiratoires du diaphragme, mais encore que sa liberté d'action est gênée par la distension de l'estomac. On se rappellera que le lobe gauche du foie recouvre l'estomac, parfois même aussi loin que son extrémité œsophagienne et qu'il s'interpose ainsi entre l'estomac et le diaphragme (Pl. 29). La distension de l'estomac par des gaz produits par les fermentations de la digestion chez les dyspeptiques s'accompagne souvent de troubles cardiaques, mais ces troubles sont causés principalement par la pression que l'estomac exerce alors sur le diaphragme, pression qui a pour résultat de diminuer l'espace nécessaire aux mouvements du cœur à l'intérieur du péricarde. Il est très probable aussi que beaucoup des symptômes nerveux qu'on observe dans la distension stomacale sont le résultat des tiraillements exercés sur les filets du pneumogastrique, qui accompagnent l'œsophage à travers son orifice diaphragmatique et vont se distribuer à l'estomac (Pl. 36). L'étendue du déplacement du cœur, qui est la conséquence de cet état gastrique, a été très exagérée, car, sauf dans des cas très rares, l'estomac distendu est obligé de s'agrandir par son bord libre, aux dépens de la cavité abdominale plutôt qu'à ceux de la cavité thoracique. L'anatomie du diaphragme sera étudiée plus loin, mais les changements incessants qui surviennent dans la position de *ses parties latérales*, rendent intéressante l'étude de ses rapports avec les organes viscéraux voisins du thorax et de l'abdomen. Après la mort, on observe d'ordinaire que le diaphragme fait une courbe très prononcée, par suite de l'affaissement des poumons lors de la dernière expiration ; mais, pendant la vie, les contractions de ses parties latérales produisent des modifications plus apparentes que réelles dans ses rapports, car les changements qui surviennent en même temps dans les positions respectives des côtes et du sternum modifient à leur tour l'effet que ces contractions pourraient exercer sur la situation des viscères voisins. On se rappellera que les côtes sont élevées dans l'inspiration et abaissées dans l'expiration, et que leurs rapports sont ainsi matériellement changés. Pour arriver à une certaine exactitude dans la détermination de ces rapports, il faudra encore considérer leurs variations en se plaçant au point de vue des différences individuelles de conformation de la poitrine : et ce n'est que lorsqu'on connaîtra bien ce que l'on pourrait appeler les variations normales de ces rapports, qu'on pourra apprécier toutes les difficultés qu'on éprouve à déterminer la position des viscères chez l'individu vivant.

La forme du thorax varie beaucoup suivant les individus ainsi que la largeur des côtes, du sternum et des cartilages costaux (Pl. 27, 28, 29).

L'incertitude qui résulte de l'examen des nombreuses descriptions de la situation du cœur à l'intérieur du thorax, est surtout due à ce qu'on a omis de considérer les rapports de cet organe au point de vue de la conformation et du développement relatifs de toute la cage osseuse qui le renferme. Au début de tout examen physique, il faut bien comprendre et se rappeler que la localisation exacte des diverses parties doit être déterminée avec exactitude sur chaque individu, et qu'on doit laisser une certaine latitude à l'application pratique de la description d'un type, quel qu'il soit. Il est assez facile d'indiquer en quel endroit les organes *devraient* être situés au-dessous de la peau, mais, si l'on considère un nombre assez considérable d'individus morts ou vivants, il est impossible de dire, sans l'aide de l'auscultation et de la percussion, où se trouve exactement un de ces organes chez un individu donné. Il faut toujours admettre une certaine approximation dans la détermination d'un point utile pour le diagnostic, mais cette approximation peut être rendue très grande, si l'on accorde une attention suffisante aux particularités de conformation de chaque individu.

Nous avons déjà indiqué (page 245) que la crête qui sépare la poignée du sternum du corps de cet os constitue un point de repère de grande valeur, sur la paroi antérieure du thorax. Elle indique la situation de l'insertion sternale du cartilage de la deuxième côte et par suite elle permet, en comptant de haut en bas, de déterminer de chaque côté l'ordre numérique des différentes côtes vraies. Comme nous l'avons déjà dit, on peut admettre que la base du cœur est située, au point de vue anatomique, au niveau de la jonction du troisième cartilage costal avec le bord droit du sternum. Ceci est heureux au point de vue du diagnostic des affections valvulaires, car on peut en partant de cette donnée déterminer les points de localisation des valvules du cœur. La pointe du cœur, chez un adulte bien conformé, fait sentir ses battements entre les cartilages des cinquième et sixième côtes, à gauche du sternum, et à environ neuf centimètres, ou trois pouces et demi, de la ligne médiane.

Le thorax rend un son clair, si on le percute, sauf au niveau du cœur, où la percussion donne un son mat. Dans l'inspiration forcée, il n'y a qu'une petite partie triangulaire du cœur qui ne soit pas recouverte par les poumons et les plèvres (Pl. 27, 29, et 30), par suite du refoulement du poumon gauche. Cet espace est connu sous le nom d'*aire de la plus grande matité cardiaque*. Les limites de cette aire sont à peu près indiquées par une ligne qui, partant du milieu du sternum sur le même niveau que le quatrième cartilage costal gauche, se dirigerait vers le point de jonction de la cinquième côte gauche et de son cartilage, et, de ce point, regagnerait horizontalement la ligne médiane du sternum (Pl. 27).

La description suivante de la face antérieure de la poitrine est basée sur un grand nombre d'observations faites avec soin sur le vivant et peut être reconnue exacte par les dissections faites sur cette région et représentées dans les Pl. 29, 30, 31, 32, 33, 34 et 35. Tous les renseignements que renferme le texte, en ce qui concerne la situation et les rapports des poumons, du cœur et des gros vaisseaux, sont aussi le résultat de l'expérience personnelle.

Chez l'adulte, lorsque le corps est droit, les épaules effacées, et les bras pendants sur les côtés, si la respiration est arrêtée à la fin de l'*expiration,* on peut indiquer la situation des valvules du cœur, après avoir déterminé d'abord les rapports de la pointe et de la base du cœur, comme nous l'avons dit plus haut (Pl. 27). La *valvule auriculo-ventriculaire droite ou tricuspide,* est située derrière le milieu du sternum, au niveau de l'espace qui sépare les quatrième et cinquième côtes droites. La *valvule auriculo-ventriculaire gauche ou mitrale,* est située exactement au-dessus du cartilage de la quatrième côte gauche, à environ deux centimètres et demi, ou un pouce, du bord du sternum. Les *valvules semi-lunaires aortiques* sont derrière le sternum, entre la ligne médiane du sternum et l'articulation chondro-sternale du quatrième cartilage costal gauche. Les *valvules semi-lunaires de l'artère pulmonaire* sont placées exactement derrière la jonction du cartilage de la troisième côte gauche avec le bord du sternum. Si la respiration est arrêtée en inspiration, l'interposition des poumons rend les bruits du cœur sourds et incertains. Fort heureusement la structure du sternum est telle, qu'il joue jusqu'à un certain point le rôle de caisse de résonnance et ne s'oppose pas à la transmission des bruits à travers le stéthoscope.

La difficulté, que l'on éprouve à fixer exactement les points où les bruits des valvules cardiaques peuvent être entendus par l'oreille appliquée sur la poitrine, est encore plus grande quand on examine de jeunes enfants : chez eux, le cœur est placé relativement plus haut, et par conséquent les bruits valvulaires tendent à se confondre avec ceux des organes respiratoires. Pendant la première enfance et jusqu'à l'adolescence le cœur est proportionnellement plus gros (Pl. 42) et sa pointe bat en général plus haut et plus en dehors que chez l'adulte. La *ligne du mamelon* n'est pas un point de repère absolument certain, car la position du mamelon est sujette à bien des variations, quoiqu'il occupe en général le quatrième espace intercostal de chaque côté (page 250).

Plusieurs points de l'examen physique de la poitrine, pratiqué dans le but de se rendre compte de l'état des poumons, sont élucidés par l'anatomie de la région. Quand les mains sont croisées derrière le dos, le corps étant droit, la percussion de la paroi antérieure de la poitrine donnera une note claire partout où le tissu pulmonaire est sain. Par ce moyen, une oreille exercée et un toucher délicat permettront au médecin de délimiter les poumons pendant l'inspiration (Pl. 27) et de se rendre ainsi compte du degré de leur dilatation. Au niveau des sommets des poumons, à la base du cou, on trouve une légère résonnance, mais le son est bien plus clair au-dessous des clavicules, où l'épaisseur du tissu pulmonaire est plus grande. En général, en ce point, on constate du *côté droit* une certaine matité *normale*, due à l'interposition de l'artère et de la veine innominées. Il faut toujours percuter des deux côtés de la poitrine symétriquement, de haut en bas, en tenant compte de l'étendue de la matité cardiaque du côté gauche. On constatera par ce moyen que sur la ligne médiane du sternum, pendant l'inspiration, le son rendu est plus clair le long de la partie supérieure du corps de cet os, au-dessus des insertions des cartilages des quatrièmes côtes. Du côté droit la résonnance diminue au dessous du niveau de la *cinquième* côte, parce que le poumon s'amincit au-dessus du foie, dont la matité absolue est perceptible à partir du bord supérieur de la septième côte. Du côté gauche, le son tympanique de l'estomac commence à se faire entendre au-dessous de la sixième côte.

Les limites inférieures auxquelles le poumon atteint en arrière seront étudiées avec l'anatomie topographique du dos dans le deuxième volume.

L'espace qui est compris entre les parties postérieures des deux feuillets pleuraux et qui s'étend des racines des poumons et du péricarde jusqu'aux corps des vertèbres dorsales porte le nom de *médiastin postérieur* (p. 263) Il contient l'aorte thoracique descendante et ses branches intercostales, l'œsophage, les nerfs pneumogastriques, le canal thoracique, les veines grande et petite azygos, les nerfs splanchniques et quelques ganglions lymphatiques (Pl. 36, 37, 38 et 41, Fig. 2).

L'*aorte thoracique descendante* commence à la terminaison de la crosse, au niveau du bord inférieur du corps de la quatrième vertèbre dorsale, sur le côté gauche de ce corps, et s'étend jusqu'à la douzième vertèbre dorsale. Elle est étroitement appliquée à la colonne vertébrale par un fort feuillet de l'aponévrose endothoracique et elle n'est pas rectiligne, car elle suit la courbure naturelle de la colonne dans cette région et se rapproche peu à peu de la ligne médiane, sur laquelle elle est située quand elle passe à travers un orifice du diaphragme qui lui est propre : elle devient ensuite l'aorte abdominale. L'aorte thoracique est séparée du péricarde par l'œsophage et les nerfs pneumogastriques (Pl. 37 et 38). La racine du poumon gauche est au devant de sa partie supérieure (Pl. 39 et 40) qui, à ce niveau, creuse un sillon dans le poumon. En descendant, cette partie de l'aorte diminue légèrement de calibre (son diamètre tombe de vingt-trois à vingt-et-un millimètres, ou de onze douzièmes à cinq sixièmes de pouce) et donne de nombreuses branches. De sa face antérieure naissent à droite et à gauche les *artères bronchiques* supérieures et inférieures, qui accompagnent les bronches dans leur distribution pulmonaire ; elle émet encore en avant les *artères péricardiques*, et quatre ou cinq artères œsophagiennes qui se distribuent aux parois du péricarde et de l'œsophage et aux ganglions lymphatiques du médiastin postérieur. De sa face postérieure se détachent, de chaque côté, en général *neuf artères intercostales*. Il y a onze paires d'artères intercostales, mais les deux artères supérieures de chaque côté naissent de l'intercostale supérieures, branche de l'artère sous-clavière (page 229). Les artères intercostales aortiques droites sont plus longues que les intercostales gauches, par suite de la situation de l'aorte, qui est située en grande partie sur le côté gauche de la colonne, et les plus élevées, de chaque côté, montent obliquement, pour gagner les espaces intercostaux, alors que les inférieures se dirigent transversalement.

Chaque artère atteint l'espace intercostal entre la partie latérale de la vertèbre et le ligament costo-transverse supérieur, puis elle se divise en une branche antérieure et une branche postérieure.

La *branche antérieure* est la plus grosse et elle occupe d'abord le milieu de l'espace intercostal : dans ce trajet, elle est appliquée sur le muscle intercostal externe, et n'est séparée de la cavité

Planche XLIV

Figure 1

Dissection de la région thoracique antérieure, montrant l'aponévrose superficielle et la glande mammaire du côté gauche, et le muscle grand pectoral à droite. Les bras sont tirés en haut et en dehors, pour faire saillir les bords de l'aisselle et montrer leurs rapports avec leurs vaisseaux et les ganglions lymphatiques, qui sont importants dans les opérations pratiquées sur le sein. D'après une femme âgée de 24 ans.

1. Les fibres convergentes du muscle grand pectoral droit, allant à leur insertion humérale.
2. La branche cutanée antérieure du premier nerf intercostal et la première branche perforante de l'artère mammaire interne.
3. L'artère sous-scapulaire, les veines et les nerfs.
4. La branche cutanée antérieure du deuxième nerf intercostal, et la deuxième (ou la plus importante) branche perforante de l'artère mammaire interne.
5. Le nerf long thoracique.
6. La branche cutanée antérieure du troisième nerf intercostal, et la troisième branche perforante de l'artère mammaire interne.
7. L'artère thoracique longue, dont le trajet suit le bord axillaire du muscle grand pectoral, lorsqu'il est placé comme dans la figure.
8. La branche cutanée antérieure du quatrième nerf intercostal et la quatrième branche perforante de l'artère mammaire interne.
9. Les nerfs claviculaires moyens.
10. Le nerf claviculaire interne.
11. L'aponévrose du muscle grand pectoral.
12. Les nerfs sternaux.
13. Les veines axillaires superficielles.
14. Les glandes axillaires.
15. Le rameau supérieur de la deuxième (la plus importante branche perforante de l'artère mammaire interne.
16. Le rameau inférieur de la deuxième branche perforante de l'artère mammaire externe.
17. L'aponévrose pectorale superficielle entourant la glande mammaire.
18. Le mamelon gauche, et son aréole.
19. La partie inférieure de la glande mammaire disséquée avec soin pour en montrer les loles et les canaux galactophores.
20. Les veines cutanées superficielles.

Figure 2

Dissection des muscles de l'épaule et de l'aisselle du côté droit : les ganglions et les vaisseaux lymphatiques sont indiqués sur la photographie, d'après de nombreuses observations, pour montrer leurs rapports.

1. Le muscle temporal.
2. Le deltoïde, rejeté de côté.
3. Le muscle grand pectoral, rejeté de côté.
4. Le triceps.
5. Le biceps.
6. La chaîne des ganglions lymphatiques le long du bord interne de la partie coracoïdienne du muscle biceps.
7. Le muscle coracobrachial.
8. Le muscle sous-scapulaire.
9. Le muscle grand dorsal.
10. La chaîne des ganglions lymphatiques le long du bord axillaire du grand dorsal.
11. Le muscle compresseur de la narine.
12. Le muscle buccinateur.
13. Le masséter.
14. Le muscle dépresseur de l'angle de la bouche.
15. Le ventre antérieur du digastrique.
16. Le muscle mylohyoïdien.
17. Le muscle thyrohyoïdien.
18. La tête de l'humérus recouverte par le ligament capsulaire.
19. Le muscle sterno-mastoïdien.
20. Le chef glenoïdien du biceps.
21. Le muscle sterno-thyroïdien.
22. Le muscle sterno-hyoïdien.
23. Le chef coracoïdien du biceps.
24. L'insertion coracoïdienne du petit pectoral.
25. Les ganglions du sommet de l'aisselle.
26. Le muscle petit pectoral.
27. La chaîne des ganglions lymphatiques le long du bord axillaire du petit pectoral.
28. Le muscle grand dentelé.

Fig 1

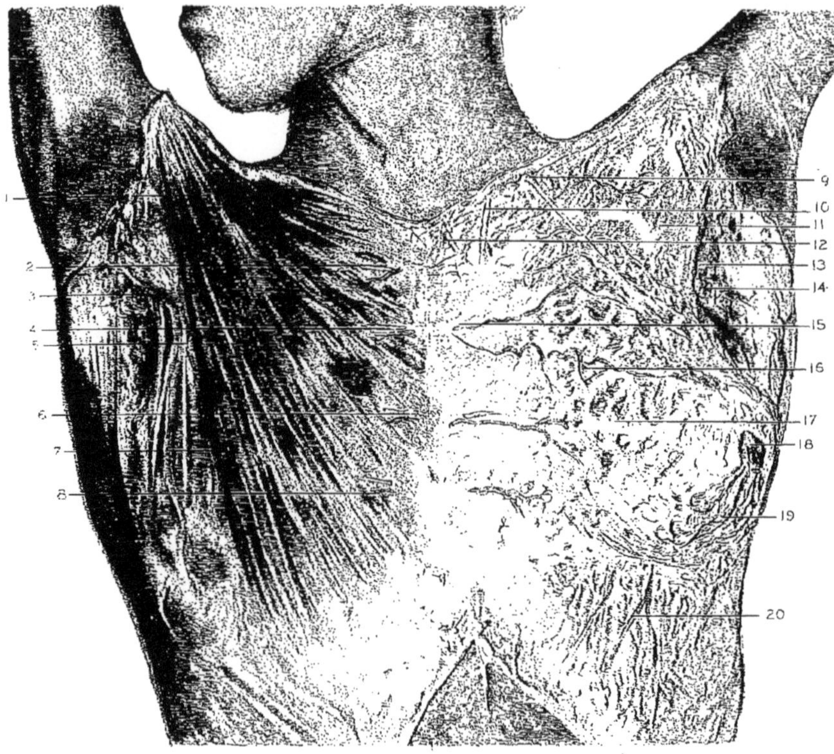

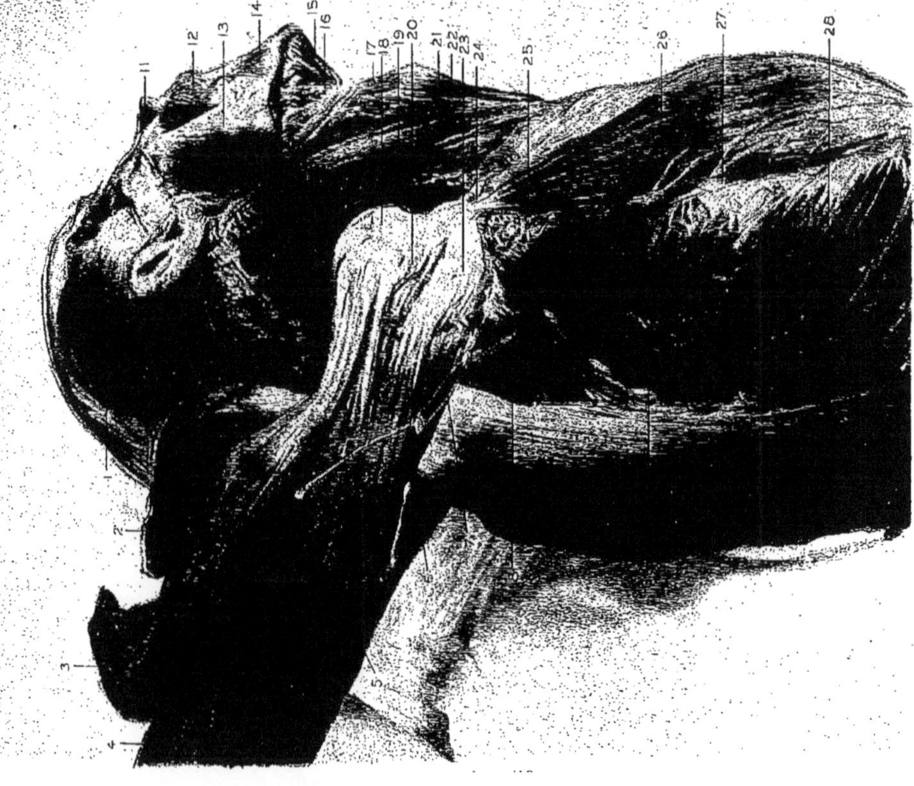

Fig 2

thoracique que par l'aponévrose endothoracique et le feuillet costal de la plèvre, car le muscle intercostal interne n'occupe pas la partie antérieure de l'espace intercostal. Cette artère pénètre entre les deux muscles intercostaux au niveau de l'angle de la côte et se loge dans la gouttière que présente le bord inférieur de la côte située au-dessus ; en ce point elle est placée entre la veine satellite qui est située au-dessus d'elle et le nerf intercostal qui est placé au-dessous (Pl. 37). Avant d'atteindre l'angle de la côte, elle envoie une petite branche, l'*artère intercostale collatérale*, qui suit le bord supérieur de la côte inférieure. Cette branche est quelquefois assez importante pour causer une hémorrhagie fâcheuse, et, quand on introduit un trocart dans un espace intercostal, il est préférable de le faire pénétrer dans la partie moyenne de l'espace, au lieu de ponctionner immédiatement au-dessus du bord supérieur de la côte inférieure, comme on le recommande en général. Les branches antérieures des artères intercostales s'anastomosent, en avant, les unes avec les autres et avec les branches de l'artère mammaire interne (page 257). Elles se distribuent aux côtes et aux muscles correspondants et leurs branches perforantes se rendent aux pectoraux, aux glandes mammaires et au muscle grand dentelé. Les vaisseaux et les nerfs intercostaux antérieurs, au moment de pénétrer dans l'espace intercostal, passent au-dessous de la chaîne des ganglions du nerf sympathique (Pl. 36 et 37). Les *artères intercostales postérieures* se dirigent en arrière, avec les nerfs dorsaux qu'elles accompagnent, passent entre les apophyses épineuses des vertèbres contiguës et chacune d'elles se divise, au niveau du trou vertébral correspondant, en deux branches, l'une spinale, l'autre dorsale. Les *artères spinales* pénètrent dans le canal spinal et se subdivisent immédiatement : ces subdivisions, en s'anastomosant entre elles, forment des plexus artériels en avant et en arrière de la moelle épinière : Ces réseaux vasculaires ont reçu le nom de *rete mirabile neural antérieur* et *postérieur*. Un rameau de chaque artère spinale traverse la dure-mère spinale et s'anastomose avec les rameaux semblables des autres artères, sur les faces antérieures et postérieures de la moelle elle-même. Les *artères dorsales* se divisent en branches musculaires internes et externes, qui se distribuent aux divers muscles dorsaux.

L'ŒSOPHAGE est la continuation du pharynx et commence dans le cou au niveau de la sixième vertèbre cervicale et du bord inférieur du cartilage cricoïde (Pl. 12). C'est la partie la plus étroite du canal digestif : il conduit directement dans l'estomac, passant en avant de l'épine dorsale jusqu'au niveau de la partie horizontale de la crosse de l'aorte ; puis il traverse le médiastin postérieur et dans ce trajet il est situé en avant de l'aorte thoracique descendante (Pl. 37), et il traverse enfin le diaphragme, par une ouverture qui lui est reservée, au niveau de la neuvième vertèbre dorsale. Sa longueur est de vingt-cinq centimètres, ou neuf à dix pouces. Son calibre se rétrécit au niveau de la quatrième vertèbre dorsale et du diaphragme. Son trajet n'est pas exactement rectiligne et, non-seulement il suit les courbures de la colonne vertébrale dans les divers endroits où il passe, mais encore il se dévie de la ligne médiane sur certains points. A la base du cou, il fait saillie sur le côté gauche de la trachée (Pl. 36), qui est située au devant de lui, ainsi que le corps thyroïde et le nerf récurrent laryngé gauche. Il est séparé du muscle long du cou par l'aponévrose prévertébrale, dépendance de l'aponévrose cervicale profonde. Les artères thyroïdienne inférieure et carotide commune gauches, ainsi que le canal thoracique, sont situées sur le côté gauche de l'œsophage. L'œsophage, à l'intérieur du thorax, descend dans le médiastin supérieur ; il y est situé un peu à droite de la ligne médiane et il repose sur la partie antérieure des corps des vertèbres dorsales supérieures. Dans le médiastin postérieur, il est séparé des vertèbres par le canal thoracique, la veine grande azygos et les artères intercostales supérieures droites. Dans cette dernière partie de son trajet il se dévie en avant et à *gauche*, et il est entouré, au-dessous du hile des poumons, par le plexus nerveux œsophagien, qui est formé par le pneumogastrique droit en arrière et le pneumogastrique gauche en avant. Il est en rapport avec les deux plèvres, mais surtout avec la plèvre droite, et, en avant de lui, on trouve la trachée, la bronche gauche, la crosse de l'aorte et la face postérieure du péricarde qui le sépare de l'oreillette gauche (Pl. 38 et 39). L'œsophage se termine dans l'estomac, par le cardia, à deux centimètres, ou trois quarts de pouce à gauche de la ligne médiane, après avoir traversé le diaphragme : il entre dans la cavité abdominale derrière le ligament latéral gauche du foie et le feuillet péritonéal du petit épiploon.

Sur une coupe, l'œsophage a l'aspect d'un cordon présentant une lumière étoilée (Pl. 41, Fig. 2, n° 12). On remarquera d'après ce qui précède, que la direction de l'œsophage présente deux courbures *latérales*, l'une à la racine du cou, l'autre au diaphragme, ce qu'il ne faut pas perdre de vue dans l'introduction d'une sonde stomacale. Le diamètre de ce canal varie ; il est à l'état normal de treize millimètres aux deux points les plus étroits cités ci-dessus, et de dix-sept à vingt-et-un millimètres sur le reste de son étendue. Ces dimensions peuvent être considérablement agrandies si on cherche à le distendre par la force : cependant ses points les plus étroits dépassent rarement vingt-deux millimètres, ou sept-huitièmes de pouce, alors que celui du reste de l'œsophage peut aller jusqu'à trente-six millimètres, ou un pouce et demi. Il s'en suit qu'un corps étranger s'arrêtera de préférence dans la partie supérieure ou dans la portion inférieure de l'œsophage.

Pour pratiquer l'*œophagotomie* dans le but d'extraire un corps étranger, il faut tourner le cou du malade du côté droit et le placer sur un coussin, de façon à faire saillir le côté gauche, à l'endroit où l'œsophage s'étend à gauche de la ligne médiane. Le corps étranger est en général senti par la palpation et sert de guide. L'incision doit être grande et parallèle au bord antérieur du muscle sterno-mastoïdien, et on met soigneusement à nu la gaîne carotidienne. On attire en avant cette gaîne ainsi que la trachée et on écarte en dehors le sterno-mastoïdien : il faut faire bien attention de ne pas blesser le corps thyroïde, les vaisseaux thyroïdiens ou le nerf récurrent laryngé et surtout éviter de déchirer le tissu cellulaire lâche environnant, tissu qui s'enflamme très facilement.

La dilatabilité de l'œsophage est due, non seulement à son peu d'adhérence aux organes voisins, mais aussi à la constitution de ses tuniques. Il présente *une tunique externe ou musculaire*, composée de fibres, longitudinales en dehors et circulaires en dedans, qui sont surtout développées à la partie supérieure du conduit : *une tunique moyenne ou aréolaire*, formée de tissu élastique dans lequel sont enfouis des amas de tissu adénoïde et des rangées de petites glandes en grappe, plus développées dans la partie supérieure que dans la partie inférieure : et *une tunique interne ou muqueuse* qui se continue avec la muqueuse du pharynx en haut et de l'estomac en bas, et qui présente des plis verticaux quand l'œsophage est vide. La muqueuse œsophagienne est très épaisse et garnie d'un épithélium pavimenteux. Les *artères* de l'œsophage viennent de diverses sources. Au cou il reçoit des rameaux des artères thyroïdiennes inférieures ; à l'intérieur du thorax, l'aorte thoracique descendante lui envoie des branches, et au-dessous du diaphragme l'artère gastrique émet quelques filets artériels qui sont destinés à ce conduit. Ses veines vont se jeter dans la veine gastrique, la veine grande azygos et les veines thyroïdiennes inférieures, suivant la partie considérée. Les *nerfs* viennent du plexus œsophagien formé par les pneumogastriques et quelques filets du premier ganglion dorsal du sympathique.

Les *pneumogastriques* ont, à l'intérieur du thorax, des rapports qui diffèrent suivant celui de ces nerfs que l'on considère. Le *pneumogastrique droit,* venant du cou, entre dans la cavité thoracique en passant entre l'artère et la veine sous-clavières, et descend, sur la partie latérale de la trachée jusqu'au hile du poumon (Pl. 39). Il émet le nerf récurrent et quelques branches qui s'unissent à des branches semblables du pneumogastrique gauche, pour former les plexus pulmonaire et œsophagien postérieurs ; puis il continue son trajet sous forme d'un simple cordon, le long de la paroi postérieure de l'œsophage, jusqu'à l'estomac. Le *nerf pneumogastrique gauche,* après avoir pénétré dans le thorax en passant entre les artères sous-clavière et carotide gauches et derrière la veine innominée gauche, passe au-dessus de la crosse de l'aorte et se place sur la face antérieure de l'œsophage, derrière la racine du poumon gauche. Dans son trajet il donne des branches qui s'unissent à celles du pneumogastrique droit, comme nous venons de le voir, pour former les plexus pulmonaire et œsophagien, et suit, sous forme d'un simple cordon, la paroi antérieure de l'œsophage jusqu'à l'estomac. Les nerfs récurrents laryngés se détachent des pneumogastriques dans les limites du médiastin supérieur et ont déjà été spécialement décrits (page 185).

Le canal thoracique continue en haut le réservoir du chyle, ou citerne de Pecquet, qui reçoit les vaisseaux chylifères de l'intestin et les lymphatiques de la partie inférieure du corps : ces vaisseaux seront décrits avec l'abdomen dans le volume II. Ce conduit entre dans le médiastin postérieur par l'orifice aortique du diaphragme, sur le côté droit de l'aorte (Pl. 37, n° 8 et Pl. 38, n° 2) ; il monte en décrivant des sinuosités et est en rapport intime avec la plèvre droite jusqu'au niveau du corps de la troisième vertèbre dorsale. En ce point, il se dirige vers le côté gauche, derrière la crosse de l'aorte et l'œsophage et se recourbe en haut sur le côté gauche de ce dernier conduit, se plaçant entre la plèvre gauche et lui, pour entrer dans le médiastin supérieur. Très souvent la partie supérieure du canal thoracique se subdivise et, en général, il présente une dilatation au point où il croise la colonne vertébrale. Il reçoit les vaisseaux lymphatiques pleuraux, intercostaux et pulmonaires gauches. Quand il est gonflé, il a une forme irrégulière et présente des nodosités qui sont dues à ce qu'il est muni d'un grand nombre de valvules. Ces valvules sont plus nombreuses à sa partie supérieure, qui s'élève dans le cou, entre l'œsophage et l'artère sous-clavière gauche, jusqu'à la hauteur de la septième vertèbre cervicale. Le canal thoracique se recourbe ensuite au-dessus de l'artère sous-clavière, près du bord antérieur du muscle scalène antérieur, et se jette dans la partie postérieure du confluent des veines jugulaire commune et sous-clavière gauches (Pl. 20, n° 69). A son orifice sont deux valvules qui empêchent le sang des veines de pénétrer dans le canal.

La *veine grande azygos* fait communiquer les veines caves supérieure et inférieure, qu'elle supplée si, dans l'une d'elles, le cours du sang vers le cœur vient à être interrompu. Elle commence par la réunion des veines, tributaires des veines lombaires et rénale droites et souvent de la veine cave inférieure elle-même : elle traverse le diaphragme par l'orifice aortique, monte sur le côté droit de l'épine dorsale, en avant des artères intercostales droites, jusqu'à la troisième vertèbre dorsale, puis se recourbe en avant pour se vider dans la veine cave supérieure au point où le péricarde se réfléchit sur ce vaisseau (Pl. 37, n° 30). Elle reçoit les neuf ou dix veines intercostales les plus inférieures, les veines spinales, médiastines postérieures, œsophagiennes et bronchiques droites. Vers la sixième vertèbre dorsale, la veine grande azygos est d'ordinaire rejointe par la *veine petite azygos* (Pl. 38, n° 13) qui monte sur le côté gauche de la colonne vertébrale (Pl. 36, n° 84). Cette dernière veine commence dans l'abdomen par des veines tributaires des veines lombaires gauches et de la veine rénale gauche, et monte à gauche de l'aorte, en traversant le pilier gauche du diaphragme. Elle reçoit les six ou sept veines intercostales les plus inférieures, et en plus, quelques veines médiastines et œsophagiennes. Les veines intercostales supérieures gauches se terminent dans un tronc appelé la *veine petite azygos supérieure,* qui se vide en général dans la grande azygos et parfois dans la petite azygos inférieure. Toutes les veines azygos ont des valvules, qui sont imparfaites.

Les *nerfs splanchniques,* sont des cordons nerveux du système sympathique, qui sont formés par des branches des ganglions thoraciques inférieurs, et ils se distribuent aux plexus abdominaux sous le nom de grand et moyen nerfs splanchniques (Pl. 36, N°s 80 et 83, et Pl. 37, N°s 13 et 15). Les ganglions sympathiques de la région thoracique sont de chaque côté au nombre de dix à douze, plusieurs d'entre eux s'unissant souvent. Le *premier* est le plus gros et pour la plupart ils sont situés en avant de la tête des côtes. Ils sont petits, de couleur gris rosé, de forme irrégulière et ils sont réunis par des filets nerveux, larges, minces, de couleur grise : chaque ganglion est aussi réuni au nerf intercostal correspondant par deux branches, l'une blanche, l'autre grise. On suppose que ces anastomoses avec les nerfs spinaux sont formées par des fibres qui quittent les ganglions par leurs branches internes et que c'est à elles que ces nerfs doivent leurs fonctions vasomotrices et viscéro-inhibitoires. Les nerfs qui se détachent des *quatre ganglions supérieurs* sont très petits et se dirigent en dedans pour rejoindre le plexus cardiaque et le plexus pulmonaire postérieur. Les nerfs fournis par les six ganglions inférieurs forment les nerfs petit, moyen et grand splanchniques. Le *grand splanchnique* est formé par la plupart des nombreux filets qui sont émis par les cinquième, sixième, septième, huitième, neuvième et dixième ganglions : ces filets nerveux s'unissent pour former un tronc unique, et passant à travers le pilier correspondant du diaphragme, vont se distribuer aux plexus solaire, rénal et sus-rénal. Le *nerf splanchnique moyen* tire son origine de rameaux nerveux fournis par les dixième et onzième ganglions et se rend d'ordinaire au plexus cœliaque : le *petit splanchnique* est une branche collatérale du douzième ganglion et il se termine dans le plexus rénal. La chaîne que forment les ganglions sympathiques et leurs cordons nerveux est recouverte de chaque côté par le feuillet costal de la plèvre, qui les maintient en place, et qu'il faut enlever si on veut l'examiner et la suivre jusqu'au diaphragme. Le fait que les nerfs splanchniques contribuent à former le plexus solaire explique beaucoup des symptômes obscurs dont on se plaint dans la dyspepsie, symptômes qui, par action réflexe, se manifestent sous forme de douleurs dans l'aire de distribution des nerfs cutanés de la partie supérieure du dos.

LE DIAPHRAGME

Le diaphragme est une cloison mince, mobile et bombée, qui sépare le thorax de l'abdomen. Sa constitution est très particulière, car il est formé de parties musculaires et de parties tendineuses qui naissent par de nombreuses digitations, et qui, se recourbant en haut et en dedans, convergent vers un *tendon central* commun auquel elles s'insèrent. Sur la face supérieure du tendon central, s'insèrent le péricarde fibreux et les bandes fibreuses latérales qui sont des prolongements de l'aponévrose cervicale profonde, comme nous l'avons déjà dit (page 259). Ces insertions centrales conservent au diaphragme sa voussure caractéristique et immobilisent le tendon central alors que ses portions musculaires sont constamment en mouvement pendant la respiration (page 273).

Le diaphragme, vu de la cavité abdominale, présente, dans son ensemble, un peu la forme d'une grande feuille de palmier, et la forme de son tendon central reproduit celle de tout l'organe : c'est en raison de cette apparence qu'on a donné le nom de *folioles* aux parties du muscle et du tendon situées en avant et sur les côtés. La foliole droite est la plus grande. Le tendon central est constitué par des fibres qui s'entrecroisent dans toutes les directions et s'irradient dans les faisceaux musculaires qu'elles renforcent. Sa couleur est d'un blanc-bleuâtre brillant. La *partie musculaire* du diaphragme naît, par des digitations charnues, de l'appendice xiphoïde et de la face interne des six côtes inférieures de chaque côté : ces digitations alternent avec celles des muscles transverses de l'abdomen ; le diaphragme s'insère en outre aux *arcades tendineuses* qui passent de chaque côté sur le carré des lombes et sur le psoas : ces arcades sont formées par des faisceaux de l'aponévrose sous-péritonéale qui s'épaissit en ce point et sont connues sous le nom de *ligament arqué interne* et *ligament arqué externe* (Pl. 63, N°s 6 et 31, Vol. II). Le ligament arqué externe s'étend de la douzième côte à l'apophyse transverse de la première vertèbre lombaire, et le ligament arqué interne va de l'apophyse transverse de la première lombaire au corps de la seconde. Deux parties charnues du diaphragme descendent sur les vertèbres lombaires : elles sont variables quant à leur développement et toujours asymétriques, et ont reçu le nom de *piliers du diaphragme*, parce que les fibres qui les composent, en se dirigeant en haut, s'entrecroisent d'un côté à l'autre de façon à former d'ordinaire une figure en huit de chiffre en entourant les orifices de l'aorte et de l'œsophage (Pl. 62 et 63, Vol. II).

L'orifice aortique est situé sur la ligne médiane, en avant de la colonne vertébrale, entre les deux piliers, et donne passage à l'aorte descendante, au canal thoracique et à la grande veine azygos, ces deux derniers étant placés à droite de l'aorte. *L'orifice œsophagien* est percé dans la portion musculaire au-dessus et en avant de l'orifice aortique, et il est traversé par l'œsophage et les nerfs pneumogastriques droit et gauche (page 317). A droite de ce dernier orifice, dans la partie la plus élevée du tendon central, est situé l'*orifice destiné à la veine cave inférieure*, par lequel les vaisseaux lymphatiques du foie se dirigent en haut, et qui livre quelquefois passage à un rameau du nerf phrénique droit. La veine cave inférieure est adhérente au tendon central à l'endroit où elle le traverse, ce qui la soustrait aux pressions que pourrait exercer sur elle la foliole musculaire adjacente en se contractant. En plus de ces trois grands orifices, il en existe plusieurs petits situés au-dessous des piliers, qui permettent aux nerfs splanchniques de pénétrer du thorax dans l'abdomen (page 320). La petite veine azygos traverse le côté gauche du diaphragme pour entrer dans le thorax. De chaque côté de l'appendice xiphoïde est un espace triangulaire qui livre passage au rameau épigastrique de l'artère mammaire interne et aux vaisseaux lymphatiques de la paroi antérieure de l'abdomen qui pénètrent dans le médiastin antérieur (page 259). Cet espace est parfois distendu par un abcès ou une hernie diaphragmatique. Le diaphragme reçoit des branches des artères intercostales inférieures et des mammaires internes, mais ses artères principales sont les deux artères phréniques, qui naissent de l'aorte au moment même où elle sort de son orifice particulier.

Les *nerfs* du diaphragme sont les phréniques (page 207) et quelques-unes des branches des cinq ou six nerfs intercostaux les plus inférieurs, auxquels se joignent des filets sympathiques venus des plexus sus-rénaux voisins. Ces derniers filets forment les plexus diaphragmatiques et on trouve à droite un petit ganglion nerveux qui envoie des filaments nerveux au foie. Le diaphragme est, après le cœur, le muscle du corps dont la disposition est la plus extraordinaire. Sa face supérieure fait dans la cavité thoracique de chaque côté, une saillie dont la hauteur varie (Pl. 40); le sommet de sa courbure atteint, pendant l'*expiration*, le niveau de la cinquième côte à droite et de la sixième côte à gauche (page 265), et, pendant l'*inspiration*, il s'abaisse d'un pouce, refoulant ainsi un peu en bas les viscères abdominaux. C'est par suite de ses alternatives de contraction et de relâchement que ce muscle prend une grande part dans le mécanisme de la respiration : dans cet acte important il aide à chasser l'air des poumons en agissant en même temps que les parois thoraciques, et proportionne ainsi la cavité du thorax au degré d'expansion de ces organes élastiques. Il entre en jeu dans la toux, l'éternuement et le rire, comme le démontrent ses rapides contractions pendant ces actes. Il aide encore les muscles abdominaux à comprimer les viscères pendant le vomissement et la défécation et dans les efforts nécessités par l'accouchement. La face inférieure du diaphragme est recouverte par le péritoine, comme nous le verrons à propos de l'abdomen dans le deuxième volume.

LE MEMBRE SUPÉRIEUR

La RÉGION DE L'ÉPAULE est formée par la clavicule, l'omoplate et la partie supérieure de l'humérus (Pl. 28), et par les organes qui entourent ces os et attachent au thorax le membre supérieur. La peau de cette région est relativement fine, et, quoiqu'il puisse y avoir, en certains points, une accumulation considérable de graisse dans le tissu sous-cutané, ce qui atténue et masque les reliefs, cependant les saillies de la charpente osseuse peuvent toujours être reconnues par la palpation. La clavicule, l'acromion et l'épine de l'omoplate sont facilement senties à travers la peau. Pour trouver sûrement ces points de repère, il est bon de se reporter aux points correspondants de l'épaule opposée et d'utiliser la mobilité extrême de ces parties, qui permettra d'expliquer, à l'aide de la rotation, de l'adduction et de l'abduction, bien des faits obscurs. La clavicule et l'omoplate constituent la charpente de l'épaule et forment, avec les mêmes os du côté opposé, la *ceinture scapulaire*. Cette ceinture est incomplète en arrière, par suite du vide qui existe entre les deux omoplates : ces derniers os ne sont réunis au thorax que par des muscles, alors qu'en avant les deux clavicules sont supportées par le sommet du sternum avec lequel elles s'articulent. La ceinture scapulaire est remarquable par sa légèreté et sa grande mobilité.

La clavicule est un os long, irrégulier, qui part du sternum et se dirige en dehors, au-dessus de la première côte jusqu'au sommet de l'épaule, qu'il forme avec l'apophyse acromiale de l'omoplate (Pl. 28). Dans la station verticale, la clavicule se dirige d'ordinaire un peu en haut vers son extrémité externe et, dans la position couchée, cette inclinaison augmente, la clavicule n'ayant plus à supporter le poids du membre. La configuration de cet os est variable suivant le degré de force et d'énergie qu'ont les muscles qui s'y insèrent. Il est plus droit et plus mince chez la femme que chez l'homme. La clavicule droite est souvent plus courte que la gauche. Cet os présente une courbure sigmoïde particulière, telle que son bord antérieur commence par se recourber en avant à son extrémité sternale, et, à partir du niveau de sa partie médiane, se dirige graduellement en arrière jusqu'à son extrémité acromiale qui fait saillie en dehors. Le bord postérieur présente une disposition inverse. La courbure de la portion interne de la clavicule est très variable, surtout chez les hommes, et c'est d'elle que dépendent la liberté et en grande partie la grâce des mouvements du membre supérieur. L'*extrémité sternale* est une apophyse saillante, rugueuse, épaisse, de forme triangulaire, que recouvre un tissu fibreux résistant. Elle est munie d'une facette irrégulière, qui, par sa partie inférieure, repose sur une facette peu profonde située sur le bord supérieur du sternum et constitue ainsi l'*articulation sterno-claviculaire*, avec l'aide d'un disque de fibro-cartilage interposé entre les deux os. Cette articulation a deux synoviales, l'une au-dessus, l'autre au-dessous du cartilage inter-articulaire, et un ligament capsulaire présentant deux forts faisceaux fibreux qui réunissent les os en avant et en arrière : ce sont les *ligaments sterno-claviculaires antérieur et postérieur*. Ces faisceaux fibreux sont renforcés par le *ligament interclaviculaire*, qui n'est en réalité qu'une différentiation de la partie de l'aponévrose cervicale profonde qui s'étend entre les extrémités des deux clavicules, au-dessus du sommet du sternum, et par le *ligamnet costo-claviculaire* ou *rhomboïdal*, qui, du cartilage de la première côte, se dirige en dedans et en haut vers la tubérosité costale de la clavicule. On considère ce dernier comme dépendant de la gaine du muscle sous-clavier. Il est remarquablement résistant et limite le mouvement d'élévation de la clavicule. Quoique l'articulation sterno-claviculaire soit le seul point de réunion du thorax et du membre supérieur, elle est très rarement le siège d'une luxation. Il a été prouvé que l'inclinaison spéciale des facettes articulaires de cette articulation permet au sternum d'avancer légèrement par rapport à l'extrémité claviculaire pendant l'inspiration (Morris). L'extrémité acromiale de la clavicule est rugueuse, large et aplatie, et présente sur sa face inférieure une facette ovale obliquement dirigée par laquelle elle s'articule avec l'acromion, ce qui constitue l'articulation *acromio-claviculaire*. Cette articulation présente un ligament supérieur et un ligament inférieur, le premier étant de beaucoup le plus fort, et une membrane synoviale. Quelquefois elle présente un fibrocartilage rudimentaire. Elle peut exécuter un très léger mouvement de glissement, mais quelque léger que soit ce mouvement de glissement, il est indispensable à la parfaite liberté et à l'harmonie du membre supérieur. Cette articulation peut être atteinte par une inflammation rhumatismale et la raideur qui résulte de cette atteinte cause de la faiblesse dans certains mouvements du membre. Très souvent on observe que l'extrémité externe de la clavicule est mobile au-dessus de l'acromion, au lieu d'être sur le même niveau. Ceci est dû sans doute à une déchirure partielle des ligaments d'union à la suite d'un choc violent et il n'en résulte aucune gêne dans les mouvements. Les deux tiers internes du corps de la clavicule sont arrondis et sa face postérieure concave décrit une courbe dans laquelle sont compris la veine et l'artère sous-clavière et les cordons du plexus brachial (Pl. 30 et 31).

La face supérieure de cet os est lisse et sous-cutanée, ce qui permet de la sentir facilement au-dessous de la peau, qui est fine et mobile sur la clavicule. Les bords antérieurs et postérieurs de sa face supérieure sont rugueux à chacune de leurs extrémités, sur une étendue variable. Le bord antérieur donne insertion au grand pectoral sur sa moitié interne et au deltoïde sur la moitié externe. Sur le bord postérieur, s'insère la portion claviculaire du sterno-mastoïdien en dedans et du trapèze en dehors (Pl. 16). La face inférieure présente à son extrémité sternale une petite facette en contact avec la première côte et qui est, en réalité, une partie de la face articulaire sternale. Près du bord externe de cette facette est une saillie rugueuse, la tubérosité costale, à laquelle s'attache le ligament rhomboïde ; en dehors de cette tubérosité, vers la partie moyenne du corps de l'os, se voit l'*empreinte sous-clavière*, à laquelle s'insère le muscle sous-clavier. La membrane costo-coracoïdienne (page 255) s'insère à la crête qui est en avant de cette empreinte et un feuillet réfléchi de l'aponévrose cervicale profonde, venu du muscle omohyoïdien, s'attache à une crête située en arrière de cette même empreinte ; quelquefois une ligne rugueuse sépare en deux l'empreinte elle-même, auquel cas cette ligne donne insertion à une cloison fibreuse qui pénètre dans le sous-clavier.

La face inférieure du corps de la clavicule, au moment où cet os va s'élargir pour former l'acromion, porte, sur son bord postérieur, une saillie appelée le *tubercule conoïde*, duquel part *une ligne oblique* s'étendant vers l'extrémité externe du bord antérieur. Le tubercule conoïde est situé immédiatement au-dessus de l'apophyse coracoïde de l'omoplate, à laquelle il est réuni par le *ligament conoïde*. La ligne oblique donne attache au *ligament trapézoïde*, qui naît de l'apophyse coracoïde, et ces deux ligaments ne sont au point de vue pratique que deux parties d'un seul et même ligament, *le ligament coraco-claviculaire*. Ils servent à limiter les mouvements de l'épaule. La

PLANCHE XLV

Figure 1

Dissection du creux axillaire droit et de la face interne du bras pour montrer les rapports des vaisseaux et des nerfs.

1. La veine cubitale antérieure.
2. La veine cubitale postérieure et les rameaux du nerf cutané interne.
3. La veine médiane basilique.
4. La veine basilique.
5. Le nerf petit cutané interne.
6. Le nerf grand cutané interne.
7. Le triceps.
8. Le nerf cubital.
9. La veine brachiale.
10. L'artère et les veines profondes supérieures.
11. Le nerf intercosto-huméral.
12. Le muscle grand dorsal
13. L'artère scapulaire postérieure.
14. L'artère et les veines sous-scapulaires.
15. Le deuxième nerf sous-scapulaire.
16. Le troisième nerf sous-scapulaire.
17. Les ganglions axillaires entourés de tissu adipeux.
18. L'artère thoracique longue.
19. Le muscle grand dentelé.
20. Le nerf thoracique postérieur ou nerf respiratoire externe de Bell.
21. La veine médiane.
22. La veine médiane céphalique.
23. La veine céphalique.
24. Le biceps.
25. Le nerf médian.
26. L'artère brachiale.
27. Le muscle coraco-brachial.
28. Le deltoïde.
29. La veine céphalique.
30. Le faisceau sternal du grand pectoral.
31. La clavicule droite.
32. Le muscle trapèze, sectionné.

Figure 2

Dissection des parties profondes de l'aisselle droite et de la face interne du bras. Les muscles deltoïde grand et petit pectoraux sont détachés et tirés de côté pour montrer les rapports du plexus brachial dont les cordons s'entremêlent avec les artères et les veines.

1. L'aponévrose de l'avant-bras et les branches des nerfs cutanés internes.
2. La veine médiane basilique.
3. Le nerf médian recouvrant l'artère brachiale.
4. L'artère grande anostomotique.
5. Le nerf petit cutané interne.
6. Le nerf grand cutané interne.
7. Le nerf cubital.
8. L'artère profonde supérieure.
9. L'artère profonde inférieure.
10. Le muscle triceps.
11. Le nerf cubital passant sous la veine basilique.
12. Le muscle grand dorsal.
13. Anastomose entre les veines basilique et brachiale.
14. La veine basilique avant le point où elle se jette dans la veine axillaire.
15. Les ganglions axillaires.
16. Le nerf intercosto-huméral.
17. L'artère et les veines sous-scapulaires.
18. Les nerfs sous-scapulaires.
19. Le point de réunion des veines de l'avant-bras sur le tendon du muscle biceps.
20. La veine céphalique.
21. Le muscle biceps.
22. La veine basilique.
23. L'artère brachiale.
24. La veine brachiale.
25. Le nerf médian.
26. L'insertion coracoïdienne du muscle biceps.
27. Le nerf musculo-cutané.
28. L'artère huméro-thoracique.
29. Le muscle coraco-brachial.
30. L'insertion coracoïdienne du muscle petit pectoral qui a été désinséré.
31. Le cordon interne du plexus brachial.
32. L'artère axillaire.
33. La veine brachiale principale au-dessous de son entrée dans la veine axillaire.
34. Le plexus brachial.
35. L'artère acromio-thoracique.
36. Le muscle grand pectoral détaché et rejeté de côté.
37. Le muscle grand dentelé.
38. Le nerf thoracique postérieur.
39. L'artère thoracique courte.
40. La veine grande axillaire.
41. La clavicule droite.
42. Le muscle trapèze.

Fig 1

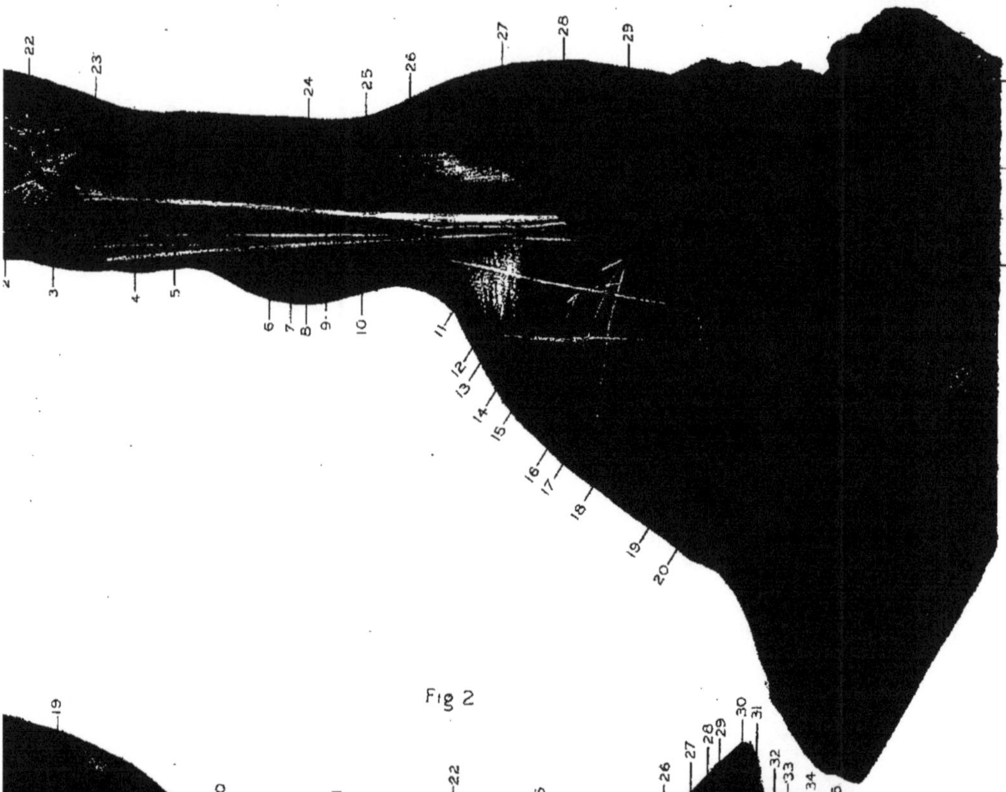

Fig 2

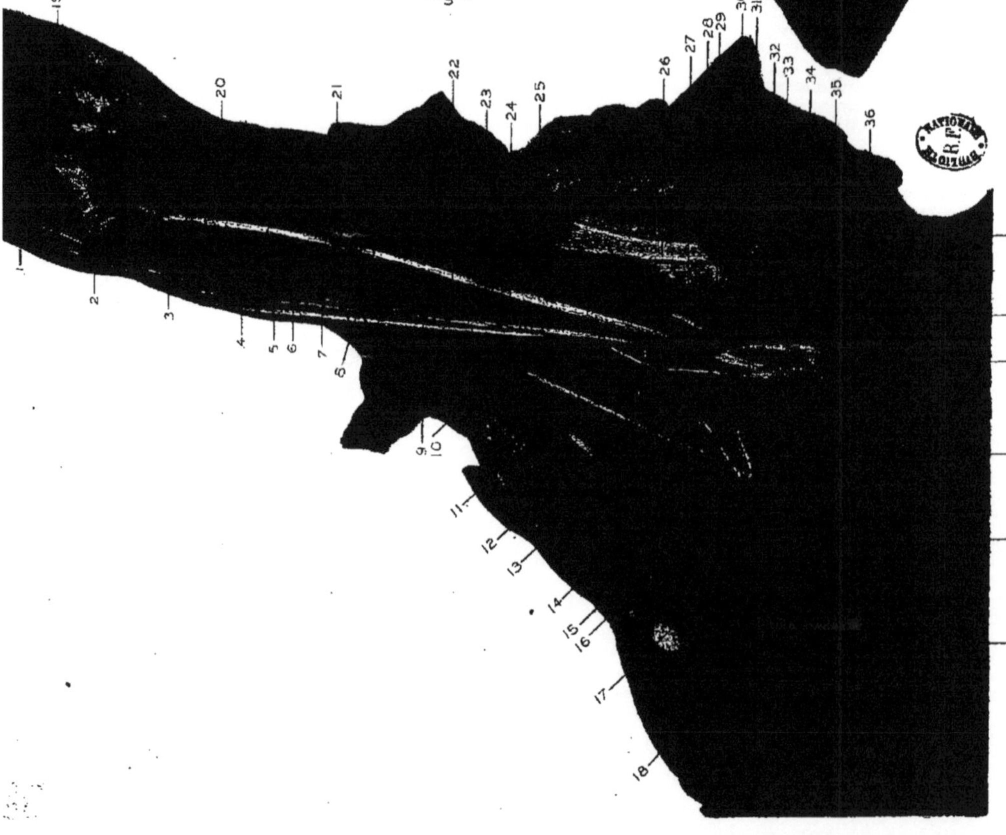

BIBLIOTHÈQUE NATIONALE R.F.

clavicule grâce à ses courbures possède une élasticité suffisante pour compenser son manque de résistance et cette forme peut atténuer les effets des chocs reçus sur l'épaule. Sa surface est constituée par de l'os compact, qui est beaucoup plus épais à sa partie moyenne, et son intérieur est formé par du tissu lamelleux à grandes mailles qui renferment de la moelle rougeâtre vers l'extrémité sternale de cet os.

La clavicule est remarquable, non seulement parce que c'est le premier os du squelette qui s'ossifie, mais aussi parce que cette ossification commence dans le tissu fibreux primaire sans dépôt préalable de cartilage. Au moment de la naissance le corps tout entier de la clavicule est osseux, quoique ses extrémités soient cartilagineuses. L'extrémité sternale est la seule épiphyse de la clavicule et se réunit au corps de l'os vers l'âge de vingt-cinq ans; rarement elle se sépare de l'os par le fait d'un accident, grâce à la présence des ligaments très serrés de l'articulation sterno-claviculaire, mais chez un individu jeune, l'action du grand pectoral peut la déplacer. Cet os est fréquemment le siège de la *fracture de bois vert,* et ceci est dû au périoste extrêmement épais et peu adhérent qui l'enveloppe dans l'enfance, ainsi qu'à son ossification précoce. Les *fractures de la clavicule* s'observent à tous les âges et sont fréquentes par suite de la conformation de cet os et de sa situation superficielle; elles sont, en général, le résultat d'une violence indirecte. La fracture la plus commune est celle où l'os se rompt à l'union de son tiers moyen et de son tiers externe, car, en ce point, la résistance aux traumatismes est diminuée par la réunion des deux courbures de l'os. La direction du trait de fracture est oblique, et le déplacement qui peut se produire est surtout causé par la transmission du poids du membre supérieur au fragment *externe,* le fragment interne n'étant que rarement déplacé. Le fragment externe peut aussi être attiré en dedans et éprouver un certain mouvement de rotation, de telle sorte qu'il fait saillie en avant du fragment interne, par suite de la contraction des muscles qui s'attachent à la partie supérieure de l'humérus et à l'apophyse coracoïde. Le grand obstacle qui s'oppose à la réduction complète d'une telle fracture est l'impossibilité où l'on se trouve de maintenir l'omoplate immobile, à cause des mouvements de glissement que cet os exécute et qui sont dus à sa suspension, par une écharpe musculaire, sur le côté du thorax. Tous les appareils ingénieux qu'on a proposés pour maintenir l'omoplate ne sont pas arrivés à ce but, et par conséquent n'ont pu réussir à empêcher le raccourcissement de l'os pendant sa consolidation. La réunion des fragments se fait cependant en général avec une rapidité étonnante (en douze à quatorze jours), même si l'on n'a pas appliqué d'appareil, et la fonction reste presque intacte.

L'OMOPLATE ou *scapulum* est un os plat, triangulaire, situé à la partie postérieure et supérieure du thorax et qui s'étend entre la deuxième et la septième côte, sur un squelette bien articulé. Il est formé surtout d'une lame mince et large, le *corps*, qui présente des bords surélevés et rugueux. La *face dorsale* est lisse et légèrement convexe, et est divisée, au niveau de son tiers supérieur, par une saillie osseuse, l'*épine*, en deux excavations, qui ont reçu les noms de *fosse sus-épineuse* et *fosse sous-épineuse*. La fosse sus-épineuse loge le *muscle sus-épineux*, dont les fibres s'insèrent sur sa partie interne et sur l'aponévrose résistante qui le recouvre : ces fibres convergent vers un fort tendon, qui glisse sur la partie externe de la fosse et croise le ligament capsulaire de l'articulation de l'épaule pour aller s'insérer sur la facette *supérieure* de la grosse tubérosité de l'humérus. La fosse sous-épineuse présente vers le bord vertébral de l'os plusieurs crêtes peu prononcées ; de ces crêtes et de leurs intervalles naissent les faisceaux musculaires du *muscle sous-épineux*, qui se réunissent pour former un tendon, lequel passe sur la partie supérieure du bord axillaire, dont le sépare une bourse séreuse, croise le ligament capsulaire de l'articulation de l'épaule et va s'insérer sur la facette *moyenne* de la grosse tubérosité de l'humérus. Ce muscle est également fixé par une aponévrose d'enveloppe résistante. Le *muscle petit rond (teres minor)* naît des deux tiers supérieurs du bord axillaire par des fibres qui se dirigent obliquement en haut et forment une masse étroite et allongée ; celle-ci se termine en grande partie sur un tendon, qui va s'insérer à la facette inférieure de la grosse tubérosité de l'humérus, et elle envoie quelques fibres musculaires s'attacher sur l'humérus immédiatement au-dessous des précédentes. Le tendon de ce muscle croise aussi transversalement le ligament capsulaire de l'articulation de l'épaule. Le petit rond est séparé des muscles voisins par des lames fibreuses auxquelles ses faisceaux s'insèrent également. Au niveau de la partie moyenne de l'insertion du petit rond on voit un sillon creusé dans le bord axillaire de l'omoplate et qui contient les vaisseaux scapulaires postérieurs. Le *muscle grand rond (teres major)* s'insère à la partie inférieure du bord axillaire, par des faisceaux qu'une ligne oblique sépare du muscle précédent, et à tout l'angle inférieur de l'omoplate. Parties de ces deux origines, ses fibres forment une large masse qui se dirige en haut et en dehors et qui, s'écartant du petit rond, dont le sépare la partie moyenne du musle triceps, va s'insérer, par un tendon plat long de cinq centimètres, au bord *interne* de la gouttière bicipitale de l'humérus. Le bord inférieur de ce tendon se réunit au bord inférieur du *muscle grand dorsal (latissimus dorsi)*, avec lequel il forme la paroi postérieure de l'aisselle et qui s'insère au même endroit que lui. La partie supérieure, cependant, s'insère d'une façon indépendante, et une bourse synoviale la sépare de l'insertion propre du grand dorsal, qui s'attache au fond de la partie supérieure de la gouttière bicipitale. Le grand dorsal, en venant du dos, croise l'angle inférieur de l'omoplate, auquel le relie en général une expansion fibreuse, de sorte qu'il sert à maintenir en place cette portion de l'omoplate. Parfois il n'y a pas de rapports entre l'omoplate et le muscle grand dorsal, et une synoviale les sépare : dans ce cas l'omoplate peut faire saillie comme une aile sous la peau du dos.

Le bord vertébral donne insertion au *muscle rhomboïde* par sa partie qui s'étend entre l'angle inférieur et la racine de l'épine. Ce muscle est quelquefois divisé en deux parties par une cloison. La partie supérieure s'appelle alors le *petit rhomboïde*, pour la distinguer de la partie inférieure, le *grand rhomboïde*. Les fibres de ce dernier s'insèrent surtout sur une *arcade fibreuse* qui s'étend de l'angle inférieur à la partie moyenne du bord vertébral de l'os. Le rhomboïde est formé par une masse aplatie de faisceaux vigoureux qui naissent des apophyses épineuses de la vertèbre proéminente et des cinq premières vertèbres dorsales. Il est l'antagoniste du muscle grand dentelé et attire l'omoplate en haut et en arrière. Il est innervé par un rameau du cinquième nerf cervical, qui fournit aussi des filets au muscle situé immédiatement au-dessus, l'*angulaire de l'omoplate* (muscle élévateur de l'angle de l'omoplate), qui naît du cou et va s'attacher à l'omoplate entre l'angle supérieur de cet os et la racine de l'épine. La surface triangulaire unie que l'on trouve à la racine de l'épine est recouverte soit par une bourse séreuse, soit par un tissu conjonctif lâche, sur lequel glisse le muscle trapèze qui va s'insérer le long du bord supérieur de l'épine, comme nous l'avons déjà dit (page 208). L'épine fait, sur la face postérieure de l'omoplate, une saillie dont la hauteur augmente graduellement depuis la surface triangulaire unie, que l'on trouve sur le bord vertébral, jusqu'à sa terminaison par une apophyse quadrilatérale, rugueuse et aplatie, l'acromion, qui se tord de façon à faire saillie au-dessus de l'articulation de l'épaule.

Le bord supérieur de l'omoplate se dirige en dehors, en partant de l'angle supérieur de l'os, et se termine par l'*apophyse coracoïde*, à la base de laquelle est située l'*échancrure sus-scapulaire*, qui livre passage au nerf sus-scapulaire, les vaisseaux qui accompagnent ce nerf passant au-dessus. Cette échancrure est souvent un trou distinct, ou est convertie en un trou par un ligament transversal. C'est à ce ligament, ou, à son défaut, au bord interne de l'échancrure sus-scapulaire que s'attache l'extrémité scapulaire du muscle omo-hyoïdien.

L'*apophyse coracoïde* a la forme du petit doigt à moitié plié et fait saillie en avant au-dessus de l'articulation de l'épaule où on peut la sentir au-dessous de la clavicule. Son bord interne donne insertion au muscle petit pectoral (page 255), et de son sommet part un tendon commun au coraco-brachial et à la courte portion du biceps. L'apophyse coracoïde et l'acromion sont reliées par un fort trousseau fibreux, le *ligament acromio-coracoïdien* qui forme une voûte au-dessus de l'articulation de l'épaule et empêche la tête humérale de se luxer en haut.

La face antérieure ou thoracique du corps de l'omoplate est concave, et forme une grande fosse, la *fosse sous-scapulaire*, qui présente trois ou quatre légères crêtes du côté du bord vertébral : à ces crêtes s'attachent les intersections fibreuses qui séparent les faisceaux du *muscle sous-scapulaire*, lequel remplit toute la fosse. Au niveau de la base de l'apophyse coracoïde cette face de l'os présente une surface unie sur laquelle glisse le tendon du muscle sous-scapulaire dont la sépare une bourse séreuse : ce tendon va s'insérer sur la petite tubérosité placée à la partie antérieure de la tête de l'humérus. Les fibres qui viennent du bord axillaire de la fosse sous-scapulaire s'insèrent au col de l'humérus à deux centimètres et demi, ou un pouce, au-dessous de la tubérosité. La principale action de ce muscle est d'imprimer à la tête humérale un mouvement de rotation *en dedans*. Le *muscle grand dentelé* s'insère sur toute l'étendue de la face antérieure du bord vertébral de l'omoplate. Ce muscle plat forme la paroi interne de l'aisselle (Pl. 44, fig. 1, et Pl. 45, fig. 2). Il naît des huit côtes supérieures par neuf digitations (deux de celles-ci s'attachent à la deuxième côte) qui sont disposées de façon à former trois parties appelées supérieure, moyenne et inférieure, d'après leur direction. La partie *supérieure* est formée par la jonction, à l'aide d'une arcade tendineuse, de la languette qui s'attache à la première côte avec la languette antérieure de la deuxième côte, et va s'insérer au bord de l'angle supérieur de l'omoplate. La partie *moyenne* est constituée par la réunion de la languette postérieure de la deuxième côte avec celles des troisième et quatrième côtes, et va s'insérer au bord vertébral et à l'arcade fibreuse voisine. La partie *inférieure* est la plus forte, elle est formée de languettes des cinquième, sixième, septième et huitième côtes et va s'insérer à la face antérieure de l'angle inférieur de l'omoplate. Ce muscle est recouvert par le contenu du creux axillaire (Pl. 45) et par la peau des parties latérales de la poitrine, et il est innervé par le nerf thoracique postérieur (page 345). Sa fonction consiste à faire glisser l'omoplate d'arrière en avant sur la paroi thoracique, mais quand l'omoplate est immobilisée, il devient un puissant muscle *inspirateur*. On trouve sur le bord externe de l'épine de l'omoplate, au-dessous de l'acromion, une échancrure qui fait communiquer les fosses sus-épineuse et sous-épineuse : c'est la *grande échancrure scapulaire*. Par cette échancrure passe l'artère sus-scapulaire, qui forme une anastomose importante avec les artères dorsale de l'omoplate et scapulaire postérieure (page 342).

L'angle antérieur est la partie la plus épaisse de cet os et a reçu le nom de *tête* de l'omoplate, la partie rétrécie qui la rattache en arrière au corps étant le *col*. La tête présente une fosse peu profonde et ovale, la cavité glénoïde, qui est plus étroite en haut qu'en bas et se dirige verticalement en dehors, en avant et un peu en haut : elle reçoit la tête de l'humérus. Sur son bord supérieur est le *tubercule sus-glénoïdien*, auquel s'insère le long tendon du biceps, et sur son bord inférieur est un tubercule rugueux, le *tubercule sous-glénoïdien*, auquel s'attache le chef moyen du triceps, la plus longue partie de ce muscle. Cette cavité est rendue plus profonde à l'état frais par le ligament glénoïdien, qui est formé par une bande fibro-cartilagineuse de forme prismatique et qui se continue avec des prolongements que les tendons d'insertion des muscles ci-dessus mentionnés envoient sur les bords de la cavité. La partie centrale du corps de l'omoplate est extrêmement mince et est même quelquefois percée d'un trou : le périoste de cet os est épais et résistant, principalement au niveau des bords et des apophyses.

L'EXTRÉMITÉ SUPÉRIEURE DE L'HUMÉRUS est formée par une *tête hémisphérique* lisse dirigée en haut, en dedans et en arrière, qui est reçue dans la cavité glénoïde de l'omoplate. Le rétrécissement qui porte la tête est connu sous le nom de *col anatomique*. La *grosse tubérosité* est placée en dehors du col : c'est une saillie rugueuse présentant trois facettes, une supérieure, une moyenne, une inférieure, auxquelles s'attachent respectivement les muscles sus-épineux, sous-épineux et petit rond. De la partie antérieure du col anatomique se détache la petite tubérosité qui fait saillie directement en avant et à laquelle s'insère le tendon du sous-scapulaire. Entre ces tubérosités est un profond sillon vertical, la *gouttière bicipitale*, qui reçoit le long tendon du biceps (Pl. 44, Fig. 2). Au-dessous des tubérosités, l'os devient cylindrique jusqu'au milieu du corps de l'os et forme le *col chirurgical*, ainsi nommé à cause de la fréquence de sa fracture.

L'ARTICULATION DE L'ÉPAULE est formée par l'adaptation de la surface lisse de la tête humérale à la cavité glénoïde de l'omoplate, ce qui constitue une *enarthrose*. Chacune de ces surfaces osseuses est recouverte par un cartilage articulaire qui est plus épais sur les bords de la cavité glénoïde et plus mince à son centre, tandis que, sur la tête humérale, c'est exactement le contraire qu'on observe, le cartilage étant épais au centre et plus mince vers ses bords. Le *ligament capsulaire* s'insère sur la circonférence de la cavité glénoïde en haut et au col anatomique en bas, sauf à sa partie interne et inférieure, où il descend un peu plus bas. Il est peu résistant, n'étant formé que d'une couche peu serrée de tissu fibreux. Sa partie supérieure est la plus épaisse et est renforcée par le *ligament coraco-huméral*, qui a la forme d'un V. Le rôle principal de cette capsule articulaire est de former une couche externe de soutien pour la synoviale et elle contribue peu à protéger l'articulation : la solidité de cette dernière est surtout due à la grande résistance et au grand nombre des tendons des muscles qui l'entourent. Quand ces tendons sont complètement sectionnés, la tête de l'humérus s'éloigne de la cavité glénoïde de deux centimètres et demi, environ un pouce, et même plus, tant est lâche le ligament capsulaire ; le bras paraît allongé pour la même raison, quand les muscles, qui supportent son poids, sont paralysés. En fait, la capsule serait assez grande pour contenir la tête du fémur, qui est presque deux fois aussi volumineuse que la tête de l'humérus. Il résulte de tout ceci, qu'il est très important d'avoir une connaissance exacte de la disposition des tendons qui entourent l'articulation, non seulement pour se rendre compte de l'étendue considérable des mouvements du bras, mais aussi pour comprendre comment il faut s'y prendre pour réduire la luxation de l'humérus.

Les tendons des sus-épineux, sous-épineux et petit rond renforcent la partie supérieure et postérieure de la capsule sur laquelle ils passent en allant s'insérer à la grosse tubérosité : le large tendon du sous-scapulaire protège la partie interne, au point où il se dirige en avant pour aller s'insérer à la petite tubérosité, et, au-dessous de cette dernière, la capsule est encore soutenue par la longue portion du triceps. De plus, le *long tendon du muscle biceps*, qui est logé dans la gouttière creusée entre les tubérosités, traverse le ligament capsulaire et se dirige vers la cavité glénoïde en passant sur la tête de l'humérus, renforçant ainsi la partie antéro-supérieure de l'articulation et empêchant la tête de l'humérus d'aller s'appliquer contre l'acromion quand le bras s'élève. En fait, c'est principalement par la situation normale de ce tendon, un peu aidée par la pression atmosphérique, que la tête humérale est maintenue dans sa position naturelle. Quelquefois le tendon du biceps se luxe sur le bord interne de la gouttière et l'abduction est alors limitée parce que la grosse tubérosité vient presque immédiatement en contact avec l'acromion. Si l'on examine avec soin la disposition des tendons, on voit qu'ils entourent la capsule, sauf du côté de l'aisselle, où l'on peut sentir la tête humérale. Quand le bras est élevé et étendu, la tête de l'humérus repose sur la partie faible de la capsule ; c'est en conséquence par ce point, entre les tendons du sous-scapulaire et de la longue portion du triceps, que se produiront la plupart des luxations de cette articulation. Lorsqu'on ouvre la capsule, on voit que sa partie interne présente plusieurs plis, les *plis gléno-huméraux*. La synoviale se réfléchit sur la face interne de la capsule et forme des franges sur les bords de ces plis : elle s'invagine sur le tendon du biceps, qu'elle accompagne, dans la gouttière, sous forme d'une gaîne tubulaire, sur une longueur de cinq centimètres. Il existe constamment un petit orifice situé à la partie supérieure et interne de la capsule, orifice qui est en rapport avec le tendon du sous-scapulaire et fait communiquer directement la synoviale avec la bourse séreuse placée sous la face profonde de ce tendon. On observe aussi fréquemment un orifice par lequel la cavité articulaire communique avec la bourse qui se trouve sous le tendon du muscle sous-épineux. Dans les affections chroniques de l'articulation de l'épaule il se fait facilement des communications avec les bourses séreuses voisines. Au point de vue anatomique la capsule articulaire ne communique pas avec la bourse séreuse située au-dessous du deltoïde, ce qui est intéressant à constater parce que cette *bourse sous-deltoïdienne* est particulièrement apte à être lésée indépendamment de la cavité articulaire. Elle est creusée dans du tissu conjonctif lâche, au-dessous du deltoïde, et elle recouvre les tendons des muscles de l'épine de l'omoplate. L'articulation scapulo-humérale peut exécuter des mouvements très étendus dans tous les sens, et comme l'étendue de ces mouvements dépend de la disposition et de l'action des tendons qui l'entourent, bien plus que de l'ajustement des surfaces osseuses au point de vue mécanique, il est bon de savoir comment se groupent les muscles pour l'exécution de certains mouvements. L'*extension* est produite par l'action du grand rond, du long dorsal et de la portion postérieure du deltoïde. Le petit rond et le sous-épineux aident les muscles précédents à élever le bras. La *flexion* est produite par le coraco-brachial et la portion antérieure du deltoïde, auxquels le grand pectoral vient en aide : l'*abduction* résulte de la contraction du deltoïde et du sous-épineux, l'*adduction* de celle du grand pectoral, du grand rond, du grand dorsal et du coraco-brachial.

L'épaule exécute un mouvement de rotation, en *dehors* par suite de l'action du sous-épineux et du petit rond, en *dedans* lorsque le sous-scapulaire, le long dorsal et le grand rond se contractent. Cette articulation est innervée par le nerf circonflexe et reçoit du sang de l'artère circonflexe, que nous décrirons plus loin. Les parties profondes de cet article sont recouvertes par le *muscle deltoïde* qui protège l'épaule à laquelle il forme une sorte de bonnet. Ce muscle s'insère au bord inférieur du tiers externe de la clavicule, à l'acromion, et à presque toute la longueur de l'épine scapulaire (Pl. 16). Ces insertions si étendues correspondent à celles du muscle trapèze, qui sont situées au-dessus. Les fibres musculaires composant le deltoïde sont très volumineuses et disposées en faisceaux séparés par des prolongements fibreux qui se détachent de la face interne de l'aponévrose résistante par laquelle est recouverte la face externe du muscle. Les faisceaux, ainsi formés par les fibres qui s'insèrent à la clavicule et à l'épine de l'omoplate, convergent, dans leur ensemble, de cette origine vers leur insertion sur les parties latérales de la tubérosité deltoïdienne, mais les fibres les plus externes, qui naissent de l'acromion, ont une disposition spéciale. A ces fibres acromiales s'ajoutent des fibres musculaires qui naissent des parties latérales des cloisons intra-musculaires aponévrotiques, à la manière des barbes d'une plume; elles sont parallèles les unes aux autres et vont s'insérer par des extrémités charnues à la crête médiane de la tubérosité deltoïdienne, sur la face externe de la diaphyse de l'humérus. La *tubérosité deltoïdienne* est donc formée par trois crêtes convergentes. On ne peut se rendre un compte exact de la constitution du tendon d'insertion qu'en détachant le muscle de ses insertions d'origine et en le rabattant. On voit alors que son insertion humérale est longue de trois centimètres trois quarts, c'est-à-dire d'un pouce et demi, et qu'elle s'étend en haut sur la partie moyenne de la diaphyse, en partant des *crêtes deltoïdiennes* ; des cloisons fibreuses s'attachant à ces crêtes s'avancent, dans l'intérieur du muscle, entre les fibres musculaires nées des expansions aponévrotiques qui séparent les faisceaux du deltoïde. Il en résulte que les différents faisceaux se renforcent les uns les autres, et que le nombre des fibres compense leur peu de longueur, ce qui augmente la puissance du muscle considéré dans son ensemble. Vue de face, l'insertion du deltoïde sur l'humérus a la forme de la lettre V. Elle est entourée par les insertions musculaires des fibres du brachial antérieur, d'où résulte une dépression caractéristique des téguments. Les trois parties du deltoïde peuvent agir séparément pour élever le bras dans différentes directions et l'effet de chacune d'elles est plus puissant quand l'humérus est tourné en dehors. La puissance de ce muscle dépend en grande partie de l'immobilisation de l'omoplate par le grand dentelé, la longue portion du triceps et les fibres moyennes du trapèze. Quand le deltoïde tout entier se contracte, il élève le bras jusqu'à la position horizontale, formant ainsi un angle de 90° avec sa position primitive : il ne peut faire plus, et si le bras continue à s'élever, c'est parce que le grand dentelé et le trapèze élèvent l'épaule. Il reçoit le sang des artères circonflexes (page 342) et est innervé par le nerf circonflexe (page 346).

Quand la tête de l'humérus est luxée dans l'aisselle, l'épaule perd sa forme arrondie, le deltoïde s'aplatit et la saillie de l'acromion s'accentue fortement. Il y a dans ce cas, au-dessous de cette dernière apophyse, une dépression très marquée, dans laquelle on peut loger un ou deux doigts, et qui est un des symptômes importants pour le diagnostic de la luxation de l'épaule. Cette luxation est très fréquente. Primitivement le déplacement se fait toujours en bas, dans l'aisselle, parce qu'il est causé soit par une violence s'exerçant directement sur le sommet de l'épaule, soit par une violence indirecte s'exerçant alors que le membre supérieur est dans l'abduction et que l'articulation est, par suite, dans une position défavorable pour le maintien de son intégrité, la tête de l'humérus s'échappant facilement à travers la partie la plus inférieure et la plus faible de la capsule. Quelquefois la tête de l'os reste dans cette situation ; la luxation est dite *sous-glénoïdienne*. Cependant, lorsqu'elle a quitté la capsule, l'action du grand pectoral et des autres muscles s'exerçant librement, elle est attirée, dans la plupart des cas, en avant et en dedans, et donne ainsi lieu à la luxation *sous-coracoïdienne*. Rarement la tête humérale est attirée en arrière, au-dessous de l'acromion, sur la face postérieure de l'omoplate (luxation *sous-épineuse*). Dans chaque forme de luxation il y a un aplatissement du deltoïde et plus ou moins d'allongement de ce muscle, par conséquent le bras est en abduction et plus ou moins immobilisé. Les symptômes les plus utiles pour le diagnostic sont les suivants : le coude est écarté du tronc et la main du côté blessé ne peut être placée sur les reins ou sur l'épaule opposée. On a fait bien des observations sur l'anatomie spéciale de chacune des diverses formes de luxation de l'épaule, mais elles ne sont pas d'utilité pratique, à part la déduction qu'on en a faite que, pour remettre à sa place la tête humérale, il faut *d'abord* la remettre dans la position sous-glénoïdienne, puis faire la réduction à l'aide d'un mouvement de circumduction ou par un autre moyen. Les importants organes contenus dans l'aisselle peuvent être blessés par suite de la pression que la tête de l'humérus exerce sur eux, et, s'ils s'en tirent avec si peu de dégâts, c'est sans doute grâce au relâchement des parties molles qui résulte du raccourcissement du membre.

Les *fractures* du *col anatomique* de l'humérus sont extrêmement rares, et on ne peut que les soupçonner, à moins d'avoir l'occasion d'explorer directement l'articulation. Les prolongements des fibres internes et inférieures du ligament capsulaire maintiennent les fragments en contact, sauf si ces prolongements sont déchirés également. La *ligne épiphysaire supérieure* est située au-dessous des tubérosités, à l'endroit où le corps de l'os est le plus large. Elle ne devient osseuse que vers la vingt-deuxième année. Avant cette âge, l'épiphyse supérieure peut se détacher du corps de l'os et simuler une fracture du col chirurgical de l'humérus, sans chevauchement.

Il est nécessaire, dans la *désarticulation de l'épaule*, de faire les incisions de telle façon qu'on ne soit obligé de sectionner les vaisseaux axillaires qu'au dernier moment. Quelle que soit la méthode employée, il faut rechercher le long tendon du biceps, et, se servant de la gouttière bicipitale comme d'une sonde cannelée, on ouvre l'articulation humérale facilement, en fendant la capsule. Dans la *méthode à lambeau oval*, que l'auteur considère comme ayant beaucoup d'avantages, les rapports des vaisseaux et des nerfs, tels qu'on les trouve, après leur section, dans les lambeaux d'une désarticulation de l'épaule gauche, sont les suivants (Pl. 50, Fig. 2). Le *lambeau antérieur* est formé par le grand pectoral (n° 3), les chefs du biceps, le coraco-brachial, le grand dorsal, le grand rond et le muscle rotateur. Les vaisseaux axillaires (n°s 1 et 2), les cordons nerveux du plexus brachial (n° 11), et les artères et les veines scapulaires inférieures (n° 12) sont placés dans le bord axillaire de ce lambeau; tandis que le long tendon du biceps (n° 5), une branche de l'artère circonflexe antérieure (n° 7), la veine céphalique et une branche descendante de l'artère acromio-thoracique (n° 8) occupent le bord acromial du lambeau, ainsi que la portion claviculaire sectionnée du muscle deltoïde. Le *lambeau postérieur* est surtout formé par les portions scapulaires du deltoïde (n° 15) et il contient les branches des vaisseaux et des nerfs circonflexes postérieurs.

LA RÉGION DE L'AISSELLE

La RÉGION DE L'AISSELLE OU CREUX AXILLAIRE forme une dépression dont la profondeur varie avec la position du bras. C'est un espace pyramidal, limité en dedans par la paroi latérale du thorax, en dehors par le bras, en avant et en arrière par des replis musculaires saillants. Le *repli antérieur* est constitué par le bord inférieur du muscle grand pectoral et le *repli postérieur* par les bords inférieurs du grand dorsal et du grand rond. La *peau* de l'aisselle est fortement adhérente à l'aponévrose superficielle sous-jacente; elle est garnie de longs poils qui rayonnent vers les bords de la cavité et présente de nombreuses glandes sébacées, de couleur rouge-brun, qui sont susceptibles de s'enflammer et de causer des abcès superficiels. Elle a encore de très grosses glandes sudoripares et son chorion renferme un réseau lymphatique à mailles serrées. La graisse est plus ou moins abondante dans les mailles du tissu sous-cutané. L'aponévrose profonde est l'*aponévrose de l'aisselle*. Elle est très résistante et présente des rapports importants avec les aponévroses des régions du cou, du thorax et de l'épaule. Elle est formée d'une couche fibreuse dense qui s'étend à travers la base de l'aisselle, entre les parois antérieure et postérieure. Elle se continue avec l'aponévrose profonde qui entoure le muscle grand pectoral (page 255) et en haut avec la *membrane costo-coracoïdienne* qui porte le nom de *ligament suspenseur de l'aisselle,* parce qu'elle attire l'aponévrose axillaire en haut, vers la clavicule : c'est ce qui produit le « *creux* » axillaire. L'espace que ferme l'aponévrose de l'aisselle est surtout rempli par une grande quantité de tissu conjonctif très lâche et de graisse, dans lesquels le pus (ou le sang) peut s'accumuler en quantité considérable, l'aponévrose l'empêchant d'arriver à la surface. Par suite de la barrière que cette aponévrose oppose aussi, sur les côtés, à l'envahissement du pus, les abcès de cette région qui ne sont pas ouverts à l'aide du bistouri ont une certaine tendance à gagner le cou en suivant la gaîne des vaisseaux, dans la direction où ils rencontrent le moins de résistance. Pour ouvrir un abcès de l'aisselle, il faut faire d'abord une petite incision à travers l'aponévrose du plancher du creux axillaire, sur sa partie *interne*, à égale distance des deux parois antérieure et postérieure. Aussitôt que le pus est atteint on agrandit l'incision sur la sonde cannelée. Quoique cette opération paraisse n'être que peu de chose, elle n'en est pas moins dangereuse, si on ne prend pas les précautions nécessaires pour éviter les organes importants qui occupent la partie externe et supérieure de cet espace. Les muscles formant la paroi postérieure de l'aisselle sont le grand dorsal, le grand rond et le sous-scapulaire. La paroi antérieure est constituée par la face profonde des muscles grand pectoral et petit pectoral. La paroi interne comprend les quatre côtes supérieures et leurs muscles intercostaux, recouverts par le grand dentelé. Le biceps et le coraco-brachial sont placés sur la paroi externe, entre les deux replis axillaires. Le sommet creux de l'aisselle est traversé par les vaisseaux et les nerfs axillaires qui se dirigent en bas et en dehors, en partant de la racine du cou, et qui sont entourés par un prolongement de l'aponévrose cervicale profonde. Cette communication entre le cou et l'aisselle forme le *conduit cervico-axillaire*. Ce conduit est limité par la première côte, la clavicule et le bord supérieur de l'omoplate. Si l'on veut voir le contenu de l'aisselle, il faut enlever l'aponévrose axillaire. On trouve quelquefois, à l'intérieur de cette aponévrose, une petite artère, qui vient sans doute de l'artère brachiale et qui traverse le plancher de l'aisselle dans un plan très superficiel. Ceci est digne d'être noté, car cette artère est située sur le trajet de l'incision que l'on fait d'ordinaire pour ouvrir un abcès axillaire. Toutes les fois qu'on doit se servir du bistouri dans cette région, il faut être très prudent, et, lorsque l'incision préliminaire est faite, il est préférable d'avoir recours au manche du bistouri ou au doigt pour dilacérer le tissu conjonctif lâche et mettre ainsi à nu les ganglions lymphatiques, les vaisseaux et les nerfs, dont les rapports méritent une mention spéciale. On trouve, non loin de la surface, les *branches cutanées latérales postérieures des nerfs intercostaux,* qui perforent la paroi thoracique entre les digitations du muscle grand dentelé (Pl. 45). Parmi ces rameaux nerveux, la branche latérale postérieure du deuxième nerf intercostal forme un nerf distinct, le *nerf intercosto-huméral,* qui innerve la peau de la partie interne du bras jusqu'au niveau du condyle interne (Pl. 27, N° 41). Il sort du deuxième espace intercostal et traverse la partie supérieure de l'aisselle. Le troisième nerf intercostal fournit aussi un nerf intercosto-huméral, qui reçoit une branche du deuxième et accompagne celui-ci dans sa distribution. Les branches antérieures des deux nerfs ci-dessus mentionnés se distribuent à la peau de la partie latérale du thorax et à celle des replis axillaires.

L'ARTÈRE AXILLAIRE est la continuation de la sous-clavière et commence au bord inférieur de la première côte, à partir duquel elle se dirige en bas et en dehors, le long du muscle coraco-brachial, jusqu'au niveau du bord inférieur du repli postérieur de l'aisselle. Elle est séparée de la partie interne de l'articulation de l'épaule par l'insertion du sous-scapulaire à la petite tubérosité de l'humérus. Le muscle petit pectoral, pour aller s'insérer à l'apophyse coracoïde, croise l'artère à sa partie moyenne, ce qui a permis de décrire à ce vaisseau trois parties, au-dessus, au niveau et au-dessous du muscle. Dans son trajet l'artère axillaire émet de nombreuses branches qui se distribuent aux régions voisines. Au-dessus du petit pectoral naissent la thoracique supérieure et l'acromiothoracique, soit indépendamment l'une de l'autre, soit par un tronc commun. L'*artère thoracique supérieure* suit le bord du petit pectoral ; elle descend entre ce muscle et le petit pectoral, envoyant des branches à tous deux, et s'anastomose avec des rameaux des artères intercostales et mammaire interne. L'*artère acromio-thoracique* se divise d'ordinaire en plusieurs branches, très près de son origine, à l'endroit où elle traverse la membrane costo-coracoïdienne : ce sont, la petite artère *thoracique* ou pectorale qui va se distribuer au grand dentelé et au petit pectoral, la *thoracique descendante* (Holden) qui descend, en rapport intime avec la veine céphalique, entre les muscles deltoïde et grand pectoral, aux-

Planche XLVI

Figure 1

La face antérieure du coude droit et de l'avant-bras d'un homme adulte ; l'aponévrose superficielle a été soigneusement enlevée pour montrer les rapports des veines et des nerfs superficiels.

1. Le nerf médian au tiers inférieur du bras, recouvrant l'artère brachiale.
2. L'artère brachiale.
3. Le muscle biceps.
4. La veine brachiale externe.
5. La veine céphalique externe (indépendante dans le cas présent).
6. La veine médiane céphalique.
7. Le nerf musculo-spiral.
8. L'expansion aponévrotique du tendon du biceps passant au-dessous des veines superficielles du pli du coude.
9. Une branche du nerf musculo-cutané.
10. Une branche de l'artère récurrente radiale.
11. Les veines médianes (dans le cas présent elles sont doubles).
12. La veine radiale.
13. Le nerf radial.
14. L'artère radiale et ses veines satellites.
15. Le tendon du muscle long supinateur.
16. Le nerf médian, au-dessus du poignet.
17. Le nerf cubital.
18. Le muscle triceps.
19. Le grand nerf cutané interne.
20. Le petit nerf cutané interne.
21. La veine brachiale interne.
22. L'artère grande anastomotique.
23. La veine basilique.
24. Rameaux du nerf cubital.
25. Branches du nerf cutané interne.
26. La veine anastomotique.
27. L'aponévrose profonde sur les muscles fléchisseurs.
28. La veine cubitale.
29. Le muscle radial fléchisseur du carpe.
30. Rameaux du nerf musculo-spiral.
31. Branche carpienne du nerf cutané interne.
32. Le nerf cubital.
33. Le tendon du muscle cubital fléchisseur du carpe.
34. Le muscle fléchisseur sublime des doigts.
35. L'artère cubitale et ses veines satellites.
36. La branche carpienne externe de l'artère cubitale.
37. Le ligament annulaire.

Figure 2

Dissection des parties profondes du même bras que fig. 1. L'aponévrose du biceps et les muscles fléchisseurs superficiels sont enlevés, et la plupart des veines superficielles ont été conservées pour faire voir leurs rapports.

1. L'artère brachiale.
2. Le muscle biceps.
3. Le nerf médian.
4. La veine brachiale externe.
5. La veine céphalique externe.
6. La veine médiane céphalique.
7. Le tendon du biceps.
8. L'artère brachiale, accompagnée par les veines brachiales.
9. Le nerf musculo-spiral.
10. L'anastomose qui fait communiquer les veines superficielles avec les veines profondes.
11. La branche interosseuse antérieure du nerf médian.
12. Le long supinateur.
13. La veine médiane.
14. L'artère interosseuse antérieure, et ses veines satellites.
15. L'artère radiale et ses veines satellites.
16. Le corps du radius.
17. Le nerf radial.
18. La branche carpienne de l'artère radiale.
19. Le muscle triceps.
20. Le nerf cutané interne.
21. Le nerf cubital.
22. La veine basilique.
23. La veine brachiale interne.
24. Branches du nerf cubital sur le condyle interne.
25. Section de l'insertion des muscles fléchisseurs superficiels.
26. Partie profonde du muscle rond pronateur radial.
27. Bifurcation de l'artère radiale.
28. L'origine de l'artère interosseuse.
29. Rameau musculaire de l'artère cubitale.
30. Le nerf cubital.
31. Le muscle cubital fléchisseur du carpe.
32. Le nerf médian.
33. L'artère cubitale, et ses veines satellites.
34. Le muscle carré pronateur.
35. Le rameau carpien de l'artère cubitale.

Fig 1

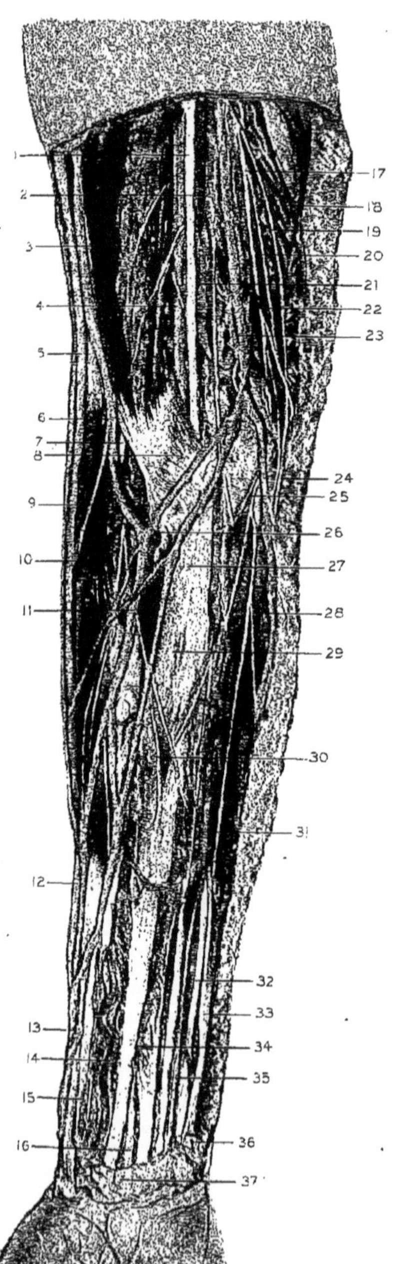

Fig 2

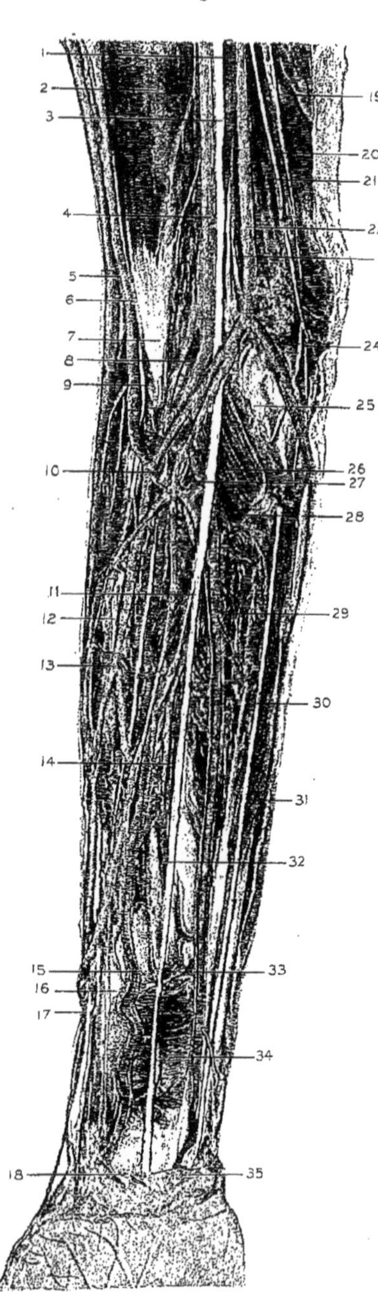

BIBLIOTHÈQUE H.F.

quels elle se distribue, et les *branches acromiale* et *claviculaire*. L'*acromiale* croise l'apophyse coracoïdienne pour s'engager sous le deltoïde et s'anastomose (*réseau acromial*) avec les artères circonflexes postérieures et sus-scapulaires. L'artère *claviculaire* se rend au muscle sous-clavier. Les veines qui accompagnent ces artères se jettent dans la veine céphalique ou dans la veine axillaire, le plus souvent dans cette dernière.

L'artère *thoracique alaire* naît soit du tronc axillaire, soit de sa branche, l'artère thoracique longue. Elle se distribue aux ganglions lymphatiques les plus antérieurs, qui sont enfouis dans le tissu conjonctif de l'espace axillaire. L'*artère thoracique longue* (Pl. 44, Fig. 1, N° 7) descend en suivant le bord inférieur du muscle petit pectoral : elle donne quelquefois naissance à l'artère alaire, mais sa *branche mammaire externe* est d'ordinaire très grosse chez la femme et gagne le sein en suivant le bord inférieur du grand pectoral. Les *artères sous-scapulaire longues et courte* ont une origine variable. La *sous-scapulaire courte* se distribue surtout à la face profonde du muscle sous-scapulaire. L'*artère sous-scapulaire longue* est la plus grosse des branches de l'artère axillaire. Elle descend contre le muscle sous-scapulaire, et se divise en branches extérieure et postérieure. La branche antérieure ou thoracique descend contre le bord postérieur de l'aisselle jusque sur le côté de la poitrine et se termine dans le grand dentelé. Elle envoie aussi un petit rameau à l'angle inférieur de l'omoplate, rameau qui s'anastomose avec des branches des artères dorsale de l'omoplate et scapulaire postérieure. La branche postérieure de l'artère sous-scapulaire longue est appelée l'*artère dorsale de l'omoplate* (Pl. 45, Fig. 2, N° 17). Elle traverse le *triangle sous-scapulaire*, qui est formé par le long chef du muscle triceps qui passe entre les muscles sous-scapulaire et grand rond pour aller s'insérer au bord inférieur de la cavité glénoïde (page 354). Elle donne en ce point une branche profonde qui se résout en branches plus petites au niveau des bords de la fosse sous-scapulaire. La plus élevée de ces branches est importante parce qu'elle fournit une artère articulaire destinée à l'articulation de l'épaule, et la principale artère nourricière du corps de l'omoplate. Le tronc principal de l'artère dorsale de l'omoplate contourne le bord axillaire de l'omoplate dans lequel il creuse un sillon au-dessous de la partie moyenne de la surface d'insertion du petit rond. Cette artère donne des rameaux à ce dernier muscle et à la partie voisine du sous-épineux, et s'anastomose avec des branches des artères circonflexes postérieure et scapulaire postérieure. Les veines qui accompagnent ces artères se terminent dans les veines sous-scapulaires, et ces dernières se déversent dans les veines axillaires.

Par suite de la grande quantité d'artères qui se rendent à l'omoplate et à ses muscles, et grâce à leurs nombreuses anastomoses, une hémorrhagie profuse a lieu lorsqu'on enlève l'omoplate ou simplement même une tumeur qui a envahi une portion de cet os. Lorsqu'on pratique ces opérations, toutes ces artères doivent être liées et par conséquent, il est nécessaire de bien connaître leurs positions *relatives*.

L'artère circonflexe postérieure a un calibre presque aussi grand que celui de la sous-scapulaire. Elle naît vis-à-vis de cette dernière, quelquefois par un tronc commun avec elle, et se dirige en arrière, accompagnée de ses deux veines et du nerf circonflexe postérieur : elle contourne la face postérieure du col de l'humérus et se rend à la face profonde du deltoïde. Cette artère s'anastomose avec les branches de l'acromio-thoracique et de la sous-scapulaire et avec la branche ascendante de l'artère humérale profonde ; elle envoie des rameaux non-seulement aux muscles voisins, mais aussi à la tête de l'humérus et à l'articulation de l'épaule. L'*artère circonflexe antérieure* est beaucoup plus petite que la circonflexe postérieure, et passe au-dessous du coraco-brachial et du chef coracoïdien du biceps, sur la face antérieure du col de l'humérus. Au niveau de la coulisse bicipitale, cette artère émet la petite *artère bicipitale,* qui accompagne la longue portion du biceps pour se rendre à la capsule articulaire et à la tête de l'humérus. Elle traverse la capsule par un trou situé au sommet de la gouttière bicipitale. La circonflexe antérieure s'anastomose avec la circonflexe postérieure au-dessous du muscle deltoïde.

La situation des branches de l'artère axillaire est des plus variables et parfois, quoique rarement, ce tronc fournit l'artère radiale ou l'artère cubitale qui se rend à l'avant-bras.

Quand le bras est étendu en supination, une ligne tirée du milieu de la clavicule jusqu'au point où le bord antérieur de l'aisselle croise le bord interne du biceps correspond au trajet de l'artère axillaire. Cette ligne indique aussi la position de la *fente intermusculaire* qui se trouve entre les portions claviculaire et sternale du muscle grand pectoral et à travers laquelle on peut atteindre l'artère axillaire, au-dessous de la clavicule, à l'endroit où ce vaisseau repose sur le premier espace intercostal. L'endroit où le petit pectoral croise l'artère peut être indiqué en tirant une ligne depuis l'apophyse coracoïde jusqu'à la jonction de la troisième côte et de son cartilage. L'artère ne peut être liée sous le petit pectoral, de sorte que ses rapports au-dessus et au-dessous de ce muscle présentent un intérêt particulier pour le chirurgien. Quand la ligature est placée sur la partie supérieure de l'axillaire, la circulation collatérale s'établit par l'intermédiaire des mêmes vaisseaux que dans la ligature de la partie externe de la sous-clavière (page 232). L'incision pour la ligature de la partie inférieure de l'axillaire sera faite sur la partie interne de la saillie du biceps, le bras étant étendu, et, en remontant le long du bord du coraco-brachial, on trouvera l'artère, enveloppée dans sa gaîne et entourée par les deux veines brachiales, la veine basilique et les nerfs médian et cubital. On trouve souvent en ce point des anastomoses transversales réunissant les deux veines et croisant l'artère, et, souvent aussi, des languettes accessoires du muscle grand dorsal qui vont s'insérer au niveau du grand pectoral : il résulte de cela que l'artère est d'un accès très difficile en ce point, quoiqu'elle y soit plus superficielle. La circulation collatérale, après la ligature de l'axillaire en cet endroit, s'établit comme après la ligature de l'artère humérale au-dessus de l'origine de l'humérale profonde, c'est-à-dire par les anastomoses de ce vaisseau avec les branches de la circonflexe postérieure et avec les artères musculaires voisines. Si l'on a soin, avant d'appliquer la ligature, de fléchir l'avant-bras et de faire varier la situation du bras, on éprouvera peu de difficulté à distinguer l'artère du cordon nerveux du plexus brachial situé près d'elle. Ce cordon nerveux a été pris pour l'artère dans plusieurs cas publiés.

La veine axillaire continue la veine basilique depuis le bord inférieur du bord postérieur de l'aisselle jusqu'au bord externe de la première côte. Dans son trajet elle reçoit les veines satellites des branches de l'artère axillaire, sauf les veines circonflexes qui se jettent soit dans les veines sous-scapulaires, soit dans une des veines brachiales. La veine axillaire reçoit les deux veines brachiales et la veine céphalique, soit exactement avant de se terminer dans la veine sous-clavière, soit au niveau de sa jonction avec cette veine (Pl. 45, Fig. 2). Les orifices des veines tributaires sont munis de valvules simples, mais la terminaison du tronc principal présente une double valvule. La veine axillaire est plus superficielle que l'artère et, pendant la plus grande partie de son trajet, quand le bras est appliqué sur le côté, la veine est en avant et en dedans de l'artère : mais, lorsque le bras est légèrement élevé, la veine est située au-dessous de l'artère, quoiqu'encore au devant d'elle. Si le bras est élevé de façon à former un angle obtus, la veine recouvre l'artère au-dessus du petit pectoral. La veine axillaire, immédiatement après son origine, est séparée de l'artère par quelques cordons du plexus brachial. La membrane costo-coracoïdienne est intimement adhérente à la tunique externe de la veine axillaire à l'endroit où ce tronc veineux la traverse pour aller se vider dans la veine sous-clavière. Cette adhérence maintient béant ce vaisseau lorsqu'on le divise et explique probablement la forte hémorrhagie à laquelle donne lieu sa blessure. Sa situation permet aussi aux mouvements inspiratoires du thorax d'exercer une action sur ce vaisseau et, lorsqu'il est blessé, il peut arriver que de l'air soit attiré dans le cœur. Lorsqu'on pratique la désarticulation de l'épaule (Pl. 50, Fig. 2) il est important de lier la veine axillaire aussitôt après avoir lié l'artère axillaire.

Le plexus nerveux brachial ou axillaire est formé par les branches antérieures des cinquième, sixième, septième et huitième nerfs cervicaux et du premier nerf dorsal, chaque branche étant formée par des fibres sensitives et des fibres motrices. La branche antérieure du cinquième nerf reçoit un rameau descendant du quatrième nerf cervical situé au-dessus d'elle et se joint alors à celle du sixième pour former le *tronc supérieur* du plexus. Le septième nerf cervical a un trajet indépendant jusqu'au milieu de la clavicule et forme le *tronc moyen,* tandis que le huitième cervical et le premier dorsal s'unissent, en sortant de dessous le muscle scalène antérieur, au niveau de la première côte, pour former le *tronc inférieur* (Pl. 4, Fig. 2 et Pl. 20, 25 et 33). La disposition des cordons nerveux qui forment le plexus est variable, surtout du côté gauche, mais la description suivante est faite d'après ce que l'auteur a constaté dans la plupart de ses dissections. Les trois gros troncs nerveux, arrivés au niveau du bord externe du muscle scalène moyen, se divisent en branches antérieure et postérieure. Les branches antérieures des troncs moyen et supérieur forment le *cordon externe du plexus,* la branche antérieure du tronc inférieur fournit le *cordon interne* et les branches postérieures des troncs supérieur et moyen s'unissent en arrière de l'artère axillaire pour former le *cordon postérieur.* Celui-ci reçoit aussi la petite branche postérieure du tronc inférieure, mais cette dernière va fréquemment former directement une partie du nerf musculo-spiral. A son origine le plexus est large (Pl. 25), mais il se rétrécit au niveau de la clavicule (Pl. 36), au-dessous de laquelle il forme un réseau qui entoure l'artère axillaire (Pl. 45, Fig. 2), sous le petit pectoral. Ses troncs nerveux reçoivent, à la base du cou, quelques filets des ganglions cervicaux du sympathique ; et le cinquième nerf cervical envoie au phrénique une anastomose qui le rejoint sur le scalène antérieur (page 221). Les *branches* que le plexus brachial émet *au-dessus de la clavicule,* sont, outre l'anastomose qu'il envoie au phrénique, les *petits nerfs* musculaires des muscles long du cou et scalènes, et une branche qui perce le scalène moyen et accompagne l'artère scapulaire postérieure pour se distribuer aux muscles élévateur de l'omoplate et rhomboïde. Le *nerf sus-scapulaire* naît du tronc supérieur du plexus et traverse l'échancrure sus-scapulaire *au-dessous* de l'artère sus-scapulaire. Il fournit des filets nerveux aux muscles épineux et à l'articulation de l'épaule. Le *nerf thoracique postérieur* (ou nerf respiratoire externe de Bell) naît en général du tronc supérieur, sur le bord externe du scalène moyen et reçoit quelquefois une branche du tronc moyen. Il passe derrière l'artère axillaire et innerve le muscle grand dentelé, dans lequel il pénètre par sa face superficielle (Pl. 35, Fig. 2, n° 38).

Les *branches* émises par le plexus *au-dessous de la clavicule* sont surtout destinées au bras. Les *nerfs thoraciques antérieurs externe et interne* sont formés par des filets des branches antérieures des trois troncs du plexus. Le *nerf thoracique antérieur externe* traverse la membrane costo-coracoïdienne en même temps que l'artère acromio-thoracique, et innerve les parties avoisinantes du grand pectoral. Le *nerf thoracique antérieur interne* reçoit du premier un filet anastomotique, et, après avoir passé entre les vaisseaux axillaires, se distribue aux muscles pectoraux. Les *nerfs sous-scapulaires,* au nombre de trois, naissent du cordon postérieur du plexus et se distribuent au sous-scapulaire, au grand rond et au grand dorsal. Le nerf de ce dernier muscle est le *nerf sous-scapulaire long*, et accompagne l'artère sous-scapulaire jusqu'au bord inférieur du muscle. Le *nerf circonflexe* naît du cordon postérieur avant les nerfs sous-scapulaires. C'est un nerf volumineux qui, après avoir envoyé un filament à l'articulation de l'épaule, accompagne l'artère circonflexe postérieure autour du col chirurgical de l'humérus sous le deltoïde. Il se divise en de nombreuses branches qui innervent la peau de la région deltoïdienne et celle de la partie supérieure et postérieure du bras (Pl. 27, n° 37). La branche du nerf circonflexe qui innerve le muscle petit rond possède, chose curieuse, un petit pseudo-ganglion près de son origine. Des rameaux se rendent également aux parties antérieure et postérieure du ligament capsulaire. Les branches terminales du plexus brachial seront décrites avec le bras.

Les GANGLIONS LYMPHATIQUES DE L'AISSELLE (Pl. 44 et 45) reçoivent les vaisseaux lymphatiques du membre supérieur, du dos, de la partie antérieure de la poitrine et de la partie externe de la glande mammaire. Ils forment, avec les ganglions du cou, une chaîne continue qui passe sous la clavicule pour atteindre la base du cou.

Ils sont au nombre d'une douzaine de taille variable et sont, pour la plupart, en rapport intime avec la veine axillaire et ses branches les plus volumineuses. Un groupe de ces glandes est plus superficiel et est enveloppé par le tissu conjonctif lâche et la graisse de l'espace axillaire. Les artères thoracique et sous-scapulaire envoient des rameaux aux ganglions profonds, et l'artère thoracique axillaire fournit le sang des ganglions superficiels. Les vaisseaux lymphatiques de la face externe du bras et de l'épaule se rendent à deux ganglions situés dans le sillon qui sépare le deltoïde et le grand pectoral, sur la membrane costo-coracoïdienne, près de la veine céphalique. Les vaisseaux efférents de ces derniers ganglions vont en général se jeter directement dans les ganglions cervicaux, tandis que les vaisseaux lymphatiques de la partie interne du bras se terminent dans trois ganglions situés le long de la veine axillaire. On trouve d'ordinaire un ganglion placé tout contre l'artère sous-scapulaire, et un autre sur le tendon du grand dorsal près de l'humérus. Les vaisseaux lymphatiques superficiels du dos viennent de toute l'étendue de cette région, depuis la nuque jusqu'aux reins. Ils convergent vers l'aisselle et se terminent dans les ganglions de la partie postéro-supérieure du creux axillaire.

Les vaisseaux lymphatiques du mamelon, de l'aréole et de la partie externe du sein vont se jeter dans deux ou trois ganglions situés sur le grand dentelé et recouverts par le bord inférieur du grand pectoral. Les vaisseaux efférents de tous les ganglions axillaires se réunissent pour former quatre troncs lymphatiques, qui longent la veine sous-clavière et se terminent, à droite dans la grande veine lymphatique droite et à gauche dans le canal thoracique (p. 318). On ne peut sentir, à travers la peau, les ganglions lymphatiques lorsqu'ils sont normaux, et il n'est pas toujours possible de les palper quand ils ne sont que peu hypertrophiés. Il est si fréquent de les trouver envahis secondairement dans le cancer du sein, qu'il est prudent, lorsqu'on opère, d'étendre l'incision jusqu'à l'espace axillaire, de façon à permettre au doigt d'explorer complètement cette cavité. A l'exception de l'enlèvement de la chaîne des ganglions du cou qui entourent la veine jugulaire interne, peu d'opérations mettent autant à l'épreuve l'habileté et la patience du chirurgien que celle qui consiste à séparer les ganglions de l'aisselle des vaisseaux axillaires. Ils sont toujours appliqués contre les parois mêmes des grosses veines de la région, mais lorsqu'ils sont envahis par un néoplasme ils deviennent adhérents et il est nécessaire de les séparer un à un au risque imminent de rompre les veines. Celui qui aura, pendant ses études, débrouillé à l'aide du scalpel l'agencement des organes du sommet de l'aisselle prendra toujours soin de les ménager, au cours d'une opération dans cette région.

LA RÉGION DU BRAS

Le bras s'étend depuis l'aisselle jusqu'au coude. Nous avons déjà vu (p. 332) que la forme du corps de l'humérus est cylindrique au-dessus de l'insertion deltoïdienne ; au-dessous de celle-ci la diaphyse est prismatique et se taille graduellement en biseau en bas et en avant jusqu'à l'extrémité inférieure, où l'os devient aplati transversalement (Pl. 28). La partie centrale de l'extrémité inférieure de l'humérus présente une configuration spéciale pour s'articuler avec le cubitus. Elle porte le nom de *trochlée* et est formée par une surface lisse, arrondie, en forme de condyle, qui est déprimée à sa partie moyenne, de telle sorte que sa portion interne est un peu plus large et descend un peu plus bas que sa portion externe. Au-dessus de la gorge de la trochlée on trouve en avant une dépression destinée à recevoir l'apophyse coronoïde du cubitus quand l'avant-bras est fléchi : c'est la *fosse coronoïdienne*. En arrière est une dépression semblable, mais plus grande, la *fosse olécranienne*, où se loge l'olécrane quand l'avant-bras est étendu. La lamelle osseuse qui sépare ces deux fosses est extrêmement mince et translucide, et parfois même elle est perforée par le *trou sus-trochléaire*. L'*épicondyle interne* fait une saillie sur la face interne de la trochlée, et les muscles fléchisseurs du poignet et de la main s'insèrent sur le périoste qui le recouvre. L'épicondyle interne est dirigé directement en dedans, quand le bras pend naturellement au côté du corps, et il est situé sur un plan inférieur à celui de l'*épicondyle externe* qui est une apophyse semblable située sur la face externe de la trochlée. Ce dernier est rugueux et comparativement court et il donne attache à quelques-uns des muscles extenseurs. Sur la face externe de la trochlée est une petite saillie arrondie en avant, appelée le *capitulum*, avec laquelle s'articule la dépression en forme de cupule de la tête du radius. Les bords interne et externe se continuent directement avec les épicondyles et sont connus sous le nom de crêtes sus-condyliennes interne et externe. On trouve sur la face postérieure de l'épicondyle interne un *léger sillon où passe le nerf cubital*. Les épicondyles sont les seules parties de l'humérus qui soient sous-cutanées, et, quoique l'on puisse sentir le corps de l'humérus à travers les tissus mous, ce sont les seules saillies de cet os : par conséquent la *configuration extérieure* du bras, qui est due à la saillie des divers muscles, présente un intérêt particulier par rapport aux parties sous-jacentes. Cette configuration est plus accentuée chez l'homme, dont le système musculaire est bien développé, que chez la femme, dont les bras sont arrondis et présentent des contours réguliers. La graisse, là comme partout ailleurs, comble toujours les dépressions et les rend moins visibles.

La *peau* de la face antérieure et de la face interne du bras est particulièrement lisse, délicate, privée de poils et très sensible, alors qu'en arrière et en dehors elle est plus épaisse et de sensibilité plus obtuse. La peau est aussi lâchement unie aux parties profondes par le *fascia sous-cutané*. La mobilité de la peau est démontrée dans les cas de cellulite et par le fait qu'on la sépare des muscles très facilement, lorsqu'on fait l'amputation au niveau de la partie supérieure du bras. C'est pour cette raison qu'on recommande, à ceux qui se trouvent dans la nécessité de faire cette opération, sans en avoir la pratique, d'appliquer le couteau *de dehors en dedans* dans l'amputation du bras, car cette méthode permet d'avoir sûrement des *lambeaux dont les bords sont taillés en biseau*. (Pl. 51, Fig. 1.)

PLANCHE XLVII

Figure 1

Le bord radial de l'avant-bras et du coude, montrant les rapports des veines superficielles avec les muscles et les tendons, l'aponévrose superficielle ayant été soigneusement enlevée.

1. Le muscle biceps.
2. La veine céphalique externe, qui se continue avec la veine radiale.
3. Rameaux du nerf musculo-cutané.
4. Le nerf musculo-spiral.
5. Le tendon de l'extenseur commun des doigts.
6. Le tendon du muscle extenseur de la deuxième phalange du pouce (long extenseur du pouce).
7. Le ligament annulaire postérieur.
8. La veine brachiale externe.
9. Le nerf médian.
10. La veine basilique.
11. L'aponévrose du biceps.
12. La veine médiane.
13. Les rameaux du nerf musculo-spiral (nerf radial).
14. Le tendon du muscle radial fléchisseur du carpe.
15. Le tendon du long supinateur.
16. Le nerf radial contournant le poignet pour se rendre à sa partie postérieure.
17. Le tendon du muscle extenseur du métacarpien du pouce (long abducteur du pouce).
18. Le tendon du muscle extenseur de la première phalange du pouce (court extenseur du pouce).
19. L'artère radiale vue à travers l'aponévrose carpienne profonde.

Figure 2

Le coude gauche vu par sa face antérieure pour montrer particulièrement l'aponévrose bicipitale en rapport avec les veines superficielles et les vaisseaux et les nerfs profonds.

1. L'artère brachiale.
2. La veine basilique.
3. L'artère grande anastomotique.
4. Le nerf cubital.
5. Le nerf cutané interne.
6. Les branches des nerfs cubital et cutané interne contournant le condyle interne de l'humérus.
7. La veine cubitale.
8. Les branches du nerf cutané interne dans l'avant-bras.
9. Le muscle biceps.
10. Le nerf médian.
11. La veine brachiale.
12. La veine basilique médiane.
13. L'artère brachiale au pli du coude.
14. Le tendon du muscle biceps.
15. La veine médiane céphalique.
16. La veine anastomotique.
17. L'aponévrose bicipitale.
18. La veine médiane.

Figure 3

Dissection des veines du dos de la main et de l'avant-bras, dans leurs rapports avec les nerfs et les tendons sous-jacents.

1. La veine cubitale postérieure.
2. La veine cubitale commune.
3. Le ligament annulaire postérieur.
4. La branche carpienne du nerf cubital.
5. La veine *salvatelle*.
6. La veine radiale postérieure.
7. La veine radiale.
8. Le nerf radial.
9. L'artère radiale.
10. Une des artères interosseuses dorsales.

Fig 1
8
2
9
10
11
12
13
14
15
16
17
18
19
Fig 2
9
10
11
12
13
14
15
16
17
18
1
2
3
4
5
6
7
8
Fig 3
1
6
2
7
8
3
4
9
5
10

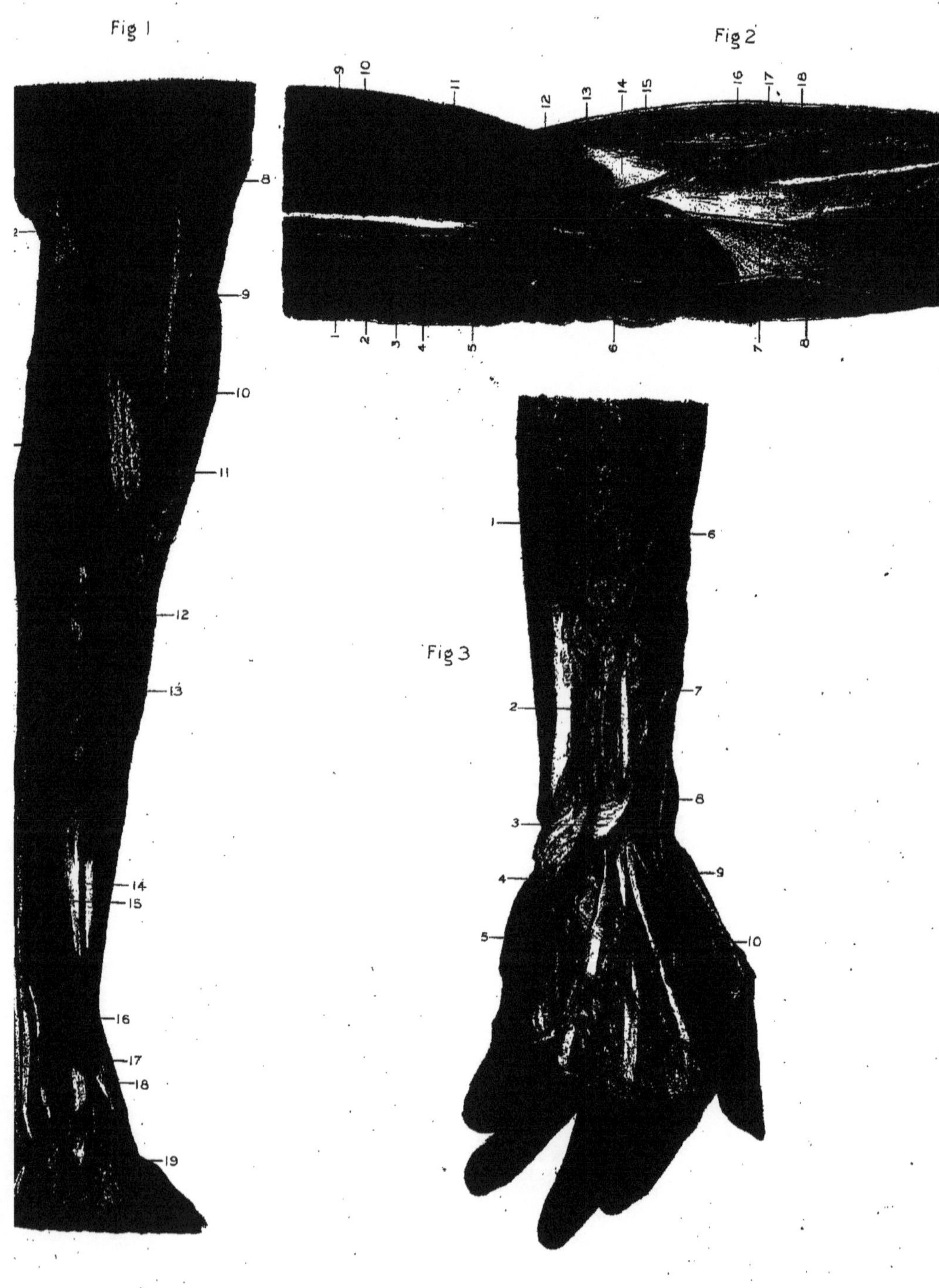

R.F.

On distigue en général facilement à la surface du bras la dépression triangulaire que forme l'insertion du deltoïde (page 335) et comme cette insertion indique exactement le milieu du corps de l'os, c'est un point de repère important. Vis-à-vis d'elle, mais sur la face interne du bras, est l'insertion du muscle coraco-brachial. Par suite de la saillie du biceps le contour de ce muscle est nettement visible sur la face antérieure du bras, de sorte que de chaque côté de ce muscle sont des sillons ou dépressions. La *dépression bicipitale externe* s'étend depuis le pli du coude jusqu'à l'insertion du deltoïde et correspond au trajet de la *veine céphalique* (Pl. 45, Fig. 1, N° 29) : Cette veine, au-dessus du dernier point, se loge dans le sillon qui sépare le deltoïde et le grand pectoral, et elle va se jeter dans la veine axillaire. Elle est accompagnée par la branche descendante de l'artère acromio-thoracique et par le nerf cutané externe supérieur. On trouve quelquefois une anastomose qui, passant au-dessus de la clavicule, réunit la veine céphalique soit à la jugulaire externe, soit à la sous-clavière, et qui, étant sous-cutanée, est facile à voir pendant la vie. La *dépression bicipitale interne* est plus accentuée que la dépression externe : elle s'étend du milieu du pli du coude jusqu'à l'aisselle et indique le trajet de l'artère brachiale ainsi que des veines et des nerfs qui l'accompagnent.

L'*aponévrose profonde du bras* se continue avec l'aponévrose de l'épaule et de l'aisselle. Elle forme aux muscles de cette région une enveloppe hermétiquement fermée et envoie, à chaque crête condyloïdienne de l'humérus, une forte cloison qui sépare les muscles de la partie antérieure du bras de ceux de la partie postérieure. En certains points elle se dispose de façon à former des sortes de canaux qui renferment des vaisseaux et des nerfs importants. C'est ce qui arrive au niveau du *sillon musculo-spiral* (gouttière de torsion) sur la face postérieure de l'humérus, où passent le nerf de ce nom (nerf radial) et l'artère humérale profonde qui l'accompagne ; il en est de même sur le bord de l'humérus, au-dessus du condyle interne, où l'aponévrose forme une bande fibreuse épaisse qui croise le nerf médian. Il arrive parfois que son insertion à l'humérus en ce dernier point est ossifiée, formant une apophyse osseuse en forme de crochet appelée l'*apophyse sus-condylienne*. L'aponévrose profonde est aussi percée çà et là par les nerfs qui se dirigent en bas pour aller se distribuer à l'avant-bras, et l'on trouve au milieu de la dépression bicipitale interne un orifice ovale, l'*hiatus semilunaire*, par où passe la veine basilique.

La résistance de l'aponévrose profonde présente des variations très grandes suivant les points considérés. C'est ainsi que, sur le biceps, elle est très mince, mais à la partie interne du bras, où elle passe entre le biceps et le brachial antérieur, elle est très épaisse et forme une gaîne résistante aux vaisseaux et nerfs du bras, qu'elle maintient appliqués à la surface du dernier de ces muscles. L'aponévrose forme, à la partie postérieure du bras, une forte enveloppe qui recouvre le triceps, et en avant aussi elle devient remarquablement résistante en se rapprochant du coude, au niveau du tendon du biceps.

Le *muscle biceps* est ainsi appelé parce qu'il a une double origine. La *longue portion* de ce muscle naît, par un tendon long et arrondi, du sommet de la cavité glénoïde et du ligament glénoïdien, et, décrivant une courbe par dessus la tête de l'humérus, à l'intérieur de la capsule articulaire de l'épaule, traverse celle-ci entre les deux tubérosités : Ce tendon se dirige en bas dans la gouttière bicipitale, et est recouvert en ce point par un feuillet réfléchi de la synoviale articulaire (page 334) ce qui sert à faciliter ses mouvements. Il est maintenu en place par le tendon du muscle grand pectoral, qui passe au-dessus de lui pour aller s'insérer sur le bord externe de la gouttière et qui s'attache aussi à sa gaîne. La *courte portion* s'insère, par des fibres musculaires et tendineuses, au sommet de l'apophyse coracoïde en même temps que le muscle coraco-brachial (Pl. 44, Fig. 2, n° 23). Ces deux portions se réunissent vers la partie moyenne du bras, pour former une seule masse musculaire, dont le développement varie beaucoup suivant les individus et qui se termine brusquement par un fort tendon aplati. Ce tendon est très long, il est sous-cutané et est facile à palper quand le muscle se contracte. Il se tord un peu sur lui-même et plonge dans la fosse cubitale antérieure pour aller s'insérer à la partie inférieure et postérieure du tubercule bicipital du radius : une bourse séreuse sépare ce tendon de la partie antérieure du tubercule. Avant de plonger dans la fosse cubitale, le tendon émet par son bord interne un *repli aponévrotique semilunaire* qui protège les vaisseaux du bras et le nerf médian, au niveau du pli du coude (Pl. 46 et 47).

L'*action* du biceps consiste à *fléchir* l'avant-bras et à le mettre en supination. Son rôle supinateur résulte de la façon dont il s'insère à la partie *postérieure* du tubercule du radius, et cette action se produit surtout quand le coude est plié, parce que, dans cette situation, le tendon s'insère à angle droit sur le radius. Nous avons déjà indiqué comment le tendon de la longue portion du biceps jouait le rôle de *ligament* de l'articulation de l'épaule (page 333). Le biceps reçoit deux branches de l'artère humérale. L'une de ces dernières est appelée le *vas aberrans* (page 355). Elle pénètre dans le muscle par sa partie moyenne et se subdivise, dans son intérieur, en deux branches, une ascendante, une descendante. Chaque portion du biceps est innervée par un rameau du nerf musculo-cutané (page 362).

Le *coraco-brachial* (Pl. 44, Fig. 2, N° 7, et Pl. 45, Fig. 2, N° 29) est un muscle grêle situé au côté interne de la courte portion du biceps : il s'attache, par des fibres charnues, à l'apophyse coracoïde en même temps que cette dernière. Il s'insère par un tendon aplati, à la partie moyenne du corps de l'humérus immédiatement au-dessus du trou nourricier de cet os. Ce muscle est traversé à sa partie supérieure par le nerf musculo-cutané qui l'innerve (Pl. 45, Fig. 2, N° 27). Il attire le bras en avant et en dedans sur le côté du thorax. Non seulement la partie supérieure de ce muscle sert de guide dans la recherche de l'artère axillaire (page 343), mais encore on peut, par une pression dirigée en dehors, comprimer l'artère brachiale au point où elle est en rapport avec son tendon aplati. C'est en ce point qu'on applique en général un tourniquet : mais il faut se rappeler que le voisinage immédiat du nerf médian (page 357) rend ce dernier susceptible d'être également comprimé, ce qui cause une grande douleur. Une bourse séreuse est interposée entre les tendons du coraco-brachial et de la courte portion du biceps et le tendon du muscle sous-scapulaire, sur la tête de l'humérus.

Le *muscle brachial antérieur* naît par deux portions charnues qui s'insèrent de chaque côté de l'insertion du deltoïde et s'attache aussi à la partie inférieure de la face antérieure de l'humérus, qu'il recouvre. Son bord interne prend également quelques insertions sur la cloison de l'aponévrose profonde qui le sépare du triceps situé en arrière de celle-ci. Ses fibres sont réunies en faisceaux presque parallèles, de façon à former une masse épaisse et large, qui recouvre la capsule articulaire du coude, à laquelle elle s'attache un peu. Son tendon est plat et, sur le bord externe, s'étend dans l'intérieur du muscle. Il s'insère surtout à l'apophyse coronoïde du cubitus et se réfléchit sur une crête qui va de cette apophyse à la tubérosité du cubitus. Il recouvre le coude comme un coussin qui supporte en dedans les vaisseaux du bras et les nerfs médian et musculo-cutané au point où ceux-ci croisent l'articulation et où ils sont protégés par l'expansion aponévrotique du tendon du biceps. Le brachial antérieur est tout à fait superficiel en dehors et est séparé du muscle long supinateur par un sillon dans lequel est logé le nerf musculo-spiral (Pl. 47, Fig. 1, N° 4), dont il reçoit une petite branche, quoique son nerf principal vienne du musculo-cutané, situé en dedans de lui. Il sert à fléchir le coude.

Le *triceps extenseur du cubitus* doit son nom à sa triple origine et à sa fonction spéciale qui en fait le seul muscle extenseur de l'avant-bras. Il est situé à la face postérieure du bras. Sa *longue portion* ou *portion moyenne* s'attache par un fort tendon à la dépression sous-glénoïdienne et à la partie inférieure du ligament glénoïdien. Elle est en rapport intime avec la capsule de l'articulation de l'épaule. Elle devient charnue au moment où le muscle passe entre les tendons des muscles grand rond et petit rond (page 329). La *portion externe* du triceps commence immédiatement au-dessous de l'insertion du muscle petit rond et elle s'insère à toute la longueur de la gouttière de torsion et au feuillet réfléchi de l'aponévrose profonde. La *portion interne* commence près de l'insertion du grand rond et s'attache à toute la face postérieure de l'humérus, au-dessous de la gouttière de torsion, presque jusqu'au niveau de l'épicondyle interne. Ses fibres forment un tendon oblique qui se réunit à la masse musculaire, composée des deux autres portions, vers la partie moyenne de la face postérieure du bras. Le tendon formé par cette jonction est épais et remarquablement puissant. Il s'insère au sommet et aux côtés de l'apophyse olécranienne du cubitus. Entre ce tendon et la partie postérieure de la capsule articulaire du coude est un coussinet de tissu adipeux, qui quelquefois a été décrit comme une bourse séreuse. Quelques fibres musculaires vont de la partie tendineuse de la portion interne directement à l'olécrane et à la partie voisine de la capsule et on les a parfois considérées comme un muscle spécial, le *sous-anconé*. Le nerf musculo-spiral sépare les portions interne et externe du triceps, aux trois portions duquel il envoie des rameaux nerveux.

L'ARTÈRE BRACHIALE est la continuation inférieure de l'artère axillaire. Elle commence au bord inférieur du pli postérieur de l'aisselle, au niveau du bord interne du muscle coraco-brachial : de ce point elle suit le bord interne du biceps jusqu'au milieu du pli du coude, et là, au niveau de la tête du radius, elle se divise en artère radiale et artère cubitale. Les muscles décrits ci-dessus recouvrent légèrement le trajet de cette artère et celle-ci, d'abord située en dedans de la diaphyse humérale sur le triceps et le brachial antérieur, se place graduellement en avant de l'extrémité inférieure de cet os au-dessous de l'aponévrose semilunaire du biceps. L'artère humérale donne en dehors sept ou huit branches musculaires qui se distribuent aux muscles voisins et en dedans quatre branches principales, qui sont :

L'*artère profonde supérieure* (*humérale profonde*) tire son origine de l'artère brachiale au-dessous du grand rond et quelquefois elle naît de l'axillaire par un tronc qui lui est commun avec la circonflexe postérieure. Peu après son origine elle donne des *branches musculaires* au deltoïde, au coraco-brachial et à la longue portion du triceps ; une *branche anastomotique*, qui se rend à l'artère circonflexe postérieure et qui joue un rôle important dans l'établissement de la

Planche XLVIII

Figure 1

Dissection de la paume de la main droite, montrant la couche superficielle de l'aponévrose palmaire.

1 Le muscle abducteur du pouce.
2. Bandelette de l'aponévrose palmaire allant à la première phalange du pouce.
3. Nerf latéral du pouce.
4. Bandelette accessoire transversale de l'aponévrose palmaire, décrivant une arcade sur les vaisseaux et les nerfs du pouce.
5. L'artère principale du pouce.
6. La couche superficielle de l'aponévrose palmaire, montrant ses fibres longitudinales et ses prolongements.
7. Arcade de l'aponévrose palmaire, entre les métacarpiens de l'index et du médius au-dessus des vaisseaux et des nerfs digitaux.
8. Tendon du muscle long palmaire.
9 L'artère cubitale, au poignet.
10. Le muscle abducteur du petit doigt.
11. Le nerf latéral externe et l'artère du petit doigt.
12. Arcade de l'aponévrose palmaire, entre le petit doigt et l'annulaire.
13. es branches du nerf médian.

Figure 2

Dissection de la paume de la main droite. La couche superficielle de l'aponévrose palmaire est attirée de côté pour montrer la couche profonde de l'aponévrose et l'arcade artérielle palmaire superficielle.

1. L'artère radio-palmaire (superficialis volae).
2. Le muscle abducteur du pouce.
3. La continuation de l'artère radio-palmaire.
4. La couche profonde de l'aponévrose palmaire, recouvrant le nerf médian et les tendons des fléchisseurs.
5. Le muscle court fléchisseur du pouce.
6. L'arcade palmaire superficielle.
7. Les branches digitales du nerf médian.
8. La couche superficielle de l'aponévrose palmaire, érignée de côté.
9. Branches du nerf médian se divisant, au niveau des espaces interdigitaux, en nerfs des doigts.
10. Le ligament annulaire.
11. L'artère cubitale.
12. Le nerf cubital.
13. Le muscle abducteur du petit doigt.
14. Branches du nerf médian.
15. L'artère collatérale externe du petit doigt.
16. Branche de l'arcade palmaire superficielle.
17. Insertion tendineuse de l'aponévrose palmaire au métacarpien du doigt annulaire.
18. Tendon du fléchisseur superficiel de l'annulaire.
19. Divisions digitales du nerf médian.

Figure 3

Dissection de la paume de la main droite, montrant la situation de l'arcade palmaire superficielle et les rapports de ses branches digitales avec les nerfs et les tendons fléchisseurs.

1. Le tendon du fléchisseur radial du carpe.
2. Le nerf médian au-dessus du ligament annulaire.
3. Le muscle abducteur du pouce.
4. Le nerf médian, au-dessous du ligament annulaire.
5. L'artère principale du pouce.
6. Le tendon fléchisseur de l'index.
7. Arcade aponévrotique.
8. Gaine des tendons fléchisseurs.
9. Arcade aponévrotique.
10. La division de chaque tendon du fléchisseur superficiel en deux branches, qui vont s'insérer sur les côtés de la deuxième phalange, ou phalange intermédiaire.
11. Branches anastomotiques des artères digitales, croisant les articulations des phalanges.
12. Arcade aponévrotique.
13. Plexus artériel terminal
14. L'artère cubitale.
15. Le ligament annulaire.
16. Le nerf cubital.
17. L'arcade palmaire superficielle.
18. Tendon du fléchisseur superficiel.
19. Arcade aponévrotique du tendon fléchisseur de l'annulaire.
20. Tendon du fléchisseur profond de l'annulaire

Figure 4

Dissection de la paume de la main droite. Les tendons sont coupés et enlevés pour montrer l'arcade palmaire artérielle profonde et ses rapports, etc.

1. Le nerf médian au-dessus du ligament annulaire.
2. Le muscle opposant du pouce.
3. Le muscle abducteur du pouce.
4. L'artère radio-palmaire.
5. Le muscle court fléchisseur du pouce.
6. Branche du nerf médian allant au pouce.
7. Le muscle adducteur du pouce.
8. Le tendon du muscle long fléchisseur du pouce
9. L'extrémité coupée des tendons fléchisseurs.
10. Gaine des tendons fléchisseurs.
11. Arcade aponévrotique.
12. Plexus artériel terminal.
13. Le nerf cubital.
14. L'artère cubitale.
15. Le ligament annulaire.
16. Le nerf médian au-dessous du ligament annulaire.
17. Le muscle court fléchisseur du petit doigt.
18. L'arcade palmaire profonde.
19. L'arcade palmaire superficielle.
20. L'extrémité coupée des tendons fléchisseurs.
21. Arcade aponévrotique.
22. Insertion du tendon fléchisseur superficiel sur les côtés de la phalange intermédiaire du doigt annulaire.
23. Le plexus artériel terminal.

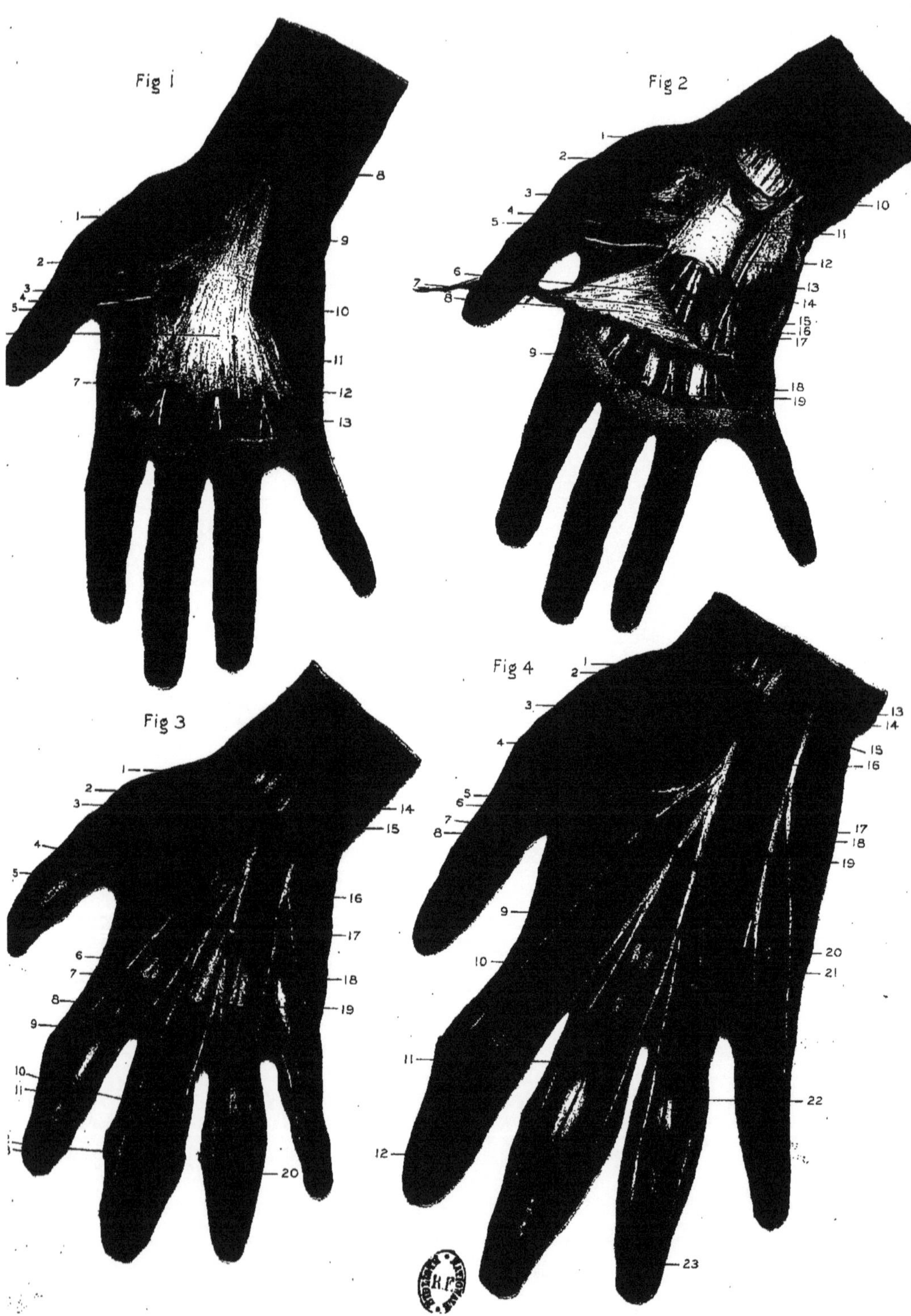
Fig 1
1
2
3
4
5
7
8
9
10
11
12
13
Fig 2
1
2
3
4
5
6
7
8
9
10
11
12
13
14
15
16
17
18
19
Fig 3
1
2
3
4
5
6
7
8
9
10
11
14
15
16
17
18
19
20
Fig 4
1
2
3
4
5
6
7
8
9
10
11
12
13
14
15
16
17
18
19
20
21
22
23

circulation collatérale après la ligature de l'artère principale en ce point; et un *rameau nourricier* qui pénètre dans l'extrémité supérieure de l'humérus, sous la portion externe du triceps. L'humérale profonde se subdivise vers le milieu du bras en deux branches principales : l'une d'elles, la *cubitale*, descend à travers les fibres du triceps jusqu'à l'olécrane, où elle s'anastomose avec la grande anastomotique, la cubitale postérieure et l'intérosseuse récurrente, formant ainsi une partie du réseau artériel olécranien; l'autre branche accompagne le nerf musculo-spiral jusqu'au côté externe du bras, puis, après avoir traversé la cloison intermusculaire, descend profondément avec le nerf radial dans le sillon qui sépare le brachial antérieur du long supinateur et se termine en s'anastomosant avec la récurrente radiale, au niveau de l'épicondyle externe.

L'*artère profonde inférieure* (*collatérale interne*) naît soit par un tronc commun avec l'humérale profonde, soit séparément vers la partie moyenne du bras : son trajet suit celui du nerf cubital à travers la cloison intermusculaire jusque dans l'intervalle qui sépare l'épicondyle interne et l'olécrane; en ce point elle se termine dans le réseau olécranien. La *principale artère nourricière* vient en général d'une des branches musculaires de l'humérale. Elle traverse le tendon du muscle coraco-brachial pour entrer dans le trou nourricier et se divise, à l'intérieur du canal médullaire, en branches ascendante et descendante qui s'anastomosent avec les vaisseaux nourriciers venus du périoste. La *grande anastomotique* naît de la brachiale à six centimètres, deux pouces et demi, au-dessus du pli du coude. Elle se dirige d'abord en dedans, croise le muscle brachial antérieur et se divise en branches, dont une descend en avant entre le brachial antérieur et le muscle rond pronateur, au devant de l'épicondyle interne, et s'anastomose avec l'artère récurrente cubitale antérieure; une autre traverse la cloison intermusculaire et se dirige en arrière pour former le réseau olécranien en s'anastomosant avec la récurrente cubitale postérieure et l'artère profonde inférieure; une troisième enfin décrit d'ordinaire une arcade au-dessus de la fosse olécranienne et rejoint l'artère profonde supérieure. Outre ces branches que l'artère brachiale fournit régulièrement, elle en donne une autre, le *vas aberrans*, qui d'ordinaire est tout à fait insignifiant et s'en détache près de l'humérale profonde ou en même temps que cette dernière ; il descend sur le nerf médian et se distribue à la partie avoisinante du triceps Ce vaisseau joue parfois un rôle important, car il remplace l'artère brachiale, quand cette dernière a subi un arrêt de développement pendant la vie fœtale. Dans ce cas il suit le trajet ordinaire de l'artère brachiale, avec cette différence qu'au lieu d'être placé en arrière du nerf médian il est placé au devant, et il rejoint l'artère radiale ou, très rarement, l'artère cubitale. Son volume varie, et, en se substituant à l'une ou l'autre des branches terminales de la brachiale, il donne lieu à ce qu'on appelle la *bifurcation élevée* de la brachiale. La possibilité d'une telle anomalie ne doit pas être perdue de vue dans la ligature de l'humérale. *La ligne sur laquelle on doit faire l'incision pour la recherche de l'artère brachiale* est la continuation de la ligne de recherche de l'artère axillaire (p. 343) et peut être tracée le long de la dépression bicipitale interne, du milieu de l'espace axillaire au milieu du pli du coude. L'incision sera faite le long de cette ligne, le bras étant dans l'abduction et dans la rotation en dehors. La veine basilique se trouve dans le fascia superficiel et sera tirée de côté. L'aponévrose profonde doit être divisée sur la sonde cannelée et, en reclinant en dehors le biceps, on découvrira la gaîne des vaisseaux du bras, avec le nerf médian placé immédiatement au devant : les pulsations de l'artère pouvant se communiquer à ce nerf, il faut un examen attentif pour ne pas le confondre avec ce vaisseau lui-même.

Ayant longtemps enseigné la médecine opératoire l'auteur croit pouvoir dire que l'étudiant inexpérimenté éprouve plus de difficultés à trouver l'artère brachiale que toute autre artère. Ceci peut être dû à la croyance que cette opération est facile, le trajet de l'artère étant rectiligne et assez superficiel. La situation du nerf médian est très importante et, quand on l'a bien comprise, ce nerf sert de guide pour trouver l'artère. Le médian, à la partie supérieure du bras, est en général au côté externe de l'artère, mais il se rapproche bientôt de la gaîne des vaisseaux du bras et se place au devant d'eux jusqu'au niveau de l'aponévrose semilunaire du biceps; en ce point l'artère passe sur la partie moyenne de l'articulation du coude, et le nerf, placé *sur son côté interne,* continue à descendre entre les deux chefs du muscle rond pronateur. Une dépendance de l'aponévrose profonde maintient le médian en rapport avec la gaîne des vaisseaux, même lorsque le bras est en extension, mais, si l'avant-bras est fléchi après incision de l'aponévrose profonde, le nerf peut être récliné à droite ou à gauche et la gaîne située au-dessous de lui, est ainsi mise à nu. Quand cette dernière a été ouverte, on trouve l'artère avec ses veines satellites de chaque côté. Il faut encore se rappeler que la partie supérieure de l'artère recouvre le nerf musculo-spiral, que le nerf cubital est en dedans et très près d'elle jusqu'à l'insertion du coracobrachial et que, au niveau du coude, le nerf cutané interne est, soit en avant, soit en dedans et tout près de l'artère.

Les *veines satellites de l'artère brachiale* continuent les veines radiale et cubitale profonde (Pl. 46, Fig. 2). La veine interne est en général beaucoup plus grosse que l'artère qu'elle recouvre souvent. De nombreuses anastomoses transversales les réunissent ; elles sont semblables à celles que l'on trouve au niveau de l'artère axillaire et passent soit en avant soit en arrière de l'artère. Ces veines s'unissent dans l'aisselle pour former un seul tronc qui, au niveau du tendon du sous-scapulaire, devient la veine axillaire.

Les *branches terminales du plexus brachial* sont les nerfs médian, musculo-cutané, cubital, les deux nerfs cutanés internes, et le musculo-spiral (nerf radial). Le *nerf médian* est formé de fibres plexiformes qui sont fournies par deux racines que donnent chacun des cordons interne et externe du plexus brachial : ces deux racines s'unissent pour former un seul tronc nerveux situé en dehors de l'artère axillaire, en général au-dessous du muscle petit pectoral (Pl. 45, Fig. 2, N° 23). Pendant son trajet dans le bras le nerf médian ne donne normalement aucune branche. Il est en général, mais pas toujours, d'abord situé en dehors de l'artère, près de l'aisselle, puis il recouvre bientôt la gaîne des vaisseaux du bras et reste ainsi jusqu'au coude, où il se place en dedans de l'artère, comme nous l'avons déjà vu. Les fibres qui forment la racine externe du médian sont fournies par le sixième et le septième nerfs cervicaux, et celles de la racine interne viennent du huitième nerf cervical et du premier nerf dorsal. Le *nerf musculo-cutané* naît du cordon externe du plexus brachial, en même temps que la racine externe du médian, en dehors de l'artère axillaire. Il traverse le muscle coraco-brachial et gagne la cloison par un trajet oblique entre le biceps et le brachial antérieur. Au-dessus de la partie externe du coude, ce nerf traverse l'aponévrose profonde entre le tendon du biceps et le long supinateur, et devient sous-cutané au dessous de la veine médiane céphalique (Pl. 46, Fig. 1, N° 9). Il donne des branches au coraco-brachial, au chef coracoïdien du biceps, et au brachial antérieur. Ce nerf n'est parfois qu'un rameau du médian, et, s'il est absent, le nerf médian fournit les branches nerveuses que le musculo-cutané émet ordinairement ; — dans ce cas, le cordon externe du plexus brachial contribue tout entier à former le médian. La section du nerf musculo-cutané, près de son origine, cause la paralysie des muscles qui fléchissent le coude. Les fibres ont été suivies jusque dans les cinquième et sixième nerfs cervicaux.

Le *nerf cubital* tire son origine du cordon interne du plexus brachial en même temps que la racine interne du nerf médian et le nerf cutané interne. Ce nerf ne donne, en général, aucun rameau dans son trajet brachial. Il est d'abord en dedans de l'artère brachiale, qu'il quitte bientôt pour suivre l'artère humérale profonde, avec laquelle il traverse la cloison intermusculaire, à quatorze centimètres, ou environ cinq pouces, au dessus du coude : il descend sur la portion interne du triceps pour atteindre l'espace qui sépare l'épicondyle interne et l'olécrane. En ce point, il est reçu dans un sillon peu profond, creusé dans la partie postérieure de l'épicondyle (page 348), et peut être senti à travers la peau.

Le *nerf cutané interne* tire son origine du cordon interne du plexus brachial et descend d'abord au dessous de l'aponévrose profonde sur le côté interne de l'artère brachiale. Il traverse l'aponévrose, vers le milieu du bras, par l'*hiatus semi-lunaire*, qui livre aussi passage à la veine basilique, et se divise en branches antérieure et postérieure. La *branche antérieure* passe au dessous de la veine médiane basilique et innerve la peau de l'avant-bras jusqu'au poignet, où elle s'anastomose avec des branches cutanées du nerf cubital. La branche postérieure se divise bientôt en plusieurs rameaux, dont l'un se distribue à la partie postérieure de l'épicondyle interne et s'anastomose avec le petit nerf cutané interne, et l'autre se distribue à la face postérieure de l'avant-bras jusqu'au poignet, au-dessus duquel il s'anastomose avec le nerf cubital. Les fibres qui forment le cubital et le nerf cutané interne tirent leur origine du huitième nerf cervical et du premier nerf dorsal. Le *petit nerf cutané interne* (de Wrisberg) naît aussi du cordon interne du plexus brachial, dont les fibres sont fournies par le premier nerf dorsal. Il est d'abord situé au côté interne de la veine axillaire et, près du pli antérieur de l'aisselle, il s'unit en général avec le rameau postérieur de la branche cutanée latérale du deuxième nerf intercostal, ou *nerf intercosto-huméral* : le nerf composé ainsi formé perce l'aponévrose profonde et innerve la peau de la partie interne du bras jusqu'au niveau du coude.

Le *nerf musculo-spiral* tire son origine du cordon postérieur du plexus brachial, en même temps que le nerf circonflexe (page 346), leurs fibres étant fournies par les sixième, septième et huitième nerfs cervicaux et par le premier nerf dorsal. Le nerf musculo-spiral est le plus gros des nerfs du bras. Il descend en arrière de la partie supérieure de l'artère brachiale, passe entre les portions externe et interne du triceps et contourne obliquement la face postérieure de la diaphyse humérale, dans la gouttière de torsion, en même temps que l'artère humérale profonde. Il perce ensuite la cloison intermusculaire et entre dans le sillon qui sépare le brachial antérieur et le long supinateur, qu'il innerve tous deux ; puis, arrivé sur le côté externe du tiers inférieur du bras, il se divise en deux branches terminales, le radial et le nerf interosseux postérieur. Dans la première partie de son trajet, derrière l'artère brachiale, le nerf musculo-spiral donne les branches suivantes : le *nerf de la longue portion du triceps;* le *nerf cutané interne postérieur,* qui innerve l'aire cutanée située derrière celle à laquelle se distribue le nerf intercosto-huméral; le *nerf de la portion interne du triceps,* qui envoie quelquefois une anastomose au cubital ; le *nerf du muscle anconé;* le *nerf de la portion externe du triceps* ; et le *nerf cutané externe postérieur,* qui naît du tronc nerveux dans la gouttière de torsion et se subdivise en deux branches : *la branche supérieure* devient superficielle au dessous de l'insertion deltoïdiene et innerve la peau du bras entre ce point et le coude, en dehors de la veine céphalique. *La branche inférieure* descend à l'intérieur de l'aponévrose superficielle de l'avant-bras et innerve la peau qui recouvre le cubitus (page 378). Il est intéressant de noter que le musculo-spiral innerve tous les muscles extenseurs et tous les muscles supinateurs, sauf le biceps. Ce nerf, par suite de ses rapports immédiats avec la diaphyse humérale, est souvent blessé dans les contusions du bras ou dans les fractures de la partie moyenne du corps de l'os.

La *fracture du corps de l'humérus* est un accident très commun, aussi bien la fracture de cause directe que celle de cause indirecte, mais on a souvent accordé à la contraction musculaire une trop grande influence sur le déplacement des fragments de l'os. En fait, il existe rarement un déplacement accentué, quoique l'on puisse observer les différentes déviations décrites, suivant que la fracture siège au dessus ou en dessous de l'insertion deltoïde. Le poids du bras tend à réduire le déplacement et permet rarement un raccourcissement marqué. Dans le traitement de toutes les fractures du bras, il est de la plus grande importance que l'articulation de l'épaule et celle du coude soient parfaitement immobilisées, de façon à maintenir les fragments *dans le prolongement l'un de l'autre.* Le *défaut de consolidation* de ces fractures serait moins fréquent si cette règle de conduite était bien observée. *Dans l'amputation faite à la partie moyenne* du bras par la méthode à lambeaux ovales antérieur et postérieur, la disposition des organes est la suivante, si l'amputation est faite sur le bras gauche (Pl. 51, Fig. 1). Le lambeau antérieur est surtout formé par le biceps (N° 1), et le lambeau postérieur est constitué principalement par le triceps

(N° 5), qui contient l'artère grande anastomotique (N° 11). Du côté interne, entre les lambeaux, sont le nerf cubital (N° 4, le nerf médian (N° 3), et les vaisseaux brachiaux (N° 8). Du côté externe, dans l'angle formé par les lambeaux, on trouve la section de l'humérale profonde (N° 9) et le nerf musculo-spiral (N° 10).

L'ossification du corps de l'humérus est presque complète à la naissance, quoique les extrémités soient entièrement cartilagineuses. La tête de l'os ne commence pas à s'ossifier avant la deuxième année, et les tubérosités avant la troisième. Il n'y a, en général, qu'un point d'ossification pour les deux tubérosités, mais il peut en exister un pour chacune d'elles. La gouttière bicipitale est produite par la pression constante et forte que le long tendon du biceps exerce sur l'os en train de s'accroître. Les points d'ossification de la tête et des tubérosités se réunissent vers la cinquième année de la vie et forment l'épiphyse supérieure, qui ne se réunit à la diaphyse que vers l'âge de vingt-deux ans. La partie de l'extrémité inférieure de l'humérus, qui s'articule avec le radial, se développe par un point d'ossification qui se développe pendant la troisième année, et la partie cubitale de cette même extrémité ne commence à s'ossifier que dans la douzième année. L'épicondyle interne se forme dans la cinquième année, et l'épicondyle externe vers l'âge de quatorze ans. Les épicondyles et la trochlée se réunissent vers l'âge de dix-sept ans et forment l'épiphyse inférieure, qui s'unit à la diaphyse un an plus tard. Il est à noter qu'après l'âge de seize ans, c'est surtout au niveau de l'épiphyse supérieure que s'accroît l'humérus.

LA RÉGION DU COUDE

Le coude est formé par l'extrémité inférieure de l'humérus et l'extrémité supérieure du cubitus, qui s'adaptent l'une à l'autre de façon à former une charnière dont la résistance est considérable et par laquelle l'avant-bras est rattaché au bras. Les détails de la conformation de l'extrémité inférieure de l'humérus ont déjà été décrits (page 348). L'extrémité supérieure du cubitus est parmi les parties les plus remarquables du squelette et possède des caractères très spéciaux. Elle est formée par deux apophyses saillantes que sépare une encoche profonde. L'apophyse qui s'étend en arrière est appelée l'*olécrane* parce qu'elle forme la saillie du coude. C'est une éminence osseuse épaisse et solide, terminée par un sommet recourbé qui se loge dans la fosse olécranienne de l'humérus, quand l'avant-bras est étendu. La base de l'olécrane présente un rétrécissement au niveau du point où elle se joint au corps de l'os ; cette base correspond à la ligne épiphysaire de l'olécrane et c'est en ce point que porte en général le trait de fracture quand cette partie de l'os se brise. La face postéro-supérieure de l'olécrane est à peu près de forme carrée et présente une surface rugueuse sur laquelle s'insère le muscle triceps (page 354). La face antérieure est lisse et forme la partie supérieure de l'encoche profonde qui porte le nom de *grande cavité sigmoïde* et s'articule avec la trochlée humérale. Le fond de cette cavité présente une ligne transversale qui indique le rétrécissement de la base de l'olécrane dont nous avons parlé plus haut. Cette cavité se termine en bas par l'*apophyse coronoïde* : cette dernière saillie se détache du corps de l'humérus, se recourbe en haut et se termine par un bec qui, lorsque le bras est fléchi, se loge dans la fosse coronoïdienne de l'humérus. La base de l'apophyse coronoïde est large et se continue directement avec le corps du cubitus. Cette apophyse n'est pas une épiphyse et sa fracture est à peine possible. Le muscle brachial antérieur s'attache à la base de cette saillie et à la partie voisine du cubitus. On trouve sur la face externe de l'apophyse coronoïde une cavité étroite, de forme oblongue, la *petite cavité sigmoïde,* qui reçoit la tête du radius. L'extrémité supérieure du radius, quoiqu'étant comprise dans l'articulation du coude, n'en fait pas partie au point de vue fonctionnel. Les parties contiguës à la tête du radius sont disposées de façon à la maintenir en place, de telle sorte que la fonction que cet os remplit par rapport à la main puisse s'exercer sans gêner les mouvements du coude. L'extrémité supérieure du radius est appelée *tête* de cet os. C'est un disque arrondi, creusé d'une dépression en forme de capsule, qui glisse sur le capitulum qu'on trouve sur la face externe du condyle de l'humérus. La partie interne de la surface marginale de la tête radiale est maintenue en contact avec la petite cavité sigmoïde du cubitus par le ligament orbiculaire, dans l'attitude ordinaire de l'avant-bras. Pendant la rotation du radius la plus grande partie du bord de la tête roule dans la cavité. Au-dessous de la tête, l'os est cylindrique et présente un rétrécissement : C'est le *col*, qui s'unit au corps du radius au niveau du *tubercule* saillant situé sur le côté interne de l'os ; c'est à la face postérieure et inférieure de ce tubercule que s'insère le tendon du biceps.

L'ARTICULATION DU COUDE est un *ginglyme* ou *articulation trochléenne*. Les cavités sigmoïdes du cubitus et la surface trochléenne de l'humérus sont recouvertes par un cartilage articulaire, ainsi que la tête du radius. Comme nous venons de le voir cette dernière ne fait partie du coude que dans le but d'associer sa fonction de rotation aux mouvements que le cubitus peut exécuter en même temps. C'est pour cela qu'elle n'est reliée à l'humérus par aucun ligament spécial, mais elle est maintenue en rapport avec le cubitus par *le ligament orbiculaire* qui forme une sorte de collier autour du col du radius, et dont les extrémités s'insèrent aux bords antérieur et postérieur de la petite cavité sigmoïde. Ceci constitue *l'articulation radio-cubitale supérieure*, dont la principale fonction est d'empêcher le biceps de luxer le radius en avant. Le bord inférieur du ligament orbiculaire est tendu et plus étroit que son bord supérieur, ce dernier étant plus lâche et se confondant avec les fibres des parties antérieure et externe du ligament capsulaire qui entoure le coude. Le *ligament capsulaire* n'est pas homogène et s'insère à l'humérus, au dessus de l'apophyse coronoïde en avant, aux bords de la fosse olécranienne en arrière, et de chaque côté à la face inférieure des épicondyles. En bas, la capsule s'attache au cubitus, sur les bords externes de l'olécrane et de l'apophyse coronoïde et au bord de la grande cavité sigmoïde, et en dehors elle adhère à la partie supérieure du ligament orbiculaire.

Le ligament capsulaire est renforcé par des fibres accessoires qui sont quelquefois spécialisées de façon à former des ligaments antérieur, postérieur, latéral interne et latéral externe. Ceux-ci ne peuvent être séparés de la capsule, mais il est important de noter leurs particularités, car ils limitent, jusqu'à un certain point, l'étendue des mouvements de la jointure. Le *ligament antérieur* est formé par une bande oblique de fibres qui vont de l'épicondyle interne à la partie externe de l'apophyse coronoïde et au ligament orbiculaire voisin. Il limite le mouvement d'extension. Quelques-unes des fibres d'insertion du brachial antérieur s'insèrent à cette partie de la capsule, de telle sorte que pendant la flexion cette partie, attirée en haut, est dégagée d'entre les os. Le *ligament latéral interne* consiste en fibres résistantes qui partent de l'épicondyle interne et rayonnent de ce point, quelques-unes allant s'insérer à l'apophyse coronoïde, et d'autres à l'olécrane, tandis qu'un petit faisceau de fibres s'étend transversalement entre les deux apophyses, à travers l'échancrure interne de la grande cavité sigmoïde, protégeant ainsi les petits vaisseaux qui pénètrent en ce point dans l'articulation. Le muscle fléchisseur superficiel des doigts s'insère au ligament latéral interne (page 381). Les fibres qui forment le *ligament latéral externe* vont de l'épicondyle externe au ligament orbiculaire, et donnent insertion aux muscles extenseur commun des doigts et court supinateur. Le *ligament postérieur* est très faible et est composé de fibres minces et lâches qui s'étendent, à la partie postérieure de l'articulation, du bord de la fosse olécranienne aux bords de l'apophyse olécranienne. Quelques-unes des fibres profondes du triceps s'insèrent sur lui, et par suite il est attiré en haut lorsque ce muscle se contracte. Lorsqu'on ouvre la capsule, on y trouve d'ordinaire de grosses masses adipeuses qui sont contenues dans les plis de la synoviale et occupent les diverses fossettes de l'humérus et les échancrures que l'on trouve sur les côtés de la grande cavité sigmoïde du cubitus. La *membrane synoviale* tapisse toute la face interne de la capsule, et elle forme au dessous du tendon du triceps un large cul-de-sac qui devient apparent de chaque côté de l'olécrane, en cas de synovite. Il est à noter, également, que dans tous les cas où l'articulation du coude est distendue par un épanchement chronique, la position prise par l'avant-bras est celle de la demi-flexion qui permet à l'articulation de contenir la plus grande quantité possible de liquide. La face interne du ligament orbiculaire est également munie d'un prolongement de la synoviale, qui facilite le glissement de la tête du radius. Plusieurs petits replis de cette membrane sont en rapport avec le ligament orbiculaire. L'un d'eux joint la tête du radius au capitulum, et un autre s'étend entre le bord inférieur de la petite cavité sigmoïde et le col du radius. Ce dernier restreint un peu les mouvements de pronation et de supination. Les mouvements de flexion et d'extension du coude ne sont probablement pas gênés par l'olécrane et l'apophyse coronoïde du cubitus, parce qu'ils sont reçus dans leurs fosses respectives ; mais les ligaments et les tendons qui sont situés en avant et en arrière de l'articulation restreignent beaucoup ces mouvements. Ce fait est important pour le traitement de toutes les lésions du coude, car l'épaississement résultant de l'inflammation plastique qui atteint les ligaments et les tendons, dans ce cas, peut arriver à produire l'ankylose. C'est une des raisons pour lesquelles il faut imprimer, de bonne heure, à l'article des mouvements passifs souvent répétés, lorsque des symptômes d'inflammation aiguë persistent dans toute luxation ou fracture du coude.

Par suite de l'*obliquité* de la trochlée de l'extrémité inférieure de l'humérus, si le bras est dans l'extension et la main en supination, l'avant-bras fait avec la ligne du bras un angle d'environ dix degrés. Une ligne tirée d'un épicondyle à l'autre, à l'extrémité inférieure de l'humérus, formera un angle droit avec l'axe du bras, mais elle fera un angle obtus avec l'axe de l'avant-bras. Ceci explique pourquoi l'avant-bras, en se fléchissant, se porte en dedans, de sorte que la main se rapproche de la ligne médiane du corps, et aussi pourquoi il n'est pas possible que la main se pose à plat sur l'épaule du même côté. Quand l'avant-bras est dans l'extension, les épicondyles de l'humérus et l'olécrane se trouvent placés sur la même ligne droite transversale, mais, dans la flexion, ces points forment un triangle, l'olécrane étant amené en avant de la ligne transversale qui joint les épicondyles. L'olécrane est plus rapproché de l'épicondyle interne que de l'épicondyle externe. Quand l'olécrane est très proéminent, son sommet se trouve au dessus de la ligne transversale des épicondyles quand l'avant-bras est étendu le plus possible. Ces saillies osseuses forment les points de repère principaux de cette région et, comme on peut toujours les sentir à travers la peau, leurs rapports dans la flexion et l'extension, comme nous venons de l'indiquer, doivent être soigneusement notés dans toutes les lésions du coude. On doit aussi remarquer que, pour cette articulation comme pour toutes les autres, la comparaison de la jointure avec celle du côté opposé pourra servir à lever bien des doutes.

La *peau de la face antérieure du coude* est très mince et très fine, et, quoique le tissu sous-cutané puisse renfermer une certaine quantité de graisse, il est, en général, facile de reconnaître les rapports des tendons du biceps : en arrière au contraire, sur l'olécrane, la peau est lâche, épaisse et rugueuse, et forme des plis transversaux quand le bras est étendu. En avant de chaque coude, on voit sur le côté externe de l'articulation une saillie formée par le relief du muscle long supinateur et du muscle extenseur, et, sur le côté interne, une saillie produite par le rond pronateur et les muscles fléchisseurs. Le tendon du biceps plonge entre ces saillies, dans la *fosse ante-cubitale* ainsi formée, et on peut noter, chez les sujets bien musclés, un sillon qui remonte de chaque côté du tendon pour aller se confondre respectivement avec les dépressions bicipitales externe et interne. Le bord externe du tendon du biceps est plus facile à reconnaître que le bord interne parce que l'expansion aponévrotique semi-lunaire se détache de ce dernier.

Les veines superficielles du pli du coude, décrites d'ordinaire comme formant la lettre M n'offrent pas toujours cette dispostion, parce que les veines sont sujettes à beaucoup de variabilité dans leur disposition (Pl. 45, 46 et 47) sur l'aponévrose bicipitale. L'anomalie porte le plus souvent sur le côté radial, par suite de l'absence des veines radiales tributaires. En général les veines radiales partent du côté radial de l'avant-bras, se dirigent en haut et vont se jeter dans la veine céphalique (page 349), et les veines cubitales se vident dans la veine basilique (page 351); la *veine médiane antérieure* monte du poignet jusqu'au pli du coude, et, en ce point, après avoir reçu le sang des veines profondes de l'avant-bras par l'intermédiaire de la *veine anastomotique* (Pl. 46, Fig. 2, N° 10, et Pl. 47, Fig. 2, N° 16), elle se divive en deux branches, respectivement appelées veine médiane basilique et veine médiane céphalique. La *veine médiane basilique* occupe en général le sillon bicipital interne et rejoint la veine cubitale postérieure au-dessus du condyle interne, au moment où cette veine se jette dans la veine basilique ; la *médiane céphalique* suit le sillon bicipital externe et rejoint la veine radiale pour former la veine céphalique. Ces veines sont en général visibles à travers la peau, si le sujet n'est pas trop gras. La veine médiane basilique est en général choisie pour pratiquer la saignée parce qu'elle est plus grosse, plus saillante et que ses rapports sont relativement fixes. Elle passe sur l'expansion aponévrotique du biceps, et son trajet correspond si exactement à celui de l'artère brachiale dont l'aponévrose la sépare, que chez certains individus maigres les pulsations de l'artère se communiquent à la veine.

La force et l'épaisseur de l'aponévrose du biceps sont en relation directe avec le développement musculaire général, comme on l'observe pour tous les prolongements d'une aponévrose profonde quelconque. On trouve parfois au coude *deux* veines médianes basiliques (Pl. 46). Des rameaux du nerf cutané interne se trouvent en général tout près et en dedans de la veine médiane basilique, et des filaments du musculo-cutané se rendent à l'avant-bras en suivant son côté externe. Les rapports des vaisseaux et des nerfs de chaque côté du tendon du biceps sont intéressants à connaître. Dans le sillon externe qui se trouve entre le tendon et le muscle long supinateur sont placés les rameaux terminaux des nerfs musculo-cutané et musculo-spiral, ainsi que les artères humérale profonde et récurrente radiale (Pl. 46, Fig. 1, N° 10) Dans le sillon interne, sous l'expansion aponévrotique du biceps, on

Planche XLIX

Figure 1

Dissection des muscles de l'avant-bras droit et de la main en pronation, pour montrer les rapports des tendons extenseurs du pouce avec l'artère radiale.

1. Le tendon du muscle biceps.
2. Le muscle long supinateur.
3. Le muscle long extenseur radial (premier radial externe).
4. Le muscle extenseur commun des doigts.
5. Le tendon du muscle court extenseur radial (deuxième radial externe).
6. Le ligament annulaire postérieur.
7. Le tendon du muscle long extenseur du pouce.
8. Le tendon du muscle radial long extenseur (premier radial externe).
9. Le tendon du muscle extenseur propre de l'index.
10. Le tendon de l'extenseur commun des doigts destiné à l'index.
11. Le tendon du médius.
12. Le muscle radial fléchisseur du carpe.
13. Le muscle fléchisseur superficiel des doigts.
14. Le tendon du muscle radial fléchisseur du carpe, au poignet.
15. Le muscle long abducteur du pouce.
16. Le muscle court extenseur du pouce.
17. L'artère radiale.
18. Le muscle court abducteur du pouce.
19. L'un des tendons du muscle interosseux adducteur du médius, se confondant avec le tendon du muscle extenseur commun.

Figure 2

Dissection des muscles et des tendons de la face postérieure de l'avant-bras droit et de la main, en extension.

1. Le condyle interne de l'humérus.
2. Le muscle cubital extenseur du carpe.
3. Le muscle extenseur commun des doigts.
4. Le muscle extenseur du petit doigt.
5. Le ligament annulaire postérieur.
6. Le tendon du muscle radial court extenseur (deuxième radial externe).
7. Le tendon que le muscle extenseur commun envoie au petit doigt.
8. La bandelette tendineuse unissant les tendons du médius et de l'annulaire.
9. Le muscle extenseur commun des doigts.
10. Le muscle long supinateur.
11. Le muscle long radial extenseur du carpe (premier radial externe).
12. Le muscle long abducteur du pouce.
13. Le tendon du muscle court extenseur radial.
14. Le muscle court extenseur du pouce
15. Le muscle long extenseur du pouce.
16. Le muscle abducteur du pouce.

Figure 3

Dissection des tendons du dos de la main gauche, montrant les rapports des nerfs et des artères.

1. Le muscle long abducteur du pouce.
2. Le muscle court extenseur du pouce.
3. Le muscle long extenseur du pouce.
4. Le tendon du muscle radial court extenseur du carpe (second radial externe).
5. Le tendon du muscle radial long extenseur du carpe (premier radial externe).
6. Rameaux que le nerf radial envoie au pouce et à l'index.
7. Le ligament annulaire postérieur.
8. Le nerf commun aux faces adjacentes du pouce et de l'index.
9. Le muscle abducteur du pouce.
10. Les nerfs qui se rendent aux faces contiguës de l'index et du médius.
11. Le tendon de l'index dans sa gaîne aponévrotique.
12. Le muscle cubital extenseur du carpe.
13. Le corps du cubitus.
14. Le troisième interosseux dorsal.
15. Les branches du nerf cubital qui se rendent à l'annulaire et au petit doigt.
16. Nerf commun aux faces adjacentes de l'annulaire et du médius.
17. Tendon que l'extenseur commun fournit au médius.
18. Une des artères interosseuses dorsales.

Fig 1
Fig 2
Fig 3
12
13
14
15
16
17
18
19
8
9
10
11
1
2
3
4
5
6
7
8
9
10
11
12
13
14
15
16
1
2
3
4
5
6
7
8
9
10
11
12
13
14
15
16
17
18

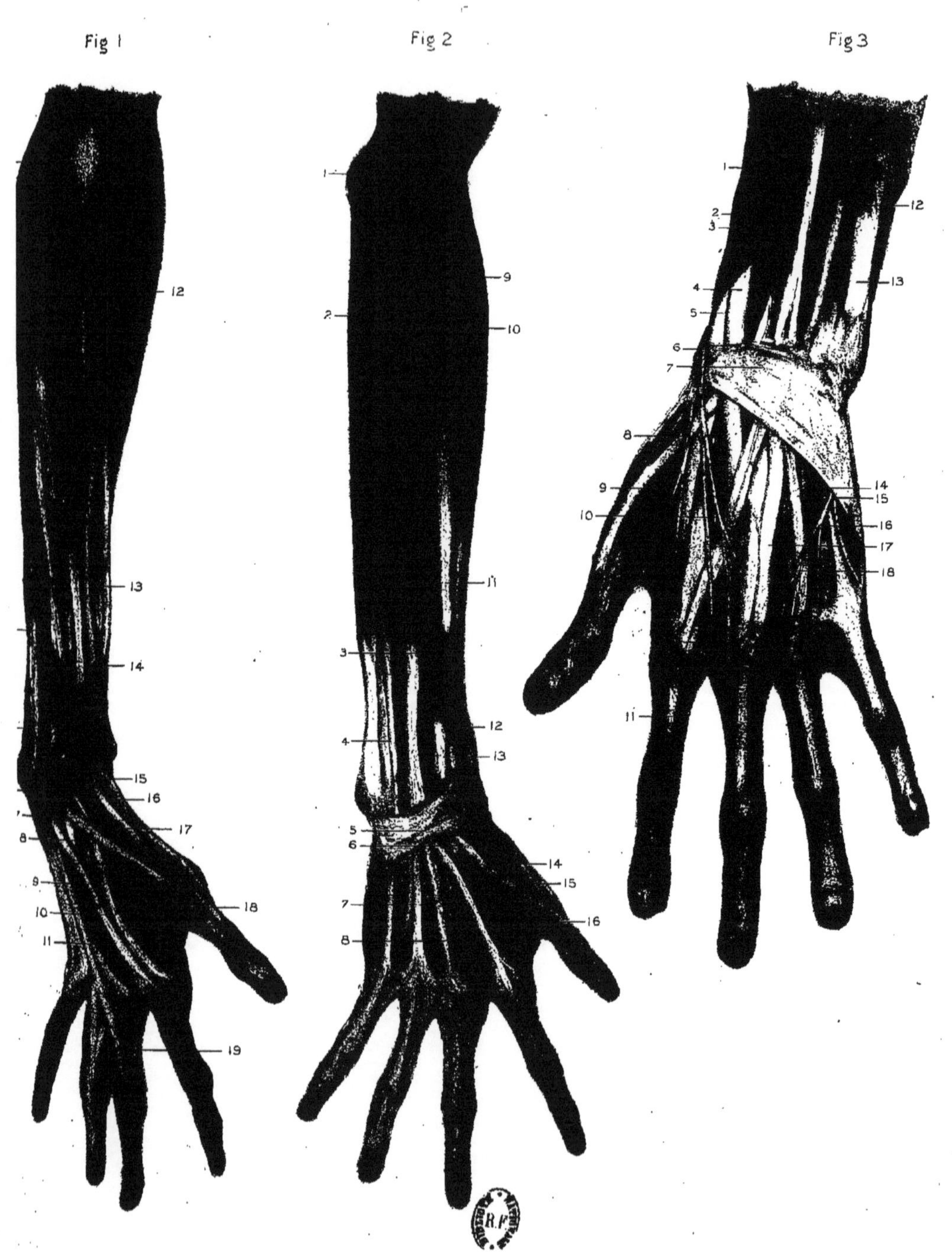

R.F.

trouve le nerf médian, l'artère brachiale et ses deux veines satellites, ainsi que l'anastomose qui joint entre elles les artères anastomotique et récurrente cubitale antérieure. Le *nerf médian, au coude,* est sur le côté *cubital* de l'artère brachiale et descend, sous l'aponévrose, entre les deux nerfs du rond pronateur (page 379), après avoir, au préalable, envoyé des branches au muscle fléchisseur superficiel et aux deux chefs du muscle pronateur. L'*artère brachiale, au coude,* passe sous l'expansion aponévrotique du biceps et rejoint le milieu de l'articulation, puis en ce point, vis-à-vis la tête du radius, elle bifurque pour donner les artères radiales et cubitales. Le muscle brachial antérieur, passant sur l'articulation du coude pour aller s'insérer à l'apophyse coronoïde du cubitus supporte la terminaison de l'artère brachiale, tout en servant de couverture protectrice à la jointure. Il est possible, quand le coude est en flexion forcée, de comprimer l'artère entre les masses musculaires, mais une telle pression, qui porte nécessairement aussi sur le nerf médian, est si pénible qu'elle ne peut être supportée que très peu de temps. Quand l'expansion aponévrotique du biceps est enlevée, on voit les origines des *veines brachiales,* formées par les veines profondes satellites des artères de l'avant-bras, ainsi que leurs rapports avec l'artère brachiale (Pl. 46, Fig. 2, N° 8). Le nerf cubital se loge, entre l'olécrane et l'épicondyle interne, dans un sillon sous-cutané. Il est en rapport intime avec l'artère récurrente cubitale postérieure. Quelquefois le nerf cubital, au lieu de passer en arrière de l'épicondyle, passe en avant. On voit immédiatement au-dessous de l'épicondyle externe une dépression toujours notable, même s'il y a beaucoup de graisse dans le tissu sous-cutané. Cette dépression fait ressortir le contour gracieux de cette partie de l'avant-bras et elle est plus marquée dans l'extension : elle correspond à l'intervalle qui sépare le long supinateur et le radial extenseur du carpe (premier radial externe) du bord externe de l'anconé. Cette dépression est importante au point de vue chirurgical, car on peut y sentir rouler la tête du radius dans les mouvements de rotation de l'os, ce qui permet de reconnaître l'interligne articulaire du coude. Si l'avant-bras est placé dans une position de pronation extrême, on peut sentir le tubercule du radius, situé plus bas que la tête. Les *vaisseaux lymphatiques superficiels* de l'avant-bras accompagnent les veines superficielles vers le côté interne du coude et se terminent dans un *ganglion lymphatique* situé immédiatement au-dessus de l'épicondyle interne. Ce ganglion peut être envahi dans les affections septiques des doigts ou de la main, et ceci mérite qu'on se le rappelle, car c'est le ganglion le plus inférieur du membre supérieur.

Le *coude présente trois bourses séreuses* : une entre l'insertion du tendon du biceps et le tubercule du radius, une petite, inconstante, sur l'épicondyle interne, et une grande sur l'olécrane. Cette dernière est fréquemment le siège d'un épanchement, et l'articulation peut être atteinte, si cette bourse s'enflamme, car elle communique avec la synoviale. L'articulation du coude reçoit des filets des nerfs cubital et médian. Dans certaines lésions de l'articulation, le malade peut ressentir de vives douleurs dans les parties du bras auxquelles ces nerfs se distribuent. Les anastomoses des artères autour de l'olécrane et de la partie postérieure de la capsule du coude forment le *réseau olécranien*. Les vaisseaux qui constituent ce réseau viennent des artères anastomotique, humérale profonde et collatérale interne (qui sont des branches de l'humérale), et des artères récurrente cubitale postérieure et récurrente interosseuse. Il est important de noter que leur disposition est telle que le cours du sang n'y peut être interrompu par la tension de l'aponévrose superficielle, quand le coude est fortement fléchi et que le courant sanguin peut être arrêté, par la pression, dans l'artère humérale, au niveau de sa bifurcation. Il est aussi à remarquer que les artères sont plus nombreuses sur l'épicondyle interne que sur l'épicondyle externe.

La forme la plus commune de *luxation* du coude est celle dans laquelle les os de l'avant-bras sont déplacés en arrière, sur l'extrémité inférieure de l'humérus. Dans de tels cas, lorsque le déplacement est complet, on trouve l'apophyse coronoïde dans la fosse olécranienne et la tête du radius fait saillie derrière l'épicondyle externe. Les ligaments antérieur et latéraux sont déchirés, le ligament orbiculaire est rarement atteint, et le ligament postérieur peut être déchiré ou rester intact, suivant la nature de la violence et sa direction. Le tendon du biceps forme une corde tendue sur la face trochléenne de l'humérus tandis que l'insertion du brachial antérieur est en général rompue. Les nerfs médian et cubital sont forcément tiraillés.

Les *fractures* de l'extrémité inférieure de l'humérus peuvent intéresser l'articulation du coude surtout chez les jeunes sujets. Elles sont causées par un choc direct reçu sur la pointe du coude. L'olécrane est quelquefois enfoncé dans la fosse olécranienne avec une violence telle que l'extrémité de l'humérus est brisée transversalement à sa base, et cette fracture peut être compliquée par un trait de fracture vertical séparant les deux parties condyloïdiennes de l'os, et constituant ainsi la fracture en T. Des deux épicondyles, l'interne se fracture très rarement seul, à cause de sa structure et parce qu'il ne fait qu'une légère saillie, tandis que l'interne se brise souvent. Ce dernier peut se détacher suivant sa ligne épiphysaire, avant l'âge de dix-huit ans. Le déplacement des parties est rare dans la fracture de l'épicondyle interne, car il est enveloppé par les fortes aponévroses des muscles fléchisseurs communs de l'avant-bras. Chez les enfants, la séparation de l'épiphyse inférieure de l'humérus n'occasionne qu'une difformité très minime, parce que la ligne épiphysaire est presque tout entière enfermée dans la capsule articulaire du coude. L'*olécrane* se fracture le plus souvent immédiatement au-dessus du rétrécissement qui traverse la grande cavité sigmoïde et qui correspond à la ligne épiphysaire. Le déplacement des fragments dépend de la déchirure plus ou moins étendue du périoste et des ligaments et est causé par la contraction du triceps. La fracture de l'apophyse coronoïde du cubitus et de la tête ou du col du radius ne se rencontre guère, grâce à la disposition anatomique de cet os, que dans de grands délabrements accompagnés de dislocation de la jointure.

Lorsque la *désarticulation du coude* a été faite par la méthode à lambeau antéro-postérieur, voici quelle est la situation des organes (Pl. 51, Fig. 2). Le lambeau antérieur est constitué surtout par le biceps et le brachial antérieur, et on y trouve la section du nerf médian (n° 1), de l'artère brachiale et des veines brachiales (n°s 2 et 3). Le nerf cubital et l'artère récurrente cubitale postérieure sont en rapport avec l'épicondyle interne, tandis que le nerf musculo-spiral est tout près de l'épicondyle externe, et que l'artère récurrente radiale est dans l'angle externe formé par les lambeaux. Le lambeau postérieur est formé par les téguments et par le tendon du muscle triceps (n° 12), auquel adhère l'apophyse olécranienne détachée du cubitus. Dans le bord interne du lambeau postérieur est une branche récurrente de l'artère brachiale et on trouve l'artère grande anastomotique dans l'angle interne formé par les lambeaux.

Dans la *résection du coude* on est toujours exposé à blesser le nerf cubital, à cause de ses rapports intimes avec l'épicondyle interne et de la difficulté qu'on éprouve à détacher de cette saillie osseuse les tissus qui la recouvrent. Il est très important de laisser intact le périoste de l'olécrane et l'aponévrose résistante du muscle anconé, de façon à pouvoir séparer le triceps du cubitus. Voici quels sont les rapports que présentent les organes mis à nu (*bras gauche*) lorsqu'on adopte le procédé de l'incision verticale postérieure (Pl. 52, Fig. 6) ; la section du tendon du triceps (n° 2) se trouve immédiatement au-dessus de la surface trochléaire de l'extrémité inférieure de l'humérus (n° 3) ; on voit, sur le côté externe de l'olécrane, qui est dénudé de son périoste (n° 8), la tête du radius (n° 4) et l'artère récurrente radiale (n° 5), tandis qu'en dedans sont le nerf cubital (n° 7) et l'artère récurrente cubitale postérieure.

Comme exemple des lésions traumatiques que le coude peut supporter sans être atteint dans sa force ou dans sa mobilité, il est utile de rapporter le cas suivant, personnel à l'auteur. Un jeune homme de vingt et un ans tomba sur le coude, l'avant-bras étant dans la demi-flexion et se fractura l'épicondyle interne et l'extrémité supérieure du cubitus au-dessous de l'apophyse coronoïde. Sept semaines plus tard, alors qu'il était en train de recouvrer l'usage de l'articulation du coude à la suite de mouvements passifs imprimés à celle-ci, il fit une nouvelle chute dans laquelle il se fractura l'olécrane du même coude, le trait de fracture traversant la grande cavité sigmoïde.

Par suite, probablement, de mouvements passifs auxquels on avait récemment soumis le triceps, et grâce certainement à une déchirure très étendue des ligaments et du périoste, l'apophyse remonta de la largeur de la main. La contusion locale et l'épanchement sanguin furent exceptionnellement prononcés dans les deux traumatismes, mais en deux mois l'articulation avait complètement recouvré sa mobilité et sa force, et, par la mensuration, on pouvait s'assurer que l'olécrane était soudé au cubitus, sans aucun déplacement, ce qui est rarement obtenu dans cette fracture.

LA RÉGION DE L'AVANT-BRAS

Les diaphyses du radius et du cubitus, au dessous des extrémités supérieures de ces os déjà décrites avec le coude, s'allongent parallèlement jusqu'au poignet : leur configuration spéciale leur permet non seulement de servir de support aux parties molles de l'avant-bras, mais aussi de remplir leurs fonctions respectives, le cubitus étant surtout employé pour la flexion et l'extension, tandis que le rôle du radius est de faire tourner la main en pronation et en supination. Le radius est placé en dehors, du côté du pouce, le cubitus est en dedans, du côté du petit doigt.

Le *corps du radius*, au dessus du tubercule bicipital, est de forme prismatique, et il s'élargit graduellement jusqu'au quart inférieur de l'os, où il se renfle en une extrémité à quatre faces, pour former l'articulation du poignet. Le radius est légèrement recourbé en avant et en dedans ; il présente un bord externe, convexe dans toute son étendue, et un bord interne ou cubital qui porte en son milieu une crête tranchante, longitudinale, à laquelle s'insère le ligament interosseux : ce ligament réunit le radius avec le bord tranchant du cubitus placé vis-à-vis. L'*extrémité inférieure du radius* est la partie la plus large de l'os. Elle est terminée par la *surface articulaire carpienne*, qui présente *deux facettes concaves ;* la facette externe, triangulaire, reçoit la face supérieure convexe du scaphoïde, et l'interne, de forme carrée, s'articule avec l'os semi-lunaire. Le bord externe de la facette scaphoïdienne est étroit et se prolonge en bas en une saillie conique, appelée l'*apophyse styloïde du radius.* Le bord interne de la facette du semi-lunaire est situé sur un niveau bien plus élevé que le précédent, et présente une dépression par laquelle il s'articule avec le bord convexe de l'extrémité inférieure du cubitus. Les bords de la *dépression cubitale* se réunissent au dessus de celle-ci et se continuent avec la crête interosseuse de l'os. La face externe de l'apophyse styloïde et la face postérieure de l'extrémité du radius, qui lui est voisine, sont creusées pour donner passage aux tendons des muscles extenseurs (page 384). La surface articulaire de l'extrémité inférieure du radius paraît concave dans le sens vertical, par suite de la saillie que fait en avant la lèvre irrégulière et tranchante de l'os, la *crête postérieure ;* c'est cette crête que l'on suppose se séparer du radius dans la fracture du poignet, dite fracture de Barton.

Le corps du cubitus devient de-plus en plus mince, à mesure qu'on s'éloigne de l'insertion du brachial antérieur, et qu'on se rapproche de son extrémité inférieure. Il est de forme prismatique et tordu sur son axe de telle sorte qu'au-dessous du coude il s'incline un peu vers le radius, il devient tout à fait rectiligne à sa partie moyenne et décrit ensuite une légère courbe qui l'éloigne du radius dans sa partie inférieure, où sa surface arrondie articulaire se recourbe de nouveau en arrière pour s'adapter à la dépression que présente le bord interne de l'extrémité inférieure du radius. Le bord interne du cubitus est irrégulier ; il est arrondi et lisse dans sa partie supérieure, et rugueux dans sa partie inférieure, tandis que le bord externe, ou radial, de cet os est muni d'une crête tranchante, sauf dans le quart inférieur de l'os. L'extrémité inférieure du cubitus est très petite et se termine par une dépression creuse à laquelle s'adapte le fibrocartilage triangulaire qui s'interpose entre cette extrémité et l'articulation du poignet. Une petite saillie osseuse à pointe mousse, l'*apophyse styloïde du cubitus,* se détache du bord postérieur de l'extrémité inférieure de cet os, du côté du petit doigt. Cette apophyse est située sur un plan un peu inférieur à celui de la saillie osseuse arrondie, qui forme la *tête* du cubitus et qui, étant reçue dans la dépression que présente le radius, comme nous l'avons déjà dit, forme l'*articulation radio-cubitale inférieure*. Cette articulation est complétée en bas par la face supérieure du cartilage triangulaire (page 397) et est entourée par un *ligament scapulaire*, qui est spécialement lâche en avant. Quelques-unes des fibres de cette capsule ont été différentiées et forment, d'après leurs positions relatives, les *ligaments radio-cubitaux* antérieur et postérieur. Elles se continuent avec la capsule propre du poignet. Les surfaces opposées du cubitus et du fibro-cartilage triangulaire ne sont pas moulées l'une sur l'autre, et l'intervalle qu'elles laissent entre elles est rempli par un repli lâche de la synoviale, la *membrana sacciformi*. Les corps des deux os de l'avant-bras sont réunis par les ligaments oblique et interosseux. Le *ligament oblique*, partant de la face inférieure de la tubérosité du cubitus, se dirige en bas et en dehors vers le corps du radius, au dessous du tubercule du biceps. Il n'existe pas toujours et est considéré comme formé par des fibres de l'aponévrose, qui recouvre le muscle court supinateur et qui décrit une courbe au dessus de l'insertion du biceps.

Le *ligament interosseux*, ou *membrane interosseuse*, comme on l'appelle quelquefois, est formé par plusieurs couches de fibres qui, pour la plupart, vont obliquement du bord tranchant interne du radius au bord opposé du cubitus. Ce ligament fait défaut à la partie supérieure de l'espace interosseux, sur une longueur d'environ deux centimètres et demi, ou un pouce, au dessous du tubercule du radius, ce qui permet à cette apophyse de jouer librement pendant la rotation de cet os autour du cubitus. En rapport avec les muscles extenseurs du pouce sont des fibres additionnelles, dérivées de leurs gaînes, qui s'entrecroisent entre les os de l'avant-bras. Le ligament interosseux, non seulement fournit une large part d'insertion aux muscles fléchisseur et extenseur profonds, mais encore il renforce ces deux os et permet à la main de supporter un poids ou de repousser un obstacle, lorsqu'elle est en extension, comme lorsque le cubitus et l'humérus

PLANCHE L

Figure 1

Les rapports des tissus intéressés dans l'opération du trépan, par exemple dans un cas d'épilepsie corticale. Le disque de l'os a été enlevé et la pie mère est partiellement détachée pour mettre à nu les circonvolutions de l'hémisphère droit, où l'on suppose se trouver le centre des mouvements de la main, et particulièrement du pouce.

1. Le lambeau du cuir chevelu, comprenant le périoste, détaché de l'os et attiré de côté.
2. Le crâne, montrant nettement la crête temporale.
3. L'extrémité supérieure de l'artère temporale qui a été sectionnée.
4. La scissure de Rolando, se réunissant dans le cas présent à la branche horizontale de la scissure de Sylvius.
5. Le lambeau de la dure-mère, dans lequel on voit par transparence la branche de l'artère méningile moyenne qui a été coupée.
6. Une branche de l'artère cérébrale moyenne, logée dans la partie postérieure de la branche horizontale de la scissure de Sylvius.
7. Section d'une artère du cuir chevelu, branche de l'artère temporale postérieure.
8. L'extrémité inférieure de la section de l'artère temporale.
9. La partie inférieure de la circonvolution centrale antérieure, ou frontale ascendante.
10. La partie inférieure de la circonvolution centrale postérieure, ou pariétale ascendante.

Figure 2

Désarticulation de l'épaule gauche par la méthode à lambeau ovalaire (de Larrey), montrant les rapports des parties exactement tels qu'ils sont après l'opération. Le lambeau antérieur est formé par le muscle grand pectoral, les chefs du biceps, le coraco-brachial, le grand dorsal, le grand rond et les muscles rotateurs de l'articulation. Le lambeau postérieur est formé principalement par le muscle deltoïde.

1. La veine axillaire.
2. L'artère axillaire.
3. Section du grand pectoral.
4. La cavité glénoïde de l'omoplate, couverte de son cartilage articulaire.
5. La portion glénoïdienne ou longue portion du biceps.
6. La portion claviculaire du muscle deltoïde.
7. Une branche de l'artère circonflexe antérieure.
8. La veine céphalique et la branche descendante de l'artère acromio-thoracique.
9. Une des veines brachiales.
10. Les muscles grand dorsal et grand rond.
11. Le plexus brachial.
12. L'artère et les veines scapulaires inférieures.
13. Une portion du ligament capsulaire.
14. Les vaisseaux et le nerf circonflexes postérieurs.
15. La section du muscle deltoïde.
16. La position de la bourse sous-deltoïdienne

Fig 1

Fig 2

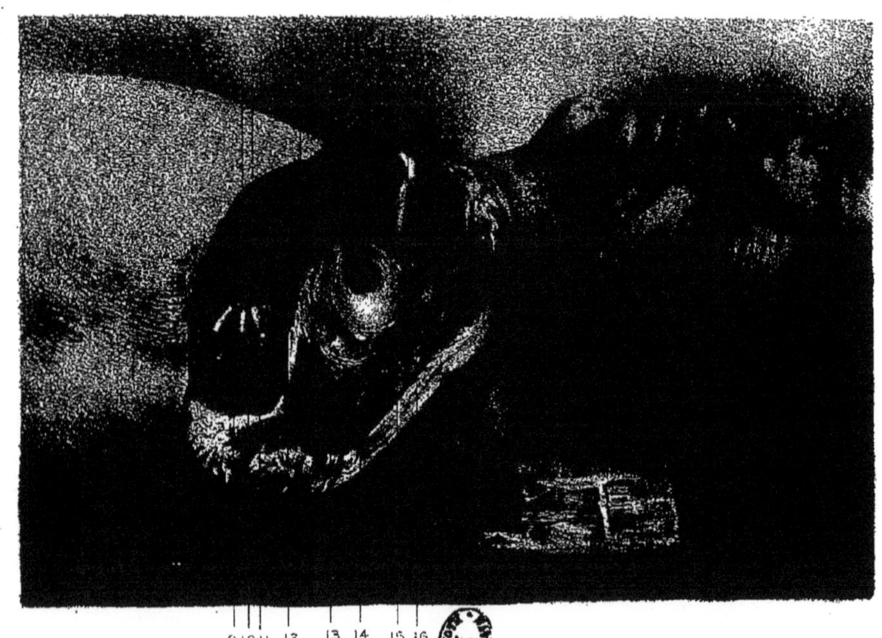

BIBLIOTHÈQUE NATIONALE R.F.

forment une ligne droite, constituant ce qu'on a appelé la *tige huméro-cubitale*. Les os de l'avant-bras exécutent les mouvements de *pronation* et de *supination*, autour d'un axe qui correspond à une ligne tirée de la tête du radius à travers l'extrémité inférieure du cubitus jusqu'au métacarpien de l'annulaire. La pronation est limitée surtout par les deux tiers inférieurs du ligament interosseux, par la partie interne du ligament postérieur du carpe et le croisement des os. La supination est limitée en partie par la portion la plus inférieure du ligament interosseux et le ligament latéral interne du carpe, et en partie par le fait que le bord postérieur de la dépression cubitale du radius vient buter sur le tendon du muscle cubital extenseur du carpe, tendon qui passe dans la gouttière creusée sur la face postérieure de l'apophyse styloïde du cubitus. Le ligament capsulaire de l'articulation radio-cubitale inférieure étant peu serré, il y a toujours, pendant la rotation du radius, un léger mouvement de latéralité entre les os, au niveau de cette articulation. Il est bon de se rappeler : que l'espace interosseux est plus large à sa partie inférieure qu'à sa partie supérieure, et qu'il est le plus étroit dans la pronation complète et le plus large quand la main est en supination ; que, de plus, on ne peut considérer les os de l'avant-bras comme parallèles entre eux que lorsqu'ils sont maintenus dans une situation intermédiaire entre la pronation et la supination, ou lorsque l'avant-bras forme un angle droit avec le bras, la paume de la main étant tournée en haut. Dans le traitement des fractures de l'avant-bras on ne saurait apporter trop de soin à la coaptation exacte des os, de façon à assurer le maintien de l'*espace interosseux*, car l'effacement de cet espace causerait presque sûrement une limitation proportionnelle dans l'étendue de la rotation du poignet. On devra aussi noter que le volume des corps du radius et du cubitus varie inversement suivant qu'on les considère près du poignet ou près du coude, le radius devenant plus volumineux et le cubitus s'effilant de haut en bas. Ce fait est bien visible après la section des os telle qu'on la pratique dans une amputation de l'avant-bras (Pl. 51, Fig. 3). Les deux os sont aussi, dans toute leur étendue, plus rapprochés de la face postérieure que de la face antérieure de l'avant-bras.

Les faces interne et postérieure du cubitus sont complètement sous-cutanées, et l'on peut sentir facilement, à travers la peau, l'extrémité inférieure de la face externe du corps du radius, de même que sa tête, la portion intermédiaire du radius étant recouverte par une épaisse masse, composée des muscles long supinateur et radial extenseur du carpe. La forme de la circonférence de la partie supérieure de l'avant-bras varie naturellement suivant le développement musculaire : elle est, en général, ovale chez l'homme, et arrondie chez la femme et l'enfant. Chez ces derniers, la configuration du membre est influencée par la présence d'une plus grande quantité de graisse sur les faces antérieure et postérieure. Les différences dans la largeur transversale de la partie supérieure de l'avant-bras sont surtout dues au degré de développement des muscles qui s'insèrent au voisinage des épicondyles de l'humérus ; la masse musculaire située du côté du radius est la plus volumineuse, et elle est plus prononcée à la face postérieure. Les muscles extenseurs du pouce forment, en se dirigeant obliquement en bas, une légère saillie sur le tiers inférieur du bord radial (Pl. 49). Au dessus de la partie moyenne de l'avant-bras, les muscles sont toujours plus développés en avant qu'en arrière, tandis qu'au dessous du point où les muscles deviennent tendineux, les deux os sont recouverts à peu près par la même épaisseur de parties molles en avant et en arrière.

La *peau* des faces antérieure et interne de l'avant-bras est, comme celle du bras dans les régions correspondantes, plus mince, plus sensible, et plus lâchement unie à l'aponévrose profonde par le fascia superficiel, que celle des faces postérieure et externe. Les veines superficielles, les vaisseaux lymphatiques et les nerfs cutanés sont plongés dans les couches de tissu adipeux et conjonctif qui forment le fascia superficiel. Les *veines* sont, en général, visibles à travers la peau, elles remontent du poignet vers le coude. Sur la face antérieure, la *veine médiane superficielle* monte en avant de l'avant-bras, tandis qu'une *petite veine cubitale superficielle antérieure* et une *grande veine cubitale postérieure* occupent, en général, le côté cubital de l'avant-bras. Les *veines radiales superficielles* commencent au plexus radial dorsal de la main et montent en plusieurs troncs, sur la partie inférieure de la face postérieure ou dorsale de l'avant-bras (Pl. 47, fig. 3) ; puis elles contournent le bord radial du membre, pour aller se vider, avec les autres veines superficielles, dans les troncs veineux qui sont en avant du coude et que nous avons déjà décrits. Outre ces veines, il existe beaucoup de veines anastomotiques superficielles qui font communiquer la veine médiane avec les veines cubitales et radiales, en différents points, sur la face antérieure de l'avant-bras. Il est bon de noter que la face dorsale est comparativement privée de veines superficielles, sur une étendue de dix centimètres, ou quatre pouces, au dessous de l'olécrane. Il est aussi un fait souvent oublié, c'est que la plus grande partie du sang de cette région est ramenée au cœur par les veines de la surface, de sorte qu'une pression exagérée ou la mauvaise application d'appareils et de bandages peut causer l'œdème du membre.

Les *nerfs cutanés de l'avant-bras* viennent des branches du musculo-cutané, de la branche cutanée externe du musculo-spiral, et des nerfs cutanés internes ; ils innervent des territoires bien délimités et s'anastomosent entre eux par leurs filaments terminaux. A la face antérieure de l'avant-bras, au-dessous du coude, la *branche antérieure* du musculo-cutané innerve le bord radial de l'avant-bras jusqu'au niveau du poignet (Pl. 27, N° 56). Ce nerf, au niveau de la partie moyenne du radius, émet la *branche postérieure* qui contourne le bord correspondant de l'avant-bras pour aller se distribuer à la peau de la face dorsale jusqu'au poignet, où elle se réunit à des filaments du nerf radial et à des branches cutanées externes du nerf musculo-spiral. Quelques-uns des filaments inférieurs croisent l'éminence thénar et s'anastomosent en ce point avec la branche palmaire du médian et le nerf radial. Au niveau de la saillie produite par les muscles extenseurs du pouce, le *nerf radial devient superficiel* et contourne le radius pour se distribuer au dos de la main et aux doigts (Pl. 47, Fig. 1, N° 16; et Pl. 53, Fig. 2). Les *branches cutanées externes du nerf musculo-spiral* fournissent, à la peau de la face antérieure de l'avant-bras, quelques filets qui se joignent à des fibres émanées du *rameau antérieur de sa branche inférieure,* et quelques filets de son *rameau postérieur* se distribuent à la partie postéro-externe de l'avant-bras, depuis le coude jusqu'au poignet. Du côté du cubitus, la branche *antérieure* du nerf cutané interne innerve, jusqu'au niveau du poignet, la peau qui recouvre le cubitus. La branche *postérieure* se dirige en arrière au-dessous du côté interne du coude, pour aller innerver les portions supérieures de la face postérieure de l'avant-bras. La branche *dorsale* du nerf cubital devient sous-cutanée près de l'apophyse styloïde du cubitus (Pl. 47, Fig. 3, N° 4) et donne des filets au dos de la main, filets qui s'anastomosent au niveau du poignet avec les filaments terminaux des nerfs cutanés externe et interne.

L'aponévrose profonde de l'avant-bras est la continuation directe de celle du bras et forme un manchon aponévrotique dense et appliqué intimement sur les parties molles : elle se modifie en haut et en bas de façon à contribuer à la puissance de la contraction musculaire et à maintenir en place, en même temps qu'elle les protège, les tendons des muscles. Elle est surtout formée par des fibres croisées obliques, que renforcent en certains points, par exemple au devant du coude, des fibres émanées des tendons du biceps et du brachial antérieur ; elle s'épaissit encore au poignet où elle forme le ligament annulaire postérieur et où elle contribue à former le ligament annulaire antérieur. De plus, l'aponévrose profonde s'attache à toutes les apophyses osseuses qui sont sous-cutanées, en particulier aux épicondyles, à l'olécrane, et au bord interne du corps du cubitus. De la face profonde de cette aponévrose se détachent des cloisons qui, non-seulement séparent les divers muscles les uns des autres, mais encore fournissent à chacun d'eux des surfaces d'insertion additionnelles pour leurs fibres. Elle est perforée çà et là par les vaisseaux et les nerfs cutanés.

Les MUSCLES DE L'AVANT-BRAS sont disposés en deux groupes, un groupe antérieur, formé par les fléchisseurs et les pronateurs, qui s'insèrent à l'épicondyle interne de l'humérus et un groupe postérieur formé par les extenseurs et les supinateurs, qui s'attachent à l'épicondyle externe et à la crête condyloïdienne qui le surmonte. De plus chaque groupe comprend deux couches, une superficielle et une profonde. La *couche superficielle du groupe antérieur* comprend cinq muscles, qui sont, de dedans en dehors : le rond pronateur radial, le fléchisseur radial du carpe, le long palmaire, le fléchisseur superficiel des doigts et le fléchisseur cubital du carpe.

Le muscle *rond pronateur radial* (grand pronateur) naît par deux portions distinctes, ou chefs ; sa portion la *plus superficielle* s'attache à la crête sus-condylienne interne et à la cloison intermusculaire adjacente, et quelquefois aussi au ligament sus-condylien (page 351) : sa portion *profonde* s'insère par un mince tendon au côté interne de l'apophyse coronoïde du cubitus. Les fibres des deux parties de ce muscle s'unissent et vont, par un trajet oblique, s'insérer par un tendon plat, à la ligne oblique et à l'impression du pronateur qui sont situées sur le côté externe du radius. Ce muscle forme le bord interne de la fosse ante-cubitale du coude et est innervé par des filets du nerf médian, qui passe entre ses deux portions (page 369). Les fonctions spéciales du rond pronateur consistent à faire exécuter au radius un mouvement de rotation sur le cubitus, de concert avec le carré pronateur.

Le *muscle fléchisseur radial du carpe* naît du tendon commun qui s'insère à l'épicondyle interne, de la cloison intermusculaire qui le sépare, de chaque côté, des muscles voisins, et de l'aponévrose profonde qui le recouvre. Ses fibres se dirigent obliquement en dehors et se terminent sur un long tendon qui, d'abord aplati, se rétrécit au niveau du poignet, puis croise le ligament annulaire antérieur, passe au dessous des muscles courts fléchisseurs du pouce, à travers une arcade fibreuse en rapport avec le trapèze, et va s'insérer à la base de l'os métacarpien de l'index. A la partie inférieure de l'avant-bras, le tendon de ce muscle est en dedans de l'artère et des veines radiales, en dehors desquelles est le tendon du long supinateur (Pl. 46, Fig. 1, N° 14). Entre le tendon et le trapèze on trouve d'ordinaire une bourse séreuse.

On trouve parfois, au-dessous du fléchisseur radial du carpe, un muscle accessoire qui naît du radius et va s'insérer au métacarpien du médius ; il envoie aussi quelques fibres au point d'insertion de l'autre muscle. Le fléchisseur radial du carpe fléchit le poignet et met la main en abduction, ou, si son insertion inférieure devient fixe, il peut aider à fléchir le coude. Il est innervé par le nerf médian.

Le *muscle long palmaire* (petit palmaire) n'est pas constant, et lorsqu'il existe, il est toujours petit. Ses fibres s'insèrent sur un grêle tendon plat, qui descend d'ordinaire le long de la partie médiane de l'avant-bras, sur le fléchisseur sublime, jusqu'au niveau du poignet, où, après avoir passé sur le ligament annulaire, il se continue avec l'aponévrose palmaire (Pl. 48, Fig. 1, N° 8). Quelquefois le tendon du long palmaire s'insère au ligament annulaire antérieur et ne s'étend pas jusqu'à l'aponévrose palmaire. Sa partie charnue est sujette aux plus grandes variétés de développement. Le *muscle cubital fléchisseur du carpe* (cubital antérieur) a une double origine ; il s'insère d'une part à l'épicondyle interne par un tendon plat, et d'autre part à l'olécrane par une expansion de l'aponévrose, de sorte que ses deux portions forment une arcade ossu laquelle passent le nerf cubital et l'artère récurrente cubitale. Ce muscle naît aussi de l'aponévrose qui s'insère aux deux tiers supérieurs du cubitus. Les fibres nées de toutes ces origines forment un muscle penniforme, en s'insérant sur le côté radial du tendon ; ce dernier, après avoir passé sur le ligament annulaire antérieur, s'insère au pisiforme et à l'expansion fibreuse qui croise l'os crochu pour aller s'attacher à la base du métacarpien du petit doigt. Dans les deux tiers inférieurs de l'avant-bras, l'artère cubitale, acccompagnée de ses veines satellites et du nerf cubital, se place entre les tendons du cubital fléchisseur du carpe et du fléchisseur sublime, le premier de ces muscles recouvrant en réalité l'artère jusqu'à une courte distance au-dessus du poignet (Pl. 46, Fig. 1, N° 33). Au niveau du ligament annulaire les vaisseaux et le nerf cubitaux sont protégés par une expansion fibreuse qui s'étend entre le ligament et le tendon du fléchisseur cubital du carpe. Ce muscle reçoit des filets du nerf cubital, au moment où le nerf passe entre ses deux portions. Il fléchit le poignet et le met en adduction.

Le *muscle fléchisseur sublime des doigts* est situé au-dessous des autres muscles de la couche superficielle et naît par trois portions différentes, — une première, grosse, tendineuse et charnue, qui s'insère à l'épicondyle interne, à la partie adjacente du ligament capsulaire du coude et aux cloisons musculaires qui la séparent des deux muscles fléchisseurs du carpe ; — une deuxième, petite et tendineuse, qui s'attache au côté interne de l'apophyse coronoïde au-dessus du rond pronateur ; — et une troisième mince, large et charnue, qui naît de la crête oblique de la face antérieure du radius, et qui s'étend depuis le tubercule bicipital jusqu'à environ deux centimètres et demi, ou un pouce, au-dessous de l'insertion du rond pronateur qui la recouvre en partie. Les fibres nées de ces différentes origines se réunissent pour former un corps musculaire, qui suit la partie médiane de l'avant-bras et se divise en *quatre* languettes. Chacune de ces languettes se termine par un tendon et les quatre tendons sont disposés en deux paires qui se superposent en passant sous le ligament annulaire pour pénétrer dans la paume de la main. La paire de tendons la plus superficielle se rend au médius et à l'annulaire, tandis que la paire profonde est destinée à l'index et au petit doigt. Tous ces tendons sont placés, dans la paume de la main, sous les branches du nerf médian et de l'artère cubitale (Pl. 48, Fig. 3). Chacun des tendons du fléchisseur sublime, en entrant dans la gaîne aponévrotique qui l'entoure au niveau de l'articulation métacarpo-phalangienne du doigt correspondant, se divise en deux lanières latérales qui divergent au niveau de la partie moyenne de la première phalange, de façon à permettre au tendon correspondant du fléchisseur profond de passer entre elles. Les deux lanières latérales du tendon superficiel enserrent le tendon profond et passent derrière lui de telle sorte que les fibres qui les composent s'entrecroisent avant que ces lanières se séparent de nouveau pour aller enfin s'insérer sur les côtés de la deuxième phalange. Le fléchis-

Planche LI

Figure 1

Amputation du bras gauche en son milieu par la méthode à lambeau ovale antéro-postérieur, montrant les rapports des vaisseaux et des nerfs avec l'humérus, chez un homme bien développé, âgé de 45 ans.

1. Le lambeau antérieur, formé surtout par le biceps.
2. Le lambeau du périoste, qui a été disséqué de la surface antérieure de l'humérus avant de scier l'os.
3. Le nerf médian.
4. Le nerf cubital.
5. Le lambeau postérieur formé surtout par le triceps.
6. Coupe de l'humérus gauche en son milieu.
7. Le canal médullaire de l'humérus.
8. L'artère et les veines brachiales.
9. L'artère humérale profonde.
10. Le nerf musculo-spiral.
11. L'artère grande anastomotique.

Figure 2

Désarticulation du coude gauche par la méthode à lambeau antéro-postérieur (de Dupuytren) montrant les rapports des tissus immédiatement après la section. L'apophyse oléocranienne du cubitus est conservée pour que la fonction d'extension du triceps puisse s'effectuer.

1. Le nerf médian.
2. L'artère brachiale.
3. La veine brachiale.
4. L'artère cubitale et le nerf cubital.
5. L'artère grande anastomotique
6. L'une des branches récurrentes de l'artère cubitale.
7. Le lambeau antérieur, composé principalement du biceps et du brachial antérieur.
8. Le nerf musculo-spiral.
9. L'artère radiale.
10. L'extrémité inférieure de l'humérus, montrant la surface trochléaire des condyles couverte par le cartilage articulaire.
11. Section de l'olécrane passant à travers la grande échancrure sigmoïde.
12. Le lambeau postérieur, formé par les téguments et le tendon du triceps.

Figure 3

Amputation de l'avant-bras gauche à sa partie moyenne par la méthode à lambeau ovale antéro-postérieur, montrant les rapports des tissus quand la section est complète.

1. La veine médiane superficielle.
2. Le lambeau antérieur, composé principalement des muscles fléchisseurs.
3. Le nerf médian.
4. La section du cubitus gauche, à sa partie moyenne.
5. L'artère et les veines cubitales, et le nerf cubital.
6. L'artère et les veines radiales, et le nerf radial.
7. Section à travers le milieu du radius gauche.
8. L'artère interosseuse et le nerf interosseux.
9. Le lambeau postérieur, composé principalement des muscles extenseurs.
10. La veine radiale superficielle.

N.-B. — Les amputations ont toutes été faites au moyen d'un bistouri long, fort et droit, appliqué de l'extérieur à l'intérieur, ce qui donne une apparence biseautée aux lambeaux, triomphe de la rétraction de la peau et rend inutile la recoupe des muscles. Dans chaque cas les vaisseaux sont restés dans la plaie, tels qu'ils étaient avant l'application des ligatures, et les nerfs ont été laissés tels qu'ils furent sectionnés par le couteau.

Fig 1

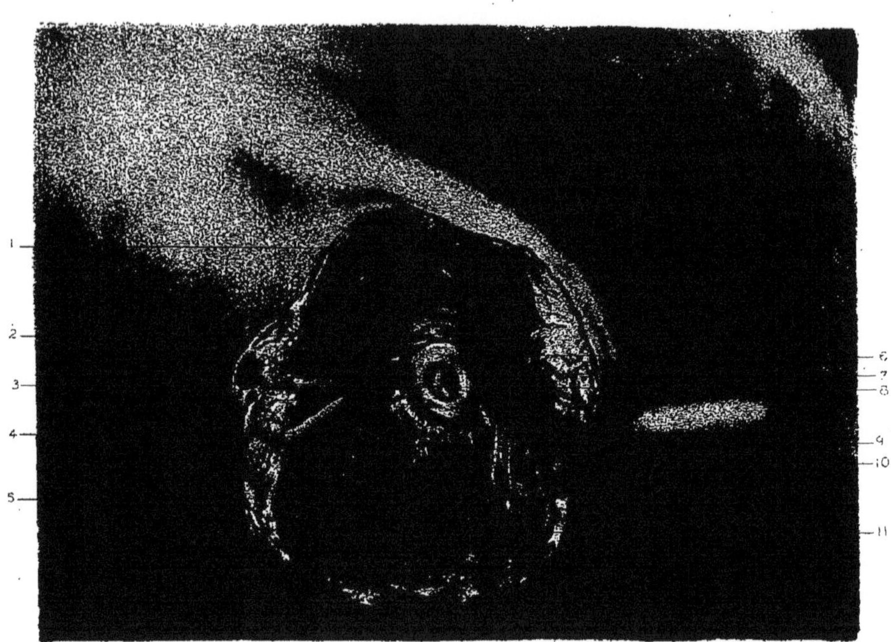

Fig 2

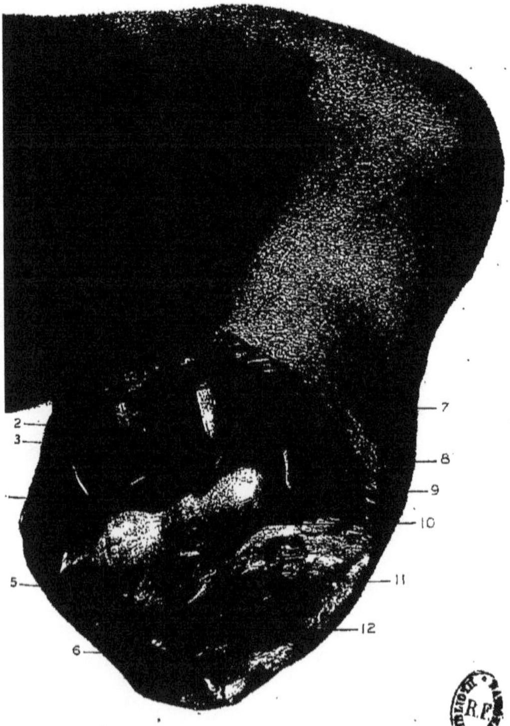

Fig 3

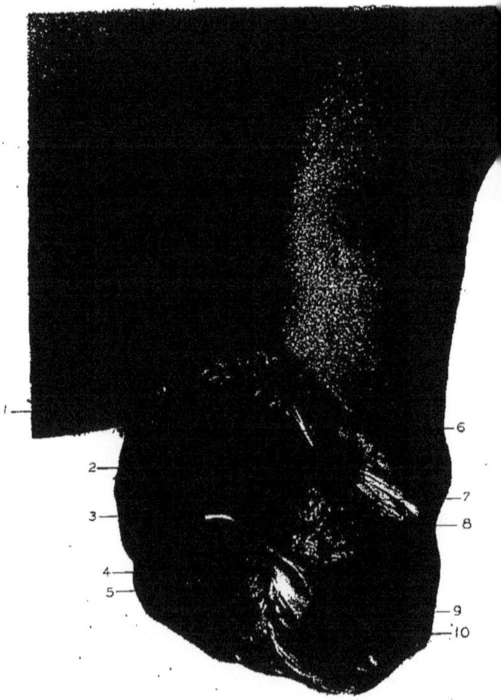

R.F.

seur superficiel fléchit la deuxième phalange des doigts. Les différentes portions de ce muscle sont innervées par le médian.

Les *muscles de la couche profonde du groupe antérieur de l'avant-bras* sont le fléchisseur profond des doigts, le fléchisseur long du pouce et le carré pronateur. Le *fléchisseur profond des doigts* forme la masse musculaire la plus volumineuse de cette région. Il s'insère aux deux tiers internes de la face antérieure du cubitus jusqu'au niveau de l'origine du carré pronateur et au ligament interosseux près du cubitus. La masse musculaire formée par les fibres nées de ces insertions se divise bientôt en deux portions ; l'une, externe, se sépare de la portion principale, ou interne, au-dessus du milieu de l'avant-bras et reste indépendante jusqu'à son insertion sur l'index, tandis que les fibres qui composent la partie interne vont s'insérer par trois tendons aplatis : ces derniers, situés sur le même plan que le tendon de l'index au-dessous du ligament annulaire, sont sous-jacents aux tendons du fléchisseur sublime. Vers le milieu de la première phalange des doigts les tendons profonds perforent les tendons superficiels pour aller, enfin, s'insérer à la base de la troisième phalange, ou phalange unguéale. Les tendons du fléchisseur profond fléchissent le bout des doigts. Les nerfs sont des rameaux de la branche interosseuse du nerf médian et du nerf cubital.

Le *muscle long fléchisseur du pouce* s'insère principalement à la partie antérieure du corps du radius, au-dessous de la ligne oblique et au-dessus du muscle carré pronateur, et à la partie voisine du ligament interosseux. Il s'attache aussi quelquefois, par un petit nombre de fibres, à l'apophyse coronoïde. Les fibres charnues, plus épaisses à mesure qu'on s'approche du poignet, se terminent par un tendon qui passe au dessous du ligament annulaire et entre les deux parties du court fléchisseur, pour aller s'insérer à la base de la dernière phalange du pouce. Il fléchit fortement le pouce et est innervé par la branche interosseuse du nerf médian.

Le *muscle carré pronateur* est un muscle de forme carrée qui naît par des fibres tendineuses, du quart inférieur de la ligne oblique du cubitus et de la forte aponévrose qui recouvre sa face antérieure. Ses fibres se dirigent transversalement pour aller s'insérer au quart inférieur de la face antérieure du radius ainsi qu'à la partie adjacente du bord externe du radius. La fonction consiste à mettre le radius en pronation de concert avec le rond pronateur. La branche interosseuse du médian lui fournit ses nerfs.

Les *muscles de la couche superficielle du groupe postérieur de l'avant-bras* sont au nombre de sept et sont disposés dans l'ordre suivant, en allant du bord radial au bord cubital : le long supinateur du radius, le long radial extenseur du carpe, le court radial extenseur du carpe, l'extenseur commun des doigts, l'extenseur du petit doigt, le cubital extenseur du carpe et l'anconé. Le *long supinateur du radius* s'insère par des fibres charnues depuis la crête condyloïdienne externe de l'humérus jusqu'à la gouttière de torsion. Il forme la limite externe de la fosse antecubitale du coude et est le plus externe des muscles qui recouvrent le bord radial de l'avant-bras (Pl. 49, Fig. 1, n° 2 et Fig. 2, n° 10). Ce muscle se termine vers le milieu de l'avant-bras par un tendon aplati qui va s'insérer au côté externe de la base de l'apophyse styloïde du radius. Il est recouvert à son insertion par le tendon du muscle extenseur du métacarpien du pouce (Pl. 49, Fig. 2, N° 12). Ce muscle aide les muscles de la couche antérieure à fléchir l'avant-bras, mais il agit sur la main comme un supinateur. Il est innervé par une branche que lui envoie le nerf musculo-spiral avant de se diviser.

Le *muscle radial long extenseur du carpe* naît de la partie inférieure de la crête condyloïdienne externe et de la cloison aponévrotique qui le sépare du radial court extenseur. Il se termine bientôt par un tendon plat qui est recouvert par le long supinateur et, passant au-dessous des muscles extenseurs du pouce, il suit un sillon creusé sur la face postéro-externe de l'extrémité inférieure du radius, pour aller s'insérer sur le côté radial de l'extrémité carpienne du métacarpien de l'index. Le tendon de ce muscle occupe la deuxième des gouttières que recouvre le ligament annulaire postérieur. Son nerf est un rameau du musculo-spiral.

Le *muscle radial court extenseur du carpe* s'insère en même temps que le précédent à l'épicondyle externe, aux cloisons intermusculaires et à la partie adjacente du ligament capsulaire du coude. Il est plus court et plus épais que le radial long extenseur et ses fibres se terminent sur la face profonde d'un tendon plat, au-dessous de la partie moyenne de l'avant-bras, où il est recouvert par le radial long extenseur. Son tendon passe sous les muscles extenseurs du pouce, dans une gouttière spéciale située sur la face postérieure de l'extrémité inférieure du radius, et va s'insérer sur le bord radial de la base du métacarpien du médius. Il est innervé par le nerf interosseux postérieur. Les tendons des deux radiaux sont en général séparés l'un de l'autre et de leurs insertions par de petites bourses séreuses. Ils sont entourés par une gaîne synoviale spéciale, au moment où ils passent sous les extenseurs du pouce, ce qui leur permet de glisser librement au-dessous de ces muscles. Ils sont extenseurs du poignet.

L'*extenseur commun des doigts* tire son origine de la partie inférieure de l'épicondyle externe, des cloisons intermusculaires et de l'aponévrose profonde qui le recouvre. Il se divise, à la partie postérieure de l'avant-bras, en trois portions, qui se terminent par les tendons à différentes hauteurs : ces tendons passent sous le ligament annulaire, en arrière du radius, pénètrent dans le dos de la main et se distribuent aux doigts, le troisième tendon se divisant de façon à se distribuer à la fois à l'annulaire et au petit doigt. Ces tendons sont larges et plats au-dessous du ligament annulaire et divergent pour gagner les articulations métacarpiennes des doigts ; au niveau de celles-ci ils changent de caractère, devenant plus épais et plus étroits, et ils émettent des expansions latérales qui passent sur les côtés de ces articulations et forment ainsi les *ligaments métacarpo-phalangiens latéraux* (Pl. 49, Fig. 2). Au dos de la main, les deux tendons médians passent, en général, sur les métacarpiens correspondants, tandis que le tendon de l'index traverse obliquement l'espace interosseux qui sépare le premier et le deuxième métacarpiens : le tendon du petit doigt, plus petit que les autres, s'accole à celui de l'annulaire jusqu'au niveau de l'articulation métacarpo-phalangienne, où il s'en sépare brusquement pour gagner l'auriculaire. Ces tendons sont souvent réunis par des languettes accessoires — *vincula* — au dessus des articulations des doigts avec les métacarpiens. Ces languettes varient beaucoup dans leur situation, mais ce sont, en général, de solides bandelettes qui, partant de chaque côté du tendon de l'annulaire, gagnent le tendon voisin (Pl. 49, Fig. 2, N° 8), de sorte que ce doigt ne peut être mis isolément en extension. Le tendon de l'index est, en général, libre. Sur le dos de chaque doigt, le tendon de l'extenseur commun, après avoir donné les ligaments métacarpo-phalangiens latéraux, se continue sous le nom d'*aponévrose digitale*, à laquelle s'insèrent les tendons des muscles lombrical et interosseux correspondants, au niveau de la deuxième phalange ; l'aponévrose, en ce point, se divise en trois languettes, celle du milieu s'insérant à la base de la deuxième phalange, tandis que les deux latérales se rejoignent en avant de la précédente et vont s'insérer à la partie supérieure de la troisième phalange ou phalange unguéale. Ce muscle est innervé par le nerf interosseux postérieur. Sa fonction ne consiste pas seulement à étendre les doigts, mais il peut aussi étendre les premières phalanges alors que les deuxièmes et troisièmes sont fléchies, et étendre les secondes et troisièmes phalanges alors que la première reste fléchie.

Le ***muscle extenseur du petit doigt*** naît de l'épicondyle externe et des cloisons intermusculaires voisines, et ses fibres forment un long faisceau grêle terminé par un tendon, qui descend le long de la partie postérieure de l'avant-bras près des tendons de l'extenseur commun, et qui occupe, en arrière de l'articulation radio-cubitale inférieure, un compartiment séparé du ligament annulaire. Sur le dos de la main, le tendon se divise en deux languettes, qui se dirigent vers le petit doigt : la languette du côté radial se joint au tendon de l'extenseur commun que nous venons de décrire, et les tendons s'épanouissent sur les articulations phalangiennes pour se terminer de la même façon que les autres tendons extenseurs des doigts. Ce muscle est innervé par le nerf interosseux postérieur, et sa fonction spéciale est d'étendre le petit doigt isolément.

Le *muscle cubital extenseur du carpe* naît du tendon commun qui s'insère à l'épicondyle externe, de la cloison fibreuse qui le sépare du muscle précédent, et du bord postérieur du cubitus dans le voisinage immédiat des insertions du cubital fléchisseur du carpe et du fléchisseur profond des doigts. Les fibres s'insèrent à un tendon large et fort, qui passe dans une gouttière creusée sur la face postérieure du cubitus, près de l'apophyse styloïde de cet os, dans laquelle il est maintenu par une expansion aponévrotique latérale : ce tendon occupe une loge qui lui est propre dans le ligament annulaire postérieur et va s'insérer sur le côté cubital de la base du métacarpien du petit doigt. Une expansion fibreuse unit aussi son tendon à l'aponévrose de l'extenseur à la base du petit doigt. Ce tendon est entouré, dans la gouttière creusée par le cubitus, par un prolongement de la synoviale du *poignet*. Quand l'avant-bras est en complète pronation, on peut *sentir* et voir la tête du cubitus qui fait saillie entre le tendon du cubital extenseur du carpe et celui de l'extenseur propre du petit doigt. Une bourse séreuse sépare en général le tendon de l'extrémité de l'os. Le nerf interosseux postérieur innerve ce muscle dont la fonction est d'étendre la main vers le bord cubital de l'avant-bras.

L'*anconé* est un petit muscle triangulaire, situé à la partie postéro-externe du coude ; il naît, par un tendon, de la partie postérieure de l'épicondyle externe et de la partie de la capsule articulaire du coude qui est voisine : de là, ses fibres divergentes vont s'insérer sur la surface triangulaire que présente le quart supérieur du cubitus. Il est sous-cutané et reçoit du nerf musculo-spiral un filet spécial qui rejoint le muscle en traversant la portion interne du triceps située au-dessus de lui. L'anconé peut être considéré comme un prolongement du triceps dans l'avant-bras et il aide ce dernier muscle à étendre le coude.

Les *muscles de la couche profonde du groupe postérieur de l'avant-bras* sont le court supinateur du radius, les trois muscles extenseurs du pouce et l'extenseur de l'index. Le *court supinateur* du radius naît, sous la masse des muscles extenseurs, de la partie postéro-inférieure de l'épicondyle externe, du ligament latéral externe au point où celui-ci se confond avec le ligament orbiculaire, et de la surface rugueuse que présente le cubitus au-dessous de la petite cavité sigmoïde. Les fibres de ce muscle contournent le col et la partie supérieure du corps du radius, et vont s'insérer au radius entre le tubercule bicipital et l'insertion du muscle rond pronateur. Quelquefois un faisceau du court supinateur s'insère au ligament orbiculaire. Le court supinateur est innervé par le nerf interosseux postérieur (page 394) et agit comme un puissant supinateur du radius.

Le *muscle extenseur du métacarpien du pouce* est situé immédiatement au-dessous du court supinateur et naît du cubitus au-dessous de ce muscle, du ligament interosseux et de la surface opposée du radius. Il descend obliquement, croisant les muscles radiaux extenseurs du carpe (Pl. 49, Fig. 1, 2, 3), à environ sept centimètres et demi, ou trois pouces, au dessus du poignet, traverse le ligament annulaire et va s'insérer à la base du métacarpien du pouce : il envoie d'ordinaire un faisceau au trapèze. L'*extenseur de la première phalange du pouce* tire son origine du radius et du ligament interosseux immédiatement au dessous du muscle précédent, qu'il accompagne à travers le ligament annulaire pour aller s'insérer à la base de la première phalange du pouce (Pl. 49, fig. 2, N° 14). Ce muscle est intéressant par ce fait qu'il est spécial à la main de l'homme. L'*extenseur de la deuxième phalange du pouce* recouvre en partie le précédent, et s'insère au cubitus, au dessous de l'extenseur du métacarpien, au ligament interosseux et à la gaîne de l'*extenseur du petit doigt*. Son tendon traverse isolément le ligament annulaire, dans une gouttière distincte creusée sur la face postérieure du radius, croise obliquement les tendons des radiaux extenseurs, et suit le métacarpien et la première phalange du pouce pour aller s'insérer à la base de la deuxième phalange (Pl. 49, Fig. 1, N° 7). Les tendons de ces divers muscles étendent chacun, pour leur compte, la partie du pouce à laquelle ils s'insèrent. Ils peuvent se distinguer facilement à travers la peau, et l'artère radiale, avant d'entrer dans la paume de la main, traverse le fond de la dépression qui est produite par le tendon de l'extenseur de la première phalange et celui de l'extenseur de la deuxième phalange, *la tabatière anatomique* (Pl. 49, Fig. 1, N° 17). Le *muscle extenseur de l'index* naît de la face postérieure du cubitus, au-dessous de l'extenseur de la deuxième phalange du pouce, et de la partie adjacente du ligament interosseux. Son tendon passe sous le ligament annulaire dans la même gouttière que le tendon de l'extenseur commun occupe sur l'extrémité inférieure du radius. Il se dirige vers l'articulation métacarpo-phalangienne de l'index, au niveau de laquelle il se réunit au tendon de l'extenseur commun (Pl. 49, Fig. 1, N° 9). Ce muscle est innervé par le nerf interosseux postérieur et sa fonction consiste à permettre à l'index de s'étendre isolément.

L'ARTÈRE RADIALE est la moins volumineuse des deux branches de l'artère brachiale (page 354). Elle naît à peu près au niveau de la tête du radius et son trajet continue la direction de celui de l'artère humérale jusqu'au poignet : elle est située sur le côté radial de l'avant-bras et, dans la plus grande partie de son trajet, elle est placée entre le long supinateur et le radial fléchisseur du carpe. A sa partie supérieure, elle est située profondément entre le rond pronateur et le long supinateur, le bord charnu de ce muscle la recouvrant d'ordinaire. Cette artère est superficielle sur une étendue de huit centimètres (ou de la largeur de la main), au-dessus du poignet, et repose sur la partie inférieure de la face antérieure du corps du radius (Pl. 46, Fig. 2, N° 16), de sorte qu'il est facile de la reconnaître et de la comprimer : c'est pour cela qu'on la choisit comme le vaisseau où il est le plus commode d'examiner les *pulsations artérielles.*

Les *branches de l'artère radiale dans l'avant-bras* sont les artères récurrente, palmaire superficielle, musculaire et carpienne. L'*artère récurrente radiale* est de volume variable ; elle naît au-dessous du coude et monte entre le long supinateur et le brachial antérieur, envoyant, dans son trajet, des artérioles aux deux supinateurs et aux deux radiaux extenseurs (Pl. 46, Fig. 1, N° 10). Elle s'anastomose par inosculation avec l'artère profonde supérieure (page 354). L'*artère palmaire superficielle* est variable à la fois quant à son volume

PLANCHE L

Figure 1

La deuxième articulation phalangienne du médius de la main gauche ouverte par une incision ovale, faite comme pour tailler le lambeau antérieur de l'amputation de cette articulation, afin de montrer les rapports des surfaces osseuses et des vaisseaux adjacents.

1. La surface condylienne de la troisième phalange du médius.
2. L'artère digitale latérale externe.
3. La surface glénoïdienne de la tête de la deuxième phalange du médius.
4. L'artère digitale latérale interne.

Figure 2

L'articulation métacarpo-phalangienne du médius de la main gauche ouverte comme dans le premier temps d'une amputation du doigt (par la méthode du lambeau latéral), pour montrer l'aspect des extrémités des os dans cette articulation. La situation qu'occupait l'articulation, à la face dorsale, avant de pratiquer les incisions, peut se déduire par comparaison avec les doigts adjacents.

1. La tête du métacarpien du médius.
2. L'artère digitale latérale externe.
3. Le médius resté en place pour montrer la forme de l'incision pratiquée pour la désarticulation par la méthode à lambeau latéral.
4. La surface trochléenne de la troisième phalange du médius.
5. L'artère digitale latérale interne.

Figure 3

Amputation de l'articulation carpo-métacarpienne du pouce de la main gauche (par la méthode à lambeau) montrant la position relative des tissus sectionnés dans l'opération.

1. L'artère radiale à l'endroit où elle passe dans la paume de la main.
2. L'os trapèze.
3. La tête du métacarpien du pouce attirée au dehors, après la division des téguments.
4. Le pouce resté en place pour montrer la disposition des incisions dans cette opération.
5. L'artère dorsale externe du pouce.
6. L'artère radiale de l'index.
7. L'artère princeps du pouce.
8. L'artère dorsale interne du pouce.

Figure 4

L'articulation du poignet de la main droite ouverte par une incision ovale, faite comme pour tailler le lambeau dorsal, dans l'amputation de cette articulation, montrant surtout l'aspect de l'articulation entre l'extrémité inférieure du radius et les os semilunaire et scaphoïde.

1. L'extrémité inférieure du radius, montrant la dépression qui reçoit les os semilunaires et scaphoïde.
2. Le fibro cartilage triangulaire situé entre l'extrémité inférieure du cubitus et le carpe.
3. L'os semi-lunaire.
4. La section des tendons du muscle extenseur commun des doigts.
5. Section de l'artère radiale.
6. L'os scaphoïde.
7. Section des tendons extenseurs du pouce.
8. Section du tendon extenseur de l'index.

Figure 5

Coupe verticale à travers les articulations du poignet de la main droite, pour montrer les membranes synoviales, la structure spongieuse et la disposition des os du carpe.

1. La membrane interosseuse.
2. Coupe à travers l'extrémité inférieure du cubitus.
3. Le fibro cartilage triangulaire inter-articulaire.
4. Coupe de la première rangée des os du carpe.
5. Coupe de la deuxième rangée des os du carpe.
6. Coupe passant à travers les têtes des métacarpiens.
7. Coupe de l'os cunéiforme.
8. Coupe de l'os pisiforme.
9. Coupe de l'os crochu.
10. Coupe de l'extrémité inférieure du radius.
11. Coupe de l'os sémilunaire.
12. Coupe de l'os scaphoïde.
13. Coupe du grand os.
14. Coupe de l'os trapèze.
15. Coupe de l'os trapézoïde.
16. Coupe des têtes des métacarpiens.

Figure 6

L'articulation du coude gauche ouverte par sa partie postérieure, comme lorsqu'on veut procéder à la résection de l'articulation, afin de montrer les rapports des os entre eux et avec les tissus voisins.

1. La partie postérieure et inférieure du bras gauche.
2. Section du tendon du muscle.
3. La surface trochléaire de l'extrémité inférieure de l'humérus.
4. La tête du radius.
5. Branche de l'artère récurrente radiale.
6. La portion supérieure de l'avant-bras gauche.
7. Le nerf cubital.
8. L'apophyse olécranienne du cubitus.
9. Branche de l'artère récurrente cubitale.

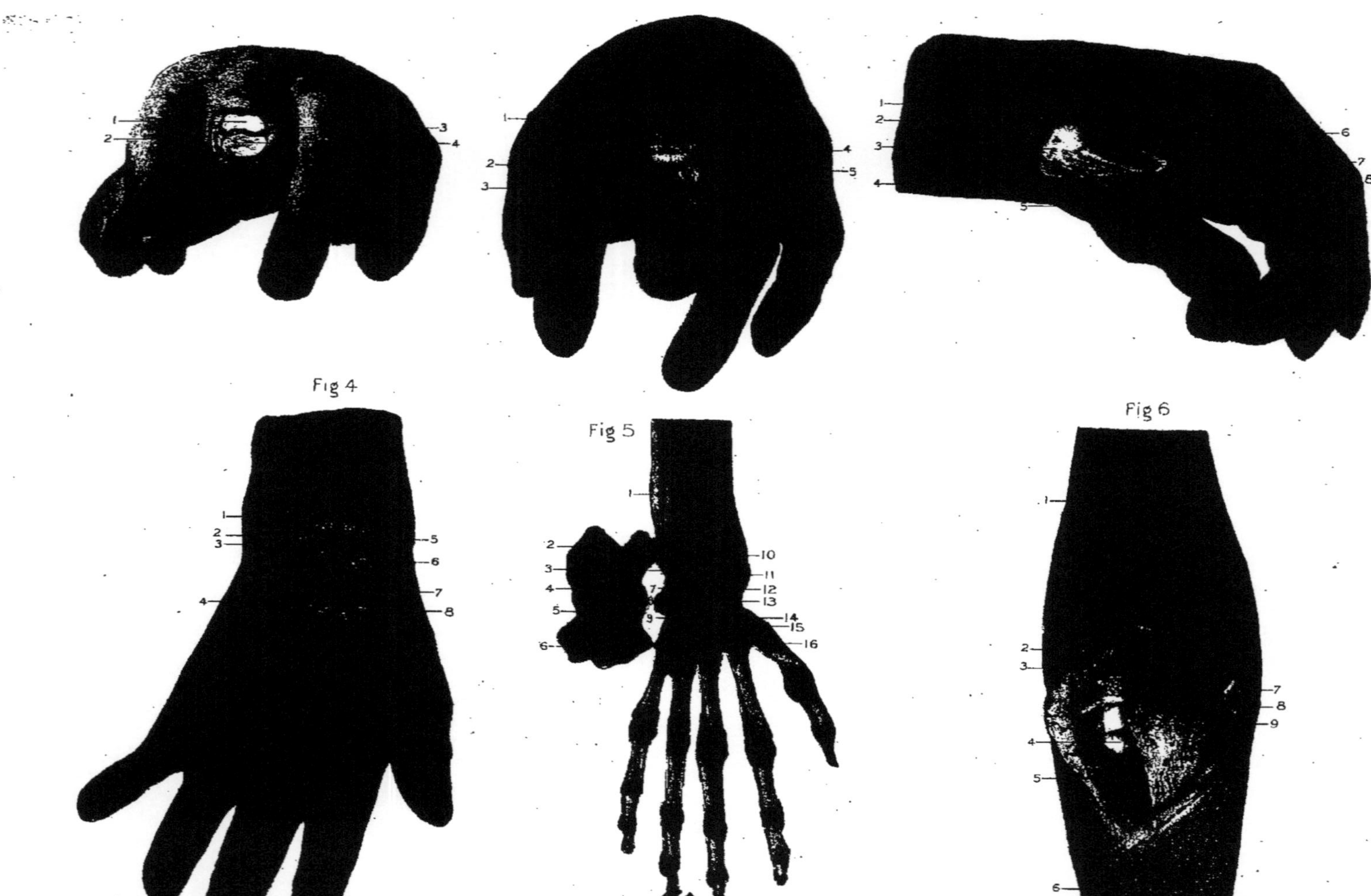
Fig 4
Fig 5
Fig 6

et à son origine et manque quelquefois. Elle naît en général de l'artère radiale auprès du poignet, à l'endroit où celle-ci se dévie pour s'engager sous les muscles extenseurs du pouce. Elle passe sur le ligament annulaire antérieur (Pl. 48, Fig. 2, N° 1) et sur ou à travers les muscles de l'éminence thénar, pour aller en général s'anastomoser avec la branche superficielle de l'artère cubitale et constituer ainsi l'arcade palmaire superficielle (Pl. 48, Fig. 4, N° 4). Les *branches musculaires* sont au nombre de neuf ou dix, et fournissent du sang aux muscles du côté radial de l'avant-bras. Les *artères carpiennes antérieure et postérieure* sont de petites branches qui naissent de la radiale, en général au-dessous du carré pronateur, et forment, en s'anastomosant, avec les ramifications des artères voisines, les *réseaux antérieur et postérieur du carpe* (anterior et posterior rete carpi).

L'artère radiale est accompagnée de *deux veines satellites*, les *veines radiales profondes*, situées de chaque côté de l'artère et réunies par des troncs veineux qui croisent celle-ci à de courts intervalles : ces veines se réunissent aux veines satellites de l'artère humérale dans la fosse ante-cubitale. Le *nerf radial*, qui est une branche du nerf musculo-spiral (page 360), est en rapport avec le côté externe de l'artère radiale seulement dans le tiers moyen de l'avant-bras. Le nerf radial, à six centimètres (ou deux pouces et demi) au-dessus du poignet, passe sous le tendon du muscle long supinateur, pour aller se distribuer au dos de la main (Pl. 47, Fig. 1, N° 16).

Au-dessus du poignet, dans la gouttière du pouls, les vaisseaux radiaux sont souvent flexueux (Pl. 46, Fig. 1 et 2). La *ligne de recherche* de l'artère radiale doit être tirée du milieu du pli du coude au côté cubital de l'apophyse styloïde du radius ; en pratique, une incision parallèle au bord radial de l'avant-bras et située à deux centimètres, ou la largeur d'un doigt, de ce bord, permettra de mettre à nu la gaîne des vaisseaux radiaux.

L'ARTÈRE CUBITALE est plus grosse que la radiale et naît comme elle de la bifurcation de l'artère humérale au niveau de la tête du radius. Dans la première partie de son trajet, elle décrit une courbe pour s'enfoncer sous le rond pronateur, le fléchisseur superficiel et le nerf médian, et se place entre le fléchisseur superficiel des doigts et le cubital fléchisseur du carpe, le tendon de ce dernier muscle la recouvrant : elle est si complètement engaînée par un feuillet de l'aponévrose profonde qu'il est rare qu'on puisse percevoir ses pulsations au-dessus du poignet, pendant la vie. Elle devient plus superficielle et son trajet est plus direct dans la moitié inférieure de l'avant-bras (Pl. 46, Fig. 2).

Les *branches que l'artère cubitale émet à l'avant-bras* sont les artères récurrentes cubitales antérieure et postérieure, l'artère articulaire, l'artère interosseuse commune, les artères musculaires et l'artère carpienne. Les *artères récurrentes cubitales antérieure* et *postérieure* naissent en général par un tronc commun immédiatement après la naissance de la cubitale au niveau du coude. L'antérieure se dirige en haut pour aller s'anastomoser avec la grande anastomotique et l'artère profonde inférieure. La postérieure, plus volumineuse que l'antérieure, monte entre les deux chefs du muscle cubital fléchisseur du carpe, accompagnant le nerf cubital jusque dans l'espace qui sépare l'olécrane de l'épicondyle interne : elle s'anastomose ensuite avec l'artère profonde inférieure, la grande anastomotique et les autres artères du réseau olécranien (page 370). La *branche auriculaire* de la cubitale traverse la partie antérieure de la capsule articulaire du coude, au niveau du bord externe du brachial antérieur. L'*artère interosseuse commune*, longue de quatre centimètres, ou environ un pouce et demi, naît de l'artère cubitale au-dessous du tubercule bicipital du radius, et se divise en branches antérieure et postérieure au niveau du trou qui existe entre les ligaments oblique et interosseux (page 375). L'*artère interosseuse antérieure*, maintenue en contact intime avec le ligament interosseux par une gaîne de tissu aréolaire, se dirige en bas jusqu'au bord supérieur du muscle carré pronateur, où elle se divise en branches antérieure et postérieure, qui rejoignent chacune respectivement les *réseaux carpiens* antérieur et postérieur. L'artère interosseuse antérieure émet dans son trajet les artères nourricières du radius et du cubitus, des artérioles destinées aux muscles voisins, et envoie aux muscles extenseurs profonds quelques rameaux qui perforent le ligament interosseux. Elle est accompagnée par *deux veines satellites* (Pl. 46, Fig. 2, N° 14) et par un rameau du nerf médian, le *nerf interosseux*, qui la recouvre superficiellement. *L'artère interosseuse postérieure* atteint la face postérieure du ligament interosseux, et est en rapport intime avec le nerf interosseux postérieur (page 394). Outre des rameaux musculaires destinés aux muscles extenseurs superficiel et profond, elle émet une *branche récurrente*, qui rejoint en haut le réseau olécranien, et se termine enfin, en bas, dans le réseau postérieur du carpe. Les *branches musculaires* de l'artère cubitale sont au nombre d'environ une douzaine, et se distribuent aux muscles contigus du côté cubital de l'avant-bras. Les *branches carpiennes antérieure* et *postérieure* naissent de l'artère cubitale, au-dessus du poignet, et s'anastomosent avec les branches correspondantes de l'artère radiale pour former le réseau postérieur du carpe et l'arcade palmaire postérieure. L'artère cubitale est, elle aussi, entourée d'une gaîne qui lui est commune avec ses deux *veines satellites :* celles-ci sont réunies de place en place par des troncs veineux et se vident, au-dessous du coude, dans les veines satellites de l'artère humérale. Le *nerf cubital* se dirige en ligne droite, le long du bord cubital de l'avant-bras, de l'épicondyle interne au côté radial de l'apophyse styloïde du cubitus, et se trouve, par conséquent, très éloigné de la partie supérieure de l'artère cubitale ; mais à environ six centimètres (ou deux pouces et demi), au-dessus du poignet, il est en rapport intime avec la gaîne des vaisseaux, en dedans desquels il est placé. Les vaisseaux et le nerf passent en même temps sur le ligament annulaire antérieur (Pl. 48) et sont appliqués sur l'os pisiforme par une expansion aponévrotique des tendons du muscle cubital fléchisseur du carpe. *L'artère cubitale doit être cherchée* sur une ligne tirée du tendon du biceps, en avant du pli du coude, au milieu du bord cubital de l'avant-bras, puis de là directement au bord radial de l'os pisiforme. On peut mettre l'artère à nu au-dessous du milieu de l'avant-bras par une incision parallèle au bord cubital du membre, et tracée à deux centimètres (la largeur d'un doigt) de ce bord. Il ne faut pas oublier que l'artère cubitale, au-dessus du poignet, est étroitement recouverte par le bord du muscle cubital fléchisseur du carpe, et qu'elle n'est, par conséquent, pas aussi accessible, ni aussi facile à lier que la radiale.

Le *nerf médian, dans l'avant-bras,* se dirigeant en bas, passe entre les deux chefs du rond pronateur du radius (page 369), au-dessous du pli du coude ; puis il suit la partie médiane de l'avant-bras, entre le fléchisseur sublime et le fléchisseur profond des doigts. Il est d'abord situé profondément, mais il devient graduellement plus superficiel, en même temps que les muscles fléchisseurs deviennent tendineux, et, au niveau du poignet, il passe sous le ligament annulaire antérieur, entre le tendon externe du fléchisseur sublime et le bord interne du radial fléchisseur du carpe (Pl. 46, Fig. 1, N° 16 ; et Pl. 48, Fig. 3, N° 2). Auprès du coude, le nerf médian émet, outre les deux filets nerveux destinés aux deux chefs du rond pronateur, des *branches musculaires* qui se rendent à tous les muscles fléchisseurs, excepté au cubital fléchisseur du carpe et à la partie cubitale du fléchisseur profond. Le *nerf interosseux antérieur* quitte le médian immédiatement au-dessous du rond pronateur, et accompagne les vaisseaux interosseux antérieurs (page 392), sur le côté radial desquels il est placé. Il innerve le long fléchisseur du pouce, une partie du fléchisseur profond, et le carré pronateur. Une *branche palmaire cutanée* naît à cinq centimètres, ou deux pouces, au-dessus du poignet, elle passe sur le ligament annulaire et innerve la peau de la paume de la main. Très souvent une branche du médian va rejoindre le nerf cubital au point où celui-ci est en rapport intime avec l'artère cubitale. Comme nous l'avons déjà vu (page 392), le *nerf cubital à l'avant-bras* passe en ligne droite de la partie interne de l'épicondyle interne au côté radial de l'os pisiforme. Il donne, au niveau du coude, une branche *articulaire* destinée à l'articulation du coude, et peu après des filets nerveux qui se rendent aux deux chefs du cubital fléchisseur du carpe et à la partie contiguë du muscle fléchisseur profond. Au niveau du tiers inférieur de l'avant-bras le nerf cubital donne deux branches appelées d'après leur situation, les *branches cutanées cubitales antérieure et postérieure.* La branche cutanée cubitale *antérieure* est superficielle et passe sur l'artère cubitale pour aller se distribuer à la peau de la partie antérieure du poignet ; la branche *postérieure* passe au-dessous du tendon du cubital fléchisseur du carpe pour rejoindre la face dorsale. Quelques filets du nerf cubital se rendent aussi à l'articulation du poignet.

Le *nerf musculo-spiral à l'avant-bras* envoie au long supinateur et au long radial extenseur du carpe (page 360) des rameaux, qui abandonnent le tronc du nerf dans l'espace situé entre le brachial antérieur et le long supinateur au niveau de la dépression externe du coude, et il se divise en deux branches, le nerf interosseux postérieur et le nerf radial. Le *nerf interosseux postérieur* est la plus grosse des deux branches terminales. Il se dirige en arrière, à travers le court supinateur, puis en bas, entre les muscles extenseurs superficiels et profonds, jusqu'au milieu de la partie postérieure de l'avant-bras : il se recourbe ensuite, passant au-dessous du muscle extenseur de la deuxième phalange du pouce, pour gagner la partie postérieure du poignet. Il innerve tous les muscles extenseurs avec lesquels il est en rapport pendant son trajet et peut être considéré comme un nerf exclusivement moteur. Le *nerf radial* est la branche cutanée du musculo-spiral à l'avant-bras. Il suit le milieu de l'avant-bras, au-dessous du long supinateur et en dehors des vaisseaux radiaux. Au-dessus de ce point, au niveau du coude, le nerf est placé très en dehors de l'artère ; au-dessous, il passe sous le tendon du long supinateur (Pl. 47, Fig. 3, N° 8), traverse l'aponévrose profonde et se subdivise en deux branches terminales, qui se distribuent à la peau du bord radial du dos de la main (page 408), quelques-uns de leurs rameaux s'anastomosant avec les filets terminaux du nerf musculo-cutané.

Il est surprenant de constater combien on fait peu attention à la disposition anatomique des parties lésées dans les *fractures des os de l'avant-bras*, malgré la fréquence de ces traumatismes, et cependant la connaissance de leur anatomie aurait certainement une influence sur la façon de les traiter. Ces fractures peuvent intéresser à la fois le radius et le cubitus, ou un seul de ces os. Quand les deux os sont brisés, la force vulnérante peut agir directement ou indirectement. Quand le radius est seul brisé, sa fracture est due en général à la transmission d'un choc subi par la main. Quand le cubitus est seul brisé, c'est en général directement et par suite de sa situation qui l'expose aux chocs. Le raccourcissement ou le déplacement qui peut se produire dans une forme quelconque de ces fractures n'est pas tant causé par l'action des muscles sur les fragments que par la direction du choc reçû. Le fait essentiel dans le traitement de ces lésions est de conserver à l'espace interosseux sa largeur normale, comme nous l'avons déjà dit. Ceci est généralement admis à l'heure actuelle : mais il est important également de se rappeler que dans toute fracture, quel que soit son siège, les os ne sont pas les seuls tissus qui aient à souffrir du traumatisme. La solution de continuité des os s'accompagne toujours de lésions plus ou moins étendues des parties molles voisines. Le ligament interosseux et le périoste sont déchirés, ainsi que leurs vaisseaux propres, et, quoique dans un sens ce fait soit essentiel pour le processus curatif, cependant, il représente un facteur qui explique probablement les fréquents échecs du traitement. Il faut se rappeler que le radius porte la main et qu'en conséquence la non-consolidation de sa fracture est plus pénible. Les veines superficielles jouent un rôle important dans le processus naturel de réparation, et il ne faut pas gêner leur circulation. Aussitôt que la consolidation osseuse est obtenue, il faut de temps en temps faire exécuter à l'avant-bras des mouvements passifs.

La fracture de l'extrémité inférieure du radius, connue sous le nom de *fracture de Colles,* se fait en général transversalement, à un pouce ou un pouce et demi au-dessus de l'articulation du poignet. Ceci est probablement dû au caractère du tissu osseux qui constitue l'os en ce point. L'extrémité inférieure renflée du radius est constituée surtout par du tissu spongieux, tandis que le corps de l'os auquel elle s'unit est surtout formé de tissu compact (Pl. 52, Fig. 5). Cette fracture est, en général, causée par la transmission du poids du corps à la main étendue en pronation pour supporter le choc dans une chute. L'étendue du déplacement dépend de la rupture ou de l'intégrité des ligaments de l'articulation radio-cubitale inférieure.

Le *développement du radius* se fait par trois points d'ossification. La tête s'ossifie vers l'âge de cinq ans et se soude au corps de l'os vers l'âge de dix-huit ans. L'extrémité inférieure s'ossifie dans le cours de la deuxième année de la vie, mais ne s'unit à la diaphyse qu'à l'âge de vingt ans. Le *développement du cubitus* se fait aussi par trois centres, un pour le corps et un pour chaque extrémité. Au moment de la naissance, les extrémités sont entièrement cartilagineuses. L'olécrane ne commence pas à s'ossifier avant l'âge de dix ans et ne se réunit au corps de l'os que vers seize ans. L'extrémité inférieure s'ossifie à quatre ans et se soude au corps à vingt ans. Il faut noter que les épiphyses qui forment l'articulation du coude se soudent aux diaphyses des os, auxquels elles appartiennent, plus tôt que celles des extrémités opposées de ces os, et aussi que les trous nourriciers des os du membre supérieur par lesquels pénètrent les artères médullaires, sont dirigés vers le coude.

Voici quels sont les rapports respectifs des parties qui constituent les lambeaux dans une amputation de l'avant-bras gauche par la méthode à lambeaux ovalaires antérieur et postérieur (Pl. 51, Fig. 3). Le lambeau antérieur est surtout formé par les muscles fléchisseurs, et présente à son bord, dans le fascia superficiel, la section de la veine médiane superficielle (N° 1). Le nerf médian (N° 3) est au milieu du lambeau entre les surfaces de section des fléchisseurs superficiel et profond. Les vaisseaux et le nerf cubitaux (N° 5) sont tout près de la section du cubitus et les vaisseaux et le nerf radiaux sont tout près de la section du radius. Les vaisseaux et le nerf interosseux sont entre les os. Le lambeau postérieur est surtout formé par les muscles extenseurs, et la section de la veine radiale superficielle se trouve sur son bord (N° 10).

LA RÉGION DU POIGNET ET DE LA MAIN

Le squelette de la main est formé par le *carpe*, ou poignet, qui réunit la main à l'avant-bras, le *métacarpe*, ou partie moyenne de la main, et les *phalanges*, ou extrémités digitales. Les *os du carpe* sont au nombre de huit; leur forme est polygonale et ils sont constitués par du tissu spongieux enveloppé d'une couche de tissu compact. Ils sont disposés en deux rangées, chacune formée de quatre os, qui sont, en partant du côté externe ou radial : pour la rangée supérieure, le scaphoïde, le semi-lunaire, le cunéiforme (pyramidal) et le pisiforme ; pour la rangée inférieure, le trapèze, le trapézoïde, le grand os et l'os crochu, ou unciforme. Chacun de ces petits os présente une surface dorsale qui est en général plus lisse et plus grande que leur face palmaire, cette dernière présentant des rugosités qui donnent insertion aux ligaments : leurs bords latéraux, à l'état frais, sont recouverts par des cartilages articulaires. Ces os forment, par leur réunion, une arcade à concavité dirigée vers la paume de la main ; les côtés latéraux saillants de cette arcade sont formés, en dehors, par le scaphoïde et le trapèze, qui sont les plus externes des os des deux rangées, et en dedans par le pisiforme et l'os crochu, qui sont les plus internes. Les faces par lesquelles les os du carpe s'unissent entre eux sont disposées de telle façon qu'il en résulte des articulations douées de mouvements de glissement très légers, n'ayant lieu que dans l'extension et la flexion. Cependant le grand os paraît aussi capable d'exécuter un très petit mouvement de rotation. Néanmoins l'articulation qui existe entre les deux rangées de ces os, *l'articulation intercarpienne*, présente des mouvements très étendus et prend part effectivement à la flexion et à l'extension de la main. Les os principaux de la rangée supérieure, le *scaphoïde*, le *semi-lunaire* et le *cunéiforme* sont réunis par des ligaments interosseux qui s'insèrent sur leurs bords, de telle sorte qu'ils forment par leur réunion une surface convexe ; celle-ci est reçue dans la concavité formée par *la face articulaire de l'extrémité inférieure du radius et par la face inférieure du fibro-cartilage triangulaire*, et constitue ainsi l'importante ARTICULATION RADIO-CARPIENNE OU ARTICULATION DU POIGNET (Pl. 52, Fig. 5).

Le *fibro-cartilage triangulaire* sépare du poignet l'articulation radio-cubitale inférieure. Il s'étend transversalement au-dessous de l'extrémité inférieure du cubitus : son sommet s'insère au sillon qui se trouve entre l'apophyse styloïde et la tête du cubitus et sa base s'attache, à l'extrémité inférieure du radius, sur la crête qui est entre la dépression cubitale et la face articulaire. Sa face inférieure, en réalité, continue en dedans la face articulaire du radius. La *synoviale* de l'articulation du poignet est séparée des synoviales qui se trouvent entre les os du carpe, par l'interposition des ligaments interosseux, mais très fréquemment la synoviale de l'articulation radiocarpienne communique avec celle de l'articulation radiocubitale inférieure par une perforation du fibrocartilage triangulaire. Les tendons fléchisseurs et extenseurs, qui entourent cette région, renforcent le poignet, mais au-dessous d'eux on trouve des trousseaux fibreux qui s'étendent surtout des bords du radius et du fibro-cartilage à la première rangée des os du carpe et qui, avec le tissu conjonctif qui les réunit les uns aux autres, forment le *ligament capsulaire* du poignet. Les divers faisceaux qui ont été spécialisés forment le *ligament antérieur* ou *ligament arqué* (ligamentum arcuatum), formé surtout de fibres entrecroisées qui vont de la lèvre antérieure du radius à la face palmaire du scaphoïde, du semi-lunaire et du cunéiforme, quelques fibres allant aussi s'insérer au grand os. Ce ligament est renforcé par un faisceau additionnel plus superficiel, qui s'étend de la base de l'apophyse styloïde du cubitus au cunéiforme et qui s'insère au fibro-cartilage qui les sépare. Le *ligament latéral externe* est court et épais, et va de l'apophyse styloïde du radius au côté externe du scaphoïde ; le *ligament postérieur* ou *droit* (ligamentum rectum) est formé par des fibres entrecroisées qui vont du bord postérieur du radius et du fibro-cartilage à la face dorsale du semi-lunaire et du cunéiforme ; enfin le *ligament latéral interne*, formé par un faisceau arrondi, plus long et plus étroit que l'externe, s'étend du sommet de l'apophyse styloïde du cubitus au cunéiforme.

L'articulation du poignet peut exécuter des mouvements de flexion, d'extension, d'abduction, d'adduction et de circumduction, mais elle n'a pas de mouvement de rotation. Ses mouvements sont associés à ceux des articulations intercarpiennes et carpo-métacarpiennes, de telle façon qu'elles se meuvent en même temps. L'articulation radio-carpienne est innervée par des filets du nerf cubital et du nerf interosseux postérieur. En ouvrant l'articulation du poignet par sa face dorsale, comme on le fait dans la désarticulation (Pl. 52, Fig. 4), on voit bien la forme convexe particulière de la rangée supérieure des os du carpe et la concavité que forment l'extrémité inférieure du radius et le cartilage triangulaire ; on aperçoit aussi plusieurs faisceaux de la capsule qui font saillie dans la cavité de l'articulation et sur lesquels la synoviale forme des plis.

L'os pisiforme est articulé avec l'os cunéiforme et l'articulation formée par ces deux osselets est munie d'une *synoviale* et entourée par un ligament capsulaire. Le pisiforme est également uni, par de fortes fibres ligamenteuses, à l'os crochu et au cinquième métacarpien. Il donne insertion au cubital fléchisseur du carpe et à l'abducteur du petit doigt. Outre les synoviales particulières à l'articulation radio-cubitale inférieure, à l'articulation radio-carpienne ou du poignet et à l'articulation piso-cunéiforme, il existe encore deux synoviales indépendantes, celle des articulations que forment les os du carpe entre eux (l'articulation intercarpienne) et avec les bases des métacarpiens. La plus grande de ces deux membranes s'étend entre les deux rangées des os du carpe ; elle envoie de courts culs-de-sac, en haut, entre les os de la première rangée, et des culs-de-sac, plus longs, en bas, entre les os de la deuxième rangée : ces derniers prolongements s'étendent entre les osselets et les bases des métacarpiens. La plus petite de ces deux synoviales est interposée entre le trapèze et le métacarpien du pouce. Assez fréquemment on constate que le ligament interosseux qui réunit le grand os et l'os crochu va s'insérer à la crête du quatrième métacarpien, et dans ce cas il existe une subdivision de la grande synoviale entre l'os crochu et les bases des quatrième et cinquième métacarpiens. Les os du carpe sont réunis entre eux par leurs bords dorsaux et palmaires, à l'aide de ligaments interosseux plus ou moins développés, qui se confondent avec les *ligaments propres de l'articulation intercarpienne* et qui ont reçu, d'après leurs situations, le nom de *ligament palmaire* et *ligament dorsal*. Le ligament palmaire est constitué par des fibres résistantes qui, partant de la tubérosité du grand os, divergent en rayonnant pour aller s'insérer à tous les os adjacents, d'où le nom de *ligament radié* qui lui est quelquefois donné. Le ligament dorsal est moins résistant et est formé surtout de fibres transverses qui, partant de la face dorsale du grand os, gagnent les autres os et qui s'unissent en haut avec le ligament dorsal de l'articulation radio-carpienne et en bas avec ceux des articulations carpo-métacarpiennes.

Les os du métacarpe, au nombre de cinq, sont des os longs, dont le corps, presque triangulaire, est légèrement arqué, la concavité étant dirigée vers la paume de la main. Les extrémités supérieures, ou *bases*, sont irrégulières et présentent des tubérosités, auxquelles s'insèrent les ligaments, et des facettes lisses, à l'aide desquelles chacune d'elles s'articule avec les os du carpe et les métacarpiens voisins avec lesquels elle est en rapport. Les extrémités inférieures, ou *têtes*, sont carrées et elles portent des dépressions latérales pour l'insertion des ligaments et des saillies sphéroïdales qui sont reçues dans les surfaces glénoïdiennes de l'extrémité supérieure des premières phalanges. La surface articulaire de la tête de chaque métacarpien est plus étendue du côté de la face palmaire que du côté du dos de la main. Les métacarpiens des autres doigts sont proportionnellement plus grêles que le métacarpien du pouce, ce dernier étant plus court et plus large. Ils divergent tous légèrement du carpe, mais celui du pouce est plus divergent que les autres. Le métacarpien de l'index est le plus long et les autres vont en diminuant de longueur jusqu'à celui du petit doigt qui est plus long que celui du pouce. Le métacarpien du pouce présente la particularité d'avoir sa face palmaire tournée vers le côté cubital de la main ; sa base ne porte pas de facettes

PLANCHE LIII

Figure 1

Vue topographique du côté droit de la tête, de la face et du cou, destinée spécialement à l'étude des rapports du crâne et du cerveau, montrant les aires de distribution des nerfs sensitifs, et les points où l'excitation électrique produit des contractions réflexes de quelques-uns des muscles de cette région. On y voit aussi les points de repère des opérations de la trachéotomie et de la laryngotomie.

1. Aire cutanée du nerf sus-orbitaire.
2. Situation de la scissure frontale supérieure.
3. Aire cutanée du nerf auriculo-temporal.
4. Situation du sillon de Rolando.
5. Situation de la branche horizontale de la scissure de Sylvius.
6. Point où la contraction réflexe du muscle temporal peut être produite.
7. Aire cutanée du nerf grand occipital.
8. Aire cutanée du nerf petit occipital.
9. Point dont l'excitation produit la contraction réflexe du splénius.
10. Point où la contraction du muscle trapèze peut être produite.
11. Plis cervicaux postérieurs du tégument produits par la contraction du muscle trapèze.
12. Point indiquant la position du plexus brachial.
13. Aire cutanée du nerf sus-trochléaire.
14. Situation de la scissure frontale inférieure.
15. Aire cutanée du nerf sous-trochléaire.
16. Aire cutanée du nerf lacrymal.
17. Aire cutanée du nerf nasal.
18. Position de la branche ascendante de la scissure de Sylvius.
19. Aire cutanée du nerf sous-orbitaire.
20. Aire cutanée de la branche temporo-malaire du nerf maxillaire supérieur.
21. Point où l'on peut produire la contraction réflexe du muscle masseter.
22. Aire cutanée du nerf buccal.
23. Aire cutanée du nerf mentonnier.
24. L'endroit où l'artère et la veine faciales passent sur le corps de la mâchoire, en avant du muscle masseter.
25. Point où la contraction réflexe du muscle sterno-cléido-mastoïdien peut être produite.
26. Situation du corps de l'os hyoïde.
27. Aire cutanée du nerf grand auriculaire.
28. Saillie antérieure du cartilage thyroïde.
29. Point où l'artère carotide commune est en rapport avec l'apophyse transverse de la quatrième vertèbre cervicale.
30. Situation de l'anneau du cartilage cricoïde.
31. Point où la contraction réflexe du muscle omohyoïdien peut être produite.
32. L'échancrure sus-sternale.

Figure 2

La main gauche en pronation, montrant un tracé topographique des aires de distribution des nerfs sensitifs sur le dos de la main et des doigts, et les points où l'excitation électrique produit une contraction réflexe de quelques muscles.

1. Aire innervée par le nerf médian sur le côté cubital de la face dorsale de la troisième phalange du médius.
2. Partie inférieure de l'aire de distribution du nerf cubital sur le côté cubital du médius.
3. Aire innervée par le nerf médian sur la face dorsale du côté radial de la troisième phalange de l'annulaire.
4. Partie inférieure de l'aire de distribution du nerf cubital sur le côté cubital de la face dorsale de l'annulaire.
5. Le nerf cubital sur le côté radial du petit doigt
6. Le nerf cubital sur le côté cubital du petit doigt.
7. Point où l'on peut produire la contraction du troisième muscle interrosseux dorsal.
8. Point où l'on peut produire la contraction du quatrième muscle interrosseux dorsal.
9. Point où l'on peut produire la contraction réflexe du muscle abducteur du petit doigt.
10. Nerf cubital sur le dos du poignet.
11. Le nerf médian sur la face dorsale de la troisième phalange du médius.
12. Partie inférieure de l'aire du nerf radial sur le côté radial de médius.
13. Nerf médian sur le côté cubital de la face dorsale de la troisième phalange de l'index.
14. Partie inférieure de l'aire du nerf radial sur le côté cubital de l'index.
15. Nerf médian sur le côté radial de la face dorsale de la troisième phalange de l'index.
16. Partie inférieure de l'aire du nerf radial sur le côté radial de l'index.
17. Nerf radial à la surface dorsale du pouce.
18. Point où l'on peut produire la contraction du deuxième muscle interosseux dorsal.
19. Point où l'on peut produire la contraction du premier muscle interosseux dorsal.
20. Nerf radial sur la face dorsale du poignet.
21. Partie inférieure de l'aire de distribution du nerf musculo-spiral.

Figure 3

La main droite en supination montrant un tracé topographique des aires de distribution des nerfs sensitifs de la paume de la main et de la face antérieure des doigts, et les points où l'on peut faire contracter quelques-uns des muscles à l'aide de l'excitation électrique. On voit aussi sur cette figure les points de repère superficiels des arcades artérielles de la paume de la main.

1. Nerf médian sur le côté cubital de la face palmaire du médius.
2. Nerf médian sur le côté radial de la face palmaire de l'annulaire.
3. Nerf cubital sur le côté cubital de la face palmaire de l'annulaire.
4. Nerf cubital sur le côté radial de la face palmaire du petit doigt
5. Nerf cubital sur le côté cubital de la face palmaire du petit doigt.
6. *Linea mensalis.*
7. Point où l'on peut produire la contraction du troisième muscle lombrical.
8. Point où l'on peut produire la contraction du quatrième muscle lombrical.
9. *Linea hepatica.*
10. *Linea cephalica.*
11. Point où l'on peut produire la contraction de l'opposant du petit doigt.
12. Point où l'on peut produire la contraction du muscle abducteur du petit doigt.
13. Point où l'on peut produire la contraction du muscle opposant du pouce.
14. Point où l'on peut produire la contraction du muscle petit palmaire.
15. Nerf cubital au devant du poignet.
16. Nerf médian sur le côté radial de la face palmaire du médius.
17. Nerf médian sur le côté cubital de la face palmaire de l'index.
18. Nerf médian sur le côté radial de la face palmaire de l'index.
19. Point où l'on peut produire la contraction du deuxième muscle lombrical.
20. Point où l'on peut produire la contraction du premier muscle lombrical.
21. Point d'excitation du muscle adducteur du pouce.
22. Branche interne du nerf médian sur la face palmaire du pouce.
23. Branche externe du nerf médian sur la face palmaire du pouce.
24. Point où l'on peut produire la contraction du muscle court fléchisseur du pouce.
25. *Linea vitalis.*
26. Point où l'on peut produire la contraction du muscle abducteur du pouce.
27. Nerf médian au-dessous du poignet.
28. *Linea transversa carpi.*
29. Nerf médian au-dessus du poignet.
30. Point où l'on peut produire la contraction du muscle long fléchisseur du pouce.
31. Point où l'on peut produire la contraction des tendons de l'index et du petit doigt.
32. Point où l'on peut produire la contraction des tendons du médius et de l'annulaire.

Fig 1

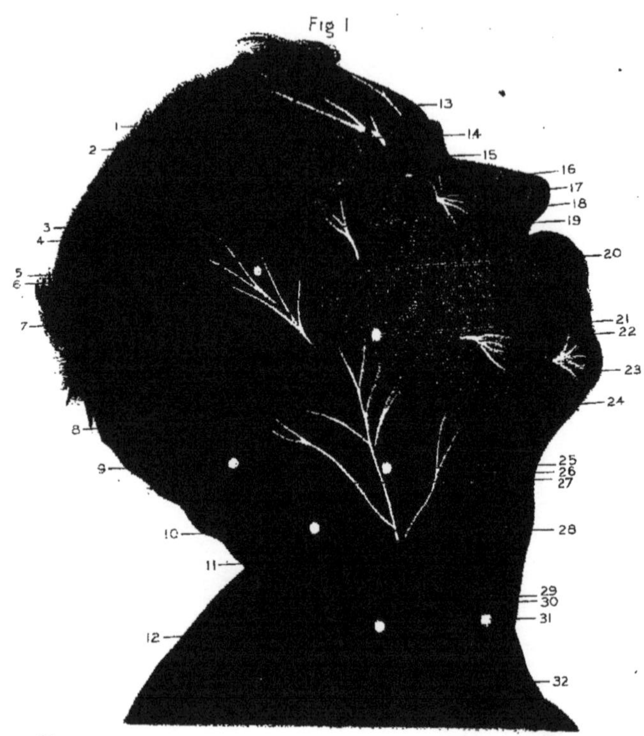

Fig 2

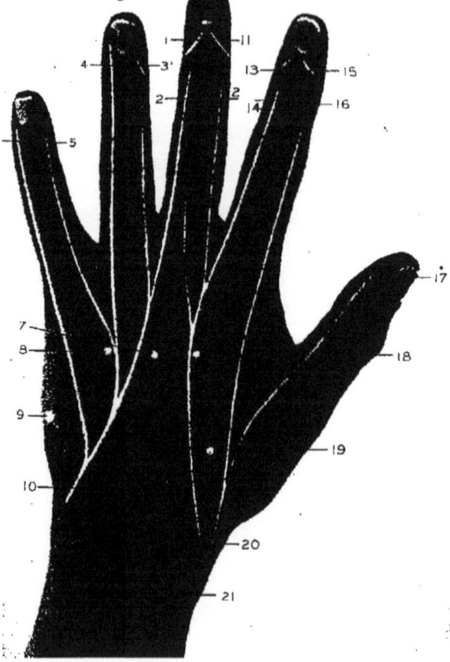

Fig 3

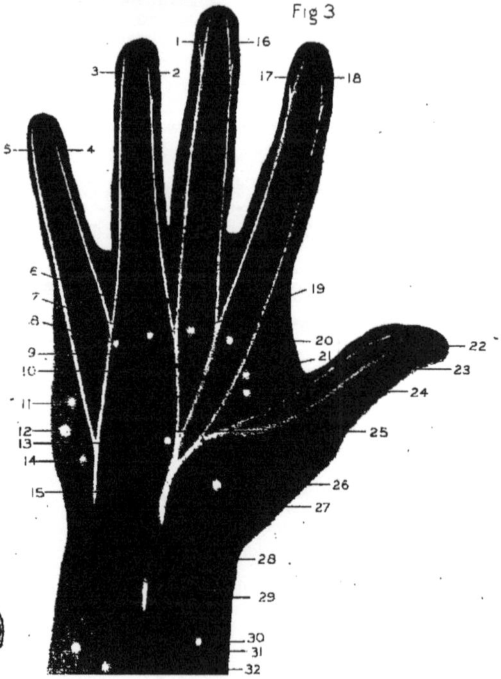

R.F.

latérales, mais elle est munie d'une facette ovale par laquelle l'os s'articule avec le trapèze seulement. La tête est moins saillante que celle des os correspondants et elle porte, sur sa face palmaire, deux apophyses saillantes destinées aux deux os sésamoïdes. L'articulation du trapèze et du métacarpien du pouce est distincte des autres articulations carpo-métacarpiennes et est protégée par un ligament capsulaire, dont les portions externe et dorsale sont les plus résistantes. Les extrémités supérieures des métacarpiens sont réunies entre elles par les *ligaments interosseux*, et chaque articulation carpo-métacarpienne est munie d'un ligament palmaire, d'un ligament dorsal et de ligaments latéraux.

Les phalanges sont au nombre de quatorze, chaque doigt en ayant trois et le pouce deux seulement. On les désigne sous le nom de première, deuxième et troisième phalanges. Les troisièmes phalanges ont aussi le nom de phalanges unguéales, parce qu'elles portent les ongles. Les phalanges de chaque extrémité digitale diminuent de taille à mesure qu'on s'éloigne du poignet. Toutes sont des os longs à corps semi-cylindriques. Les faces dorsales des premières et deuxièmes phalanges sont légèrement convexes, excepté celle du pouce qui est plutôt concave et qui s'effile vers son extrémité inférieure. L'extrémité supérieure de la première phalange de chaque doigt présente une cavité glénoïde, dont la forme varie pour chacune d'elles, afin de s'articuler avec le métacarpien qui lui correspond, et son extrémité inférieure porte une surface trochléaire qui s'articule avec la deuxième phalange. L'extrémité supérieure de chaque deuxième phalange est munie d'une concavité double destinée à recevoir la surface trochléaire de la première, et son extrémité inférieure porte une surface trochléaire analogue à celle de la phalange précédente mais plus petite. Les deuxièmes phalanges du médius et de l'annulaire sont à peu près de même longueur, celle de l'index est plus courte et celle du petit doigt est la moins longue de toutes.

Les *troisièmes phalanges, phalanges unguéales,* portent toutes, à leur extrémité supérieure, deux dépressions à l'aide desquelles elles s'articulent avec les deuxièmes phalanges, et chacune se termine par l'*apophyse unguéale*, qui est en forme de fer à cheval et qui présente sur sa face palmaire des rugosités auxquelles s'attache la pulpe des doigts. L'apophyse unguéale du pouce est la plus large et la plus épaisse de toutes, tandis que le volume des apophyses unguéales du médius, de l'annulaire, de l'index et du petit doigt décroît dans l'ordre où on vient de citer les doigts qui les portent.

Les *articulations métacarpo-phalangiennes* sont des enarthroses, capables d'exécuter des mouvements d'extension, de flexion, d'abduction, d'adduction et de rotation légère. Les surfaces osseuses qui composent chacune d'elles sont revêtues d'une couche de cartilage articulaire et chaque articulation possède une synoviale : les dépressions glénoïdiennes de l'extrémité supérieure des premières phalanges sont rendues plus profondes par la présence des petits *ligaments glénoïdiens*. Ces articulations sont entourées par des *ligaments capsulaires* qui sont comparativement faibles dans leur portion dorsale que renforcent les expansions des tendons extenseurs (Pl. 49). Les fibres latérales de chaque capsule sont très résistantes et ont été spécialisées sous le nom de *ligaments latéraux*.

La *deuxième* et la *troisième articulation interphalangienne* sont des ginglymes, et ne peuvent exécuter que des mouvements de flexion et d'extension. Leur constitution est la même que celle des articulations métacarpo-phalangiennes ; chacune d'elles possède aussi des *ligaments glénoïdiens* et un *ligament capsulaire* dont les faisceaux latéraux renforcés constituent des *ligaments latéraux*. L'articulation métacarpo-phalangienne du pouce présente toujours deux *os sésamoïdes* dont le plus gros est l'externe. Ce sont des nodules de fibro-cartilage ossifiés, qui sont en rapport avec les ligaments latéraux et qui donnent insertion à des muscles courts.

Les espaces qui séparent les métacarpiens l'un de l'autre sont occupés par les *muscles interosseux*, qui forment deux groupes suivant qu'ils sont *palmaires* ou *dorsaux*. Il y a trois interosseux palmaires, et chacun d'eux n'a qu'une insertion fixe. Le *premier* s'attache à la base et à la partie antérieure du métacarpien de l'index, et va s'insérer sur le côté cubital de l'aponévrose dorsale des trois phalanges de ce doigt. Le *deuxième* naît du métacarpien de l'annulaire et va s'attacher au côté radial de l'aponévrose dorsale des phalanges correspondantes. Le *troisième* naît du métacarpien du petit doigt et va s'insérer au côté radial des phalanges de cette extrémité digitale. Il y a quatre muscles interosseux dorsaux, et chacun d'eux a deux origines. Le *premier* naît du côté cubital de la partie supérieure du métacarpien du pouce et de tout le côté correspondant du métacarpien de l'index, et il va s'insérer au côté radial de la base de la phalange supérieure de ce doigt ainsi qu'à l'aponévrose dorsale qui recouvre les deux autres phalanges de l'index. Le *deuxième* tire son origine des côtés adjacents des métacarpiens de l'index et du médius et va s'insérer au côté radial de l'aponévrose qui enveloppe les phalanges du médius (Pl. 49, Fig. 1, n° 19). Le *troisième* naît des côtés adjacents des métacarpiens du médius et de l'annulaire et va s'attacher au côté cubital de l'aponévrose qui recouvre les phalanges du médius. Le *quatrième* naît des côtés adjacents des métacarpiens de l'annulaire et du petit doigt et va s'insérer au côté cubital de l'aponévrose qui recouvre les phalanges de l'annulaire. Les interosseux palmaires rapprochent les doigts de la ligne médiane de la main, ligne qui passe par le médius, tandis que les interosseux dorsaux éloignent les doigts de cette ligne : les premiers sont adducteurs par rapport au médius, les seconds sont abducteurs.

L'*aponévrose dorsale* des doigts, que nous venons de mentionner, est formée par l'aplatissement des tendons extenseurs (Pl. 49) qui s'élargissent après avoir émis les faisceaux plats destinés aux côtés des articulations métacarpo-phalangiennes. Elle se continue sur les doigts et s'attache, par une languette médiane, a la base de la deuxième phalange, et, par des languettes latérales qui s'entrecroisent, à la base de la phalange unguéale. Sur les côtés de la première phalange, l'aponévrose donne insertion aux muscles interosseux ainsi qu'aux *muscles lombricaux.* Ces derniers sont quatre muscles grêles qui naissent des tendons du fléchisseur profond dans la paume de la main. Le *premier* et le *deuxième* s'attachent respectivement aux tendons de l'index et du médius, sur le côté radial de ces tendons et chacun d'eux va s'insérer au côté radial de l'aponévrose digitale correspondante. Le *troisième* et le *quatrième* naissent des faces contiguës des tendons adjacents de l'annulaire et du petit doigt et vont s'insérer au côté radial de l'aponévrose de chacun de ces doigts. Le premier et le deuxième lombricaux sont innervés par le médian, le troisième et le quatrième par le cubital. Ils fléchissent les articulations métacarpo-phalangiennes, mais ils peuvent aussi aider les tendons extenseurs à maintenir les phalanges dans l'extension. Nous avons déjà vu que tous les tendons fléchisseurs s'entourent de gaînes aponévrotiques au niveau de la face palmaire des articulations métacarpo-phalangiennes et que, en entrant dans ces gaînes, chaque tendon superficiel se divise en bandelettes latérales, qui divergent vers le milieu de la première phalange, pour laisser passer entre elles le tendon du fléchisseur profond. Les deux bandelettes latérales du tendon du fléchisseur superficiel se rejoignent derrière le tendon du fléchisseur profond, puis se séparent de nouveau pour aller enfin s'attacher sur les parties latérales de la deuxième phalange, tandis que le tendon du fléchisseur profond va s'insérer à la base de la phalange unguéale. Il résulte de ces dispositions que les articulations métacarpo-phalangiennes peuvent être fléchies de telle façon que les doigts soient réunis dans la paume de la main, et, quand le *poing* est ainsi fermé, on voit faire saillie, au niveau des articulations, les têtes des métacarpiens et les bases des premières phalanges. Les doigts ne peuvent, dans l'extension, dépasser que fort peu le plan des métacarpiens, mais ils sont très mobiles dans le sens latéral. Les phalanges peuvent être fléchies ou étendues les unes sur les autres, mais elles n'ont pas de mouvements de latéralité.

La disposition de l'articulation qui relie le métacarpien du *pouce* au trapèze, rend ce doigt opposable à tous les autres. Les muscles fléchisseurs et extenseurs propres du pouce ont déjà été décrits. En plus de ceux-ci il faut considérer, comme dépendant du pouce, les muscles de l'*éminence thénar*.

Le *muscle abducteur du pouce* (Pl. 48, Fig. 3, N° 3) tire son origine du ligament annulaire antérieur et du tubercule du trapèze et va s'insérer au côté externe de la première phalange du pouce. Ce muscle est innervé par un rameau du médian et est souvent formé de deux faisceaux entre lesquels passe l'artère superficielle de la paume de la main. L'action de ce muscle est d'écarter le pouce de la main.

Le *muscle opposant du pouce* (Pl. 48, Fig. 4, N° 2) s'insère, sous l'abducteur et comme ce dernier, au ligament annulaire et au trapèze, et va s'insérer au métacarpien du pouce, dans toute la longueur du bord radial de cet os. Il est innervé par une branche du médian. Son action consiste à opposer le pouce aux autres doigts.

Le *muscle court fléchisseur du pouce* a une double origine ; il est formé de deux parties, l'une superficielle, qui naît du trapèze et du ligament annulaire et qui va s'insérer à l'os sésamoïde externe ainsi qu'à la face radiale de la première phalange du pouce ; l'autre, profonde, qui naît des bases des métacarpiens de l'index et du médius, de l'arcade fibreuse qui les relie, du trapèze et du grand os, et qui va s'insérer à l'os sésamoïde interne et à la base de la première phalange du pouce. La portion superficielle de ce muscle est innervée par le médian et la partie profonde par le cubital. Le tendon du *long* fléchisseur passe entre ces deux portions pour aller s'insérer à la base de la phalange unguéale du pouce (page 383). Le court fléchisseur fléchit la première phalange du pouce sur la paume de la main.

Le *muscle adducteur du pouce* (Pl. 48, Fig. 4, N° 7) est triangulaire : il tire son origine du corps du métacarpien du médius et ses fibres se confondent avec celles de la portion profonde du court fléchisseur, pour aller s'insérer au sésamoïde interne et à la partie voisine de la première phalange du pouce. On décrit parfois à ce muscle deux parties, l'*adducteur oblique* et l'*adducteur transverse*, mais on ne peut les séparer que très imparfaitement. L'adducteur du pouce est innervé par le cubital ; son rôle est de renforcer l'action du court fléchisseur et de permettre au bout du pouce de venir en contact avec le bout des autres doigts. La mobilité du pouce et la force que lui donneut ses nombreux muscles sont la caractéristique de la main de l'homme.

La disposition des *muscles de l'éminence hypothénar* rappelle celle des muscles de l'éminence thénar. *L'abducteur du petit doigt* (Pl. 48, Fig. 2, N° 13) naît du pisiforme et du ligament capsulaire de cet os, et va s'insérer au côté cubital de la base de la première phalange du petit doigt, avec l'aponévrose dorsale duquel il se confond. Il reçoit parfois un faisceau accessoire du tendon du cubital fléchisseur du carpe. Le *court fléchisseur du petit doigt* (Pl. 48, Fig. 4, N° 17) est en réalité une partie du muscle abducteur. Il naît de l'apophyse unciforme de l'os crochu, et va s'insérer aussi à la base de la première phalange du petit doigt et à l'arcade aponévrotique qui en ce point recouvre le tendon du fléchisseur profond. L'abducteur écarte le petit doigt des autres doigts, en quoi il est aidé par le court fléchisseur. *L'opposant du petit doigt* naît, sous le court fléchisseur, de l'apophyse unciforme de l'os crochu, et de la partie inférieure du ligament annulaire, pour aller s'insérer au côté cubital du métacarpien du petit doigt. L'action de ce muscle consiste à attirer le métacarpien du petit doigt vers la paume de la main, de façon à augmenter sa puissance de *préhension*. Tous ces muscles du petit doigt sont innervés par des rameaux du nerf cubital.

La *configuration extérieure de la main et du poignet* a une importance considérable au point de vue topographique. Il faut bien connaître la situation respective de toutes les saillies osseuses de cette région dans l'extension et dans la flexion, dans la supination et dans la pronation. Les extrémités inférieures du radius et du cubitus peuvent être aisément explorées, car elles sont en grande partie sous-cutanées. Nous avons déjà vu que le ligament capsulaire de l'articulation radio-cubitale inférieure est assez peu serré pour permettre un léger mouvement latéral entre les os de cette articulation quand le radius est en rotation, et par conséquent, lorsque la main est en supination, c'est l'apophyse styloïde du *cubitus* que l'on peut sentir, et non la tête de cet os. L'apophyse styloïde du radius est placée sur un plan plus antérieur que celui de l'apophyse correspondante du cubitus et elle est aussi à douze millimètres plus bas que cette dernière. On peut sentir le tubercule du scaphoïde au-dessous et en avant de l'apophyse styloïde du radius, et l'os pisiforme est au-dessus et en avant de l'apophyse styloïde du cubitus. Une ligne tirée d'une apophyse styloïde à l'autre est dirigée en bas et en dehors, et ses extrémités indiquent les points les plus inférieurs de l'articulation radio-carpienne, l'interligne articulaire ayant lui-même la forme d'un arc à convexité supérieure (Pl. 52, Fig. 4).

La *peau* qui recouvre le poignet est tout à fait lâche, mince et privée de pannicule adipeux. En avant du poignet la peau est intimement unie à l'aponévrose profonde et présente des *lignes transversales*, parmi lesquelles la plus inférieure est en général très visible (Pl. 53, Fig. 3, N° 28). Cette dernière ligne est à environ un centimètre et demi, ou trois quarts de pouce, au-dessous de l'articulation du poignet, et elle croise le grand os sur le prolongement du métacarpien du médius. Cette ligne correspond aussi au bord supérieur du ligament annulaire antérieur. On voit en général très bien, vers le milieu de la face antérieure du poignet, le tendon du muscle long palmaire, surtout si la main est fléchie, les doigts étant dans l'extension. Le tendon du radial fléchisseur du carpe est sur le côté externe du précédent. Le nerf médian, qui descend de l'avant-bras pour entrer dans la paume de la main en passant sous le ligament annulaire (Pl. 48, Fig. 4, N° 1) est placé entre ces deux tendons. Le tendon du cubital fléchisseur du carpe est facile à reconnaître au moment où il rejoint l'os pisiforme, à la partie interne du poignet, lorsque cette articulation est légèrement fléchie et que le petit doigt est fléchi dans la paume de la main. Les tendons du fléchisseur sublime des doigts sont situés dans la dépression qui existe entre les tendons du cubital fléchisseur du carpe et du long palmaire. On peut, à travers la peau de la face palmaire du pouce et du poignet, voir dans le fascia superficiel, les *veines superficielles* qui, partant du plexus palmaire, se dirigent en haut, pour aller se vider dans les veines médiane et cubitale. On peut, en mettant le pouce dans l'abduction, faire saillir sur le bord radial du poignet les tendons des muscles extenseurs du métacarpien et de la première phalange du pouce, et le tendon du muscle extenseur de la deuxième phalange du pouce devient proéminent à la partie postérieure du poignet si le pouce est mis dans l'abduction et dans l'extension forcées. Le tendon du cubital extenseur du carpe est sur la partie interne de la face postérieure du poignet et les tendons de l'extenseur commun des doigts sont du côté radial de cette même face.

Si l'on enlève la peau du dos de la main, on voit tous ces tendons passer sous le *ligament annulaire postérieur* (Pl. 49, Fig. 3, N° 7). Celui-ci est formé par la différenciation de fibres transversales de l'aponévrose profonde qui se prolonge de l'avant-bras sur le poignet, et ces fibres sont renforcées par des fibres spéciales qui, s'attachant aux crêtes de la face postérieure de l'extrémité inférieure du radius, se dirigent obliquement en dedans, passent sur le ligament capsulaire de l'articulation radio-cubitale inférieure et s'insèrent enfin au pisiforme et au cunéiforme, sur le côté cubital du carpe. Les diverses insertions des fibres profondes aux crêtes du radius transforment les gouttières qui séparent ces saillies en canaux dans lesquels passent les tendons extenseurs. Six loges sont ainsi formées dans le ligament annulaire postérieur : une où passe le tendon de l'extenseur du métacarpien du pouce et celui de l'extenseur de la première phalange de ce doigt ; une pour le long radial extenseur et le court radial extenseur ; une pour l'extenseur de la deuxième phalange du pouce ; une pour l'extenseur de l'index et l'extenseur commun des doigts ; une pour l'extenseur du petit doigt et une pour le cubital extenseur du carpe. Toutes ces loges sont tapissées par la *synoviale* qui enveloppe les tendons et qui les accompagne presque jusqu'à leurs insertions. Il y a quelquefois une communication entre une de ces gaînes synoviales et la cavité de l'articulation du poignet.

La *peau du dos de la main* est très fine, et, par suite du peu de densité du tissu sous-cutané, n'adhère que faiblement au ligament annulaire qui maintient les tendons et à l'aponévrose profonde qui, partant de ce ligament, se prolonge jusqu'aux saillies des têtes des métacarpiens. Ce peu d'adhérence de la peau est bien visible dans l'œdème et les épanchements fréquents en cette région. La peau présente des poils courts et nombreux et des follicules sébacés. Les poils sont implantés de façon à s'incliner vers le bord cubital de la main et on en trouve aussi sur les faces dorsales des premières et deuxièmes phalanges de tous les doigts. Les glandes sudoripares sont moins nombreuses sur le dos qu'à la paume de la main, où leur sécrétion présente dans certains cas une abondance remarquable. La peau du dos de la main n'est pas très sensible aux impressions tactiles.

Les *veines superficielles de la main* (Pl. 47, Fig. 3) ont surtout pour origine les *plexus dorsaux de la main* : ces plexus sont constitués par de petites veines qui forment des arcades sur le dos des premières phalanges. Du côté cubital le *plexus dorsal cubital* est formé par la réunion de la veine du petit doigt (la *salvatelle*) avec les veines des troisième et quatrième espaces interdigitaux. De ce plexus partent en général deux veines qui remontent sur l'avant-bras, une *petite veine cubitale superficielle antérieure* et une *grande veine cubitale superficielle postérieure*. Sur le côté radial, le *plexus dorsal radial* est formé par la jonction de la veine du pouce *(veine céphalique du pouce)* avec les veines de l'index et du médius et il donne les veines radiales. Une très grande variété existe dans la disposition de ces veines au dos de la main et les deux plexus sont fréquemment réunis par un tronc anastomotique transversal, qui donne aux veines du dos de la main une disposition en forme de H.

La veine du pouce en se dirigeant en haut croise l'excavation qui existe entre les tendons extenseurs du pouce, et est en rapport intime avec les branches du *nerf radial* (Pl. 47, Fig. 3, N° 9) qui vont se distribuer à la face dorsale du pouce, à la face dorsale de l'index, et au côté radial du médius, jusqu'à l'extrémité de ces doigts (Pl. 53, Fig. 2). Au fond de l'excavation, au-dessous des tendons, se trouve l'*artère radiale* située dans un lit de graisse qui la sépare du scaphoïde et du trapèze : cette artère pénètre (Pl. 49, Fig. 1, N° 17) dans l'espace qui sépare le premier et le deuxième métacarpiens, entre dans la paume de la main en passant entre les deux portions de l'abducteur de l'index et forme l'arcade palmaire profonde. Avant de quitter le dos de la main l'artère radiale émet l'*artère postérieure du carpe*, qui passe sous les tendons extenseurs et forme une arcade en s'anastomosant avec une branche semblable de l'artère cubitale. De cette arcade dorsale naissent les *artères interosseuses dorsales* (Pl. 47, Fig. 3, et Pl. 49, Fig. 3). Elles descendent jusqu'aux muscles des espaces interosseux, auxquels elles envoient des artérioles ainsi qu'aux parties voisines, et au niveau des articulations métacarpo-phalangiennes, elles s'anastomosent par inosculation avec les branches perforantes de l'arcade palmaire profonde. Par le côté cubital du dos de la main on voit apparaître, immédiatement au-dessous de l'apophyse styloïde du cubitus, le *nerf cubital* qui, au niveau de la veine du petit doigt (Pl. 47, Fig. 3, N° 5), se divise en plusieurs branches ; celles-ci vont se distribuer à la face dorsale du petit doigt, à toute la face dorsale de l'annulaire, sauf au côté radial de la phalange unguéale de ce doigt, et au côté cubital de la face dorsale du médius, excepté à la phalange unguéale de ce doigt (Pl. 53, Fig. 2, N° 10).

La PAUME DE LA MAIN présente une configuration spéciale qu'il est nécessaire de bien connaître. Sur son côté radial elle présente une forte saillie formée par les muscles du pouce que nous avons déjà décrits : c'est l'éminence *thénar* ; sur son côté cubital est une autre saillie, de forme allongée, constituée par les muscles du petit doigt : c'est l'éminence *hypothénar*. Ces deux éminences sont quelquefois désignées sous le nom commun de *talon de la main*. Entre ces deux saillies existe une dépression qui va s'élargissant vers les doigts et qui forme le *creux de la main* quand les doigts sont fléchis. La peau de la paume de la main s'insère à l'aponévrose palmaire, qu'elle recouvre, et adhère à cette aponévrose le long des nombreuses lignes de flexion qu'elle présente. Trois de ces plis cutanés sont surtout visibles. Le *premier* qui décrit une courbe autour de la base de l'éminence thénar, est dû à la répétition fréquente des mouvements de flexion du pouce et porte le nom de *ligne de vie (linea vitalis)* (Pl. 53, Fig. 3, N° 25). Ce pli correspond à l'insertion du bord radial de l'aponévrose palmaire. Le *deuxième* pli commence au bord radial de la main entre le pouce et l'index et traverse la paume pour aboutir au milieu du métacarpien du petit doigt : il est dû aux mouvements d'opposition du pouce avec l'index et le médius et porte le nom de *ligne de tête* (linea cephalica). Cette ligne correspond à l'interligne de l'articulation métacarpo-phalangienne de l'index et sert de guide dans la désarticulation de ce doigt. Le *troisième* pli, qui est le plus inférieur lorsque la main est pendante, commence au niveau de la saillie qui se trouve entre le médius et l'index, et se dirige obliquement vers le bord cubital de la main : il résulte de la flexion du médius, de l'annulaire et du petit doigt et porte le nom de *linea mensalis*. Les deux dernières lignes sont coupées par une autre, moins visible, dont le trajet, presque vertical, suit à peu près le métacarpien du médius : c'est la *ligne hépatique* (linea hepatica) qui donne à l'ensemble des lignes de la main la forme d'une M (Pl. 53, Fig. 3). L'intersection de la ligne de tête et du métacarpien de l'annulaire marque le point le plus inférieur de l'arcade palmaire superficielle (page 414). La troisième ligne est la plus importante. Elle est à un centimètre, ou un peu moins de un demi-pouce, au-dessus des articulations métacarpo-phalangiennes des doigts par la flexion desquels elle est produite, et indique presque exactement les limites supérieures des gaînes synoviales de l'index, du médius et de l'annulaire. Immédiatement au-delà de cette ligne l'aponévrose palmaire se divise en quatre languettes. On peut, par les mouvements alternatifs de flexion et d'extension, reconnaître en quels points sont situés les interlignes articulaires métacarpo-phalangiens, qui sont pour chaque doigt à égale distance de la troisième ligne palmaire et de la membrane interdigitale. La bifurcation des artères digitales a lieu en ces mêmes points (Pl. 48, Fig. 4). Quand la première phalange est étendue et que les deux autres sont fléchies, il existe trois petites saillies formées par la compression et la projection en avant de petits coussins adipeux, qui remplissent les arcades formées au-dessus des tendons fléchisseurs par les languettes digitales de l'aponévrose palmaire. La face palmaire de la main présente encore à la base des doigts des plis de flexion transversaux ; ce pli de flexion est unique pour l'index et pour le petit doigt et il est double pour l'annulaire et le médius. Chaque pli est à environ deux centimètres, ou trois quarts de pouce, au-dessous de l'articulation métacarpo-phalangienne correspondante. Chaque doigt présente encore deux plis formés par la flexion des articulations interphalangiennes, le premier est double et le deuxième est en général simple. Ces derniers plis ne correspondent pas aux articulations et ils sont en général à une distance de un millimètre et demi à trois millimètres au-dessus d'elles. Le pouce présente deux plis qui correspondent à ses deux articulations, le plus élevé passant obliquement sur l'articulation métacarpo-phalangienne. Le bord libre de la membrane interdigitale est appelée *plica interdigitalis* et est à deux centimètres, ou trois quarts de pouce, de l'articulation métacarpo-phalangienne, sur la face palmaire de la main. Ces mensurations sont exactes, mais au point de vue pratique il est préférable de se rappeler la règle infaillible en cas de doute et qui consiste à faire jouer ces articulations : ces mouvements démontrent leurs positions et leurs caractères mieux que toutes les descriptions. L'épiderme de la paume de la main est d'épaisseur variable suivant l'usage que chaque individu fait de ses mains. Nous avons déjà dit que les glandes sudoripares sont très abondantes en cette région. Les papilles sont extrêmement volumineuses et nombreuses et renferment des corpuscules du tact. Elles forment, au niveau de la *pulpe* des doigts, des crêtes irrégulières concentriques, qui ne sont jamais absolument semblables sur deux mains quelconques.

Le *tissu sous-cutané de la paume de la main* est peu abondant et ressemble à celui du cuir chevelu, tel que nous l'avons décrit, en en ce qu'il est intimement adhérent à l'aponévrose palmaire qu'il recouvre. Il résulte de la densité de ce tissu et de l'épaisseur de la peau que la main est particulièrement apte à supporter les efforts de pressions et de frictions. Le bord cubital de la paume de la main est remarquablement constitué à ce point de vue, il est bien protégé par les parties molles, et ne renferme pas de gros rameaux nerveux, Le *muscle palmaire cutané* est formé par de courtes fibres transversales qui s'insèrent à la peau de l'éminence thénar et vont s'attacher à l'aponévrose palmaire. Sa contraction aide à retenir l'objet saisi. Si l'on enlève avec soin la peau de la paume de la main et le palmaire cutané, on met à nu l'aponévrose palmaire et le ligament annulaire antérieur.

L'APONÉVROSE PALMAIRE est une membrane résistante, blanche et brillante, étendue sur le centre de la paume et qui, quand elle est complètement développée, n'est en réalité qu'un épanouissement du tendon du muscle long palmaire (Pl. 48, Fig. 1, N° 8). Dans ce cas elle passe sur le ligament annulaire proprement dit ; mais très souvent elle paraît n'être qu'un prolongement inférieur que ce ligament envoie dans la paume, le tendon du long palmaire se perdant dans le bord supérieur du ligament. L'aponévrose palmaire est formée surtout de fibres longitudinales résistantes, qui en constituent la couche extérieure ou superficielle et qui peuvent être séparées, par une dissection soigneuse (Pl. 48, Fig. 2, N° 8), d'une couche profonde formée par des fibres transversales, ces dernières étant en rapport immédiat avec le bord inférieur du ligament annulaire. L'aponévrose palmaire s'amincit dans le voisinage des éminences thénar et hypothénar et elle émet une couche fibreuse, formée par les fibres transversales les plus profondes, qui, passant sur les muscles de ces éminences, va rejoindre l'aponévrose dorsale de la main. Le bord digital de l'aponévrose palmaire se divise en quatre languettes qui vont s'insérer surtout aux bases des premières phalanges et aux faces antérieures des ligaments capsulaires des articulations métacarpo-phalangiennes ; quelques-unes des fibres les plus profondes forment des bandelettes latérales qui s'unissent aux gaînes aponévrotiques des fléchisseurs, et d'autres poursuivant leur chemin, vont rejoindre l'aponévrose dorsale qui recouvre les tendons extenseurs. On trouve, dans les arcades formées par l'insertion des languettes fibreuses, des coussinets de tissu adipeux qui entourent les nerfs et les artères digitaux ainsi que les tendons des lombricaux qui vont aux doigts. Beaucoup de fibres de la couche superficielle de l'aponévrose palmaire sont adhérentes à la peau, ce qui rend très ennuyeuse la dissection de cette membrane. De la couche profonde de l'aponévrose partent deux faibles bandelettes fibreuses qui se dirigent transversalement pour aller s'attacher aux prolongements latéraux qui enveloppent les muscles des éminences thénar et hypothénar : celle qui se dirige vers le pouce est la plus facile à voir (Planche 48, fig. 1, N° 4). La face profonde de l'aponévrose palmaire envoie des cloisons s'insérer aux métacarpiens. Au-dessous de la peau des membranes interdigitales sont des fibres transversales formant les *ligaments transverses superficiels,* qui passent sur les vaisseaux et les nerfs et qui empêchent ces organes d'être comprimés quand la main serre quelque chose. L'aponévrose palmaire, comme toutes les aponévroses profondes, est sujette à de grandes variations dans son développement. Elle est toujours très résistante chez les ouvriers et sans aucun doute il se produit beaucoup de languettes accessoires chez les individus dont la profession exige des efforts manuels répétés. L'artère cubitale et le nerf cubital descendent vers la paume de la main en passant sur le ligament annulaire et entre les deux couches de l'aponévrose palmaire (Planche 48, fig. 2, N°s 11 et 12).

Le ligament annulaire antérieur consiste en un fort trousseau fibreux, qui décrit une arcade transversale étendue de l'apophyse unciforme et du pisiforme au trapèze et à la tubérosité du scaphoïde. Il se continue en haut avec l'aponévrose profonde de l'avant-bras et en bas avec la couche profonde de l'aponévrose palmaire. Il donne insertion à la plupart des muscles des éminences thénar et hypothénar et il maintient en place les tendons fléchisseurs des doigts et du pouce ainsi que le nerf médian (Planche 48, Fig. 2, 3 et 4). Le ligament annulaire antérieur est un des tissus fibreux les plus résistants du corps. Il recouvre deux synoviales : l'une, la *plus grande,* tapisse le conduit dont le ligament, en décrivant une arcade transversale sur le carpe, forme la paroi antérieure ; elle se réfléchit sur les tendons fléchisseurs des doigts de façon à former une sorte de sac lâche qui, en haut, remonte à quatre centimètres, ou un pouce et demi, au-dessus du ligament, et qui, en bas, envoie des prolongemenis aux différents tendons, constituant à chacun d'eux une gaîne synoviale qui l'accompagne jusqu'au milieu du métacarpien correspondant : la gaîne des tendons fléchisseurs du petit doigt se prolonge jusqu'au niveau de l'insertion du tendon du fléchisseur profond à la base de la phalange unguéale. La *plus petite des deux synoviales* est en rapport avec le tendon du long fléchisseur du pouce, et elle ne s'étend pas en haut, au-dessus du ligament annulaire, tout-à-fait aussi loin que la première. Elle accompagne le tendon jusqu'au niveau de son insertion à la phalange unguéale du pouce. Les tendons de l'index, du médius et de l'annulaire ont des *gaînes synoviales séparées* qui rarement communiquent avec les autres synoviales dont elles sont séparées par un intervalle de deux centimètres ou trois quarts de pouce. Ces gaînes synoviales digitales montent en général jusqu'au niveau de la troisième ligne de flexion de la paume de la main et descendent jusqu'aux bases des phalanges unguéales; il en résulte que la pulpe du bout des doigts est en contact avec le périoste, fait qui est souvent démontré par la nécrose de la troisième phalange au cours d'un *panaris*. La disposition des synoviales de la main explique comment il se fait qu'un abcès du pouce ou du petit doigt peut s'étendre à l'avant-bras, tandis que cette extension de la suppuration est rare dans les affections similaires des autres doigts.

L'*artère cubitale*, venant de l'avant-bras, descend en rapport intime avec le pisiforme et l'os crochu, le nerf cubital étant appliqué au côté interne du vaisseau. Le nerf et l'artère sont, au niveau du poignet, enveloppés tous deux dans du tissu adipeux et protégés par une expansion aponévrotique qui va du tendon du cubital fléchisseur du carpe au tendon du long palmaire. Immédiatement après le pisiforme l'*artère cubitale profonde* se détache et, accompagnée par la branche profonde du nerf cubital, passe entre les muscles abducteur du petit doigt et court fléchisseur du petit doigt, tandis que le tronc de l'artère cubitale continue sa route, entre les deux couches de l'aponévrose palmaire, le long des muscles de l'éminence hypothénar, à une distance de deux centimètres (trois quarts de pouce) de la ligne de vie à laquelle il est parallèle. A mi-chemin à peu près entre cette ligne et la ligne de tête, l'artère cubitale se dévie en dehors vers la partie moyenne du pli cutané qui relie le pouce à l'index et, croisant les branches du nerf médian et les tendons fléchisseurs en avant desquels elle passe, s'anastomose soit avec l'artère radiale de l'index, soit avec l'artère superficielle de la paume, et quelquefois avec ces deux artères à la fois, constituant ainsi l'ARCADE PALMAIRE SUPERFICIELLE ARTÉRIELLE (Planche 48, Fig. 3 et 4) Cette arcade est à environ six centimètres (pas tout-à-fait deux pouces et demi) au dessus des espaces interdigitaux. De sa concavité dirigée en haut, naissent plusieurs petites artères récurrentes qui se distribuent à la bourse synoviale du carpe et à l'aponévrose palmaire, et qui s'anastomosent par inosculation avec les branches carpiennes de l'artère radiale. Du bord inférieur et concave de cette arcade naissent *quatre artères digitales,* qui se rendent aux doigts excepté au côté radial de l'index et au pouce. La *première* descend sur les muscles du bord interne de la paume et gagne le côté cubital du petit doigt qu'elle suit jusqu'à son extrémité. Les deuxième, troisième et quatrième descendent verticalement entre les tendons et chacune d'elles suit une ligne qui est le prolongement de l'espace interdigital vers lequel elle se dirige. A un centimètre et demi environ (ou un demi-pouce) au-dessus de l'espace interdigital, chaque artère, renforcée par une anastomose de l'arcade palmaire profonde, se bifurque en deux branches qui suivent jusqu'à leurs extrémités les côtés adjacents des deux doigts. Les *artères digitales latérales* de chaque doigt s'anastomosent largement entre elles, par des branches transversales, au niveau des articulations interphalangiennes, auxquelles elles se distribuent ainsi qu'aux gaînes des tendons des faces dorsale et palmaire du doigt. En arrivant à la phalange unguéale, les artères digitales se subdivisent en branches palmaires et dorsales qui forment respectivement des plexus dans la pulpe du doigt et autour de la matrice de l'ongle.

L'artère radiale venant du dos de la main entre dans la paume en passant entre le chef interne du court fléchisseur du pouce et l'adducteur de ce doigt ; après avoir émis l'artère principale du pouce (arteria princeps pollicis) et l'artère radiale de l'index, elle se dirige en dedans, sous le nom d'artère palmaire profonde, au-dessous des branches du nerf médian et des tendons fléchisseurs, pour aller s'anastomoser avec la cubitale profonde et former ainsi l'ARCADE PALMAIRE PROFONDE ARTÉRIELLE (Planche 48, Fig. 4). Cette arcade est à sept centimètres (deux pouces trois-quarts) au-dessus de la fente interdigitale. L'*artère principale du pouce* est volumineuse à son origine et passe entre l'abducteur de l'index (ou premier interosseux dorsal et l'adducteur du pouce pour gagner le côté cubital de la face palmaire du métacarpien du pouce. Elle se divise, dans l'intervalle qui sépare les portions inférieures du muscle court fléchisseur, en deux branches latérales qui longent chacune un des côtés du pouce et qui s'anastomosent par inosculation entre elles comme le font les artères digitales des autres doigts. L'*artère radiale de l'index* descend sur le bord radial de ce doigt. En général ce vaisseau communique avec l'arcade palmaire superficielle au niveau du bord inférieur du muscle adducteur du pouce et il reçoit souvent une branche de l'artère principale du pouce (Planche 48, Fig. 3 et 4). L'arcade profonde reçoit *trois branches perforantes* qui viennent du réseau dorsal du carpe et qui traversent les espaces inter-métacarpiens, et son bord supérieur émet des artérioles destinées aux muscles adjacents et d'autres qui se rendent au réseau antérieur du carpe. De son bord inférieur partent quatre petites branches qui descendent sur les muscles interosseux palmaires et qui se jettent dans les artères digitales de l'arcade superficielle, ainsi que nous l'avons vu plus haut. Parfois les artères ordinaires des doigts sont remplacées par ces *artères interosseuses*.

Les *plaies de la paume de la main* qui intéressent une des artères principales de cette région sont toujours sérieuses par suite des larges anastomoses des vaisseaux qui forment les arcades et de la difficulté qu'on éprouve à isoler l'artère qui saigne et à la lier dans la plaie sans risquer de léser d'autres organes importants. Ce procédé est cependant le seul qu'on doive employer, car il est rare qu'on puisse arrêter l'hémorragie en liant, au-dessus du poignet, l'une des artères principales ou même les deux.

Le *nerf cubital*, après avoir passé sur le ligament annulaire antérieur du poignet, en dedans de l'artère cubitale, se divise en deux branches palmaires, l'une profonde, l'autre superficielle. La *branche palmaire profonde* innerve les muscles de l'éminence hypothénar et accompagne l'artère cubitale profonde pour se distribuer à tous les interosseux, aux deux lombricaux les plus internes, à l'adducteur du pouce, au chef interne du court fléchisseur du pouce et aux articulations carpo-métacarpiennes et métacarpo-phalangiennes. La *branche palmaire superficielle* du cubital donne des filets nerveux à la peau de l'éminence hypothénar, à la partie interne de la peau de la paume de la main, et au muscle palmaire cutané, et se divise en deux nerfs digitaux, l'un qui innerve le côté cubital du petit doigt, l'autre qui se subdivise et se distribue au côté radial du petit doigt et au côté cubital de l'annulaire (Planche 48, Fig. 4, et Planche 53, Fig. 3). La branche superficielle du nerf cubital envoie au nerf médian une anastomose qui passe sous l'arcade palmaire superficielle.

Le *nerf médian* (Planche 48, Fig. 3 et 4) en passant sous le ligament annulaire antérieur, est enveloppé par un repli de la membrane synoviale. Il est superficiel par rapport aux tendons fléchisseurs, et, en entrant dans la paume, il devient plus gros, prend une couleur rosée, s'aplatit et se divise en deux branches de grosseur presque égale. La *branche palmaire externe* envoie des filets récurrents aux muscles de l'éminence thénar (abducteur du pouce, opposant du pouce et chef externe du court fléchisseur du pouce) et se termine par trois nerfs digitaux, deux pour le pouce et un pour le côté radial de l'index. Les nerfs du pouce issus du médian sont placés de chaque côté du tendon du long fléchisseur jusqu'à la phalange unguéale, où le nerf le plus externe s'anastomose avec la branche terminale du nerf radial. La branche du médian destinée au côté radial de l'index envoie un filet nerveux au premier lombrical et va jusqu'à la phalange unguéale du doigt. La *branche palmaire interne* du médian se divise en deux branches digitales qui descendent verticalement vers les espaces interdigitaux situés entre l'index et le médius, et entre le médius et l'annulaire. A environ trois centimètres (ou un pouce et quart) au-dessus de ces espaces, ces branches digitales se subdivisent en nerfs latéraux des doigts, qui sont distribués de la façon suivante. Les nerfs de la *première* branche vont aux côtés qui se touchent de l'index et du médius. La première branche digitale innerve aussi le deuxième muscle lombrical radial. Les nerfs de la *deuxième* branche vont l'un au côté interne du médius, l'autre au côté externe de l'annulaire, et reçoivent des anastomoses du nerf cubital.

Après bien des dissections soigneuses et bien des examens pratiqués sur le vivant en vue de déterminer la distribution cutanée des différents nerfs des doigts, l'auteur incline à croire que cette distribution telle qu'elle est indiquée (Planche 53, Fig. 2 et 3) peut être considérée comme représentant ce qui existe habituellement. Il faut se rappeler que les fibres du médian et du cubital sont mêlées par suite des anastomoses directes de ces nerfs au-dessus et au-dessous du poignet, ce qui explique les différences observées dans leur distribution chez différents sujets. Les extrémités des nerfs digitaux sont pourvues de petits corps spéciaux, les *corpuscules de Pacini*, qui se trouvent sur les nerfs du pouce et de l'index en plus grand nombre que sur les nerfs des autres doigts : la fonction de ces corpuscules est inconnue. L'innervation cutanée de la main est remarquable par le grand développement et le nombre considérable des *corpuscules du tact*, qui donnent à la peau une sensibilité tactile extraordinaire. La partie la plus sensible est la face palmaire des extrémités des doigts, surtout celle de la phalange unguéale de l'index. La face dorsale de la main en est la partie la moins sensible, comme nous l'avons déjà vu.

Les *vaisseaux lymphatiques superficiels* naissent à chaque doigt par des vaisseaux palmaires et dorsaux qui s'unissent et forment des plexus respectivement sur les faces dorsale et palmaire de la main. Les vaisseaux du plexus palmaire sont petits et très rapprochés les uns des autres, et ils sont disposés en une arcade, de laquelle partent des troncs lymphatiques qui accompagnent les veines superficielles. Ceux du plexus dorsal sont comparativement plus volumineux et plus nombreux et les troncs qui en partent contournent les bords de l'avant-bras au-dessus du poignet, pour aller s'unir aux lymphatiques émanés du plexus palmaire. Les lymphatiques profonds accompagnent les veines satellites des artères radiale et cubitale.

Les ongles sont les plaques cornées qui couvrent la face dorsale du bout des doigts et ils représentent des dépendances de l'épiderme. Chaque ongle repose sur un *lit*, formé par le derme, très vasculaire et doué d'une vive sensibilité : la partie supérieure du lit porte le nom de *matrice*, les papilles de celle-ci étant disposées en forme de crêtes et recouvertes par un pli de la peau. La partie de l'ongle qui est en rapport avec la matrice porte le nom de racine de l'ongle. C'en est la partie la plus mince et elle est visible sous forme d'un croissant blanc et opaque, situé en avant du pli de la peau et appelé la *lunule*. La lunule est toujours plus visible au pouce qu'aux autres doigts. La croissance des ongles se fait comme celle de l'épiderme, par la production incessante des cellules de l'ongle dans le lit de celui-ci, de sorte qu'il peut se reproduire tant que la matrice n'est pas détruite. Les ongles varient avec les individus et ils semblent, dans certains états constitutionnels, être influencés par les troubles de la circulation, car les veines et les artères semblent communiquer directement dans la matrice de l'ongle. Il est digne de remarque que, pendant la convalescence de bien des maladies exanthématiques, on voit apparaître sur les ongles des sillons transversaux qui indiquent leur croissance. Les nerfs digitaux fournissent au lit de l'ongle de gros filets terminaux, ce qui explique la douleur intense qui est ressentie lorsqu'on s'enfonce sous l'ongle un corps étranger quelconque.

Le développement des os du poignet et de la main a lieu à différentes époques de la vie. Au moment de la naissance les os du carpe sont tous cartilagineux. Le grand os s'ossifie dans la première année, l'os crochu dans la deuxième, le cunéiforme dans la troisième, le trapèze dans la quatrième, le semi-lunaire dans la cinquième, le scaphoïde dans la sixième, le trapézoïde dans la septième, et le pisiforme ne s'ossifie pas en général avant l'âge de douze ans.

Les os du métacarpe et les phalanges sont en général composés d'un corps et d'une épiphyse *supérieure*. Leurs corps s'ossifient peu après la naissance et les épiphyses sont toutes soudées vers l'âge de vingt ans.

FIN.

BIBLIOTHÈQUE NATIONALE IMPRIMÉS

LILLE — IMPRIMERIE LE BIGOT FRÈRES

R F
IMPRIMÉS

A LA MÊME SOCIÉTÉ D'ÉDITIONS

BERTILLON (Dr Jacques), chef des Travaux statistiques de la ville de Paris, membre du Conseil supérieur de statistique, etc. — **Cours élémentaire de statistique** conforme au programme arrêté par le Conseil supérieur de statistique et adopté par M. le Préfet de la Seine, pour le concours à l'admissibilité au grade de Commis-Rédacteur à la préfecture de la Seine. Broché . . . . **10** fr. »

BERTRAND (L.-E.), médecin en chef de la marine, ancien professeur aux Écoles de médecine navale, et FONTAN (J.), professeur de chirurgie navale et de chirurgie d'armée à l'École de médecine navale de Toulon. — **Traité médico-chirurgical de l'Hépatite suppurée des pays chauds**, grand abcès du foie. In-8° de 732 pages avec tracés et figures . . . . **16** fr. »

BLANCHARD (Dr R.), professeur agrégé à la Faculté de médecine de Paris, secrétaire général de la Société zoologique de France. — **Histoire zoologique et médicale des Téniadés du genre Hyménolepis Weinland.** In-8° de 112 pages orné de nombreuses figures . . . . **3** fr. **50.**

BOURQUELOT (Émile), docteur ès-sciences, professeur agrégé à l'École supérieure de médecine de Paris, pharmacien en chef de l'Hôpital Laënnec. — **Les Fermentations**, vol. de l'Encyclopédie des connaissances pratiques. In-8° de 205 pages, illustré de 21 figures intercalées dans le texte. Cartonné . . . . **4** fr. »

BOURQUELOT (Émile). — **Les Ferments solubles**, 10e volume de l'Encyclopédie des connaissances pratiques. In-8° de 220 pages. Cartonné . . . . **4** fr. »

CALMETTE (D.-A.), directeur de l'Institut Pasteur de Lille, médecin principal du corps de santé des colonies, ancien directeur de l'Institut bactériologique de Saïgon. — **Le Venin des Serpents.** Physiologie de l'envenimation. Traitement des morsures venimeuses par le sérum des animaux vaccinés. In-8° de 72 p. Broché. **3** fr. »

CLADO (Dr), chef des travaux de gynécologie à l'Hôtel-Dieu, ancien chef de clinique et de laboratoire de la Faculté. — **Traité des tumeurs de la vessie.** Un fort vol. in-8° de 750 pages, 18 tableaux et 126 gravures dans le texte. Broché . . . . **16** fr. »

DUBIEF (le Dr H.). — **Morphologie générale des Bactéries**, avec 19 figures dans le texte (Sciences biologiques) . . . . **1** fr. **50.**

LABORDE (J. V.), directeur des travaux pratiques de physiologie à la Faculté, membre de l'Académie de médecine. — **Traité élémentaire de physiologie** d'après les leçons pratiques de démonstration, précédé d'une introduction technique à l'usage des élèves. In-8° de 450 p. avec 130 fig. dans le texte et 25 pl. dans l'introduction. Broché . . . . **10** fr. » | Cart. à l'angl., fer spécial. . . . . . . **12** fr. »

LASKOWSKI, professeur d'anatomie à l'Université de Genève. — **Anatomie normale du corps humain.** Atlas iconographique composé de 16 grandes planches en couleurs (18 couleurs). Prix. . . . . **100** fr. »

LÉGER (E.), pharmacien en chef à l'Hôpital Beaujon. — **Les Alcaloïdes des Quinquinas**, avec une préface de JUNGFLEISCH. In-8° de 278 pages. Broché . . . . **7** fr. **50.**

LEREDDE (le Dr E.), ancien interne des hôpitaux de Paris. — **Anatomie pathologique de la Morve**, in-8 de 110 pages avec 3 planches hors texte. Prix . . . . **4** fr. »

LESAGE (le Dr), médecin des hôpitaux de Paris. — Son article sur le choléra dans le supplément (1893) du **Guide pratique des Sciences médicales.** Cartonné . . . . **5** fr. »

LETULLE (Dr), **Guide pratique des Sciences médicales**, publié sous la direction scientifique du Dr LETULLE, professeur agrégé à la Faculté de médecine de Paris, médecin des Hôpitaux. Encyclopédie de poche pour le praticien. Ouvrage in-18 de 1500 pages, cartonné à l'anglaise . . . . **12** fr. »

Le supplément pour 1892. In-18 de 420 pages. . . . . **5** fr. »

Le supplément pour 1893. In-18 de 440 pages. . . . . **5** fr. »

MARCHAND (Dr Léon), professeur de cryptogamie à l'École supérieure de pharmacie. — **Énumération méthodique et raisonnée des familles et des genres de la classe des Mycophytes** (Champignons, Lichens). In-8° de 334 pages, avec 166 figures intercalées dans le texte . . . . **10** fr. »

MAUMENÉ, docteur ès-sciences. — **Manuel de Chimie photographique.** Un vol. in-8° de 499 p. Br. **5** fr. »

NICOLLE et V. MORAX (les docteurs). — **Bactériologie clinique**, basée sur l'enseignement de M. le Dr ROUX, de l'Institut Pasteur. Cette bactériologie fait partie du supplément au **Guide pratique des Sciences médicales.** Nous la recommandons comme la plus pratique aux chercheurs qui ne possèdent pas le volume. Prix, cartonné à l'anglaise. . . . . **5** fr. »

PAULIER (Dr Armand-B.), ancien interne des hôpitaux. — **Recherches sur la notion de surface en Anatomie.** Détermination de la surface des organes en général et du cerveau en particulier, par la méthode des pesées. Brochure in-8 de 24 pages, avec figures dans le texte. . . . . **1** fr. »

REYNAUD (le Dr P.), ancien interne. — **Examen externe du bassin normal**, in-8 de 70 pages et une planche hors texte. . . . . **4** fr. »

ROBLOT (Dr), médecin-major de 2e classe (Préface du Dr E. Monin). — **Principes d'anatomie et de physiologie appliqués à la gymnastique.** Cours professé à l'École normale militaire de Gymnastique et d'Escrime de Joinville-le-Pont. Un volume in-18 de 200 pages avec 45 gravures intercalées dans le texte. **2** fr. **50.**

SONNIÉ-MORET, Docteur en médecine, pharmacien en chef de l'Hôpital des Enfants malades. — **Éléments d'analyse chimique médicale appliquée aux recherches cliniques.** Vol. in-8° de 340 pages. **6** fr. »

THÉRÈSE (le Dr Louis). — **Artérites secondaires.** Étude anatomo-pathologique des artérites secondaires aux maladies infectieuses, in-8 illustré. Prix. . . . . **4** fr. »

Lille, Imp. LE BIGOT FRÈRES, rue Nicolas-Leblanc. 25.

www.ingramcontent.com/pod-product-compliance
Ingram Content Group UK Ltd.
Pitfield, Milton Keynes, MK11 3LW, UK
UKHW020253230726
13925UKWH00001B/30

9 782013 472975